经方祖药通释与应用丛书

吕志杰　朱小静　主编

祖药良方治验录

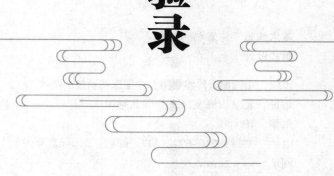

中国健康传媒集团

中国医药科技出版社

内 容 提 要

　　本书分绪论、各论。绪论对祖药良方（单方、小方、专方）的定义、起源、治病要义等做了简明扼要的论述。各论是将仲景全书之经方所用药物164味，以功效为主分为16类，即16章。每章都是先列每味药的功效与主治内容提要，此乃参阅诸家本草，含英咀华，述其专长。重点内容是博采古今文献中名家及现代医者以祖药良方治病的独到经验，摘录下来，精心编辑，对内容多者，分科按病证归类，以便于学习。对选录的内容加了"编者按"，以此与读者心心相通，提高学习效果。本书适合广大中医临床工作者学习，以提高专业水平。

图书在版编目（CIP）数据

祖药良方治验录 / 吕志杰，朱小静主编 . — 北京：中国医药科技出版社，2023.7
（经方祖药通释与应用丛书）
ISBN 978-7-5214-3874-1

Ⅰ.①祖⋯　Ⅱ.①吕⋯②朱⋯　Ⅲ.①验方－汇编　Ⅳ.① R289.5

中国国家版本馆 CIP 数据核字（2023）第 071114 号

美术编辑　陈君杞
版式设计　也　在

出版　**中国健康传媒集团**｜中国医药科技出版社
地址　北京市海淀区文慧园北路甲 22 号
邮编　100082
电话　发行：010-62227427　邮购：010-62236938
网址　www.cmstp.com
规格　710 × 1000mm $^{1}/_{16}$
印张　29
字数　580 千字
版次　2023 年 7 月第 1 版
印次　2023 年 7 月第 1 次印刷
印刷　三河市万龙印装有限公司
经销　全国各地新华书店
书号　ISBN 978-7-5214-3874-1
定价　**75.00 元**

获取新书信息、投稿、为图书纠错，请扫码联系我们。

吕志杰教授简介

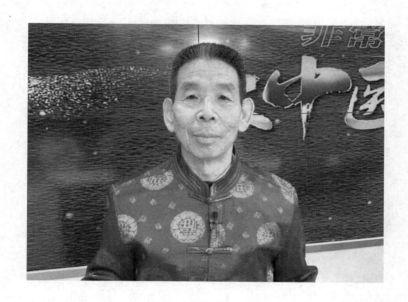

吕志杰，1952 年生，河北省廊坊市文安县人。河北中医药大学教授、主任医师、硕士研究生导师、第六批与第七批全国老中医药专家学术经验继承工作指导老师、国家级中医优秀临床人才指导老师、河北省名中医。1977~1988 年在河北省中医院内科从事临床工作；1988~2012 年在河北中医学院（现河北中医药大学）从事《金匮要略》教学并坚持临床；退休后 2012~2021 年为海南省中医院特聘专家（在此期间每年利用几个月时间回到河北中医学院做学术讲座、为本科生开设选修课、在国医堂专家门诊出诊）；2022 年起担任河北中医学院（现河北中医药大学）国医堂特聘专家。

吕志杰教授近半个世纪以来，热心临床、精心教学、潜心著述，专注于仲景医学的研究。临床擅长以经方、经方与时方合用治疗热性病、内科病、妇科病等。注重教书育人、为人师表，参编全国高等中医药院校教材 5 种。荣获省厅级科技成果奖 4 项。发表专业论文上百篇，编著、主编专著 20 余部，如《仲景方药古今应用》《伤寒杂病论研究大成》《中医经典名医心悟选粹》等。

吕志杰教授于"不惑"之年出版了第一部专著《金匮杂病论治全书》，如今主编本套丛书已年逾"古稀"，心心念念的还是中医事业。为了弘扬中医事业，老骥伏枥，壮心不已，著述不休，临证不止，授徒施教，服务民众，鞠躬尽瘁。

编委会

经方祖药通释与应用丛书

路志正 题

序

中医界同道在反复研究了中医临床大家的成才之路后，一致认为"读经典，勤临证，拜明师，有悟性"是中医临床家成才的基本条件。中医经典是中医理论和实践的源泉，学中医不学经典，就等于无本之木，无源之水。"纸上得来终觉浅，绝知此事要躬行"（陆游语），经典中的知识，如果不用于临床，躬行于实践，无异于坐而论道，纸上谈兵。但中医经典文辞古奥，义理幽深，怎样才能读懂，又如何用于临床？如果单纯自学，往往困难重重，步履维艰。如有明师指点，常会使人有醍醐灌顶、豁然开朗之感，进而就可能达到登堂入室、事半功倍的效果。至于"悟性"，我的理解应当指的是一个人的思考能力和思辨能力，经典上讲一，你能举一反三，闻一知十；老师讲此，你能由此及彼，触类旁通。

医家之有仲景，犹儒家之有孔孟；医学之有《伤寒》《金匮》，犹儒学之有四书、五经。不读孔孟著作，你肯定成不了国学大师；不读仲景之书，你绝对成不了国医圣手。学习张仲景的《伤寒论》和《金匮要略》，运用书中的辨证思路和经方祖药（指《神农本草经》所载之药），对于中医临床家的成才尤为重要。

半个多世纪以来，吕志杰教授潜心于读书、临证、讲学、笔耕，他酷爱经典，善用经方，学验俱丰，名闻遐迩。他主编的《经方祖药通释与应用丛书》分为五册：第1册是《经方祖药通释》，第2册是《经方类解与医案心悟》，第3

1

册是《祖药良方治验录》，第 4 册是《经方用药附余 19 味治验录》，第 5 册是《仲景方药临证思辨录》。第 1 册着重求索《神农本草经》原旨，研究经方用药的本源，并探索 252 首经方运用 164 味中药的方法与规律。第 2、3、4 册汇集古今医家及本书编著者对经方祖药的临证应用经验和感悟。第 5 册是本丛书参编者，上至国医大师、名家教授，下及乡村医师、青年才俊之运用经方祖药的论文。

总之，本套丛书是古今名家良师研读《伤寒》《金匮》的心得和运用经方祖药经验之集成，是临证如何思考、思辨的举例示范，更是当代老、中、青临床学者共同耕耘的成果与结晶。

凡欲学好中医者，都须学经典以夯基，拜良师以解惑。"然师岂易得？书即师也"（张之洞语），一本好书就是一名良师。本丛书可谓一套好书。在此书即将付印之际，欣然为之序。

郝万山

辛丑冬月　北京

前　言

　　张仲景撰集的《伤寒杂病论》（后世分为《伤寒论》《金匮要略方论》两书）之方，我们称为"经方"；经方所用的大多数药物源自《神农本草经》（以下简称《本经》），《本经》是中药学的本源，故我们将《本经》之药，称为"祖药"。本套《经方祖药通释与应用丛书》着重从经方与其用药两大方面进行理论和临床研究，根据侧重点的不同，分为5册，5个分册之名称与内容简介如下

　　《经方祖药通释》（第1册）　本册分概论、分论及附录。概论对《本经》、经方之由来与发展，以及二者的关系深入探索。分论旨在从三个方面进行深入研究：一是对文字古奥的《本经》原文探微索隐（先是转录名家注释，后为编者之编者按）；二是探索仲景书之252首经方运用164味中药的规律；三是对经方与祖药的"血缘关系"进行系统研究。这些研究成果，是编者几十年潜心经典，勤于临证，学用结合，深思领悟，缜密构思，精心通释之结晶。其成文，再由弟子们认真校阅后提出修改建议，并征求同道的意见，集思广益，数易其稿，精益求精，终成本集。附录为"论用好经方的十九大关系及案例"。

　　《经方类解与医案心悟》（第2册）　国学大师章太炎评价说："中医之成就，医案最著。"学经方，读医案，此乃成

1

为良医的捷径之一。本册分概论、分论及附录。第一章概论对经方与医案之相关要点进行了系统讨论。第二章至第二十七章，即分证部分以经方为纲，每首经方一般有 5 项内容：原文温习、经方歌诀、医案精选、临证指要、实验研究。"原文温习"：每首经方在仲景书中涉及的原文多少不一，多者几十条，少者一二条，对原文多者只选录主要的若干条，其余的以"编者按"综述研究。"经方歌诀"：将重点的经方以切合仲景书本义为原则，以学以致用为旨归，独立思考而编成。"医案精选"：是从古今名医及本套丛书编著者的医案中优中选优而来。每首经方选录的古今医案少者几则，多者十几则、几十则，每则"经方医案"之原作者的"按语"称为"原按"，本丛书编著者加上的称为"编者按"，以利读者提高读案效果。"临证指要"：此乃于许多经方医案之个案中求索共性，寻找规律，概括总结出古今医家运用经方之要点，以为读者临证之指要。"实验研究"：是半个世纪以来，专家、学者们借助现代化的研究方法，从探索单味中药的研究，到逐步重视对经方复方之研究，取得的累累硕果。本册该项内容参考了经方实验相关研究文献，尤其是近三年的研究进展，归纳总结后摘其要点，以展示经方祖药治病的科学内涵和无穷魅力。最后附录"经方度量衡现代应用考究"。

《祖药良方治验录》（第 3 册） 本册分概论、分论。概论对祖药良方的定义、起源、治病要义等做了简要论述。祖药之义如前述，而本册"良方"之义有三：一是指单方，即一味药（单行）或两味药之方。二是指小方，《素问·至真要大论》曰："君一臣二，制之小也……"由此界定，三味之方为小方，而四五味之方也可归于小方范畴。三是专药之方，如此治验之方由较多药味组成，但必是祖药之某一味药为君，而这味药在方中起到了关键、主导作用。上述"良方"三义之核心要义，即都必须是祖药之方，或祖药为主之方，但又不是"经方"，以此与第 2 册的"经方医案"做区分。分论是将仲景全书之经方所用药物 164 味，按照功效分为 16 类，即 16 章。每章对每味药的功效与主治都是先列内容提要，此乃参阅诸家本草，含英咀华，述其专长。而本册重点内容是博采古今文献中名家及现代医者以祖药良方治病的独到经验，摘录下来，精心编辑，对内容多者，分科按病症归类，以便于学习。对选录的内容加了"编者按"，以此与读者心心相通，提高学习效果。学习本册内容，利于掌握古今名家、医者运用祖药良方的宝贵经验。

《经方用药附余 19 味治验录》（第 4 册） 本册对 19 味之每味药都有概述、临床验方、临床应用及结语四项。本册所述 19 味药，是目前临床上常用的中药品种，却都是经方未用之药。其中 8 味首载于《本经》、1 味首载于《名医别录》（简称《别录》）、10 味首载于汉代之后的诸家本草著作。本册的编写，广收博采古今中医药文献，查阅《中医杂志》"专题笔谈"专栏内容，将这 19 味药的相关文献，力图去粗取精，精心编撰，合理编辑，切合实用。这是名家、医者以 19 味之单味药治病，或以其某味药为主药治疗各科疾病的宝贵经验，读者学以致用，必能提高临床水平。

《仲景方药临证思辨录》（第 5 册） 本册旨在请参编本书之每个分册的主编、副主编、编委以及多年来与编者交往密切的专家教授，将自己多年来研究仲景书之方药为主的理论心得、临床经验、运用经方的验案（加按语），撰写成专题论文，编入本册。编者主编的这套丛书，虽然以通释仲景方药与其应用为主，但论方药离不开理法，离不开审病辨证。因此，这一册分为四章。第一章为"方药基础思辨录"。处方用药的基础涉及方方面面，首先是为医之道思辨，随后为传承典籍、审病辨证、平脉辨舌、治病法则等思辨，以上分为五节，每节选录论文若干篇。第二章为"经方运用思辨录"。该章内容为运用经方的理论心得与临床经验，分为七节，第一节为经方理论研究，随后六节为热病、危急重症与奇症、癌症、内科病、妇科病、儿科病等多种病症的临床经验。第三章为"祖药运用思辨录"。该章内容是对经方所用之药（祖药）的药论与临床经验。第四章为"针药并用思辨录"。该章求索仲景书针药并用内容，并选录数家名医教授的临床经验。

总之，编者主编的这套丛书，是多年来在研究中医药学之经典理论的基础上，着重研究经方与祖药的成果。这些成果是与医界同仁老、中、青三代同心协力，各尽所能，精诚合作的结果。古圣先贤发明了经方祖药，这些发明奠定了中华民族取乎自然的独特疗法，这些无与伦比的济世疗法，将在本套丛书中得到展现，以利于更好地传承和弘扬。特别说明的是，为保留医案原貌，对旧单位、旧名称以及现已禁用的药品，如虎骨等未予删改，读者在临证时注意换算并使用代用品。

本套丛书的主编单位是：我工作几十年的河北中医药大学与退休后特聘我工作 10 年的海南省中医院。参编者除来自河北、海南之外，还分别来自：北京、天津、山东、广东、内蒙古、湖南、湖北、江苏、浙江、陕西、新疆等地。人员构成：上至国医大师、名医教授，下至县、乡同仁，共同完成本套丛书的编著。

坦露点心境：我自青少年、中年到步入老年，一向身体很好，没有不良嗜好与习惯，唯酷爱读书，追求编著佳作。数十年的青灯黄卷，笔耕不辍，致使我的身体严重透支。在这套丛书的编著过程中，曾因劳累过度，不得不中断写作，休息数日后又振作精神继续工作。之所以如此，缘于我已将自己的生命与心爱的中医事业联系在一起。我曾赋《甲午抒怀》一首，尾联是"自许百年扬国粹，相携同道力同任"。愿同道们为了中医事业的传承与弘扬而共勉！

最后特别说明，本丛书呈请路志正国医大师题写书名、郝万山教授作序，谨此致以衷心的感谢！并向本丛书引录的文献所涉及之古今良医与诸位原作者致敬！

吕志杰

2023 年春

编写说明

中药学著作现存最为古老的是《神农本草经》，故本丛书将《神农本草经》之药物称为"祖药"。仲景书252首经方所用药物是164味，其中135味（占82%）首载于《神农本草经》，故经方用药源于《神农本草经》。

《神农本草经》的成书年代是战国至秦汉，而其具体内容之经验的积累则更为久远。我们的祖先在寻找食物等生活过程中发现了药物，这是单味药治病的起源。

方剂的起源历史悠久，汉墓出土的《五十二病方》《黄帝内经》十三方与《汉书·艺文志》记载的"经方十一家"等，都是佐证。中医治疗始于单味药，而由单味药过渡到方剂，这是经验的积累，科学的发展，理论的升华，是历史性的飞跃！但是，不是有了方剂，单味药治病就失去价值了。单味药治病仍然具有很高的实用价值。单味药治病精而不杂，对于病情单纯，或病情特殊者，用之得当，疗效奇特而快捷，不可忽视之。

本册所谓"良方"之义有三：第一，指单方。即用一味药（单行）治病之方。徐大椿说："医道起于神农之著本草，以一药治一病。"徐氏又说："单方者，药不过一二味……"故单方既可指一味药之方，也可指两味之方。第二，指小方。即《内经》界定的"君一臣二，制之小也"之三味药的小方，而四五味药之方也可归于小方范畴。第三，指专药之方。如此治验之方由较多药味组成，但必是"祖药"之某一味药为君，而这味药在方中起到了关键、主导作用。总之，上述"良方"所用之药，都必须是应用"祖药"之方，或以"祖药"为主之方，但又都不是"经方"，以此与丛书第2册的"经方医案"区分开。

本书分绪论与各论。绪论简要论述了五个方面：一是单味药治病的起源；二是单方治病的涵义；三是单方与复方的关系；四是目前应纠正的一种不良倾向；五是

1

良方治验举例。

各论是将仲景全书之经方所用的 164 味药物，按照功效分为 16 类，即 16 章。每章都是先列每味药的功效与主治，此乃参阅诸家本草，含英咀华，述其专长。而本书重点内容则是博采古今文献中名家及现代医者以祖药良方治病的独到经验，摘录下来，精心编辑，对内容多者，按病证分科归类，以便于学习。对选录的内容几乎都加了"编者按"，以此与读者心心相通，提高学习效果。学习本书内容，可掌握古今名家、医者运用祖药良方的宝贵经验。

总之，辑录本书之目的有二：一是纠正当前不少医者开的方子"药多量大"之不良倾向，如此杂乱无章的"广络原野"之术，浪费药材，后患无穷。二是将学有所本，匠心独运，以"祖药良方"治病的经验收集成书，以供读者习用。

本书对收录的文献内容进行了多次精简。精简的原则：凡是难寻之药、用法用量不详之药、疗效离奇而不切实用之药等内容，皆不录用。再者，为了精简内容，对治验中列举的医案部分亦有所删减。

在此说明，本书稿由河北中医药大学扁鹊医学社大二学生（2019 级）八名弟子校对过两遍，他们是：张佳丽、邓士永、王子依、王子凤、赵思晴、杨子晗、付裕、张鹏悦。对本册编委会全体人员的精诚合作与弟子们的认真校对表示感谢！

吕志杰

2023 年 3 月

目 录

绪 论

中国医药学之渊源，正如徐大椿所说："医学之最古者《内经》，则医之祖乃岐黄也。然本草起于神农，则又在黄帝之前矣。可知医之起，起于药也。"代表了古圣先人"尝百草"的神农氏，辨百草寒热性质微甚之偏性、辛甘酸苦咸之五味，有毒无毒及毒性之大小，治诸病补泻及养生之功用，如实记录，精心提炼，编辑成书，名之曰《神农本草经》。笔者将该书之药，称之为"祖药"。祖者，开山始祖，中药学创始之典籍也。以下从五个方面对《祖药良方治验录》加以探讨。

一、单药治病的起源

中药的发现、应用以及中药学的发展经历了长期的实践过程。原始社会时期，人们在日常生活中由于采食植物和狩猎，逐渐了解到某些动、植物对人体产生的良好作用以及中毒的遭遇，逐步对所寻觅的食物有所辨别和选择。为了同疾病作斗争，上古智者开始注意到某些自然产物的治病作用和毒性。经过无数次有意识的试用和观察，积累了日益丰富的用药知识。又通过长期的反复实践、不断地交流和总结经验，从而形成了早期的药物疗法——单味药治病。"神农尝百草之滋味，水泉之甘苦，令民知所避就，当此之时，一日而遇七十毒"。如此神话传说，正说明了托名为"神农"的上古劳动人民长期同疾病作斗争所经历的艰辛实践过程。

到了西周（公元前1046~前771年），已经有了专业的医生"聚毒药以供医事"，采用汤液、药酒等剂型以疗病。随着社会的发展，人们对药物的认识和需求与日俱增，药物应用的经验与知识也日趋丰富，而传播这些知识的方式，也由最早的口耳相传发展到文字记载。在先秦时期（公元前221~前206年），已有不少关于药物的文字记载。现存最早的中药学典籍《神农本草经》载药365种，对汉以前的药学知识和经验作了总结。书中简要地记述了中药学的基本理论，如四气五味、有毒无毒、配伍法度、服药方法以及丸、散、膏、酒等各种不同剂型，着重论述了365种药之主治功效，为中药学的发展奠定了基础。正如徐大椿所说："医道起于神农之著本草，以一药治一病。"（《慎疾刍言·用药》）

二、单方治病的涵义

单方与单药有所不同。单味药治病在中药"七情"中称之为"单行"。中药七情理论最早记载于《本经·序录》，曰："有单行者，有相须者，有相使者，有相畏者，有相恶者，有相反者，有相杀者，凡此七情，合和时（古籍书有的版本无'时'字）视之，当用相须、相使者良，勿用相恶、相反者。若有毒宜制，可用相畏、相杀者，不尔，勿合用也。"而单方之"单"乃简单之义，既非单一之单，又不排除单一的可能性。徐大椿《医学源流论·单方论》对单方治病的涵义作了如下论述，他说："单方者，药不过一二味，治不过一二症，而其效则甚捷；用而不中，亦能害人，即世所谓海上方者是也。其源起于本草。盖古之圣人，辨药物之性，则必著其功用，如逐风、逐寒、解毒、定痛之类，凡人所患之症，止一二端，则以一药治之，药专则力厚，自有奇效。若病兼数症，则必合数药而成方。而后世药品日增，单方日多，有效有不效矣。若夫外内之感，其中自有传变之道，虚实之殊，久暂之别，深浅之分，及夫人性各殊，天时各异，此非守经达权者不能治。若皆以单方治之，则药性专而无制，偏而不醇，有利必有害。故医者不可以此尝试，此经方之所以为贵也。然参考以广识见，且为急救之备，或为专攻之法，是亦不可不知者也。"徐氏上述表明，单方是指采用一二味药而治疗简单的病症，如此"专攻之法"，方与病证相对，"自有奇效"。若病证较为复杂，"则必合数药而成方……此经方之所以为贵也。"

关于单方一二味药治病，陈士铎《石室秘录》有论述，他将单味药治病称为"奇治法"；将两味药治病称为"偶治法"。转录如下："天师曰：奇治者，可以一味而成功，不必更借重二味也，故曰奇治，非奇异之奇也。如吐痰用瓜蒂散，只用瓜蒂一味足矣，不必再添别药，反牵制其手也。如泻病，只用车前子一两饮之，即止水泻是也，不必更加别药，以分消之也。又如气脱、吐血等症，只要一味独参汤治之是也。又如腰痛不能俯仰，（利腰散）用：白术四两，酒二碗，水二碗，煎汤饮之，即止疼痛，不必更加他药也……"（《石室秘录》第222页）

陈氏又言："天师曰：偶治者，方中不能一味奏功，乃用二味兼而治之也。如吐血，用当归、黄芪之类；中寒，用附子、人参之类；中热，用元参、麦冬之类是也。夫吐血则必血虚，用当归一味以补血足矣，何以又佐之黄芪也？盖血乃有形之物，不能速生，必得气旺以生血，故必用黄芪以补其气也。夫中寒之症，阴寒逼人，阳气外越，祛寒用附子足矣，必加之人参者，何也？盖元阳既不归合，则一线之气，在若有若无之间，不急补其气，则元阳出走而不返矣，故必兼用人参，以挽回于绝续之顷。夫中热之症，上焦火弥漫，不用降火之品，何能救焚？似乎用元参以退浮游之火矣，何以加入麦冬？盖胃火沸腾，则肺金自燥，胃口自救不暇，又何以取给（音"几"）以分润肺金之气？故必用麦冬以润之，则肺足以自养，不藉胃土之奉膳，则胃土足以自资，而火自然可息。此皆偶治之妙法，谁能知其奥耶？举三方可通其余，至于三之、四之，至于十之外，均可于偶方之法广悟也。"（《石室秘录》第 223 页）

三、单方与复方的关系

纵观历史，上古治病，始于单方。在单方治病的过程中发现，将数味药合在一起治疗比较复杂的病情，其疗效优于单方，这就是复方的由来。中医治病从单方过渡到复方，这是经验的丰富，科学的发展，历史的必然。但应特别指出，不要因此就否定了单方的实际用途，必须以历史、辩证的眼光看待单方与复方的关系。客观地讲，在一般情况下，临证对于病证单纯者，则应以单方治之；病证复杂者，则应以复方治之。在特殊情况下，对于复杂的病证亦可酌情采用单方治之，即以单方小剂，或先治其标，或先治其本，先解决主要矛盾，再各个击破。其间奇巧之法，用药之妙，全在临证变通，师古善变也。

四、目前应纠正的一种倾向

综上所述可知，单方治病精一不杂，方证相对，其效甚捷，不可偏废也。需要指出，目前存在着一种不良倾向，即方子开的越来越大，十几味药是常事，几十味的处方也不足为奇！好像方子越大越能治病，其实不然。究其缘由，则正如张景岳所批评的那样："今之医者，凡遇一证，便若观海望洋，茫无定见，则势有不得不为杂乱而用广络原野之术。盖其意谓虚而补之，则恐补之有害，而复制之以消；意谓实而消之，又恐消之为害，而复制之以补。其有最可哂（shěn 审：微笑）者，则每以不寒不热、兼补兼泻之剂，确然投之，极称稳当，此何以补其偏而救其弊乎？又有以治风、治火、治痰、治食之剂兼而用之，甚称周备，此何以从其本而从其标乎？若此者，所谓以药治药尚未遑（huáng 皇：闲暇），又安望其及于病耶？即使偶愈，亦不知其补之之力、攻之之功也；使其不愈，亦不知其补之为害、消之为害也。是以白头圭匕（guī bǐ 归比：圭乃古代容量单位名，一升的十万分之一；匕于古代为一种类似汤勺的餐具。白头圭匕是比喻年老而成就甚微）而庸庸没齿者，其咎在于无定见，而用治之不精也……故凡施治之要，必须精一不杂，斯为至善。"（《景岳全书·传忠录·论治篇》）历史是一面镜子，古代有"广络原野之术"的庸医，当今之医者如何？应引以为戒。

我曾做过统计，一二味药，三四味的经方，即 1~4 味药的经方为 94 首。这些"精一不杂"的经典小方，占经方总数（252 首）的 37%。为何？从历史的角度加以分析，古人治病，从单行（单味药治病之方）过渡到早期的复方，其组成的药味数比较少，随后针对复杂病情治疗的方剂之药味数才多起来。仲景书经方的统计及具体分析，详见拙著《经方新论》第一章。

回顾历史，单方治病不仅是中医药治病之源，并且在历代医家方书中也有许多记载，本丛书之本集大量选录之。需要说明的是，所选医家多为单方，但亦有药味多者，其药味虽多，而该方中必定是某味药在处方中有着不可替代的重要作用。

五、良方治验举例

本集所谓"良方"三义，详见"编写说明"。举例如下：

1. 单（药治病之）方　本书的主旨，就是以对单方的传承与研究为主。以下举例，读者可知单方之价值。

生石膏：单味重用之，治小儿（30~60g）与成人外感高热有良效，张锡纯最擅长用生石膏。

半夏：医者熟知半夏为治呕吐要药，而《内经》记载半夏秫米汤治"胃不和则卧不安"之失眠。吴瑭之经验是"一两降逆，二两安眠"，并有案例证明。现在医者以半夏30~60g（生者良）治痰饮扰心性顽固失眠有良效。

大黄：《神农本草经》曰大黄"调中化食"。王孟英有用大黄以治老年人宿食病案例。一味大黄粉（每次2g，日3次）治上消化道出血有可靠疗效，有成百上千例为证。其"推陈致新……安和五脏"（《神农本草经》）之"出将入相"之案例难以累数。

附子："为回阳救逆第一品药"（《本草经读》）。单味用之，可建奇功，古今案例为证。

薏苡仁：单味重用至60g，水煎服，为治疣特效药。案例多矣。

椒目：《丹溪心法·喘证门》说："诸喘不止者，用劫药（椒目）一二服则止。"现今临床成百上千例观察，结果是椒目劫喘有良效。

赤小豆：此乃家庭常备之品，古代（《本草纲目》《本草求真》）记述治痄腮，取赤小豆为末，外敷患部，"一夜即消""敷之即愈"。当今验证之，"治疗100多例，治愈率达90%以上"。

蒲黄：该药"止血、消瘀血"（《神农本草经》）。而取之调糊含服，治疗舌体肿大有奇效。这是学习了《本草纲目》记录的经验而验证之。

水蛭：该药"逐恶血、瘀血"（《神农本草经》），但"破瘀血而不伤新血"（张锡纯）。取之治急症脑出血颅内血肿、治久病咳嗽与不孕症因瘀者，以及噎膈（胃癌、食道癌）等，皆有非同一般之独特良效。

䗪虫：䗪虫之生理特性，"以刀断之，中有白汁如浆，凑接即连，复能行走，古今人用之治跌扑损伤、续筋骨有奇效"（《神农本草经疏》）。故䗪虫为骨伤科之要药。

人参："一名神草"（《名医别录》），功能大补元气。古代良医治伤寒坏证、吐血危证及因虚脱证等，一味独参汤（野山参良）可起死回生。如善用单味药治病的张锡纯说："寒温之证，过十余日大热已退，或转现出种种危象。有宜单治以人参，不必加人参于白虎汤中者。王宇泰曰：余每治伤寒温热等证，为庸医妄汗、误下已成坏证，危在旦夕者，以人参二两，童子小便煎之，水浸冰冷，饮之立效。又张致和曾治一伤寒坏证，势近垂危，手足俱冷，气息将断。用人参一两，附子一钱，于石桃内煎至一碗，新汲水浸之冰冷，一服而尽，少顷病人汗出，鼻梁尖上涓涓如水。盖鼻梁应脾，若鼻端有汗者可救，以土在人身之中周遍故也。"（《医学衷中参西录》）

黄芪：该药为治"痈疽，久败疮……补虚"（《神农本草经》）之要药。对阳气虚损之阴疮，黄芪为托毒生肌之首选，且为诸病"益气"（《名医别录》）之良药也。

白术："为脾脏补气第一药"（《本草求真》），"安脾胃之神品"（《本草经疏》）。《名医别录》曰白术"利腰脐间血"。《续名医类案》选录薛氏医案："一妇人苦腰痛，数年不愈，薛立斋用白术一味大剂服，不三日而愈。乃胃气虚之症，故用白术也。"

山药：功能"补虚羸"（《神农本草经》），"充五脏"（《名医别录》），为药食同源补虚之良品，诸病因虚所致者，可通用之。古今医家取之单味做粥服之，治小儿滑泻而愈者多矣。笔者验证之，确有灵验。

五味子：该药五味俱全，其"皮肉甘酸，核中辛苦，都有咸味"（《唐本草》），以水煎之，以酸味为主。老药新用，当今取之降低谷丙转氨酶，有确切可靠的良效。但不是煎剂，而是将五味子焙干，研细末，每次3g，每日3次冲服，也可炼蜜为丸服。必须知道，其降酶的成分存在于五味子的核仁内部也。

白矾：煅之后名枯矾。古人对"衄血不止，枯矾末吹之"（《圣济总录》）。现今医者对鼻衄不止，用西药肾上腺素棉球堵塞等措施无效，予棉球蘸白矾末堵塞鼻腔出血处，血立止。

以上所述，举一而略万。这些举例，意在说明单方治病之独特、神奇的良效，其实用价值不可忽视。

2. 小方 前面已述及，小方是由单味药治病过渡为复方治病的早期之方，经方的1/3即如此小方。在历代医家治病的方书中，也记载了许多如此小方。小方药少力专，"精一不杂"，用之得当，直中"要害"，立见功效。本册重点收录的此类小方，虽非经方，却具备了经典小方之要点，以满足临证"千般疢难"治疗之需求。

3. 专药之方 上面说的"单方"，皆为专药治专病之方。徐大椿说："一病必有一主方，一方必有一主药。"这是徐氏临床心得，医家不传之秘。笔者在此说的"专药之方"，是说在复方中某一味药起到了关键、独特的专药作用之治验。举例如下。

水蛭治男子不育症有专功：王氏（王尽圄《中医杂志》1993；2：70）治秦某某，职工，28岁，因结婚5年，妻子不孕而四处求医。经某医学院检查，女方一切正常。该病人精子成活率在40%以下。服中药百余剂而无效，转来我处诊治。病人正当英年，体格健壮。询其以往，时有口干便干，余无不适，检索其以往所服中药处方，皆宗知柏地黄汤加减。遂为其处方：生熟地各15g，山药、山茱萸各30g，云苓、泽泻、丹皮各12g，淫羊藿、女贞子各30g，巴戟天15g，菟丝子30g，柴胡、红花各12g。共服药30余剂，去原化验单位化验，效果不佳。后思水蛭治妇女无子，移花接木于男性或可奏效。遂于上方加水蛭15g冲服，服药8剂，再次化验，精子成活率上升至70%，后因水蛭缺货，以土鳖虫代之，精子活动度旋即下降至40%，推敲再三，考虑水蛭在本方中实有东风化雨之妙，再加15g水蛭冲服，精子活动度遂上升。后化裁其方，以求药精力专，用淫羊藿500g，配水蛭100g，研末冲服，每日3次，每次10g，一料药未尽，其妻喜怀身孕。后用此方稍事增损，淫羊藿、水蛭两药配伍不变，治疗病因精子成活率低于40%之男性不育或阳痿，均获佳效。

蛇床子治女子不孕症有专功：刘氏（刘丽玲《中医杂志》2000；8：455）治一婚后4年不孕的病人，张某，29岁，男方正常，病人经多处检查诊断为无排卵性不孕。病人服多种促排卵药物未能治愈。病人形体肥胖，月经不调，经期见皮肤红色疹点，白带量少，舌体胖，舌边尖红。基础体温单相，月经后5天开始B超检查，隔日1次至月经前5天止，两侧卵巢未见卵泡发育。辨证为肾虚湿盛，拟补肾祛湿药：菟丝子15g，熟地黄15g，枸杞子10g，续断15g，山茱萸10g，茯苓15g，白术10g，苍术10g，淫羊藿15g，服用2个月未效。再于上方加蛇床子10g，意在祛风止痒，兼补肾，服药2个月于月经后第14天B超查及1.0cm×1.4cm的卵泡发育，第15天长至1.5cm×1.8cm，16天2.0cm×2.1cm，17天由卵巢排出。上药继服蛇床子加至15g，从月经后第5天开始服至月经后20天止，连服2个月后受孕，足月顺产一健康女婴。笔者在多年的临床实践中，将蛇床子用于治疗卵泡发育不良的病人300余例，均收到较好的效果。现代药理研究蛇床子有类激素作用。一般用10~15g入煎剂或同其他药物研细末入丸散剂，部分病人服用后可有恶心头晕的现象，停药后即可消失，未发现其他不良反应，疗效肯定。

一药之师：在本套丛书《仲景方药临证思辨录》之李培生先生"漫谈一药之师"，谈论的就是于复方中"加入对证之药"，即特效专药而"疗效卓著"，详见原文。

综上所述可知，读者若掌握了本集祖药良方之古今宝贵经验，必能提高临床水平，更好地为求治者服务。再者，中医既要传承，又要力图创新。本书的许多经验为创新的思路提供了灵感。由此深入进去，锲而不舍地研究下去，有可能开发出现代化的"新药"良方。

第一章　解表药方

本章 12 味解表药，大体来说可分为辛温解表与辛凉解表两大类。自麻黄至苏叶 7 味皆辛温之品，其中防风、苏叶较平和；后 5 味皆辛凉之药，其中葛根、菊花口感较好。这 12 味药虽皆有解表之功，但功效主治又各有特点，只有用之得当，才能充分发挥每味药之特性，而药尽其用。还应明确，这类药不仅功在解表以治外感病邪，并且能治诸多杂病。

麻　黄

麻黄，味辛微苦而性温，为发汗解表、止咳平喘主药，并有宣化痰饮、宣肺利水、宣湿通痹、发汗透黄等多种功效。"麻黄轻清上浮，专疏肺郁，宣泄气机，是为治感第一要药，虽曰解表，实为开肺，虽曰散寒，实为泄邪，风寒固得之而外散，即温热亦无不赖以宣通"(《本草正义》)。其善达肌表，故"温疫、疟疾、瘴气、山岚，凡足三阳表实之证，必宜用之。若寒邪深入少阴、厥阴筋骨之间，非用麻黄、官桂不能逐也。但用此之法，自有微妙，则在佐使之间，或兼气药以助力，可得卫中之汗；或兼血药以助液，可得营中之汗；或兼温药以助阳，可逐阴凝之寒毒；或兼寒药以助阴，可解炎热之瘟邪。此实伤寒阴疟家第一要药，故仲景诸方，以此为首，实千古之独得者也"(《本草正》)。

（一）内科病

1. 痹证

（1）风痹　荣卫不行，四肢疼痛。麻黄五两（去根节，秤），桂心二两。上捣细罗为散，以酒二升，慢火煎如饧。每服不计时候，以热酒调下一茶匙，频服，以汗出为度。(《太平圣惠方》)

（2）寒痹　王某某，男，28 岁。1976 年 2 月 10 日初诊。病者于半月前，在风雪冰冻之际，徒步行走 45 华里回家过年，第 2 天，双下肢开始疼痛，初不介意，3 天后疼痛加剧，不能下床行走，先后服安乃近、独活寄生汤等，疼痛渐减，但双下肢沉重，不能行走，肌肉不仁，遇热稍舒，微肿，脉沉紧，舌质淡、苔白。余用麻黄 50g，清水一大碗，武火煎沸 5 分钟，乘热服之，日服 2 次，温覆取汗。

3 剂后，双下肢沉重感大减，可扶杖而走，再服 3 剂痊愈。

原按： 该证为风寒湿入经络可知。以大剂麻黄，温覆取汗，令寒湿从汗而解。《景岳全书·本草正》载："麻黄以轻扬之味，而兼辛温之性，故善达肌表、走经络……祛除寒毒……若寒邪深入少阴、厥阴筋骨之间，非用麻黄、官桂不能逐也。"确属经验之谈。（蔡抗四《中医杂志》1992；4：5）

编者按： 本案病因明确，乃冰天雪地暴受风寒之邪，阳气痹阻不通，不通则痛也。其"脉沉紧"为寒邪内郁不得发越之象。麻黄为发表散寒之要药，取其重剂，温覆取汗，则寒随汗泄，阳随汗复，而病邪随去。本案病人年轻体壮感邪较甚，故重用麻黄治之，若体质虚弱之诸多虚损之证候，切切不可用此法，用之有大汗亡阳之虞。

2. 支气管哮喘 王某某，女，6 岁。患支气管哮喘已 2 年。此次发病 5 天，呼吸困难，双肺闻及哮鸣音，经用氨茶碱等止喘药治疗未获效。后用下方，1 剂痊愈，经观察半年，未见复发。治疗方法：炙麻黄、白糖各 50g。将麻黄水煎 2 次，将两次澄清药液混合在一起，然后加入白糖，待冷后频频服用。每天 1 剂，分 6~8 次服完。（高玲宗《赤脚医生杂志》1978；3：13）

编者按： 本案以麻黄治之，麻黄辛苦而温，具有宣肺平喘的功用。现代药理研究，麻黄中含有麻黄碱等，可以缓解支气管平滑肌的痉挛。本案配伍性凉之白糖，且待药液冷后频服，以制麻黄之温热。6 岁患儿一日用炙麻黄 50g，如此重用，妙在小量多次频服。但应慎重为宜，以中病取效为度。

3. 喘证 我用自拟麻黄葶苈汤治疗喘证。麻黄辛散温升而葶苈苦泄寒降，二药同入肺经，以冀寒热互济互制，亦升亦降，升降有序则肺气通利，喘得平矣。此方适用于寒热错杂之喘证。若为寒喘，则麻黄用量须大于葶苈，前者 1 日量为9~12g，后者为 5g；若为热喘，则葶苈量大于麻黄，前者为 10~15g，后者为 3g。众所周知，实喘易治，虚喘难疗。通过多年实践，发现虚喘在辨证论治的前提下，掺入一味蜜炙麻黄，确有立竿见影的近期疗效……虚喘用麻黄的剂量，约为治实喘的 1/2，1 日量掌握在 3~6g 为宜。（王少华《中医杂志》1992；3：6）

编者按： 喘息与咳嗽非独肺病，却不离于肺也。关键是明辨寒热虚实，寒喘以麻黄为主药，热喘及虚实夹杂之喘以麻黄为辅佐药，纯虚喘则不宜用之。

4. 偏枯

（1）《外科证治全生集》中有"麻黄得熟地则通络而不发表"之论。据此，笔者用麻黄、熟地、葛根等药加入相应方中治疗中风后遗症属瘀血阻络者效果颇佳。尤其对病程在 6 个月以上，肢体功能恢复相对静止者，加用麻黄每可使肢体功能的恢复产生一次飞跃。如治一男性病人，患缺血性脑卒中，抢救脱险后遗留左侧偏瘫，语言不利。用补阳还五汤加减治疗 3 个月，能下地行走，左上肢亦稍能抬动，语言不利同前。续治 3 个月，病无起色。于方中加入麻黄、熟地、葛根，服 5 剂，左上肢顿感轻松，手能举过头顶，语言近乎流利。（韩冠先《中医杂志》1992；3：5）

（2）肺主治节，为"华盖之脏"，主气、藏魄、朝百脉。麻黄可宣发肺气，通达于诸脉络，从而调节人体之知觉、动作，用治偏枯有其独特作用。麻黄 9g 与降肺之杏仁 9g 配成药对，一宣一降，加强肺的宣发肃降主治节功能，用于中风偏枯证时获奇效。临证如气虚血瘀以补阳还五汤加此药对，或合入麻黄汤；风痰瘀阻则以导痰汤或茯苓丸加此药对；肝肾亏虚或阴虚阳亢则于滋养肝肾、平肝潜阳的方药中少佐麻黄、杏仁，并以 2 倍于麻黄的芍药或石膏制约其升发之性。（邵志刚《中医杂志》1992；4：8）

编者按：汉唐医家认为中风（急性脑血管病）与外邪入中有关，常辨证配合用"风药"治之，金元时期及其后医家多认为中风为内因，不主张用"风药"。以上议论提示：中风偏瘫病是否应当用"风药"，这需要重新认识和研究。

5. 便秘　在临床实践中体会到麻黄性温而不燥烈，有通便之功，与其他药配伍可治疗便秘。如治董某，男性，80 岁。10 年来大便秘结，每次服用西药果导片才能缓解，近期服用多种中西药，效不显，食欲减退，脉大无力，舌红苔薄白水滑。药用：麻黄 25g，白术 20g，杏仁 15g，甘草 5g。每日 1 剂，水煎服。服 3 剂大便通畅。每次便秘，投用此方即效。在临床中不用麻黄，只用白术、杏仁、甘草这 3 味药，疗效不显著，有个别病人还出现胸闷感。特别是老年体虚，肺失宣降，气化不足，津液不能润大肠，泻下之药不可用。使用此方每能获效。笔者长期用于临床，未见一例汗出不止，确为实践经验。（邓全四《中医杂志》1992；4：9）

编者按：肺与大肠相表里。麻黄专入肺经，宣通肺气故可通导大便，此腑病治脏之法。但用"麻黄 25g"，对体虚便秘者是否量大？

6. 阳痿　麻黄是一味发汗解表、宣肺平喘的要药，然治疗阳痿，历代医家少有记载。笔者从一病例中偶尔发现，麻黄可治愈阳痿，现介绍如下：病人傅某某，男，38 岁，个体户，1987 年始患阳痿，尔后到处就医，服中药百余剂，同时还采用针灸、理疗等多种方法，均未奏效，几年来精神负担加重，对治疗已失去信心。1990 年 11 月底，病人得重感冒，恶寒怕冷，咳嗽痰多，喉痒等。投麻黄等解表之药，3 剂后，表证解，而数年的阳痿之证竟然奇迹般地有了转机。后又服壮阳养阴之品以为巩固疗效，结果适得其反，随之又服上述感冒药 3 剂，阳痿之证又见好转。之后在滋阴养阳之品中加入麻黄 5g，服 5 剂，功效倍增，阳痿消除。观察月余，平稳。尔后经反复验证，麻黄确实具有神奇的通阳治阳痿之功效。

原按：上述治愈此案令人领悟到，麻黄辛温，辛能宣散，温能通阳，用麻黄疏通气机、温通经脉之功效，可激发肾阳，故阳痿可愈。从西医学观点看，阳痿多见于神经衰弱以及某些慢性疾病病人，麻黄之所以能治阳痿，从药理分析，它的作用与肾上腺素相似，具有收缩血管，升高血压及兴奋中枢，振奋作用，且作用较温和持久，也许这正是它能治阳痿的真正原因所在。（傅贵平《中医杂志》1992；4：8）

7. 雷诺病　临证吾常以麻黄配活血养血、通经化瘀药物，治疗血压偏低的大寒之证，疗效较为显著。曾于1979年冬治一女性雷诺病病人，前医投当归四逆汤加减，先后服药20余剂，疗效不著，转诊于余，测血压发现仅为85/55mmHg，思忖再三，遂以前方加黄芪30g，5剂后仍不尽人意，血压无明显改变，肢端寒凉如冰。忽想起麻黄升压，且善祛大寒，即以上方加生麻黄6g，投药3剂，肢体末梢转温，血压见升，又投5剂，血压升至105/70mmHg，病去大半。之后屡用，效果均佳。

8. 胃痛（胃痉挛）　麻黄不仅走表，亦可用于里证，祛里寒不乏其效。曾治一虚寒胃痛病人，始投小建中汤加减治之，其效甚微。病人遇寒辄重，无奈之际，加入炙麻黄6g试用。3剂后疼痛大减，收到意想不到的效果。之后多次验证，均有明显疗效，证明麻黄有解除胃痉挛的作用，从而达到止痛效果。（王忠民《中医杂志》1992；3：4）

9. 郁证　治一妇女，32岁，就诊时，诉其两胁胀痛、口苦、不思食，经前两乳胀硬作痛，经来滞涩，少腹刺痛，脉弦而细，经用柴胡疏肝散加丹参、青皮、郁金、路路通等味，10剂仍无效果，后在原方中少加麻黄6g，3剂而诸症悉除。因而悟出，疏肝解郁，还应注意宣肺。（汪祯祥《中医杂志》1992；9：56）

10. 遗尿　笔者经多年临床实践，发现使用单味生麻黄治疗睡中遗尿，效果极为理想，但对白天不能控制小便而自遗者则无效。方法为按年龄取生麻黄（5~7岁3g，8~15岁5g，16岁以上10g），用冷水浸泡1小时，然后煎2次，将2次所得药汁合并，睡前顿服，连服1个月。曾观察50例，结果42例痊愈（遗尿不作，停药半年后无反复）；5例有效（服药时遗尿不作，停药后复作）；3例无效。一般有效病例在服药1~3次即可见效。如治李某，女，12岁，学生。睡中遗尿8年，到处求医，疗效不佳。每周遗尿至少在4次以上，以致不敢多喝水。即授上方，1剂后即未遗尿。连续服用1个月后停药，半年后随访一切正常。（王豪《浙江中医杂志》1995；1：34）

编者按：麻黄宣通肺气，通调水道，下输膀胱。本案以麻黄治遗尿取得疗效，以中医学的整体观去思考，即可理解。

11. 子宫脱垂　30年前曾治一位患Ⅲ度子宫脱垂的中年妇女。该妇女因偶患风寒束表证，余拟麻黄汤予服。药后不仅风寒顿解，子宫脱垂亦应手而愈。窃思，子宫脱垂多为气虚下陷，曾服多剂补中益气汤无效，为何1剂麻黄汤而效著？思之再三，肺乃气之主，麻黄开提肺气，乃下病上取之法，取其升提之性。此后，便对所有子宫脱垂之病人，试用麻黄汤加党参、黄芪、当归、熟地，全获显效。后来每遇脱肛、遗尿，单用麻黄汤，收效亦佳。笔者用麻黄汤治疗以上病例，麻黄的用量不少于9g。共治子宫脱垂80例，显效（1剂）66例；有效（2~3剂）14例。获效后，加重补气血药的用量，服10余剂以巩固疗效。1年后随访，有40例因劳累而复发。再用上法又获效。（陈沫金《中医杂志》1992；4：8）

编者按：上述以麻黄汤治此（外感风寒）而彼（子宫脱垂）亦愈，由此领悟麻黄汤为治子宫脱垂之专方，可谓善于总结经验者。

12. 瘙痒 麻黄辛温，辛能发散，血得温则行，故对风邪痹阻肌肤经络所致的痒、痛之疾，用之有一举两得之妙。如治一人，全身皮肤红疹瘙痒3年，多方治疗无效。用西药阿司咪唑片（息斯敏）治疗虽可取效，但停药辄发。遂取麻黄活血祛风为主，辅以桂枝、贯众、紫草、红花等药，服3剂而愈。（韩冠先《中医杂志》1992；3：5）

编者按：《伤寒论》第23条："……以其不能得小汗出，身必痒，宜桂枝麻黄各半汤。"可知发汗解肌可止痒。

13. 顽癣 李某某，男，32岁。1983年7月18日初诊。自诉两大腿内侧患顽癣3年，每于夏月盛暑奇痒尤甚，须用癣药水外搽患处，可缓解片刻。曾服清热、疏风、解毒剂，少效。至秋冬渐愈，夏季又复发。余用麻黄15g，清水一小碗，武火煎沸后5分钟，温服，日服2次。3剂后痒大减，连服10剂痒止，遂停服。未见任何不良反应。服药10分钟后，仅见汗出周身，擦干汗后，无任何不适，随访3年，未见复发。近几年先后用此法治愈42例顽癣病人。此病每于夏季炎热汗泄不畅而发，邪气郁于皮肤腠理之间，外不得透达，内不得疏泄，邪正交争而致。麻黄可疏风、解表、发汗止痒，通腠理，泄邪恶气，使邪从汗而解。（蔡抗四《中医杂志》1992；4：5）

编者按：《内经》曰："其在皮者，汗而发之。"顽癣之病位在皮肤，本案以麻黄发汗之功，促进皮肤气血之流通，由此达到发汗治癣之疗效。

结　语

麻黄性味辛微苦而温，入肺、膀胱经，具发汗、平喘、利水之功效，是治疗外感伤寒、内伤咳嗽等疾病的常用药物。近年来用单味麻黄或以麻黄为主组方治疗外感、内伤诸多病证，效果良好。

单味麻黄能治多种疾病，其机制之一是以其发散之功宣开肺气，通畅气机。诸如宣肃肺气治喘证与哮喘；宣通百脉治偏枯；宣通肺气，通调水道与谷道治遗尿、便秘；宣通气机，激发阳气治阳痿；宣透肌腠、毛窍治痹证、瘙痒、顽癣及雷诺氏病；宣肺疏肝治郁证；宣发、升提肺气以治子宫脱垂等，皆可启发临床思路，以治诸多杂病。再者，以现代药理研究证明的功效为依据，以启发治病思路，如兴奋中枢神经治疗阳痿。

麻黄的主要成分是麻黄碱、伪麻黄碱、麻黄次碱和麻黄挥发油。现代药理研究认为其对血管收缩作用比较持久，能兴奋大脑皮质和皮质下中枢。可解除支气管平滑肌痉挛、抗疲劳等。此外还有抑制流感病毒、金黄色葡萄球菌、绿脓杆菌等作用。

桂　枝

桂枝，辛甘而温，善于解肌散邪，并有温通化饮、温经通脉、通利关节、通阳、补虚、下气等多种功效。用之之道有六："曰和营，曰通阳，曰利水，曰下气，曰行瘀，曰补中。其功之最大，施之最广，无如桂枝汤，则和营其首功也。"(《本经疏证》)麻黄与桂枝之别："麻黄遍彻皮毛，故专于发汗而寒邪散，肺主皮毛，辛走肺也。桂枝透达营卫，故能解肌而风邪去，脾主营，肺主卫，甘走脾，辛走肺也。"(《本草纲目》)

1. **心悸**　黄某某，女，46岁。体质素弱，有月经量多史。此次月经量多如崩，心悸短气。投归脾汤加固涩之属，2剂无效。病人自述心悸惊恐，时觉气从胸中上冲咽喉，上下无时，时而症状消失，时而又发，痛苦难言。少腹下坠，伴尿频、尿急，继而四肢瘫软无力，面白肢冷。诊其脉，左寸关微结，舌淡苔薄白。手书桂枝12g，嘱其煎水当茶饮，时饮一两口。一剂尽，小便数行，少腹下坠、心悸惊恐、气上冲咽喉诸症尽除。继服归脾汤加味而愈。(郭剑华《辽宁中医杂志》1986；8：42)

编者按：此案验证了经方以桂枝通阳下气降逆之功，为以专药治标，以归脾汤治本之法。

2. **脉缓（心动过缓）**　张某某，男，54岁，1993年9月8日就诊。病人有冠心病史5年，心率一直在60次/分以下。近年来头晕乏力，面色不华，心悸怔忡，胸闷气短，四肢不温，自汗出，舌质淡红、舌苔薄白，脉沉迟无力。心率52次/分。心电图提示：窦性心动过缓；心肌缺血。证属心脾阳虚，治以温阳益气通脉。方药：黄芪30g，党参30g，白术20g，川芎15g，茯苓20g，甘草10g。服上药5剂诸症大减，但心率未增。笔者在上方的基础上加桂枝15g，服10剂后心率增至68次/分，随访2月余，在安静时心率仍保持在60次/分以上。笔者应用桂枝治疗窦性心动过缓，乃受清代医家陈修园启发，陈修园《金匮方歌括》说："桂枝振心阳，如离照当空，则阴霾全消，而天日复明也。"(贤述温《中医杂志》1995；1：7)

编者按：此案验证了"桂枝振心阳"以治心动过缓之专功。朱良春朱老用桂枝，一般从10g开始，逐步递增，最多加至30g，服至口干舌燥时，则将已用剂量略减2~3g，续服以资巩固。若囿于常法，虽药已对症，但量小力弱，焉能收效。

3. 嗳气（神经官能症） 凡治嗳气用温中健脾、消食导滞、理气降逆等法不效者，拟桂枝为主立方，常获捷效。余20世纪70年代以来，共治14例，均愈。如1974年秋，治张某某，男，54岁。因谋事未遂，怏怏不乐，遂致胸膈似阻，饮食少思，嗳气时作时止，渐至连作不息，且嗳气声惊人，情绪极为懊恼。某医院曾诊为神经官能症，服谷维素、维生素 B₁ 等西药及中药旋覆代赭汤、橘皮竹茹汤等均乏效，遂来求诊。望其神情沮丧，关脉弦出寸口，知非感寒、宿食所祟，乃心情愤悒，木戕胃土之候。拟桂枝10g，乌梅肉、橘叶各6g，煎服。上方服3剂，胸膈快利，嗳气大减。原方再进3剂，嗳气消失，诸恙悉除。桂枝为辛甘发散之品，叶天士云："桂枝辛甘有制木之功能"，真善知桂枝之妙用也。

4. 水肿（特发性水肿） 桂枝治水肿效验亦彰。余治肾小球肾炎、充血性心力衰竭、内分泌失调等所致水肿，每用桂枝于对症方中，疗效倍增。对病因不明所谓特发性水肿，中医辨证属阴水者，主用桂枝组方，可随手奏效。近10余年治疗13例均验。如李某某，女，52岁，1988年11月7日诊。病人八口之家，赖其操持，朝夕劳碌，心力交瘁。多年来，每值冬初，面目及手足浮肿，至春暖方渐消退。经某医院查体除外心、肾等疾患，拟诊为"特发性水肿"，并多方治疗乏效，特来求治。观其手足肿，蛙形腹。询其饮食如故，两便如常，肢体沉重，活动不灵，倦怠嗜卧，舌淡胖、苔白，脉沉迟涩小。病乃积劳伤阳，土不制水，阴寒凝结，水邪泛溢。治宜益气助脾、温阳利水。方拟桂枝10g，黄芪、白术各15g，煎服。上方服5剂，水肿渐消，原方连进15剂，肢体轻松，水肿全消。嘱服六君子丸巩固疗效。后随访两冬，肿未复发。验之临床，主用桂枝，虽不伍苓、泽淡渗之品，亦获利尿消肿之效，且疗效作用持久。（海崇熙《中医杂志》1994；12：709）

5. 面瘫（面神经麻痹） 面瘫的治疗大多用虫类风药，如蜈蚣、僵蚕、全蝎等。余初临床之际，亦常以此类药物治疗，但效果并不满意，后在仲景曰"桂枝本为解肌"之启发下，抱着试治的心理治疗面瘫，收到了十分可喜的效果。病人于当日中午仅服药1次，3小时后即觉口角不再流水，晚上又服药1次，翌日晨，鼓腮已基本不漏气，2剂服完，口角歪斜基本接近正常，额纹恢复，眼睑闭合良好。又续3剂，诸症消失。后又以3剂巩固疗效。嗣后又治疗数例，均收到了满意效果。所治均属营卫不和，腠理疏松，玄府不固。病机属风寒性质者，其审证要点是：恶风寒，或汗出，或不汗出，舌淡、苔薄白。若见恶热，舌红、苔黄，脉弦者，则不能应用。具体处方：桂枝30g，黄芪30g，防风15g。每剂煎2次，药液合并，日分 3 次服。一般服 10 剂即可治愈。

如刘某某，男，64 岁，退休工人，于 1992 年 12 月 10 日就诊。主诉：5 天前于半夜时右侧面部发麻，拘急紧迫而醒，遂让老伴观其面部，发现口角歪向左侧，右眼闭合不全，口角流水。次日到医院诊治，诊为右侧面神经麻痹，肌内注射维生素类，局部注射地塞米松，同时又用针灸并服中药，连治 5 天之后，症状无减，仍为鼓腮漏气，鼻唇沟平坦，口角歪向左侧，口角流水，额纹消失，眼睑闭合不全，恶风寒，面部患侧及胸、背汗多，夜间尤甚，全身疲惫，舌质淡、苔薄白，脉弱。按上方及服法治之，连服 3 剂之后，诸症大减，又续 6 剂，面瘫消除，半年后随访，一切正常。（王付《中医杂志》1994；12：711）

编者按：上述从"桂枝本为解肌"之论受到启发，重用桂枝为主以治面瘫取得良效，可谓善读仲景书者。

6. 截瘫（胸椎压缩性骨折）及偏瘫（脑溢血） 笔者常用桂枝内服外擦，治疗截瘫、偏瘫，疗效显著。具体方法：除重用桂枝内服外，另用桂枝 50~100g 水煎 2 次，每次煮沸后煎煮 15 分钟，去渣后将 2 次所煎的桂枝药液混合，日 2 次温擦于病灶区域及瘫痪部位，每次温擦时以局部皮肤潮红为度。其主要作用：扩张毛细血管，促进局部血液循环，有利于病灶吸收或缩小。瘫痪处温擦，能增强肌肉被动刺激。内外同治，促进瘫痪早日恢复。例如：

（1）外伤性下肢瘫痪 1989 年冬吾嫂上山砍柴不慎跌倒，两下肢不能站立，小便失禁。急送某医院经 X 线拍片，诊为第 11 胸椎压缩性骨折。住院治疗 32 天，小便转为正常，两下肢瘫痪如前。遂重用桂枝 30g，伍以补肾壮腰之品煎服，另用桂枝液温擦于胸腰椎和两下肢，以局部皮肤潮红为度。数日后下肢即有温热之感，活动日渐好转。用上法续治 2 周，已能扶着床行走，半年后基本恢复正常。

（2）脑血管疾病偏瘫 吕某某，男，62 岁。半年前因患脑溢血，遗留右侧肢体偏瘫，足不能行，手不能握，生活不能自理，血压正常。服补阳还五汤、华佗再造丸等均无疗效。形寒肢冷，大便溏薄，舌胖淡、苔白，脉细无力。审证并无火热之象，放胆投自拟"脑偏汤"：桂枝 20g，黄芪 60g，生水蛭粉 6g（分吞），同时用桂枝液温擦头部及右侧肢体，上法治疗半个月，能持杖室内行走，3 个月后生活能基本自理。经临床 10 余例验证，自拟"脑偏汤"治疗脑血管性偏瘫，轻证 2 周内见效，重证 4 周开始恢复，其疗效远胜于补阳还五汤。（王仁尧《中医杂志》1994；12：710）

编者按：上述重用桂枝为主药"内外兼治"的方法治疗截瘫与偏瘫值得重视。应推而广之，不仅治瘫痪病如此，其他疾病有的亦应酌情采取内外兼治法，以提高疗效。其"脑偏汤"为师补阳还五汤之大法而善于变通之经验方也。

7. 冻疮　笔者早年下乡医疗，冬季遇一患儿手足冻裂成疮，偏僻之地无药可施，遂用桂枝 10g，葱须 6 个，煮水温洗，3 日而愈。后用此方治疗数例，皆见功效，而不再发，可见桂枝温化寒邪、活血通络之功。（滕宣光《中医杂志》1994；11：646）

8. 遗尿　启蒙老师朱氏，平素擅用药末外敷疗疾，如运用桂枝末醋调敷神阙愈遗尿。乡邻之女季某，8 岁，自幼遗尿，多则每夜 2~3 次，求诊于师。师曰：有一法可治，随取桂枝末若干，嘱用食醋调成饼状。临寐前先用温水熨脐 10 分钟，将其饼贴于脐部，然后用纱布盖上固定，晨起取下，每晚 1 次。一周后来诉，患儿于第 4 日停止遗尿。继以巩固，共用药 10 余次，半年后随访，未见复发。后用此法治疗 32 例，总有效率达 90% 以上，疗程短者仅 3~4 次即愈，长者必须连续外敷半月方能取效。（华乐柏《中医杂志》1995，1：7）

结　语

桂枝功用如前概述。现代临床取其和营之功治心悸、振奋心阳之功治脉缓、制木疏肝之功治嗳气、通阳利水之功治水肿、解肌之功治面瘫等，皆取得疗效。还有，取桂枝重用内服外擦之法治截瘫与偏瘫，值得重视效法之。此外，取桂枝煎水温洗治冻疮，取其末外敷治遗尿，皆可效法。

现代药理研究认为，桂枝具有抗菌、抗病毒、解热、利尿、改善神经系统功能、增强血液循环、解痉止痛、调整胃肠功能和抗过敏等多种作用。

总之，桂枝功效卓著，用途广泛。然其药性偏温，临床须辨证论治，药证合拍方能奏效。

防　风

防风，性味平和，为微甘微辛而微温之品，发表，祛风，胜湿，止痛。"治一身尽痛，随引而至，乃风药中润剂"（李东垣），外风与内风皆可选用。

1. 破伤风及打扑伤损　天南星（汤洗七次）、防风（去叉股）各等份。细末。如破伤以药敷贴疮口，然后以温酒调下一钱。如牙关急紧，角弓反张，用药二钱，童子小便调下，或因头伤相打，内有伤损之人，以药二钱，温酒调下。（《本事方》玉真散）

编者按：《本草正义》解析《名医别录》所述防风治"字乳金疮内痉"六字说："字乳者，产育乳子之时。金疮则破伤也。内痉二字，直接字乳金疮作一句读，即新产之中风及破伤风二证，皆有发痉一候，是血虚而内风煽动，非外来之风邪，故曰内痉，而防风亦能通治，颇似合外风内风而一以贯之。"可见上述玉真散用防风本于《名医别录》。

2. 偏正头风，痛不可忍　防风、白芷各四两。上为细末，炼蜜为丸，如弹子大。如牙风毒，只用茶清为丸，每服一丸，茶汤下。如偏正头风，空心服。如身上麻风，食后服。未愈连进三服。(《普济方》)

3. 黎明泻（过敏性肠炎）　程某，女，农民。1991 年 3 月 5 日初诊。因腹泻 10 日始求医，治疗后症减，唯遗留触及风寒即腹泻。历 2 年余。近 2 个月，病情加重，终日卧床避触风寒以免腹泻之苦。检验：血、大便均为正常。病人体胖，面色㿠白，纳食正常，触及风寒即腹胀，肠鸣，泻利窘迫，大便呈粥状，舌苔白腻，脉缓。证属：风、寒、湿杂至，大肠传导失司。治以祛风、散寒、除湿。方药：防风 18g，水煎服，日 1 剂。服 3 剂药后，周身汗出而黏，腹部舒适，腹泻症减。效不更法，继服 5 剂，诸症悉除。随访未见复发。(任德勋《中国社区医师》1992；8：19)

编者按：腹泻，亦名泄泻。《医宗必读·泄泻》提出了著名的治泻九法"淡渗、升提、清凉、疏利、甘缓、酸收、燥脾、温肾、固涩"。泄泻的成因虽多，而常见于脾虚湿盛。上述治例，以防风治之，取其升清胜湿之性，以治脾虚湿盛，清阳不升所致的泄泻，取得良效。这使我们认识到：中医治病用药，药不在多而在于精。

4. 腹泻（肠道脂代谢障碍病）　马某某，男，50 岁。1 年前于丧妻后出现腹泻水样便，每日 5~10 次。经抗生素治疗 3 个月后，腹泻次数减为 3~5 次，多方治疗无效，做小肠黏膜活检诊断为"肠道脂代谢障碍病"。就诊时伴见乏力，消瘦，腹胀，腹鸣。大便多泡沫，肩背强痛，舌淡红苔白，脉弦细。处方：柴胡 10g，白芍 15g，党参 20g，白术 15g，茯苓 15g，白扁豆 15g，车前子 10g，炮姜 10g，焦山楂 15g，葛根 15g，甘草 6g。连服 1 周无效。复诊，以前方加防风 15g，服 2 周腹泻痊愈。1 年后随访病人体健无恙。

原按：肠道脂代谢障碍病，病因尚不明，临床症见腹胀，腹鸣，腹痛，腹泻，多为水样便或脂肪泻，量多，或伴发热，关节痛及性格改变。使用抗生素可控制症状，但易复发。经云："湿胜则濡泻。"又云"清气在下，则生飧泄"。防风胜湿升清，则水泻自除。(张智敏《中医杂志》2003；6：410)

5. 面瘫（面神经炎）　柴某，男，68 岁。口角左歪斜半年。半年前突发左口角歪斜，在某医院行头颅 CT 检查无异常，诊为"面神经炎"。经中西药物治疗均无效验。诊见口角左歪斜，额纹消失，鼻唇沟变浅，左眼睑下垂，迎风流泪，左齿腮夹食物，语言不利，咀嚼不便，左侧舌前无味觉，舌质暗红、苔白腻，脉弦滑。证属气虚血瘀，风痰阻塞面络。治以补气活血通络、祛风除痰。方用补阳还五汤合牵正散，服药 9 剂无效。遂改用补阳还五汤加防风 60g，蜈蚣 2 条（研冲）。

6 剂后病情减轻，连进 15 剂病愈。随访无复发。

原按：面神经炎，中医称为"吊线风"。其多因体虚外邪侵袭面部经络而发病。方中防风辛甘温，为"风中润剂"，善祛头面风邪，且祛风不伤正；同时配蜈蚣性善走窜，息风解痉，搜风刮络，二药协同，以增强疗效。西医学认为，本病多因病毒感染面神经，引起组织水肿；或因局部营养血管痉挛，致神经组织缺血、水肿压迫面神经而发病。现代药理研究证实，防风有抗病毒作用和改善微循环以及兴奋面部神经与兴奋汗腺等作用，故用之有效。（杜保荣《中医杂志》2003；6：410）

6. 眩晕（梅尼埃病） 郭姓女病人，48 岁。主诉患眩晕症 6 年，曾在某医院诊断为"梅尼埃病"，经西药治疗数日后症状消失。以后每年发作 1~2 次，近 2 年有愈发愈重之趋势。此次于 5 天前突然头晕目眩，感觉自身及周围物体剧烈旋转，住院治疗数日疗效不显，自行出院要求中医治疗。症见面色㿠白，头晕目眩较剧，闭目伏床，汗出较多，恶心呕吐，眼球有水平性震颤，耳底有胀感，耳鸣如蝉，听力减退。脉弦滑且弱，舌质淡白、苔白腻。证属肝脾失和，气血虚亏，脾失健运，痰湿中阻，风痰上扰清窍。治当调和肝脾、健脾胜湿、化痰祛风。处方：天麻 6g，法半夏 10g，川芎 10g，炒白术 12g，茯苓 15g，陈皮 10g，石菖蒲 10g，沙苑子 10g，生黄芪 12g，全当归 10g，炙甘草 6g。服药 3 剂呕吐止，但眩晕症状未见明显改善，耳胀耳鸣、汗出等症依然如前。二诊以上方加防风 12g，以辛甘升散，祛风胜湿，调和肝脾。3 剂未尽，以上诸症霍然消失。药已对症，又服 3 剂，以资巩固。10 多年未发。（张学华《中医杂志》2003；6：410）

编者按：梅尼埃病是一种特发性内耳疾病。其临床表现为反复发作的旋转性眩晕、波动性听力下降、耳鸣和耳闷胀感等。梅尼埃病的病因目前仍不太明确，但许多学者认为是由于膜迷路积水，这与"风痰上扰清窍"之说不谋而合。本案以防风治眩晕之功用与后述治耳鸣相同，皆取其祛风胜湿、升清降浊之功也。

7. 脱疽 徐某，女，58 岁。因糖尿病足而就诊。患肢皮肤发凉，趾端皮色暗红，足背动脉搏动未扣及，第 1、2 趾溃烂，趾端有干性坏死物，曾治疗 3 月余未见疗效。患趾刀割样疼痛，终日抱膝而坐，彻夜难眠，以镇痛药维持。以防风 30g、花椒 20g、艾叶 30g 煎汤熏洗患肢，并用黄芪桂枝五物汤加防风 15g 内服，治疗 2 周后，皮温变温，创口周围转红，创口有渗出，疼痛减轻。坚持上法治疗并严格控制血糖，5 周后，患趾溃烂基本愈合，患肢皮温，皮色恢复正常，疼痛完全消失，病人步履、行走正常。

原按：脱疽包括血栓闭塞性脉管炎、闭塞性动脉粥样硬化、糖尿病性坏疽和冻伤坏死等病。其发病与脏腑、经络及营卫气血功能失调有密切关系，多因寒湿凝聚脉络，气血周流受阻，脉络闭塞不通所致。治疗原则如《素问·五脏生成篇》"疏其气血，令其通达"。防风为风药中润剂，润泽不燥，辛温轻散不伤阴，虽属膀胱脾胃经药，然随诸经之药，各经皆至，逐湿淫而振奋阳气，宣通气机，条达气血，疏通脉络。加之花椒、艾叶能温通脉络、逐寒湿、理气血，相得益彰。另外黄芪桂枝五物汤则益气活血、温经通脉，则寒凝湿滞，犹如冰释。（杨兆庚《中医杂志》2003；6：410）

8. 耳鸣 刘姓男子，年30余岁。患耳鸣近3月余，无有休止，经西医检查，诊断为"神经性耳鸣"，服西药培他定、谷维素，并注射维生素 B_1、维生素 B_{12} 及 ATP 未能缓解。后延中医诊治。初以龙胆泻肝汤不效，继用杞菊地黄汤治疗月余罔效。病人除诉其耳鸣隆隆不休以外，尚有头部昏沉且重如裹，时眩晕泛恶，胸胁满闷，食少，便溏，舌质胖淡苔白，脉沉弦滑。证属浊阴上逆蒙蔽清窍，初以苓桂术甘汤2剂，其眩晕、泛恶略除，但耳鸣不减，后在前方基础上加防风30g，病人服药1剂耳鸣减轻，2剂后耳鸣及诸症皆除。

原按： 耳鸣虽为肝肾之病，但因脾虚而浊阴上逆蒙蔽清窍而致者亦属多见。防风味甘，入足厥阴肝经，燥己土而泄湿，达乙木而息风。李东垣谓其"土中泻木"；陈修园谓其"禀春和之气入肝治风，尤妙在甘以入脾，以和木气"；王好古谓其"搜肝气"。可见防风之功在于祛风胜湿，升清降浊，搜肝达木而健脾。故防风实为治疗浊阴上逆、蒙蔽耳窍所致耳病之妙品。重用防风（30~40g）治耳鸣其效甚捷。（魏莉《中医杂志》2003；7：492）

9. 不孕症（抗精子抗体阳性） 笔者治疗抗精子抗体（AsAb）阳性不孕病人，喜用玉屏风散加味，疗效尚称满意。其处方为：当归30g，白术10g，黄芪30g，熟地黄30g，防风10g。水煎服，每日1剂。一般服药30~60剂取效。

由于未做拆方试验，不知方中何药为主药，后遇一闭经不孕病人郑某，女，23岁。B超跟踪检查：无卵泡发育；基础体温（BBT）单相。于是用毓麟珠加味以补肾调经助孕。处方：人参须10g，党参20g，茯苓10g，白术10g，甘草50g，当归20g，熟地黄20g，酒白芍10g，川芎5g，鹿角胶10g，菟丝子30g，花椒5g，杜仲10g，黄芪20g。水煎服，每日1剂。服药80剂后，月经已调，B超跟踪检查已有成熟卵泡排出，BBT双相。嘱每于月经净后续服10剂以巩固疗效，选择排卵日性交。然而2个月后仍不能怀孕。遂检查血AsAb，发现为AsAb阳性。本例病人所用之方与玉屏风散比较，方中已含白术、黄芪，仅缺防风一味，服药已达100剂，而AsAb仍为阳性，乃悟知防风当为治疗AsAb阳性之要药。遂于原方中加入防风10g，于月经净后连服10剂，冀以巩固排卵功能，兼治AsAb阳性；排卵后则服用玉屏风散加味20剂，专治AsAb阳性。共30剂后复查，AsAb已转阴。此后未再服药，翌月即孕。

又有病人丁某，女，31岁，婚后不孕5年，经B超、BBT、血清AsAb检测，诊为未破裂卵泡黄素化、抗精子抗体阳性。为进一步验证防风的作用，仅服排卵效灵汤（自拟方，即毓麟珠加党参、红花、桃仁、黄芪、皂角刺、炮穿山甲），方中含归、地、术、芎，但不加用防风，服药40剂后，已有正常排卵，但AsAb依然阳性。再于方中加入防风10g，服药至排卵；排卵后则服玉屏风散加味，共30剂，当月怀孕。

此后对防风治疗AsAb阳性的效果深信不疑，每遇排卵功能障碍合并AsAb阳性而不孕者，悉于毓麟珠方中加黄芪、防风治之，有事半功倍之效。（丁禹占《中医杂志》2003；7：493）

编者按： 抗精子抗体（AsAb）既可在男性体内产生，也可在女性体内产生。男性产生抗精子抗体的主要机制是血睾屏障因疾病或创伤受损，使隐藏的精子或可溶性膜抗原逸出，刺激机体免疫系统产生抗精子抗体，该抗体可影响精子的活动与受精，导致不育。精子接触损伤的女性生殖道，也可导致女性产生抗精子抗体。它通过抑制精子穿透宫颈黏液，干扰精子获能及顶体反应，减少精子存活率而影响受孕，造成女性不孕，是造成女性免疫性不孕、反复流产的重要因素之一，目前西医西药疗效不甚理想。

上述报道偶然发现及反复验证而证实：防风是治疗抗精子抗体（AsAb）阳性之特效专药，玉屏风散加味方是治AsAb阳性之良方。很值得深入研究及重视应用。

结　语

防风"乃风药中润药"。现代临床发现该药乃腹泻与特殊"不孕症"之特效专药。重用防风治面瘫、耳鸣亦为特效良药。以防风组方内外兼治"脱疽"的疗效亦应重视并效法应用。

细　辛

细辛，"气味俱厚而性过烈"（《本草纲目》），味辛辣可麻舌，由于"细辛芳香最烈，故善开结气，宣泄郁滞，而能上达巅顶，通利耳目，旁达百骸，无微不至，内之宣络脉而疏通百节，外之行孔窍而直透肌肤"（《本草正义》）。"若寒邪入里，而在阴经者，以此从内托出"（《药品化义》）。由于"细辛气清而不浊，故善降浊气而升清气，所以治头痛如神也。但味辛而性散，必须佐之以补血之药，使气得血而不散也"（《本草新编》）。所谓"细辛不过钱"者，汤剂用之不必拘泥。经方有22首用细辛，取其温经散表寒，温脏除里寒，且用之温化寒饮。

（一）内科病

1. **脉迟缓（缓慢性心律失常）**

（1）临床发现，细辛用于阳气虚衰、下肢脉络瘀阻之老年病人，用量过钱后，出现心率明显增快的现象，受此启发，应用于缓慢性心律失常病人60例，每每获效。处方中以细辛为主。用药规律从6g→10g→12g→15g→18g→20g→25g→27g，逐渐递增至31g，直至达到治疗效果为止。经临床观察，细辛除提高窦房结频率外，还可提高交界区频率，并有加速房室传导的功能。细辛治疗缓慢性心律失常的最佳治疗量为10~15g。有2例病人细辛每日用量大于20g时，出现口唇、舌尖或指趾发麻。停药24小时后，症状可自行消失，勿需处理。翌日，可用细辛安全量，每日10~15g，水煎继服。（曲家珍《中医杂志》1993；8：454）

编者按： 上述用量大时出现口、舌或指之发麻，为细辛轻度中毒的表现，切不可再加大用量，以防不测。

（2）用细辛为主治疗心动过缓，即用来提高心率，收到一定的疗效。心动过缓易出危险的有：病态窦房结综合征（简称病窦）、窦房传导阻滞（简称窦房阻滞）、窦性停搏又名窦性静止（简称窦停）、三度房室传导阻滞等。用细辛为主药治疗以上四类心率过缓的病人，有较好的疗效。在用量上可以超过3g，一般用5~6g未见不良反应，部分病人用9g也未见有中毒现象。为了慎重起见，先用3g，以后逐渐增量，每2~3天后加1g，加至6g后可常服一段时间。笔者用细辛为主治疗病窦6例，5例取得良好效果；治疗窦房阻滞2例，均有疗效；治疗窦停2例，1例有效；治疗三度房室传导阻滞2例，1例有效。以上共12例心率迟缓者，9例有效（其中虽有3例的心率尚未达到60次/分，但较前增快而症状基本消失）。3例无效者，均已年过花甲而装了心脏永久起搏器。（陈鼎祺《中医杂志》1993；7：389）

编者按： 以上两家所论（有删减），皆详实可信。临证对心悸脉缓而辨证为阳虚者，可参考其用法用量治之，以补西医西药所不逮。

2. **胃痛** 有一次我胃痛发作，凑巧服了含有细辛的煎剂，服药后15分钟左右，疼痛开始缓解，而且胃脘部有一种明显的舒适感，30分钟后疼痛消失。我在临床对胃脘痛病人也常常在复方中加入细辛3~5g，发现了如下规律：对于中医辨证属于中焦虚寒的胃脘痛病人，在黄芪建中汤、香砂六君子汤等复方中加用细辛，可以明显增强止痛效果，而且减少近期复发，对于其他证型的胃脘痛病人，效果则差一些，只能部分缓解。无论慢性浅表性胃炎、萎缩性胃炎，或胃、十二指肠球部溃疡等，其临床规律也大致相同。（苏祥扶《中医杂志》1993；6：325）

3. 阳痿　笔者用细辛辛香走窜之性，通窍活络，治疗肾虚邪侵、宗筋弛纵之阳痿证，疗效颇佳。临床观察未发现毒性反应及耗劫肾阴之弊。曾治高某，男，25 岁。因于初冬新婚，婚后第 2 天在冰水中挖河，引发阳痿 3 月余，伴腰膝冷痛，手足欠温，夜寐多梦，偶有遗精，舌淡、苔白滑，脉沉细无力。观前医屡用右归饮、肾气丸等补肾壮阳之剂，病情依旧，因思其肾亏之体，邪袭经络，宗筋弛纵，肾窍失灵。《名医别录》曾载细辛能"安五脏、益肝胆、通精气"，遂予细辛 10g，炙甘草 30g，水煎睡前顿服，每日 1 剂。服用 3 剂后诸症好转，再进 5 剂病愈。随访 3 年无复发。应用细辛时需辨证确属寒邪外袭、肾窍郁闭、宗筋失用者方可大胆予之。若肾精亏耗、湿热下注、气血虚衰、肝经气滞者则不在此例。（王玉明《中医杂志》1993；6：327）

（二）五官科病

1. 牙痛

（1）牙齿痛久不瘥　细辛（去叶苗）、荜拨。上二味等份，粗捣筛。每用半钱匕，水一盏，煎十数沸，热漱冷吐。（《圣济总录》细辛汤）

（2）牙齿疼痛　荆芥、细辛、露蜂房各等份，上为粗末，每周三钱，水一大盏，煎至七分，去滓，温漱冷吐。（《御药院方》细辛散）

（3）牙痛　细辛一钱，黄柏一钱。煎水漱口，不可咽下。（《吉林中草药》）

编者按：细辛具有"局部麻醉"作用，故口含可治牙痛。

2. 口臭及龋齿肿痛　细辛煮取浓汁，热含冷吐。（《太平圣惠方》）

3. 鼻塞不通　细辛末少许，吹入鼻中。（《普济方》）

4. 耳聋　细辛末，溶黄蜡丸鼠屎大，绵裹一丸，塞之。须戒怒气。（《龚氏经验方》聪耳丸）

5. 口疮　小儿口疮，细辛末，醋调，贴脐上。（《卫生家宝方》）

编者按：据临床报道，细辛研末合小麦粉适量，调成糊状敷脐，治疗口腔炎、口腔溃疡有很好疗效。现代研究细辛的主要成分为挥发油，药理实验显示细辛有明显的镇静、镇痛和抗炎等作用。

6. 复发性口腔溃疡　在中医辨证施治的基础上（属于实火者用凉膈散合清胃散，属于虚火者用甘露饮；属于虚实夹杂者用参苓白术散加减化裁），配合细辛煎液漱口，治疗难治性复发性口腔溃疡：每日取细辛 10g，加水 100ml，煎煮 5~10 分钟，取液 60ml，分 3 次口含、漱口，每次 10~15 分钟，吐出，不可吞咽入胃，溃疡面愈合后即可停药，总有效率可达 91.11%。

原按：具体应用时需要注意：①细辛煎煮的时间不可过长，以 10 分钟以内文火煎为宜，因其主要成分是挥发油，武火久煎易挥发丧失。②细辛煎液口含，漱口的时间不可过短，以 10 分钟以上为宜，药液与溃疡面接触的时间越长，其中的甲基丁香酚、黄樟醚等挥发油成分才能发挥较好的局部麻醉、镇痛作用。③漱口液与辨证施治内服药具有良好的协同作用，可使溃疡愈合速度加快，复发率明显降低。对于除口腔黏膜溃疡外，无其他任何自觉症状者，单用细辛煎液漱口即可；假如其他症状明显者，不能忽视辨证施治内服药的作用，如胃热炽盛，口干口苦，大便秘结，若实热不清，溃疡难愈，即使暂愈也极易复发。溃疡愈合后即可停用细辛煎液漱口，但内服中药应延长 1 周，巩固疗效，细辛煎液漱口能使溃疡面愈合快，配合辨证施治内服药预防溃疡复发效果好。（张善举《中医杂志》2002；4：281）

编者按： 前案醋调细辛贴脐上，本案细辛煎液漱口，二者均可治疗"口疮"，二法同用，可否锦上添花？

（三）其他疾病

1. 跌打损伤 从临床发现，用细辛治疗跌打损伤，不论何部位，只要在活血化瘀药中加入本品，可增强其镇痛与活血逐瘀作用，病人肿痛减退快，临床效果好。这一临床经验得自偶然。曾治病人刘某某，搬运工人，因跌伤腰部，就诊时腰不能伸直，第 3、4 腰椎压痛，左腰部肿痛，摄 X 线片显示无压缩骨折及脱位，经内服活血化瘀药及按摩治疗 2 次，效果不大。第 3 次就诊时因病人自觉形寒，腰部喜暖，诊为外伤兼感寒邪，于是在活血化瘀药中加入细辛祛风散寒，服药 2 剂，不但形寒消失，腰部肿痛亦大减。因思病人前几天服活血化瘀药效果不佳，加入细辛后，肿痛明显减轻，于是选择了四肢骨折、脱位及身体各部位软组织损伤之肿痛较重者 55 例进行观察，其中 35 例在服活血化瘀药中加入细辛，20 例单服活血化瘀药。结果发现，凡是服了在活血化瘀药中加入细辛的病人，疼痛减轻快，瘀肿消退也比单纯服活血化瘀药消退快。细辛的用量，笔者长期体验，以6~9g 为宜，对损伤之疼痛肿胀较重者，曾加大用量到 12~18g，多数病人服后出现眩昏无力等不良反应，用量越大反应越大，当用量减轻到 10g 以下时，基本没有出现上述不良反应，但用量过轻则疗效不显。本品辛温，若病人具有热象，或损伤局部肿痛发热者，可在使用细辛的同时，加入生石膏、黄连以清热，并不影响细辛之镇痛消肿作用。跌打损伤的病理机制是气滞血瘀，不通而痛，而细辛恰能"善开结气，宣泄郁滞，疏通百节"。气行则血行、通则不痛，故效果良好。（蒋昌烈《中医杂志》1993；6：327）

编者按： 上述偶然发现与几十例对比观察表明，细辛对跌打损伤是一味止痛消肿之良药。但其用量 12~18g，"服后出现眩昏无力等不良反应"。此可能与煎煮时间有关，若煮 30 分钟以上，其毒性大减，则可免除不良反应。

2. 注射感染症 蔡某某，女，32 岁，因左臀部肌内注射卡那霉素 0.5g3 次，注射部位红、肿、热、痛，触及手掌大肿块 5 天，经使用消炎止痛膏外敷 3 次，金黄散外敷 2 天，同时口服四环素 0.5g，每天 3 次，未见效果。于 1980 年 11 月 5 日来院治疗。查体：左臀部外上方红肿，扪及一 7.5cm×8cm 之肿块，质中，压痛明显，无波动感。经局部外敷细辛末 3 次，上述症状均消失。治疗方法：将细辛适量研成细末，过筛密封备用，但存放时间不宜过长，以防受潮、霉变等。在疼痛处或肿块上及其周围皮肤外敷薄层细辛末，并用氧化锌胶布（或消炎解痛膏布）贴封，不让药泄漏。若在胶布粘贴处外面用热水袋热敷效更佳（需布包，当心烫伤）。每 24~36 小时更换细辛末 1 次，一般 2~5 次。（陈飞尧《江苏中医》1993；2：24）

编者按： 本案对注射感染症以单味细辛外用之疗效有待验证。

附文：细辛药用部位的变迁与思考

细辛最早记载于《神农本草经》，列为上品，关于细辛药用部位的变迁主要经历了用根（《神农本草经》成书 ~1950 年）、用全草（1950~2005 年）、用根及根茎（2005~）的过程。现仅就细辛药用部位的变迁探讨细辛用根及根茎的合理性。

1. 变迁经过

细辛用根，历代本草均有明确的记载。如《名医别录》曰："二月、八月采根，阴干。"《本草经集注》曰："用之去其头节。"《雷公炮炙论》曰："凡使，一一拣去双叶，服之害人，须去头土了。"《本草衍义》曰："细辛用根。"《本草品汇精要》曰："二月、八月取根。"《本草乘雅半偈》曰："拣去双叶者，切去头上子。"《本草备要》曰："拣去双叶者用。"《本草求真》曰："去双叶者用。双叶服之害人。"可见，古代用细辛，强调要"去头节""拣去双叶"。认为"双叶服之害人"。东汉以降，一直到建国初期，我国细辛皆用其根。20 世纪中叶，为便于鉴别，药店在收购细辛时要求送来全草，经鉴定后，除去地上部分取其根部入药。后来，由于细辛资源渐少，人们便逐渐将地上部分也一起作细辛入药。全草是 1950 年后才开始作细辛药用。如第 1~7 版全国高等中医药院校《中药学》教材、《中华本草》和第 1~7 版《中华人民共和国药典》（简称《中国药典》等权威性著作或法典性著作均记载细辛用"全草"。

2005 年第 8 版《中国药典》的问世，明确规定细辛用"根及根茎"，从而结束了长达半个世纪细辛用全草的历史。

2. 研究概况

长期以来，历代学者对细辛的药用部位进行了深入、系统的研究，取得了可喜的研究成果。研究表明，挥发油是细辛的主要有效成分。细辛的药用部位不同，其有效成分的含量则相差甚远。《中国药典》2005 年版明确规定，细辛"含挥发油不得少于 2.0%（ml/g）"。研究证实，细辛地上部分挥发油的含量在 0.34%~0.58%（ml/g）之间，远远低于《中国药典》法定的范围。细辛地下部分挥发油的含量在 3.3%~4.2%（ml/g）之间，远远高于《中国药典》法定的范围。说明古代细辛用根，《中国药典》2005 年版规定用根及根茎是有科学道理的。

3. 几点思考

细辛药用部位的变迁，反映了各个不同时期的用药特点，值得深思。细辛古代用根，历代本草没有作出合理的解释。其中，"拣去双叶，服之害人"（《雷公炮炙论》）能否作为细辛用根的依据，尚待进一步研究。细辛"双叶服之害人"，说明其具有一定的毒性，其机制何在，需要我们探索其科学依据。

20 世纪 50 年代以后细辛用全草，主要是因为细辛药源不足，难以满足临床用药的需要，故把传统认为不作细辛药用的部分也入药使用。研究证实，细辛的地上部分和地下部分的挥发油含量不同，也不具备同等的药效。尽管正品细辛用全草，挥发油的含量为 2.31%（ml/g），达到了《中国药典》的要求，却是以降低细辛根及根茎的挥发油含量和药效为代价，主要靠增加细辛的用药剂量来保证疗效。因此，我们有理由认为，《中国药典》法定的细辛用药剂量（1~3g）不为临床所遵循的重要原因是细辛用全草而不是用根。古代细辛用根，剂量为 1~3g；现代细辛用全草，剂量仍为 1~3g。显然，细辛用根与用全草的剂量不能等同。

2005 年后，以《中国药典》2005 年版为标志，将细辛的药用部位法定为根及根茎，这是历史的必然，自然的回归。既体现了传统用药的初衷，又符合临床用药的实际。由于细辛药用部位的变迁，关于细辛的品种、产地、采收、炮制、用量、标准化等问题需要进一步研究和探索。（周祯祥《中医杂志》2007；2：189）

编者按：谈到细辛药用部位的变迁不得不谈到其用量。关于用量之要，吕志杰教授早在 1994 年就发表过《细辛用量考究》一文，录之于下。

细辛用量考究

细辛是一味常用中药，中药学典籍《神农本草经》说："细辛，味辛温。主咳逆，头痛脑动，百节拘挛，风湿痹痛，死肌。久服明目，利九窍，轻身长年。"现代药理研究证实，细辛所含挥发油具有明显的镇痛、镇静、解热、抑菌、抗炎、抗惊厥、局部麻醉等多种作用，但其挥发油中的有毒成分黄樟醚用之过量，则会导致呼吸中枢麻痹等不良反应，甚至死亡。由此可见，古人"细辛不过钱"的戒律有其实践性和科学性。《中华人民共和国药典》从 1953 年的第一版至 1990 年的第五版，都规定细辛的内服用量是 1~3g。因此，至今医生开方，若细辛用量超过

3g，必须特别签字，以示负责。但是，目前有不少临床报导，重用细辛10~30g，最多者用到180g，未发生毒性及不良反应，却收到满意疗效。这就提出了一个不可回避的问题，即医家对细辛的用量为何如此悬殊呢？道理何在？考究如下。为了精简本册内容，故本文以下仅列小标题与小结，欲了解全文，请看拙著《伤寒杂病论研究大成·上部》小青龙汤原文之"大论心悟"。

1. "细辛不过钱"的由来与条件
2. 《伤寒杂病论》有关细辛用量的探讨
3. 现代临床用大剂量细辛疗效探讨

通过上述考究，根据古今医家的临床经验与现代药理研究，细辛用量可以掌握如下原则：若用单味作散剂口服，特别是用其根部，仍应遵守"细辛不过钱"的戒律，若用全草入于复方汤剂，则不必受"细辛不过钱"的限制，但也不是用量越大越好，要结合具体病情掌握用量，对于沉疴顽疾，小量无效时，可适当逐步加大用量。笔者临证，常用细辛6~12g配入复方汤剂，水煎30分钟，治疗痰饮咳喘、风寒外感、风湿痹痛等阴寒性病证，疗效较好，从未发生过不良反应。

结　语

上述临床经验表明：细辛是一味治疗阳虚心悸，改善心动过缓，提高心率之良药。其止痛功效良好，内服治胃痛、漱口治牙痛等。细辛以醋调贴脐上治口疮；口含、漱口亦治口疮（溃疡）。阳虚之体感寒而致阳痿者，细辛可治之。细辛加入活血化瘀方药中治疗跌打损伤者，可增强消肿止痛之功。附文之关于细辛的用药部位与用量考究，值得重视。

生　姜

生姜，辛温，"孙真人云，姜为呕家圣药"（李东垣），故为和胃止呕良药。"生姜所禀，与干姜性气无殊，第消痰、止呕、出汗、散风、祛寒、止泄、疏肝、导滞，则功优于干姜"（《本草经疏》）。"凡早行山行，宜含一块，不犯雾露清湿之气，及山岚不正之邪。按方广《心法附余》云，凡中风、中暑、中气、中毒、中恶、干霍乱、一切卒暴之病，用姜汁与童尿服，立可解散，盖姜能开痰下气，童尿降火也"（《本草纲目》）。仲景用生姜，常与大枣并用，"姜、枣味辛甘，专行脾之津液而和营卫，药中用之，不独专于发散也"（成无己）。

生姜为药食同源、家庭厨房常用之品，其临床治病用途相当广泛，分述如下。

（一）内科病

1. **感冒风寒** 生姜五片，紫苏叶一两，水煎服。（《本草汇言》）

2. **冷痰嗽** 生姜二两，饴糖一两。水三碗，煎至半碗，温和徐徐饮。（《本草汇言》）

3. **痛证、胀满** 心胸胁下有邪气结实，硬痛胀满者，生姜一斤，捣渣，留汁，慢炒待温，以绢包，于患处款款熨之，冷，再以汁炒，再熨良久，豁然宽快也。（《伤寒六书》）

4. **霍乱**

（1）霍乱腹胀，不得吐下。用生姜一斤，水七升，煮二升，分三服。（《本草纲目》第二十六卷"生姜"引《肘后备急方》）。

（2）霍乱转筋，入腹欲死。生姜三两捣，酒一升，煮三两沸服。仍以姜捣贴痛处。（《本草纲目》第二十六卷"生姜"引《外台秘要》）

编者按：生姜辛温发散，长于通阳而散气，得辛散酒性以助，辛窜之性益强。是方内外合法治之，阳气得通，寒邪驱除，病痛可愈。

5. **痢疾（急性细菌性痢疾）** 鲜生姜45g，红糖30g，共捣为糊状，每日3次分服，7天为一疗程。据50例观察，治愈率为70%，好转率为30%。用药后腹痛、里急后重之平均消失时间分别为5.16天和5.14天，大便外观及次数恢复正常分别为4.8天和5.2天，大便镜检及培养平均转阴日数分别为4.58天和3.6天。治疗中未见明显不良反应。（《山东医刊》1960；6：29）

6. **呃逆** 冯某某，男，57岁。有心脏病史。1983年5月6日，因患心功能不全并慢性尿毒症伴呃逆不止住院治疗。住院后因呃逆用西药治疗无效，邀中医诊治。取生姜（选用新鲜多汁之品）一块，洗净后切成薄片。用1片放入口中咀嚼，边嚼边咽姜汁，咀嚼3片后呃止。（吕秉义《新中医》1985；2：60）

7. **呕吐** 佟某，女，43岁。原有内耳眩晕病史。近因劳累，突发眩晕，呕吐频繁发作，投西药降颅压、脱水、镇静止呕，不效。8月1日晚求诊，10分钟左右呕吐一次，饮水即吐，眩晕不能起床，行立则欲仆地，脉象沉迟而弱，舌淡苔白，一派虚寒之证。遂用生姜一块（约10g）嚼后咽下。服后呕吐即止，眩晕顿除，后嘱其休息调养，未服其他方药，3日后饮食如常，眩晕未再发作，能参加正常劳动。（任大昌《四川中医》1985；4：14）

（二）儿科病

1. **小儿咳嗽** 生姜四两，煎汤浴之。（《本草纲目》第二十六卷"生姜"引《备急千金要方》）

编者按： 生姜有辛温发汗解表、宣肺止咳之功。《名医别录》云其"除风邪寒热，伤寒头痛鼻塞"。肺主一身之皮毛，生姜煎汤外浴，同样起到上述功效。《串雅内编》亦记载，指出"小儿咳嗽，生姜四两，煎浓汤沐浴即愈"。

2. 小儿蛔虫性肠梗阻 治疗方法：取鲜生姜100g，捣烂取汁，与100ml蜂蜜混合后服用（如行胃肠减压者，可自胃管内注入）。据年龄大小予以不同剂量，2~5岁50~100ml，5~10岁100~200ml，1次顿服。如服后24小时内病情未缓解，可重复等量1次。结果：85例中，治愈（服药后腹痛缓解，腹部包块消失，并排出蛔虫者）68例，占80%；有效（服药后腹痛缓解，包块消失，未排出蛔虫者）17例，占20%；无效（服药2次后腹痛未缓解，梗阻未解除者）0例。总有效率100%。

原按： 姜蜜合剂有润肠、止痛、止吐、解毒之功。动物实验证明，生姜中的姜油酮可使家兔肠壁松弛，解除痉挛。蜂蜜有和营卫、润脏腑、通三焦、调脾胃之功效。故两药合用，临床收到满意效果。（魏益廷《山东中医杂志》1996；8：379）

（三）其他疾病

1. 跌打损伤（急性腰扭伤） 姜汁和酒，调生面贴之。（《本草纲目》第二十六卷"生姜"附方）

编者按： 生姜，辛温发散，加酒调敷，更增其活血止痛之功，故常用外敷以治疗软组织损伤。下列报道佐证了生姜为主药外敷治疗急性腰扭伤之肯定疗效。

取生姜适量，捣烂去净姜汁，加入食盐1匙，与姜渣捣匀，外敷患处，用绷带固定，每日换药1次。生姜用量以足够敷受伤面积为度。治疗急性腰扭伤27例，均用药2~3次治愈。

另有报道用生姜汁加入适量大黄粉，调成软膏状，平摊于扭伤处，覆盖油纸、纱布固定，12~24小时未愈者，可再敷。共治疗急性腰扭伤病人110例，全部治愈。

2. 百虫入耳 姜汁少许滴之。（《易简方》）

3. 冻疮 两耳冻疮。生姜自然汁熬膏涂。（《本草纲目》第二十六卷"生姜"引《暇日记》）

编者按： 生姜有散寒消肿之功。据报道，用鲜生姜60g，置95%的乙醇300ml内，浸泡10~15天，去渣，装瓶备用。用棉球蘸药液涂擦患处，每日1~2次，可连用。治疗未溃破之冻疮22例，均收到满意效果。

4. 手脱皮 鲜姜一两，切片，用酒二两半，浸24小时后，涂搽局部，1日2次。（内蒙古《中草药新医疗法资料选编》）

5. 赤白癜风 生姜频擦之，良。（《易简方》）

6. 皮肤瘙痒病 孙某某，女，21岁，右手背近腕部患癜痕疙瘩5年。常因奇痒刺痛而影响睡眠及工作。即取鲜姜 250g 捣碎，用布包拧取全汁盛杯内，再用 10% 盐水 1000ml 洗净患处，擦干，然后用棉棒蘸姜汁反复涂搽，到姜汁用完为止，每周一次。一周后痒痛消失，两周告愈，追访两年余未复发。（纪同华《四川中医》1987；5：30）

7. 暴发火眼　其眼疾初得肿疼者，用生姜三四钱，食盐一大撮，同捣烂，薄布包住，蘸新汲井泉水，擦上下眼皮。屡蘸屡擦，以擦至眼皮极热为度。擦完用温水将眼皮洗净。轻者一次即愈，重者一日擦两次亦可愈。然擦时须紧闭其目，勿令药汁入眼中。（《医学衷中参西录》）

8. 秃头　生姜捣烂，加温，敷头上，约二三次。（《贵州中医验方》）

（四）解生半夏、天南星等中毒

1.《唐小说》云：崔魏公暴之，大医梁新诊之曰"中食毒也"。仆曰"好食竹鸡"。新曰"竹鸡多食半夏苗也"。命捣姜汁灌之，遂苏。（《本草纲目》）

编者按：上述为生姜解半夏毒之救急案例。

2. 天童寺一小和尚，忽患音哑不能音，以手指喉、抚胸，作无可奈何状，先生问其同来和尚，答曰："此小和尚上山看笋，见山中鲜草、鲜果必欲食。"先生即推知为误食生半夏中毒所致，遂以生姜 9g，白蜜两匙，煎汤服之，三服而瘥，五服而愈。（《范文甫专辑》）

3. 病人，男性青年，急诊入院。主诉：神昏不语已两小时。于两小时前采集野生植物时，误食天南星球茎一口（约 2cm×2cm），嚼后咽下，不久舌麻舌痛，说话不清，呕血半小碗，跑回本单位后即神志模糊，不能应对而入院。以往无晕厥史。体检：体温 36.5℃，脉搏 46 次 / 分，血压 116/70mmHg，呼吸 20 次 / 分。神志模糊，闭目不语，握拳，不断瞬目。口仅能半开，舌轻度浮肿，苔白腻，口腔黏膜无糜烂，心肺阴性，无阳性病理反射。白细胞 $10.3×10^9$/L，中性粒细胞 0.82。治疗：立即鼻饲 25% 生姜汤 60ml，以后每 3 小时灌鲜姜汁 5ml。两小时后，吐出白色黏性物十余口，便能翻身摇头。4 小时后能低吟。翌晨能坐起，作简单耳语，自进流食。（孙溪宝《中医杂志》1962；11：38）

4. 对于半夏、乌头、闹羊花、木薯、百部等中毒，均可用生姜急救。曾有报道，4 例南星中毒病人，用生姜后均获痊愈。用法：轻者急用生姜汁含漱，并口服 5ml，以后每隔 4 小时续服 5ml；中毒严重神志昏迷者，立即鼻饲 25% 生姜汤 60ml，以后每 3 小时灌入鲜姜汁 5ml。（《中医杂志》1962；11：438）

结　语

生姜为家庭常备之品，随时可取而用之。其用途广泛，用法多样，凡内、外、儿及其他许多病变，以单味生姜，或生姜为主药，疗效良好。生姜尚可解生半夏、天南星、乌头、百部等中毒，确是一味无毒又解毒的神奇之药也。

近年对生姜的药理研究颇有成果。认为其对消化系统作用显著，例如对胃酸及胃液的分泌呈双相作用，可止呕、消胀。对循环系统的作用表现在升高血压、兴奋血管运动中枢和呼吸中枢，也可直接兴奋心脏。另外还有抗菌等作用。20世纪90年代末期，又发现它不但有明显的抗氧化及清除自由基的作用，还能明显增强脑缺血时的耐缺氧能力。

葱　白

葱白，辛温，辣味刺鼻，宣通阳气，"辛润利窍而兼解散通气之力也"（《本草经疏》）。生姜与葱白皆家庭厨房常备之物，应重视用之。"葱亦有寒热，白冷青热，伤寒汤不得令有青也"（陶弘景）。"葱茎白专主发散，以通上下阳气，故《活人书》治伤寒头痛如破，用连须葱白汤主之"。"鲜葱白，轻用二三枚，重至五枚，以柔细者为佳，吾吴谓之绵葱。其粗壮者则曰胡葱，气浊力薄，不如柔细之佳。去青用白，取其轻清；或连须用，欲其兼通百脉；若单用青葱茎，则以疏通肝络之郁窒，与葱白专主发散不同"（张寿颐）。

1. 感冒

（1）时疾头痛发热　连根葱白二十根，和米煮粥，入醋少许，热食取汗即解。（《济生秘览》）

（2）伤寒　初觉头痛，内热，脉洪起一二日。葱白一虎口，豉一升。以水三升，煮取一升，顿服取汗。（《补缺肘后方》葱豉汤）

（3）感冒　取葱白、生姜各15g，食盐3g，捣成糊状，用纱布包裹，涂擦五心（前胸、后背、脚心、手心、腘窝、肘窝）一遍后让病人安卧。部分病例半小时后出汗退热，自觉症状减轻，次日可完全恢复。治疗107例，均在1~2日内见效。一般用1次，少数病例用2次。（《中级医刊》1965；9：580）

（4）四季感冒　笔者临证在民间单方的基础上，自拟"葱姜枣蜜汤"治疗四季感冒数百例，疗效满意，现介绍如下。药物及用法：葱须（编者按：葱须为葱的须根，功用与葱白相类）50g，生姜、蜂蜜各25g，大枣5~10枚。用法：先将葱须、生姜用水洗净，连同大枣放入药锅中，加清水约750ml，武火煎沸约5分钟，取汁冲入蜂蜜中搅匀。待药温适宜时饮之，并使其微汗。老年人及小儿病人据病情酌减药量。每日1剂，连服1~3天。一般服1~2剂症减，服2~3剂可愈。（赵传铭《新中医》1998；9：40）

原按：感冒一年四季均可发生，可谓常见病、多发病。本方老少咸宜，皆可用之。方中葱须解肌发汗、祛风止痛；生姜解表散寒发汗；《本草纲目》载："姜，辛而不荤，祛邪辟恶……蜜煎调和，无不宜之"；大枣味甘益津，提高抗病能力；蜂蜜止咳解毒，润脏腑，通三焦，调脾胃。诸药配伍相得益彰，不但可解表散寒，宣肺化痰，舒筋活络，而且可通脏腑，祛邪扶正，故对该病有效。

编者按： 上述四则古今文献表明了以葱白（葱须）为主的验方之功效。葱、姜、枣等为家庭常备之品，贵在简便易得。感冒为四时最常见之病，病之轻者可依照上述方法调治。

2. 头痛 原某某，女。28岁，教师。患头痛1年余。期间脑电图检查正常，脑血流图未见明显改变，上颌窦拍片未见异常，眼底检查亦正常。病人症状为间歇性、阵发性剧痛，按"神经性头痛"处理，治疗1个月疗效不显著。采用验方治疗半个月后痊愈，至今近1年，未见复发。治疗方法：大葱头50g，青皮鸭蛋1个，鸭蛋煮熟后去皮再与青葱头同煮，吃蛋喝汤有特效。（贾万军《中国乡村医生》1993；2：30）

编者按： 大葱可以分为三部分：连及葱叶的茎部为青绿色，入五端部分则为白色，最下部为根须。上述"大葱头"，盖指用之根须。前人说"不通则痛""不荣则痛"。本案"神经性头痛"贵在以"通"字立法。葱之根须味辛，能通能散；鸭蛋性凉，可滋阴平肝。两药合用，既可共奏通阳止痛之功，又可饱腹，真乃良善之治也。

3. 脱阳 或因大吐大泻之后，四肢逆冷，元气不接，不省人事，或伤寒新瘥，误与妇人交，小腹紧痛，外肾搐缩，面黑气喘，冷汗自出，须臾不救。葱白数茎炒令热，熨脐下，后以葱白连须三七根，细锉，砂盆内研细，用酒五升，煮至二升。分作三服，灌之。（《华佗危病方》）

4. 大小便秘

（1）中风二便不通 王某某，男，58岁，农民。病人1975年10月秋收中，因冒雨收割水稻1天，至夜间感冒发热，卧床不起；第2天渐觉右半身肢体麻木，活动不便、口眼歪斜，舌体强，语言不利，大便不解，小便正常。遂住院治疗。西医诊断"脑血栓形成"；中医辨病为"中风"。住院7天来饮食正常，每天吃饭1大碗（约300g），但病人腹胀，大便一直未解。医者遍用大、小、调胃、增液承气汤，及新加黄龙汤、增液汤、麻子仁丸诸泻下通便剂，大便仍无开通之意。至第10天，复加小便不通，其人腹胀如鼓，疼痛难忍，呻吟不止，此时病情急迫，急需开闭散结，通达腑气。笔者速用大葱2500g切碎，上好米醋1000g，先把醋入锅内加热，再将葱段入锅内炒热，分2份纱布包裹，交替热熨脐周围及下腹部（注意：不能太烫，亦不能太凉：烫则有皮肉之苦，凉则其功不达，需再加温）至10分钟左右，病人自觉腹胀更甚，再熨5分钟许，矢气频作，小便欲滴，二便通畅。余证辨证施治，以善其后。（李颖《陕西中医函授》1984；4：52）

编者按：本案之疾病，诸多医者使用泻下剂而收效甚微。以葱白辛散温通而通利二便，其巧思是大剂量葱白与醋炒热，以外敷法治疗二便不通而取效。其看似简单，但个中道理值得我们细细揣摩。

（2）产后尿潴留　周某某，25 岁。1985 年 12 月 5 日初产入院。正常产后出现排尿困难，少腹胀痛。用切碎的葱白炒热，敷脐部，连用此法，立见效果。此法适用于气虚寒阻，膀胱气化无权之证。（邵显良《河北中医》1986；4：12）

编者按：本案为妇人产后，阳虚血少，内寒气滞，膀胱气化无权。葱白辛散温通，敷于脐部，则药力直达下焦膀胱，取得良效，此法简便廉验，疗效确切，值得大家临证学习。

（3）尿潴留　①治疗方法：生葱白 500g 切碎，白矾 12g 研成粉，混合捣成糊状，敷于脐及下腹膀胱区，纱布用塑料薄膜覆盖，周围用胶布固定。对胶布过敏者可用绷带固定。②适应证：因麻醉后排尿反射性障碍；病员不习惯卧床排尿；会阴、腹部手术所引起膀胱括约肌痉挛；骨盆神经损伤时；妇人遗尿不知；前列腺增生。③治疗效果：以上方法治疗 10 例，女 7 例，男 3 例。年龄 35~81 岁。直肠癌根治术后 4 例，子宫全切术后 3 例，前列腺肥大 3 例。用药一次 8 例，用药二次 1 例，用药三次 1 例。敷药后病人自觉有热气入腹内，1~3 小时尿即排出，自主排尿恢复。每逢尿闭即用此方，效果满意。（李世祥《中医杂志》1991；2：34）

5. 小儿消化不良　取生葱 1 根，生姜 15g，同捣碎，加入茴香粉 9g，混匀后炒热（以皮肤能忍受为度），用纱布包好敷于脐部。每日 1~2 次，直到治愈为止。对吐泻严重的病例，须按常规禁食及补液。（广东省医药卫生研究所《医药科技动态》1971；12：8）

6. 婴幼儿秋季腹泻　应用带须葱白煎服，治疗婴幼儿单纯性腹泻，效果较为满意。治疗方法：带须葱白 10~15g。洗净，加适量的水煎煮 15 分钟，取出滤液，浓缩至 15~20ml 即得。婴幼儿服用时可加少许奶液作调味剂。结果：几年来数十名婴幼儿及成人腹泻病人服用本方，效果均较满意。有的已服过多种抗生素及止泻药效果不佳，改用本煎剂，每日早晚各服 1 次，连服 2 天，腹泻即止。尤以婴幼儿秋季腹泻疗效更为满意。成人服用量加倍，经临床观察无任何不良反应。（陈白娣《江苏中医》1995；4：20）

7. 痔疮

（1）痔正发疼痛　葱和须，浓煎汤，置盆中坐浸之。（《必效方》）

（2）肠痔有血　葱白三斤，煮汤熏洗立效。（《本草纲目》第二十六卷"葱"引《外台秘要》）

8. 痈疮肿痛　葱全株适量，捣烂，醋调炒热，敷患处。（《草药手册》）

结 语

葱白主治感冒，内服、外擦，简便易行，效果良好。治二便不通与脱阳，采取外敷腹脐法，切实可法，为救急之简便方法。如此敷脐还可治小儿消化不良。其他治头痛与腹泻内服，治痔疮与痈肿外用，皆可临床用之。

葱白含挥发油，油中主要成分为蒜素，又含维生素 C、维生素 B$_1$、烟酸等，其挥发成分对多种病菌有抑制作用，其水浸剂在试管内对皮肤真菌有抑制作用。

苏 叶

苏叶，为紫苏之叶，气芳香，微辛，微温。"紫苏，散寒气，清肺气，宽中气，安胎气，下结气，化痰气，乃治气之神药也。一物有三用焉：……苏叶可以散邪而解表；……苏梗可以顺气而宽中；……苏子可以降火而清痰，三者所用不同，法当详之"（《本草汇言》）。苏叶芳香，散表邪并调气化痰，故胃肠型感冒者最为适宜。

1. 咳逆短气　紫苏茎叶（锉）一两，人参半两。上二味，粗捣筛，每服三钱匕，水一盏，煎至七分，去滓，温服，日再。（《圣济总录》紫苏汤）

2. 乳痈肿痛　紫苏煎汤顿服，并捣封之。（《海上仙方》）

3. 食蟹中毒　紫苏煮汁饮之。（《金匮要略》）

4. 寻常疣　将疣及周围皮肤消毒（疣体突出者可贴着皮剪去），取洗净之鲜紫苏叶摩擦疣部，每次 10~15 分钟，敷料包扎，每日 1 次。治疗 20 例，连续摩擦2~6 次皆愈。（《中华皮肤科杂志》1965；11：391）

柴 胡

柴胡，微苦微辛微寒，"约而言之，柴胡主治，止有二层：一为邪实，则外邪之在半表半里者，引而出之，使还于表，而外邪自散；一为正虚，则清气之陷于阴分者，举而升之，使返其宅，而中气自振。此外则有肝络不疏之症，在上为胁肋搊（音枝，柱子下面的墩子）痛，在下为脐腹膜胀，实皆阳气不宣，木失条达所致，于应用药中，少入柴胡，以为佐使而作向导，奏效甚捷"（《本草正义》）。再简言之，柴胡功用有三：一为清透邪热（宜大量，20~30g，或以上），二为升阳举陷（宜小量，3~6g），三为疏肝理气（约10g）。《神农本草经》曰"柴胡主寒热，山茱萸亦主寒热。柴胡所主之寒热，为少阳外感之邪，若伤寒疟疾是也，故宜用柴胡和解之；山萸肉所主之寒热，为厥阴内伤之寒热，若肝脏虚极忽寒忽热，汗出欲脱是也，故宜用山萸肉补敛之。二证之寒热虽同，而其病因判若天渊，临证者当细审之，用药慎勿误投也"（张锡纯）。经方用柴胡者有9首，功用有二：治少阳病邪，调气血郁滞。

1. 伤寒　伤寒余热。伤寒之后，邪入经络，体瘦肌热，推陈致新，解利伤寒时气伏暑，仓卒并治，不论长幼。柴胡四两，甘草一两，每用三钱，水一盏煎服。（《本草纲目》第十三卷"柴胡"引许学士《本事方》）

编者按：患伤寒之后，余热不解，取柴胡气味轻清透达之功，去"寒热邪气，推陈致新"，配甘草扶助正气。

2. 黄疸　柴胡一两（去苗），甘草一分。上都细锉作一剂，以水一碗，白茅根一握，同煎至七分，绞去渣，任意时时服，一日尽。（《传家秘宝方》）

3. 病毒性肝炎　于某某，男。发现肝炎后肝功能损害严重，曾在协和医院检查肝功能，麝浊16单位，麝絮（+++）。曾经其他医院中西医治疗未效，住院期间出现口苦、口干、目眩、齿衄、口唇干而红艳、心烦内灼、胸闷胁痛、胸胁内自觉灼热，时而腹胀、小便短黄、手掌炽热、舌质红紫、舌苔微黄、脉弦。西医诊断有"急性肝坏死"的可能，病情较重。治疗方法：每天用柴胡9~12g，住院365天，每天1剂，共计服柴胡4.5kg。上述症状逐渐消失。肝功能恢复接近正常（麝浊8单位，麝絮+）仍用柴胡每天9~12g巩固疗效。（林昭辉《中医杂志》1962；2：30）

编者按：本案以单味柴胡治疗病毒性肝炎，疗效甚佳。《神农本草经》曰柴胡具有"推陈致新"等功用，其临床疗效需要进一步的研究。

4. 积热下痢　柴胡、黄芩等份。半酒半水，煎七分，浸冷，空心服之。（《济急仙方》）

5. 柴胡应用名医经验　朱老认为，柴胡的能升能降作用，唯在其用量之大小上。用于升提，一般用量为3~10g；用于下降，一般用量为20~30g，以上均指汤剂用量。据朱老经验，大量柴胡的应用，一是外感热病（感冒、疟疾、肺炎、肠伤寒等）过程中，既非表证之可汗而发之，又非里证之可清可下，而见寒热往来，或发热持续不退，胸胁苦满，大便不通，用之清热通便；二是杂病中常见之肝气郁结，胁肋胀满，便下不爽，或有便意而不能排出者，用之助其疏泄，即前人所谓"于顽土中疏理滞气"之意。以上证候，虽有外感、内伤之别，但其舌上必有白苔，且多较垢腻，方可任柴胡之疏达，此为辨证之眼目，不可忽之。但血压偏高，而舌质红绛者，不宜应用。此外，对心动过缓、变态反应性皮肤病（湿疹、荨麻疹、过敏性皮炎、玫瑰糠疹）、特发性浮肿，在辨治方中加用柴胡，多能提高疗效。（《朱良春医集》第236页，何绍奇整理）

结 语

柴胡微苦微辛而微寒，入肝、胆经。有和解表里、疏肝、升阳之功。可治寒热往来、胸满胁痛、口苦耳聋、头痛目眩、疟疾、下利脱肛、月经不调、子宫下垂等病证。《神农本草经》对柴胡有记载，经方中用之较多，并以其为方剂命名，可见仲景对此药较为看重。当代医家对柴胡应用广泛，尤以外感热病、内科、妇科病为多。

现代药理研究认为柴胡有解热、镇静、镇痛、抗炎、抗病原体、改善肝功能、利胆等多种作用。所以治疗热性病，其退热明显，治疗内科杂病，其疏理肝胆效著。近日又有学者发现柴胡粗皂苷可促进小肠推进功能，故而降血脂、利二便再显奇功。

对柴胡的用量争议颇大，重用柴胡者当属先圣张仲景。《伤寒论》有的方剂用柴胡半斤，当代名医每剂用24g，远远超过药典规定的10g用量。除热盛阴伤、肝阳暴亢者不可用柴胡重剂外，一般外感、内伤疾患，若辨证准确，适当配伍，疗效确切。

升 麻

升麻，味甘辛微苦而性微寒。功用升阳、发表、透疹、解毒。"其性质颇与柴胡相近，金、元以来亦恒与柴胡相辅并行，但柴胡宣发半表半里之少阳而疏解肝胆之抑遏；升麻宣发肌肉腠理之阳明而升举脾胃之郁结，其用甚近，而其主不同，最宜注意。故脾胃虚馁，清气下陷诸证，如久泄久痢、遗浊崩带、肠风淋露、久痔脱肛之类，苟非湿热阻结，即当提举清阳，非升麻不可，而柴胡犹为升麻之辅佐，东垣益气升阳诸方，亦即此旨，并非以升、柴并辔扬镳也。至于肝肾之虚，阴薄于下，阳浮于上，则不可妄与升举，以贻拔本之祸，亦与柴胡同耳"（《本草正义》）。

1. **口热生疮** 升麻三十铢，黄连十八铢。上二味末之，绵裹含，咽汁。（《备急千金要方》）

2. **胃热齿痛** 升麻煎汤，热漱咽之。（《仁斋直指方》）

3. **卒毒肿起，急痛** 升麻苦酒磨，敷上良。（《补缺肘后方》）

4. **蜘蛛疮（带状疱疹）** 张某，女，10岁。右季肋部出现集簇性水疱3天，水疱呈带状分布，疼痛难忍。西医诊断为带状疱疹。经内服盐酸吗啉胍片、止痛片，外用0.5%普鲁卡因封闭，3天无效。经用升麻30g煎汁，湿敷患处，3天痊愈。（周熙东《四川中医》1988；6：42）

编者按： 以上四种病的治疗，可验证《神农本草经》《名医别录》所谓升麻"解百毒"以治"风肿诸毒，喉痛，口疮"之疗效。后世医家亦有相关疗效论述。

5. **低血压** 笔者曾接诊一位 50 岁女性牙痛病人，经辨证属胃火牙痛，遂遵清胃散方开中药 3 剂煎服。病人复诊时诉牙痛减轻，但出现头晕、头痛、心烦症状。测血压为 140/95mmHg。问病人是否原有高血压病，病人否定。思虑再三，自认为辨证无误，药症相符，牙痛减轻，守方继服 3 剂。复诊病人牙痛止，但头痛、头晕、心烦较前加重。再测血压为 150/100mmHg。方中升麻有升举阳气的作用，考虑是否与所服药物有关。病人停药观察 10 天后再来复诊：头晕等症状消失，测血压为 130/90mmHg。据此经验，以后每遇低血压症病人，在辨证施治基础上加升麻10g，取得满意的升高血压效果。（宋新安《中医杂志》2006；4：257）

6. **病毒性感冒** 江某某，男，16 岁。患病毒性感冒 4 天，在当地医院经中药、西药（抗病毒药、抗生素等）治疗，高热不退。诊见：高热，恶风，汗出不畅，头痛，鼻塞，咽喉肿痛，舌边尖红、苔黄白相兼，脉数，体温39.4℃，咽充血，扁桃体Ⅱ度肿大。检前医所用方为银翘散加板蓝根、石膏。遂于原方中加入升麻30g，服 1 剂热减，服 2 剂体温正常，诸症若失。（梁学书《中医杂志》2009；1：52）

7. **通乳** 李某，女，26 岁。于 6 日前顺产一男孩，产后乳汁不行。妇产科医生为之处以"下乳涌泉散"原方。连服 4 剂，仍泌乳很少，遂邀余往诊。诊见：胸胁及乳房胀痛，舌红苔薄白，脉弦数。证属乳络不通，用"下乳涌泉散"疏肝通络，当属对证，然服后虽胸胁胀痛减轻而泌乳不多，是气机不达乳房所致，嘱于原方中加入升麻 15g，服 2 剂而乳汁通畅。

原按：《类证治裁》云："乳汁为气血所化，而源出于胃，实水谷之精华也，唯冲脉隶于胃，故升而为乳，降而为经。"妇人乳房与胞宫，二者一上一下，同为冲任气血所灌注，欲让气血达于乳房，则需助之以上升；而欲使气血注于胞宫，则需助之以降下，此乃因势利导法也。于通乳方中加入升麻，可升举气血直达乳房，此与妇人泌乳功能正相吻合，故可以收到事半功倍之捷效。此外，历来通乳方中，对于"升药"的应用往往习用桔梗、柴胡，而很少用升麻。笔者体会，桔梗通乳不如升麻捷效，细究其理，桔梗虽为"舟楫之剂"，可防药性下沉，而对气机已然下陷者，则升麻之升举尤为有力。至于柴胡之升陷，兼入肝经以疏通（乳头属肝）；升麻之升陷，又入胃经以透发（乳房属胃），二者各有侧重，此又不可不知。（仝宗景《中医杂志》2009；1：52）

8. **恶露不尽** 治产后恶物不尽，或经一月、半岁、一岁，升麻三两，以清酒五升，煮取二升，去滓，分再服，当吐下恶物，勿怪。（《备急千金要方》）

编者按： 以上重用升麻以酒煎之之疗效，可谓神奇！是否取其升阳散火以祛除恶物聚结之功耶?

9. 口腔黏膜扁平苔藓 用升麻治疗口腔黏膜扁平苔藓,系甘肃省杨作楳老中医的经验,笔者临证每多用之,皆取良效。组成:升麻15g,金银花30g,连翘30g。方法:轻症,每日1剂,水煎2次,含漱及内服各半。重症,每日2剂,水煎2次,含漱及内服各半。一般连服2日,病人口腔黏膜糜烂面的疼痛消失,10天左右糜烂面愈合。凡阴虚火旺,上实下虚者不宜用。如治孙某,女,52岁,2002年6月14日初诊。患口腔黏膜扁平苔藓2年。诊见:舌面、唇内、牙龈及颊面等多处黏膜糜烂及大小不等的环状藓。每饮水、进食、说笑则疼痛难忍。曾多方求医,未效。舌质红、苔黄微厚,脉象弦数。证属热毒上淫,治以清热解毒,给予本方,每日1剂,水煎2次,含漱及内服各半。服药3剂,饮水进食即无痛感,但溃疡仍在,环状藓未消。继服12剂,诸症消失,随访1年未见复发。

原按: 口腔黏膜扁平苔藓属于中医学"口舌生疮"等范畴。本病病机为热毒炽盛,方中升麻,入阳明经,味苦能发,升阳解毒,为治口疮之良药。配既能清热,又能疗疮疡、消肿毒、散诸经血凝气聚之金银花、连翘,三药相合,散热、解毒、消肿,使邪出,口疮乃愈。(李怀生《中医杂志》2009;1:52)

10. 解毒

(1)解药毒 临床治疗由于药物引起的中毒病人,在辨证论治的同时,重用升麻,效果很好,其用量在30~40g之间。如治温某某,女,22岁,学生。主诉1年前因发热、咳嗽在某院诊断为肺结核,用卡那霉素、链霉素、PAS等治疗1月余,出现耳堵、耳聋、恶心、嘴唇发麻、视物模糊等症状,终止抗结核治疗,但停药后症状未好转。半年前诊断为前庭功能丧失、链霉素中毒性耳聋。经用西药治疗1个月,耳聋未见改善,中医以补肾之剂配合针灸治疗近3个月,亦未见明显进步。细察其证,除两耳失聪外,并时见轻微的头晕耳鸣,舌苔薄白,脉弦缓。综合脉证分析,肝虽开窍于耳,心亦开窍于耳,突然耳聋,心气闭塞也,脉弦缓者,肝虚也,治宜补肝之精,益心之阴,开心之窍。处方:升麻35g,鳖甲30g,龙骨30g,远志15g,菖蒲20g。服药4剂后,两耳已有听觉,且头晕症状减轻,耳鸣有所好转,效不更方,加减进退20余剂,听力恢复。后嘱其用散剂,每服5g以善后。(李春贵《中医杂志》2006;3:177)

(2)解蓖麻子中毒 蓖麻属大戟科植物,其种子含蓖麻碱和蓖麻毒素,若误服,严重者会使红细胞凝集和溶解,血管运动中枢及呼吸中枢亦受到抑制,甚则麻痹导致死亡。

如笔者之子误食12粒蓖麻子后,言头痛头晕,恶心欲呕,腹胀,阵发性腹痛,颜面浮肿,口唇发绀,视其舌,舌面无苔,舌质紫暗,脉浮数带弦。余思及《神农本草经》有升麻"解百毒"之说,速兑50g升麻煎后予300ml顿服,未初服下，申时容色转佳，头痛、腹痛亦渐次转轻，周身溅溅然有汗，晚饭后再服1次，第2天已无不适。（康凤龙《中医杂志》2006；3：177）

编者按：上述两则案例，充分验证了《神农本草经》所谓升麻"解百毒"的神奇功效。现代名医方药中亦有"重用升麻解诸毒"之验。现代药理研究证明升麻有抗菌、解热、兴奋胃肠平滑肌、解毒诸作用。

结　语

上述文献表明，升麻"解百毒"之功疗效确切，诸如外感之病毒、内毒透发体表之毒（肿毒、带状疱疹、口腔苔癣）以及重用之解中西药之毒。还有，以升麻升举之力治妇人恶露不尽、通乳等，亦值得效法。

现代药理研究表明升麻有抗炎、解热、镇静及抗溃疡作用，还有抗病毒、镇静、解痉等诸作用。

葛　根

葛根，味甘无臭性平，又言味辛者，因其有升透之功也。总的功用是升阳解肌，透疹止泻，除烦止渴。"以其气轻，故善解表发汗。凡解散之药多辛热，此独凉而甘，故解温热时行疫疾，凡热而兼渴者，此为最良"（《本草正》）。为"解散阳明温病热邪之要药"（《本草经疏》）。因"其气轻浮，鼓舞胃气上行，生津液，又解肌热，治脾胃虚弱泄泻圣药也"（李东垣）。由于其气轻凉散，故可"发散小儿疮疹难出"（张元素）。老药新用，当代常用葛根治疗冠心病心绞痛、高血压病引起的颈项强痛等病证。

1. 急症

（1）热毒下血，或因吃热物发动　生葛根二斤，捣取汁一升，并藕汁一升，相和服。（《梅师集验方》）

（2）心热吐血不止　生葛根汁半大升，顿服。（《广利方》）

（3）鼻衄，终日不止，心神烦闷　生葛根，捣取汁，每服一小盏。（《圣惠方》）

（4）卒干呕不息　捣葛根，绞取汁，服一升许。（《补缺肘后方》）

（5）服药失度，心中苦烦　饮生葛根汁大良。无生者，干葛为末，水服五合，亦可煮服之。（《补缺肘后方》）

（6）酒醉不醒　葛根汁一斗二升，饮之，取醒，止。（《备急千金要方》）

（7）食诸菜中毒，发狂烦闷，吐下欲死　煮葛根饮汁。（《补缺肘后方》）

编者按：《神农本草经》曰"葛根……解诸毒"。《名医别录》曰"葛根……生根汁，大寒，治消渴，伤寒壮热"。上述病情与葛根所治，即热盛所致病症及其解毒之功。

（8）妊娠热病心闷　葛根汁二升，分作三服。（《伤寒类要》）

（9）金疮中风，痉欲死　捣生葛根一斤，细切，以水一斗，煮取五升，去滓，取一升服。若干者，捣末，温酒调三指撮。若口噤不开，但多服竹沥，又多服生葛根自愈，食亦妙。（《肘后备急方》）

编者按：读了上述内容，心中豁然开朗！领悟到为何仲圣治"……刚痉，葛根汤主之"，原来葛根汤之君药是治痉病之特效良药。

（10）急性肠梗阻　葛根、皂角各500g，加水4000ml，煎煮40分钟，去渣，置药汁锅于火炉上保持适当温度（以不致烫伤为度）。另以30cm见方之10层纱布垫4块，浸以药液后，稍稍除去水分，交替置腹部做持续热敷，每次1小时，每天2~3次。（《河南医学院学报》1965；4：203）

编者按：此法简便易行，更容易接受，切合实用。

2. 颈项强痛（高血压病引起）　根据用葛根治疗外感病项背强痛的经验，试用于治疗高血压病的颈项强痛，亦取得疗效。10~15g/d，煎分2次服，连服2~8周。观察52例，颈项强痛消失17例，明显减轻30例。同时对高血压病的头痛、头晕、耳鸣及肢麻等症状也有一定改善作用，但降压不明显。多数病人在用药第1周即可出现疗效，作用持续1~2周。无明显不良反应。（中国医学科学院《医学研究通讯》1972；2：14）

3. 颈椎病　笔者将葛根用于颈椎病的治疗，取其辛散之性，解肌升清之功。颈椎病多因局部经络阻滞，气血运行不畅而见颈部酸胀、疼痛，清阳不能上达则头晕不适。在辨病及辨证的基础上加入大剂量的葛根（20~30g），确有缓解肌肉痉挛，改善脑供血的效果。其中以神经根型及椎动脉型效果为佳。（金翠萍《内蒙古中医药》1998；3：40）

4. 骨痹（颈椎增生）

朱老认为增生性关节炎是关节退行性变性，继而引起骨质增生的一种进行性关节病变，其中以颈椎增生引起的颈椎综合征较为常见。此病属"骨痹"之范畴，病人以项强、肢麻、眩晕、胸痛等症为苦。朱老对顽固性骨痹，以益肾壮督治其本，蠲痹通络治其标为大法。认为葛根善治项强，能扩张脑血管及心血管，并有较强的缓解肌肉痉挛的作用，故对颈椎增生者除辨证用药外，必加葛根一药，其用量可加大至30~45g，无任何毒性及不良反应。（《朱良春医集》第303页，朱建平整理）

5. 神经性耳鸣耳聋、眩晕

（1）笔者多年来采用葛根为主药，适当配伍组方治疗神经性耳鸣耳聋疗效显著，现介绍如下。①治疗方法：用葛根50~100g，生药用至250g/d，以两广产的粉葛根为佳。加猪前脚或猪脊骨250g，加水500ml，文火煎至250ml，加入适量食盐及配料，每日1剂，分早、晚2次，饮汤，食葛根及猪脚、猪脊肉，2周为一疗程。本法适用于各种原因引起的神经性耳鸣耳聋病人，症见两耳蝉鸣，或嗡嗡作响，听力减退，伴头晕目眩，口干引饮，夜寐多梦，小便频数，舌红少苔，脉弦细数等。②加减法：对耳鸣经久不愈，夜间烦躁者可加生龙骨、生牡蛎、磁石各30g同煎，以加强镇静安神之效；伴腰酸腿软，夜寐多梦者，可加枸杞子20g、杜仲15g、芡实30g同煎，以增强补肾壮肾之力；小便频数者，可加干地黄30g，山茱萸、五味子各12g，益智仁10g，以加强补肾养阴敛阴之功；若偏于气虚，伴气短乏力者加黄芪、党参各30g，以补养元气；若偏于阴虚者，可配合六味地黄汤内服；若偏于阳虚者可配合肾气丸改汤内服，效果更佳。③治例：谢某，男，56岁，耳鸣、耳聋反复1年多，曾到某院五官科就诊，诊断为神经性耳聋，使用神经营养及神经调节剂治疗后症状未减，听力明显减退，夜间双耳蝉鸣。症见舌质淡红、舌苔薄黄，脉弦细略数。嘱每天用葛根100g与猪脊骨煎汤，每天1剂，分早、晚2次服。服药1周，耳聋耳鸣明显改善，嘱继续治疗1周，症状消失，后以六味地黄汤加减，巩固疗效。（赖祥林《中医杂志》1999；3：133）

（2）笔者用葛根为主治疗神经性耳聋、耳鸣68例，眩晕82例（含耳病性眩晕、高血压眩晕），多数病人疗效较好，有改善脑动脉供血等作用。

原按：早在20世纪70年代初，北京地区冠心病协作组对葛根做了临床及药理研究，提取葛根黄酮制成片剂。我院心血管病组用葛根黄酮片治疗冠心病、高血压等取得一定疗效，后发现其对眩晕（梅尼埃病）、神经性耳聋均有良效。葛根黄酮片后改名为市售的愈风宁心片，至今仍为常用药物。（陈鼎祺《中医杂志》1999；3：133）

6. 心悸（病毒性心肌炎） 笔者通过临床实践体会到，葛根治疗病毒性心肌炎主要体现在具有抗心律失常的作用。病毒性心肌炎多出现心律失常，其临床表现主要是心悸、胸闷、气短等。在辨证组方中加入葛根20~60g，则心律失常多在3~10天消失。应用过程中未发现不良反应。在辨证用药的基础上加葛根治疗病毒性心肌炎所致心律失常64例，与不用葛根的病例相比，前者可明显缩短用药时间，并且效果显著，特别是对缓慢性心律失常病人有提高心率的作用。（范新发《中医杂志》1999；4：198）

7. 汗出偏沮症 笔者常重用葛根30~60g加入辨证方药中治疗汗出偏沮症，收效甚佳。本证是指身体一侧汗出，《内经》谓之"偏沮"，中医多从气血不足，邪气阻滞，营卫不和论治。笔者学习本院老中医经验，于1995年10月~1997年

6 月间，门诊治疗 11 例，其中辨证气血不足 3 例，寒湿痹阻 2 例，营卫不和 6 例。均在相应方剂中重用葛根 60g，5 日为一疗程，一般均在 1~3 疗程后汗止病愈。葛根一味具有解肌生津、祛邪开腠、舒挛缓急之功，可鼓舞脾胃阳气，使气血津液畅行达于肌表。如治许某，女，35 岁。左半身汗出半年，恶风，手足屈伸无力，苔白润，脉缓。辨证给予桂枝汤加味，收效甚微，遂于原方中加入葛根 60g，2 剂后自诉右侧半身有微汗，此营卫经络调和，气血津液畅行之象，继服 3 剂病告痊愈。（丁济良《中医杂志》1999；5：261）

8. **泄泻（肠易激综合征）** 成某，男，45 岁，干部。1996 年 7 月 18 日就诊。消瘦体质，每于夏季受凉饮冷，或午间睡觉醒后，即感腹部微拘不舒，随即肠鸣辘辘，登厕急迫作泻。西医诊断：肠易激综合征。经数年治疗，虽有效，但不持久。今夏病复如前，舌淡红有齿痕、苔薄白，脉细弱。辨证为脾虚泄泻。药用葛根 20g，水煎服，日 1 剂。服上药 3 剂即见效，继服 7 剂后痊愈。1997 年夏季随访未复发。

原按：李杲曰："干葛，其气轻浮，鼓舞胃气上升，治脾胃虚弱泄泻圣药也。"现代药理研究证实，葛根对肠道具罂粟碱样解痉作用，能对抗组织胺及乙酰胆碱，因此治疗肠易激综合征效佳。（程学生《中医杂志》1999；4：198）

结　语

葛根于经方主要用其解肌退热、升津舒筋之功。近年来用葛根治各科疑难杂病取得可喜进展。当前对葛根的药理研究相当深入，认为有强心作用，能增加冠脉血流量，增强心肌收缩力，减慢心率；其对血压有双向调节作用，改善脑循环，使脑血流量增加，舒张平滑肌，对高血压引起的头痛项强有明显疗效，可见仲景治"项背强"早有先见之明。

葛根用途广泛。治耳鸣耳聋、头痛眩晕等症，当属濡养筋脉、解肌除痹、调和气血之功效；善治心悸、胸痹（心绞痛），又是舒筋脉、调气机、通血脉的作用；能疗汗出异常、肠易激综合征，则是调和营卫、舒络解痉、鼓舞胃气之力；解肌升清，善治颈部活动不利，已是众所周知。

菊　花

菊花，气清香，味甘微苦而凉。疏风，清热，明目，解毒。"凡芳香之物，皆能治头目肌表之疾。但香则无不辛燥者，唯菊不甚燥烈，故于头目风火之疾，尤宜焉"（《本草经百种录》）。"凡花皆主宣扬疏泄，独菊花则摄纳下降，能平肝火，息内风，抑木气之横逆……为目科要药"（《本草正义》）。"目痛骤用之，成功甚速"（《本草新编》）。菊花又能"解酒毒疗肿"（《本草纲目拾遗》）。"生捣最治疗疮，血线疔尤为要药，疗者风火之毒也"（《本草经疏》）。"缪所称之血线疔，盖即红丝疔，有一痕红晕，自疮口上窜，直过肘膝者，治皆以内服清解为主。但知外治，断不可恃"（《本草正义》）。

1. 眩晕（高血压病）、头痛

（1）风眩　甘菊花暴干，作末，以米馈中，蒸作酒服。（徐嗣伯·菊花酒）

（2）每日用菊花、银花各24~30g（头晕明显加桑叶12g，动脉硬化、血清胆固醇高者加山楂12~24g），混匀，分4次用沸滚开水冲泡10~15分钟后当茶饮。一般冲泡2次后，药渣即可弃掉另换。不可煎熬，否则会破坏有效成分。据46例观察，服药3~7天后头痛、眩晕、失眠等症状开始减轻，随之血压渐降至正常者共35例，其余病例服药10~30天后，自觉症状均有不同程度的好转。（《新医药学杂志》1972；2：32）

（3）头痛　梁某某，男，21岁，干部。病人自幼头晕目眩，记忆力差，每天下午头闷头重异常，医治多处无效，后推荐其自购菊花1kg，作药枕用，半年后述其症消失。（梁少奎《中药通报》1985；9：44）

编者按： 菊花入肝经，其气味轻清，上行头目，疏风清热，养肝明目而息内风。本案以菊花药枕治疗头晕闷重而取效，其方法简便，切实可行。

2. 眼病

（1）病后生翳　白菊花、蝉蜕等份。为散，每服二三钱，入蜜少许，水煎服。（《易简救急方》）

（2）胬肉攀睛　某女，17岁。某月前出天花治愈，遗留双目红肿热痛，胬肉遮睛失明，服药数周罔效，家人心急如焚。望舌质红，苔薄黄乏津，脉弦数。余曰：此乃时疫之气攻目，余邪未清，内热炽盛，耗伤津液，水不涵木，肝火上炎。遂用甘菊花120g，煎水两大碗约1000ml，内服外洗各等量，连用3日，红肿热痛，胬肉尽清。（《河南省名老中医经验集锦》）

（3）中心性视网膜脉络膜炎　殷某某，男，27岁。以腰腿痛入院，后诉伴右眼视物模糊月余，无眼病史，要求治疗。经请眼科大夫会诊为右眼"中心性视网膜脉络膜炎"，用三磷酸腺苷、肌苷、维生素B_6、维生素B_{12}等药治疗50天无改善，而腰病已愈出院，余嘱用下方，2个月后病人特来喜告，服下方3次后眼疾已愈，无复发。治疗方法：菊花30g，猪心1只，将菊花塞在猪心内，加水适量，不用佐料，文火慢煲，熟透为宜，去渣吃肉喝汤，每3天1次，一般3~5次可愈。（钟国城《临证资料摘编》1990；33：42）

编者按： 本案眼疾，多缘风热侵袭于肝窍，伤于脉络所致。菊花性凉味甘苦，具有疏风清热、明目解毒之功；猪心具有滋阴养血之效。二药合用，共奏滋阴明目之功效。本案疾病属肝肾阴虚，邪热客于肝窍。用猪心、菊花治之，切中病机，故取效快捷。如此经验良方，不妨一试。

3. 疔

（1）疔肿垂死　菊花一握，捣汁一升，入口即活，此神验方也。（《本草纲目》第十五卷"菊花"引《肘后备急方》）

（2）疔　白菊花四两，甘草四钱。水煎，顿服，渣再煎服。（《外科十法》菊花甘草汤）

编者按：诸家本草学家经验表明，菊花治疗疔肿有特效，内外兼用疗效更显著。

4. 膝风　陈艾、菊花。作护膝，久用。（《扶寿精方》）

结　语

菊花性味甘、苦而凉，入肺、肝经。功专疏风清热，平肝明目，补阴养血，解毒散结。《神农本草经》记载主治多病，经方中仅一方用之，但以其为君，既疏泄散风，又清肝明目息风，足以启迪后人。当前心脑血管系统疾病及眼疾常用菊花。现代药理研究证明，菊花可抑制多种病原体、抗炎、增强毛细血管抵抗力等。

香　豉

香豉（淡豆豉），其性味《名医别录》曰苦寒，似属下行之品，实则其性升散（与炮制方法有关），故有解表、除烦、宣郁之功。

1. 伤寒暴下及滞痢腹痛　豉一升，薤白一把（寸切）。上二物，以水三升，煮令薤熟，去滓，分为再服，不瘥复作。（《范汪方》豉薤汤）

编者按：《药性论》说淡豆豉"煮服，治血痢腹痛"。方中配伍的薤白治泄痢有专功。《伤寒论》之四逆散证对"泄利下重者"，即以薤白煮水送服四逆散。

2. 断奶乳胀　豆豉半斤，水煎，服一小碗，余下洗乳房。（广西《中草药新医疗法处方集》）

3. 丹毒　小儿丹毒破作疮，黄水出，焦炒豉，令烟绝为末，油调敷之。（姚和众）

第二章　清热药方

本章 19 味清热药之功效各有特点：有善清气分之热者，如石膏、竹叶；有善清血分之热者，如牡丹皮、生地黄；有清热兼润燥生津者，如知母、天花粉；有既能清热又能燥湿者，如黄连、黄芩、黄柏及苦参；有善清虚热、虚火者，如白薇、黄柏；有善于清透（既清又散）者，如石膏、连翘。还有专治之药，如栀子善于清热治黄疸；白头翁、秦皮善于清热治痢疾；败酱草善清热治痈；射干善治咽喉痛等。另外，对幼儿及惧怕中药味苦及异常气味者，石膏、竹叶甘寒清淡无味又治病，为理想之药。

石　膏

石膏，诸家本草曰辛甘性寒，其实味淡无臭，言其辛者，谓其能解肌透热。《名医别录》言其大寒，乃曰疗大热之证，非此不可;《神农本草经》言其微寒者，乃谓清大热非重用之不可。外感邪热，内生蕴热，凡需清之透之者，石膏为首选要药。张锡纯善用石膏，他说："石膏，凉而能散，有透表解肌之力。外感有实热者，放胆用之，直胜金丹。……是以愚用生石膏以治外感实热，轻症亦必至两许;若实热炽盛，又恒重用至四五两或七八两，或单用，或与他药同用，必煎汤三四茶杯，分四五次徐徐温饮下，热退不必尽剂。如此多煎徐服者，欲以免病家之疑惧，且欲其药力常在上焦、中焦，而寒凉不至下侵致滑泻也。"石膏是古今名医常用、善用的一味药。近代名医张锡纯行医生涯最常用、最善用的药物就是生石膏。后附文有"张锡纯善用石膏论"专文。

（一）热性病

1. 温病潮热　李明府令正，年逾花甲，素患痰嗽，近兼晡热不饥，头痛不食，医治罔效。姚小荷荐孟英视之，脉滑数。乃痰火内伏，温热外侵。投石膏药二服，而热退知饥;又数剂，并宿恙均愈。(《回春录新诠》)

编者按：虽然温病首重阴津，然治例阴分不虚，虽"年逾花甲"，不必"画蛇添足"而滥用滋阴之药，凭脉辨证投石膏而愈。盖医药本为补偏救弊而设，以中病为良，太过不及，皆不中用。

2. 阳明热盛

（1）四肢拘挛　太医院吏目杨荣春，号华轩，南皮人。曾治一室女，周身拘挛，四肢不能少伸，年余未起床矣。诊其脉，阳明热甚。华轩每剂药中，必重用生石膏，以清阳明之热。共用生石膏四斤，其病竟愈。盖此证必因素有外感之热，传入阳明经。医者用甘寒滞泥之品，锢闭其热于阳明经中，久而不散。夫阳明主宗筋，宗筋为热所伤而拘挛，久而周身之筋皆病矣。此锢闭之热，唯石膏可清之内消，兼逐之外出，而他药不能也。（《医学衷中参西录》）

（2）鼻衄　吴桥治文学于学易，举孝廉病衄，其衄汩汩然，七昼夜不止，甚则急如涌泉，众医济以寒凉不效，急以大承气汤下之，亦不行。桥曰：孝廉故以豪酒，积热在胃，投以石膏半剂愈之。众医请曰：积热宜寒，则吾剂寒之者至矣，公何独之石膏？桥曰：治病必须合经，病在是经，乃宜是药。石膏则阳明胃经药也。安得以杂投取效哉！（《续名医类案》）

编者按：本案乃过度饮酒，积热在胃，胃热上迫肺部而衄血不止，治以生石膏清胃热，胃热清则衄自止，而大承气清肠而不清胃也。

3. 咳喘

（1）痰热而喘，痰涌如泉　寒水石、石膏各等份。上为细末，煎人参汤，调下三钱，食后服。（《素问病机气宜保命集》双玉散）

（2）热嗽喘甚者，久不愈　石膏二两，甘草半两（炙）。上为末，每服三钱，新汲水调下，或生姜汁、蜜调下。（《普济方》石膏散）

编者按：上述二则文献，既佐证了前述王孟英之治例疗效，又使我们领悟到小青龙加石膏汤之石膏的独特效用。

（3）劳疾喘嗽　友人张少白，曾治京都阎姓叟。年近七旬，素有劳疾，发则喘而且嗽。于冬日感冒风寒，上焦烦热，劳疾大作，痰涎胶滞，喘促异常。其脉关前洪滑，按之有力。少白治以生石膏二两以清时气之热，因其劳疾，加沉香五钱，以引气归肾，且以痰涎太盛，石膏能润痰之燥，不能行痰之滞，故又借其辛温之性，以为石膏之反佐也。一日连服二剂，于第二剂加清竹沥二钱，病若失。劳疾亦从此除根永不反复。夫劳疾至年近七旬，本属不治之证，而事出无心，竟以重用石膏治愈之，石膏之功用，何其神哉！愚因闻此案，心有会悟，拟得治肺痨黄芪膏方，其中亦用生石膏，服者颇有功效。（《医学衷中参西录》）

编者按：本案乃张锡纯从友人治劳疾而上焦烦热，治用生石膏取得良效受到启发，取之纳入自拟方"治肺痨黄芪膏（黄芪、石膏、茅根、甘草、山药等制成）"中。如此善于学习的精神，很值得效仿。联想到仲景书治肺胀热重于饮的越婢汤即重用生石膏；饮重于热的小青龙加石膏汤亦用之。故生石膏治肺热应重视，应研究。

（二）内科病

1. 虚劳

（1）骨蒸唇干口燥，欲得饮水止渴　石膏六两（碎，绵裹），大乌梅二十枚。上二味，以水七升，煮取四升，去滓，以蜜三合，稍稍饮之。（《外台秘要》）

编者按：上方以石膏与乌梅配伍，清热生津止渴，配伍之义值得品味。

（2）骨蒸劳病　睦州杨寺丞，有女事郑迪功，苦有骨蒸内热之病，时发外寒，寒过内热附骨，蒸盛之时，四肢微瘦，足趺肿。其病在脏腑中，众医不瘥。适处州吴医，只单石膏散，服后，体微凉如故。其方出《外台秘要》，只用十分石膏研细似面，以新汲水和服方寸匕，取身无热为度。（《医说》）

编者按：如上所述可以受到两点启发：①石膏不但善清实热，而且可治"骨蒸劳病"之虚热；②石膏不仅水煎服，并可"研如乳粉"冲服。

2. 痢疾
表兄张申甫之妻高氏，年五十余，素多疾病。于季夏晨起偶下白痢，至暮十余次。秉烛后，忽然浑身大热，不省人事，循衣摸床，呼之不应。其脉洪而无力，肌肤之热烙手。知其系气分热痢，又兼受暑，多病之身不能支持，故精神昏愦如是也。急用生石膏三两，野党参四钱，煎汤一大碗，徐徐温饮下。至夜半尽剂而醒，痢亦遂愈，诘朝前渣再服，其病脱然。（《医学衷中参西录》）

（三）儿科病

1. 小儿外感高热

（1）笔者临床治疗30例小儿高热，屡试屡效。治例：蔡某某，男，5岁。患儿2天前夜里受凉后发热，鼻塞流涕，头胀。前医用青霉素、银翘散加减（其中石膏20g）治疗未见好转，继而体温高达40.5℃，用柴胡注射液、复方安基比林，热仍未退，烦躁不安。于1990年4月23日邀我诊治，证见高热，口渴，皮肤灼手，颜色鲜红，神怠，嗜睡，躁扰不宁，大便3日未解，纳差，舌红、苔干燥，脉数。血白细胞总数4.5×10^9/L，中性粒细胞0.50，淋巴细胞0.40。治宜清热通腑，生石膏120g，竹叶10g，炒知母10g，大黄5g（后下）。服1剂后2小时开始解大便，随之热渐退。继服1剂高热退尽，诸症消失。（钱海青《中医杂志》1992；4：59）

编者按：小儿发热多与外感风寒化热有关。重用石膏退热快捷，且药无异味，儿童易于接受。

（2）笔者的外孙女，1岁，北京人。宝宝天生淳厚，活泼可爱，出生至今，从未患病。临近2015年春节，夜卧踹被，亲人不知，因而受凉，天明喷嚏，稍有清涕，当日下午，头项发热，体温升高（体温38℃上下），初次患病，爷奶着急，父母惊慌，电话告知，询问是否去医院。我说：夜间受寒，外邪束表，体温必高，不必惊恐，中药可治。疑问：孩子还小，中药难闻，怎么能喝？我说：此药无任何气味，如同开水。又问：此为何药？能退热吗？我说：但信无忧，连服数次，盖被微汗，一二日必退无疑。并明确告之，今晚恐怕发热加重，体温增高，坚持服药，明日可降。急问：何等方药？快开急购，尽快服药。我处方2味：生石膏40g（打碎），蝉蜕4g，3剂。每剂加入自家大米一小把，用水煎开锅后约20分钟，取200~250ml，分4次温服，每次间隔约2小时。取药、煎药后，第一次喝药约为傍晚6点钟，喝药后患儿体温有上升之势，将近39℃，其父母沉不住气了，急于去医院就诊，我体谅父母爱子之心，不便阻拦，他们遂自行开车去了一家大型医院。查了血常规，个别指标稍有异常；听听心肺，只是心率较快；问问病因，夜间受凉。医生告之问题不大，开了退热贴（贴头额）与口服药，回家用药，注意护理。回到家后，又测体温，已有所下降，心才有所安定。问如何用药？我说继续按原法服中药，并可外用退热贴，暂不用医院开的药。清晨询问回答说：昨晚喝中药3次，今晨体温37℃多点。告之将剩的一次药喝了，再煎第2剂，还分4次喝，体温不高，就间隔3个小时服一次，傍晚体温正常了，可停药，注意防护，别再受凉。观察1天，体温未再升高，此后亦正常也。（吕志杰医案）

编者按：幼儿受凉，感冒发热，此乃常事。其脏气清灵，一旦发热，轻则38℃上下，甚者高达40℃，幼儿高热，易发惊风抽搐等，确实令人惊恐。对此，尽快用药，防止热盛发痉。故此，我处方重用生石膏清热透邪以退热，配合应用蝉蜕（气微弱，味淡），功能散风热、宣肺。二味相合，清透之功更捷，且防止发痉。一岁幼儿，一剂药重用生石膏至40g，底气从何而来？笔者重用石膏有先圣后贤之根据：首先是医圣张仲景之经方，其清热主方白虎汤重用生石膏一斤；其次，近贤张锡纯重用生石膏单味药，或为主药，治小儿伤寒、温病及小儿出疹等都有确切疗效。

（3）笔者近年来采用石膏外敷涌泉、神阙、内关穴治疗小儿发热70例，取得满意疗效，治疗方法：取石膏20g及适量面粉，用温水调匀，捏成5个如2分镍币大小的小饼，临睡前敷于患儿涌泉（双）、内关（双）、神阙穴，用6cm×6cm的胶布固定，次日晨取下。

原按：《景岳全书》说，小儿"脏气清灵，随拨随应，但能确得其本而撮取之，则一药可愈"。因此，采用具有清热降火、除烦止渴的石膏，外敷涌泉穴，即取"上病下治"之意，以清泻三焦之热；内关穴为手少阴心经之穴，石膏外敷以清心经之热；神阙穴皮肤薄，其下有腹壁下动脉、静脉，其深层为小肠，因此对药物吸收快，疗效捷。（李艳《中医杂志》2000；4：199）

编者按：上述外敷法，为以石膏治小儿发热开拓一新径。为了提高疗效，可内服与外敷兼施。

2. 麻疹高热 生石膏60g（研末），蝉蜕6g。水煎频频当茶饮，治幼儿麻疹或外感高热。如陈某某，男，3岁，麻疹，高热不退，疹未透齐。用上方治之。生石膏解肌清热，蝉蜕透疹解表。1剂而热退疹透病愈。后用此方治幼儿麻疹及外感高热多人，莫不随手奏效。（尚振铎《中医函授通讯》1997；5：36）

（四）其他疾病

1. 乳汁不下 石膏三两，水二升，煮三沸。三日饮尽，妙。（《本草纲目》第九卷"石膏"引《子母秘录》）

编者按： 石膏清热泻火。《神农本草经》云可治"产乳"；《日华子本草》谓其能"下乳"；《长沙药解》谓其"通乳汁"，但需明确，石膏只可用治热邪内盛，壅滞经脉，气血郁遏而致乳汁不下者。

2. 烧烫伤

（1）汤火烂疮 石膏捣末以敷之。（《肘后备急方》）

（2）油伤火灼，痛不可忍 郭某，女，40岁，干部。1994年6月12日，双手抱暖水瓶时发生爆炸，热水由腹部浇到两大腿内侧，腹部及两大腿内侧出现水疱，敷烧伤湿润膏1周后来我院治疗。视腹部大部、两大腿内侧皮肤脱落，部分伤处已形成脓苔。当时用生理盐水清洗患处，后右半边再敷烧伤湿润膏，左半边用石膏20g，冰片15g，儿茶20g，研面凉开水调糊状敷伤处。3天后视敷烧伤湿润膏的伤处未见有明显变化，而敷石膏方的伤处已结痂，经用生理盐水清洗敷石膏处开始脱痂，2周后全部脱痂，而敷烧伤湿润膏处仍有少量脓苔，后用生理盐水清洗改敷石膏，10天左右脱痂痊愈。（陈树清《中医杂志》2000；4：201）

编者按：《本草纲目》第九卷"石膏"引《梅师方》曰"石膏末傅之，良"。石膏生用解肌清热、除烦止渴；煅敷则生肌敛疮，用于治疗痈疽疮疡，溃不收口，以及汤火烫伤等症。杨士瀛曰："煅过最能收疮晕，不至烂肌。"《长沙药解》亦谓之能"解火灼，疗金疮"。现代临床中，石膏经常用于治疗烧伤或烫伤。现代药理学研究石膏为含水硫酸钙，因钙质能降低毛细血管的通透性，用石膏能减少组织液渗出，对伤处形成保护层，对需氧细菌的繁殖有抑制作用。配合冰片、儿茶能增强疗效。

3. 黄水疮 立效散：石膏一两（煅），青黛五钱，轻粉五钱。共为细末。此药专治黄水疮，腊油调搽患处。（《太医院秘藏膏丹丸方剂》）

4. 痈肿 先师张锡钦擅长中医外科，笔者随其临诊期间，曾见老师用石膏外敷治疗痈肿，每获良效。治疗方法：将生石膏、冰片按9.5：0.5比例研成极细末备用。使用时视肿块大小，在石膏冰片粉中加入少许食醋及适量冷开水，调匀成膏状，然后直接敷于肿块上，外用纱布固定，若药粉干燥时即用冷开水湿润。每天换药 1 次，待肿块消失后停药。如治王某某，男，12 岁，1998 年 5 月 15 日初诊。右侧小腿生一肿块疼痛 3 天，曾在某医院注射青霉素 4 次未见好转。诊时见病人右小腿承山穴处有一肿块，大约 6cm×6cm，局部红肿痛热，扪之坚硬，经穿刺无脓液。遂用石膏冰片粉 150g，加入食醋 2ml 和适量冷开水，调匀后外敷肿块。次日肿块明显缩小，红肿痛热基本消失，用药 4 天痊愈，停药后未复发。（周汉清《中医杂志》2000；4：200）

5. 精液不液化　石膏性味辛甘大寒，具有清热泻火、除烦止渴功效。精液不液化是不育症的常见原因。本人在治疗精液不液化病人过程中，因外感高热，汗出，烦渴，应用大量生石膏配柴胡后，不但热退，而且精液不液化也治愈。通过临床验证，以石膏、柴胡为主药，不仅适用于热重型不液化症，还可辨证加味，用于湿热、寒湿、肾虚、瘀阻等多种证型不液化症。石膏具有治疗精液不液化作用，中医认为主要与它的清热泻火功效有关。精液不液化属中医"精浊"范围。不液化病人精液外观大部分属于黄稠状、黏稠凝块。《素问·至真要大论》曰："诸转反戾，水液浑浊，皆属于热。"故精液不液化可从热论治。从经络走行看，与精液形成有关的睾丸、前列腺、精囊腺属肝经所主，配用柴胡正是引石膏入肝经发挥其清热泻火作用，火热清，津液回，则可望精清而液化。西医认为精液不液化 90% 以上与前列腺炎有关。石膏配柴胡除具有明显协同消炎作用外，也降低病人精神神经的兴奋性，解除前列腺局部的肌肉血管痉挛，增加前列腺液分泌，从而加强精液液化。此外，石膏配柴胡的解热作用，也可保护起液化作用的纤维蛋白分解酶。因此，石膏是治疗精液不液化的良药。石膏用量一般为 30~50g，柴胡为 6~10g。寒湿、肾阳虚者石膏减为 15g。（杨大坚《中医杂志》2000；4：200）

编者按：精液不液化症的发病机制目前尚不明确，但其是男性不育证的常见原因之一。本案为我们临床治疗该症提供了新的思路。亦有报道以竹叶石膏汤为主治疗精液不液化症者，可见，石膏确实是治疗精液不液化之良药。

附文

一、张锡纯善用石膏论

张锡纯为我国近现代杰出的中医临床家、理论家和教育家，是倡导中西汇通的先驱者之一。通读《医学衷中参西录》发现，张锡纯行医生涯最常用、最擅用的药物是生石膏，方剂是以生石膏为主药的白虎汤之加减变通应用。他对石膏功用的集中解释是《第四期·第一卷》"石膏解"与《第五期·第二卷》之三文，经验之谈于书中比比皆是。单味石膏与以石膏为主的医案很多，其中一部分，集中附文在"石膏解"之后。笔者将张锡纯对石膏的解说与医案综合研究，加以评论，供读者参考。

张锡钝用石膏积累了丰富的经验，其真知灼见可归纳为以下五点：①石膏之功效特点是，既清热于内，又透热于外，"外感有实热者，放胆用之，直胜金丹"。②以石膏治"实热炽盛"必须重用，并合理煎服之。③对"热实脉虚"，即邪热伤及气阴者，应"仿白虎加人参汤之义，以人参佐石膏"为宜。④石膏一定要生用，绝不可煅，若煅用之则"是变金丹为鸩毒也"。经方白虎汤等方用石膏皆用生者。⑤用石膏必须"轧细"，这正如《雷公炮炙论》所说："凡使石膏，须石白中捣成粉……"，考经方白虎汤等方用石膏皆注明打"碎"。

将张锡纯运用生石膏治病医案选录如下，并加以笔者"按"。

1. 单味生石膏治热病

（1）伤寒　长子荫潮，七岁时，感冒风寒，四五日间，身大热，舌苔黄而带黑。孺子苦服药，强与之即呕吐不止。遂单用生石膏两许，煎取清汤，分三次温饮下，病稍愈。又煎生石膏二两，亦徐徐温饮下，病又见愈。又煎生石膏三两，徐徐饮下如前，病遂痊愈。夫以七岁孺子，约一昼夜间，共用生石膏六两，病愈后饮食有加，毫无寒中之弊，则石膏果大寒乎？抑微寒乎？此系愚初次重用石膏也。故第一次只用一两，且分三次服下，犹未确知石膏之性也。世之不敢重用石膏者，何妨若愚之试验加多以尽石膏之能力乎？（《医学衷中参西录·石膏解》）

编者按： 幼儿患病，味苦难闻之药，服之很难！石膏煎取清汤如水无味，服之不难矣。石膏辛甘而寒（《神农本草经》曰石膏"味辛，微寒"。《名医别录》谓其"味甘，大寒"。笔者以为，石膏是"微寒"，还是"大寒"，与用量大小有关），善于清透邪热，是治疗"感冒风寒"，入里化热（苔黄）之良药。此案取效的关键是敢于将生石膏用至最佳之大剂量。

（2）发热　直隶盐山孙香荪来函：1924年8月，友人张某某之女，发热甚剧，来询方。为开生石膏一两半，煎汤饮之。其热仍不稍退，又来询方。答以多煎石膏水饮之，必能见愈。张某某购石膏数两，煮汤若干，渴则饮之，数日而愈。（《医学衷中参西录·石膏解》）

编者按： 病人"发热甚剧"，可想其体温之高也。《名医别录》曰石膏"主除时气……身热，三焦大热，皮肤热"，可知石膏治时气邪热有专功。此案亦证实大量生石膏对高热具有可靠疗效。

（3）温病　同邑友人赵厚庵之妻，年近六旬得温病，脉数而洪实，舌苔黄而干，闻药气即呕吐。俾单用生石膏细末六两，以作饭小锅（不用药甗，恐有药味复呕吐）煎取清汤一大碗，恐其呕吐，一次只温饮一口，药下咽后，觉烦躁异常，

病家疑药不对证。愚曰："非也，病重药轻故也。"饮至三次，遂不烦躁，阅四点钟尽剂而愈。(《医学衷中参西录·石膏解》)

编者按：此案舌脉所见与"烦躁"表现，为邪热内盛之典型证候，亦是石膏主治证候。此案少量频服、寒药"温饮"之服法应当记取。

（4）春温　一人，年五十，周身发冷，两腿疼痛。医者投以温补之药，其冷益甚，欲作寒战。诊其脉，甚沉伏，重按有力。其舌苔黄厚，小便赤涩。当时仲春，知其春温之热，郁于阳明而未发，故现此假象也。欲用白虎汤加连翘治之，病人闻之，骇然。愚曰：但预购生石膏四两，迫热难忍时，煎汤饮之可乎？病者曰：恐无其时耳。愚曰：若取鲜白茅根，煎汤饮之，则冷变为热，且变为大热矣。病者仍不确信，然欲试其验否，遂刨取鲜白茅根，去净皮，细锉一大碗，煮数沸，取其汤，当茶饮之。有顷热发，若难忍。须臾再诊其脉，则洪大无伦矣。愚将所预购之四两生石膏煎汤，分三次温饮下，其热遂消。(《医学衷中参西录·石膏解》)

编者按：此案论春温之发病特点，鲜白茅根"透发脏腑郁热"之奇特功效（详见"白茅根解"）以及大量生石膏治春温之良效，都体现了张锡纯之经验与胆识。

以上四例说明，单味生石膏用之得当，对少儿与中老年患热病者都有良效。

2. 石膏粳米治热病

治温病初得，其脉浮而有力，身体壮热。并治一切感冒初得，身不恶寒而心中发热者。若其热已入阳明之腑，亦可用代白虎汤。

生石膏二两轧细　生粳米二两半。

上二味，用水三大碗，煎至米烂熟，约可得清汁两大碗。乘热尽量饮之，使周身皆汗出，病无不愈者。若阳明腑热已实，不必乘热顿饮之，徐徐温饮下，以消其热可也。

或问：外感初得，即中有蕴热，阳明胃腑，不至燥实，何至遽用生石膏二两？答曰：此方妙在将石膏同粳米煎汤，乘热饮之。俾石膏寒凉之性，随热汤发散之力，化为汗液尽达于外也。西人谓，胃本无化水之能，亦无出水之路。而壮实之人，饮水满胃，须臾水气旁达，胃中即空。盖胃中原多微丝血管，能引水气以入回血管，由回血管过肝入心，以运行于周身，由肺升出为气，由皮肤渗出为汗，余透肾至膀胱为溺。石膏煎汤，毫无气味，毫无汁浆，直与清水无异，且又乘热饮之，则敷布愈速，不待其寒性发作，即被胃中微丝血管吸去，化为汗、为气，而其余为溺，则表里之热，亦随之俱化。此寒因热用，不使伤胃之法也。且与粳米同煮，其冲和之气，能助胃气之发达，则发汗自易。其稠润之汁，又能逗留石膏，不使其由胃下趋，致寒凉有碍下焦。不但此也，清水煎开后，变凉甚速，以其中无汁浆，不能留热也。此方粳米多至二两半，汤成之后，必然汁浆甚稠。饮至胃中，又善留蓄热力，以为作汗之助也。是以人之欲发汗者，饮热茶不如啜热粥也。

初拟此方时，唯用以治温病。实验既久，知伤寒两三日后，身不恶寒而发热者，用之亦效。

编者按：石膏粳米汤是白虎汤去知母、甘草而成，如此则更为精简，切合实用。凡身体强健，感受外邪之"温病初得"，或"伤寒……身不恶寒而发热者"，皆适宜应用。方中石膏与粳米煎汤，"毫无气味"，特别适合于小儿以及一切惧怕中药气味而拒绝中医治疗者。对邪热需要内清外透者，石膏最好。粳米为平素食用之大米（各种大米均可，以不黏为佳），与石膏配合用之，功效大略有三：一者，甘者缓之，缓和石膏寒凉之性；二者，其汁浆对石膏的混悬作用而使之更好发挥药效；三者，粳米与石膏同煎，是否使石膏有效成分更好地溶解而起到"媒介"作用，尚待研究。总之，先圣配伍精练的白虎汤中用粳米，肯定有其特殊功用。

（1）一方兼治五六人　丙辰正月上旬，愚自广平移居德州。自邯郸上火车，自南而北，复自北而南，一昼夜绕行千余里。车窗多破，风寒彻骨。至德州，同行病者五六人，皆身热无汗。遂用生石膏、粳米和十余两，饭甑煮烂熟，俾病者尽量饮其热汤，皆周身得汗而愈，一时称快。

编者按：石膏与粳米煎汤热饮，有利于"身热无汗"病者发汗透邪。若一人治愈可能是偶然，而五六人服之皆汗出而愈，这证明石膏粳米汤对外感发热肯定有可靠的疗效。

（2）良方胜于冰枕　沈阳朱姓妇，年五旬。于戊午季秋，得温病甚剧。时愚初至奉天，求为诊治。见其以冰囊作枕，复悬冰囊，贴面之上侧。盖从前求东人调治，如此治法，东人之所为也。合目昏昏似睡，大声呼之，毫无知觉。其脉洪大无伦，按之甚实。愚谓其夫曰：此病阳明腑热，已至极点。外治以冰，热愈内陷。然此病尚可为，非重用生石膏不可。其夫韪愚言，遂用生石膏细末四两、粳米八钱，煎取清汁四茶杯，徐徐温灌下。约历十点钟，将药服尽，豁然顿醒。后又用知母、花粉、玄参、白芍诸药，少加连翘以清其余热，服两剂痊愈。（以上原文皆源于《医学衷中参西录》石膏粳米汤）

编者按：东人（指日本人）以冰枕法治热病，是学西医之法也。此案病情，为阳明病热盛神昏证候。如此重病，张氏以大量生石膏为主治之而取效，真乃"直胜金丹"！

（3）神昏起死回生　江苏崇明县蔡某某来函：季秋，敝处张氏之女得温病甚剧，服药无效，医言不治，病家以为无望。其母求人强仆往视，见其神昏如睡，高呼不觉，脉甚洪实。用先生所拟之石膏粳米汤，生石膏用三两，粳米用五钱。见者莫不惊讶诽笑。且有一老医扬言于人曰："蔡某年仅二十，看书不过年余，竟大胆若此！石膏重用三两，纵煅透用之亦不可，况生者乎？此药下咽，人即死矣。"有人闻此言，急来相告，仆曰："此方若用煅石膏，无须三两，即一两亦断送人命而有余。若用生者，即再多数两亦无碍，况仅三两乎。"遂急催病家购药，亲自监视，煎取清汤一大碗，徐徐温灌下。病人霍然顿醒。其家人惊喜异常，直以为死后重生矣。继而热疟流行，经仆重用生石膏治愈者不胜计。（《医学衷中参西录》石膏治病无分南北论）

编者按： 此案病情及疗效与上案类同，且据此经验"治愈者不胜计"。强调石膏只能生用，不可煅用。

（4）风温兼伏气化热　天津陈某某，年四十六岁，得风温兼伏气化热病。

病因：因有事乘京奉车北上时，当仲夏归途受风，致成温热病。

证候：其得病之翌日，即延为诊视，起居如常，唯觉咽喉之间有热上冲，咳嗽吐痰音微哑，周身似拘束酸软。脉象浮而微滑，右关重按甚实，知其证虽感风成温，而其热气之上冲咽喉，实有伏气化热内动也。若投以拙拟寒解汤原可一汗而愈。然当此病之初起而遽投以石膏重剂，彼将疑而不肯服矣。遂迁就为之拟方。盖医以救人为目的，正不防委曲以行其道也。

处方：薄荷叶三钱，青连翘三钱，蝉蜕二钱，知母六钱，玄参六钱，天花粉六钱，甘草二钱。共煎汤一大盅，温服。

复诊：翌日复延为诊视，言服药后周身得微汗，而表里反大热，咳嗽音哑益甚，何以服如此凉药而热更增加，将毋不易治乎？言之若甚恐惧者。诊其脉洪大而实，左右皆然，知非重用石膏不可。因谓之曰：此病乃伏气化热，又兼有新感之热，虽在初得亦必须用石膏清之方能治愈。若果能用生石膏四两，今日必愈，吾能保险也。问石膏四两一次全服乎？答曰：非也。可分作数次服，病愈则停服耳。为出方，盖因其有恐惧之心，故可使相信耳。

处方：生石膏四两捣细，粳米六钱。共煎汤至米熟，取汤四盅，分四次徐徐温饮下。病愈不必尽剂，饮至热退而止。大便若有滑泻，尤宜将药急停服。

复诊：翌日又延为诊视，相迎而笑曰：我今热果全消矣，唯喉间似微觉疼，先生可再为治之。问药四盅全服乎？答曰：全服矣。当服至三盅后，心犹觉稍热，是以全服，且服后并无大便滑泻之病，石膏真良药也。再诊其脉已平和如常，原无须服药，问其大便，三日犹未下行。为开滋阴润便之方，谓服至大便通后，喉疼亦必自愈，即可停药勿服矣。（《医学衷中参西录·温病门》）

编者按： 病人服药一剂后热退病解，感叹"石膏真良药也"。当今之医，对如此受风发热，"咳嗽音哑"等所谓的"上呼吸道感染"病，常用桑菊饮、银翘散之类的清热解毒利咽止咳方，轻者或可取效；重者若"表里反大热"，难免治无经验，缺乏信心，转为依靠西医西药，输液用抗生素，甚至用激素退热。此例及以上诸案，张锡纯为我们建立了治风寒外感、温邪上受及伏气化热所致的表里大热之可靠良方——石膏粳米汤。这是一首简便廉验之方，不可不用也。

3. 梨片蘸生石膏末治热病呕吐

（1）伤寒误治　友人毛某某妻，年近七旬，于正月中旬，伤寒无汗。原是麻黄汤证，因误服桂枝汤，汗未得出，上焦陡觉烦热恶心，闻药气即呕吐，但饮石膏所煮清水及白开水亦呕吐。唯昼夜吞小冰块可以不吐，两日之间，吞冰若干，而烦热不减，其脉关前洪滑异常。俾用鲜梨片，蘸生石膏细末嚼咽之，遂受药不吐，服尽二两而痊愈。（《医学衷中参西录·石膏解》）

编者按：《伤寒论》明文指出："桂枝本为解肌，若其人脉浮紧，发热汗不出者，不可与之也。常须识此，勿令误也。"（16）此案即伤寒表实误服桂枝汤之实例。若外寒未解，内已化热，当治以大青龙汤；若寒已化热，石膏为主治之药。此案病人饮药及饮水即吐，治"用鲜梨片蘸生石膏细末"之法，乃法外之法，良医之高明处。《医学衷中参西录·妇人科》之怀妊得温病案说："石膏末服，其退热之力一钱可抵半两，此乃屡次自服以试验之。"皆难得之经验。

（2）温病呕吐　直隶盐山李曰纶来函：丁卯中秋，曾治天津傅姓少年，患温证，胃热气逆，无论饮食、药物，下咽即吐出。延医治疗，皆因此束手。弟忽忆《衷中参西录》石膏解载治毛姓媪医案，曾用此方以止呕吐，即以清胃府之大热，遂仿而用之。食梨一颗，蘸生石膏细末七钱余，其吐顿止，可以进食。然心中犹觉热，再投以白虎加人参汤，一剂痊愈。（《医学衷中参西录·石膏解》）

编者按：此案验证了张锡纯以上治例之经验。

4. 石膏山药治温病兼血证

天津陈姓童子，年十五岁，于仲秋得温病，兼衄血便血。病因：初因周身发热出有斑点，有似麻疹。医用凉药清之，斑点即回，连服凉药数剂，周身热已退，而心中时觉烦躁。逾旬日因薄受外感，其热陡然反复。证候：表里壮热，衄血两次，小便时或带血。呕吐不受饮食，服药亦多吐出。心中自觉为热所灼，怔忡莫支。其脉摇摇而动，数逾五至，左右皆有力，而重按不实。舌苔白而欲黄，大便三日未行。本拟投以白虎加人参汤，恐其服后作呕。处方：生石膏三两细末，生怀山药二两，共煎汤一大碗，俾徐徐温饮下。为防其呕吐，一次只饮一大口，限定四小时将药服完。方解：凡呕吐之证，饮汤则吐，服粥恒可不吐。生山药二两煎取浓汁与粥无异，且无药味，服后其黏滞之力自能留恋于胃中。且其温补之性，又能固摄下焦以止便血，培养心气以治怔忡也。而以治此温而兼虚之证，与石膏相伍为方，以石膏清其温，以山药补其虚，虽非白虎加人参汤，而亦不啻白虎加人参汤矣。复诊：翌日复诊，热退十之七八，心中亦不怔忡，少进饮食亦不呕吐，衄血便血皆愈。脉象力减，至数仍数。处方：玄参二两，潞参五钱，连翘五钱。

效果：仍煎汤一大碗，徐作温饮下，尽剂而愈，大便亦即通下。方解：盖其大热已退而脉仍数者，以其有阴虚之热也。玄参、潞参并用，原善退阴虚作热，而犹恐其伏有疹毒，故又加连翘以托之外出也。说明：此证若能服药不吐，投以大剂白虎加人参汤，大热退后其脉即可不数。乃因其服药呕吐，遂变通其方，重用生山药二两与生石膏同煎服。因山药能健脾滋肾，其补益之力虽不如人参，实有近于人参处也。至大热退后，脉象犹数，遂重用玄参二两以代石膏，取其能滋真阴兼能清外感余热，而又伍以潞参、连翘各五钱。潞参即古之人参。此由白虎加人参之义化裁而出，故虚热易退，而连翘又能助玄参凉润之力外透肌肤，则余热亦易清也。（《医学衷中参西录·温病门》）

编者按：此案壮热兼衄血便血，专重石膏清热，佐以山药，热退而血止，此治病求因、求本之法也。

5. 石膏党参治梅毒夹杂温病

一人患梅毒，在东人医院治疗二十余日，头面肿大，下体溃烂，周身壮热，谵语不省人事，东人谓毒已走丹不可治。其友人孙某某，邀愚往东入院中为诊视。疑其证夹杂温病，遂用生石膏细末半斤，煮水一大瓶，伪作葡萄酒携之至其院中，托言探友，盖不欲东人知为疗治也。及入视病人，其头面肿而且红，诊其脉洪而实，知系夹杂温病无疑，嘱将石膏水徐徐温服。翌日，又往视，其头面红肿见退，脉之洪亦减半，而较前加数，仍然昏愦谵语，分毫不省人事。所饮石膏之水尚余一半，俾自购潞党参五钱，煎汤兑所余之石膏水饮之。翌日，又往视之，则人事大清，脉亦和平。病人遂决意出彼院来院中调治，后十余日其梅毒亦愈。此证用潞党参者，取其性平不热也。（《医学衷中参西录·人参解》）

编者按：此案为危急重病，用生石膏半斤及党参，竟取得神奇之良效，令人惊叹！更令人感叹的是：伟大的中医在"东人医院"得不到邀请，只能"伪作"！如此委曲求全，当今的中医治疗在西医院中是否也存在呢？

6. 单味石膏治眼疾

（1）奉天吕姓幼童，年五六岁，每年患眼疾六七次，皆治于东人医院。东人谓此关于禀赋，不能除根。后患瘟疹，毒热甚浔，投以托毒清火之品，每剂中用生石膏两半，病愈后，其眼疾亦从此不再反复。（《医学衷中参西录·石膏解》）

（2）目疾有实热之证，其热屡服凉药不解，其目疾亦因之久不愈者，大抵皆因伏气化热之后，而移热于目也。丙寅季春，李汝峰，纺纱厂学徒，病目久不愈。眼睑红肿，胬肉遮睛，觉目睛胀疼甚剧，又兼耳聋鼻塞，见闻俱废，跬步须人扶持。其脉洪长甚实，左右皆然。其心中甚觉发热，舌有白苔，中心已黄，其从前大便原燥，因屡服西药大便日行一次。知系冬有伏寒，感春阳而化热，其热上攻，目与耳鼻皆当其冲也。拟用大剂白虎汤以清阳明之热，更加白芍、龙胆草兼清少阳之热。病人谓厂中原有西医，不令服外人药，今因屡服其药不愈，偷来求治于先生，或服丸散犹可，断乎不能在厂中煎服汤药。愚曰："此易耳。我有自制治眼妙药，送汝一包，服之眼可立愈。"遂将预轧生石膏细末两半与之，嘱其分作六次服，日服三次，开水送下，服后又宜多喝开水，令微见汗方好。持药去后，隔三日复来，眼疾已愈十之八九，耳聋鼻塞皆愈，心中已不觉热，脉已和平。复与以生石膏细末一两，俾仍作六次服。将药服尽痊愈。至与以生石膏细末而不明言者，恐其知之即不敢服也。后屡遇因伏气化热病目者，治以此方皆效。(《医学衷中参西录·目疾由于伏气化热者治法》)

编者按：以上治眼疾二例，幼童患瘟疹以托毒清火之品并用石膏治愈而眼病宿疾亦根治，此不一定是石膏之专功。但例二患眼疾以西医之药屡服不愈，以生石膏细末服用数日病愈，此石膏之专功无疑。上述案例之宝贵经验是："伏气化热病目"之证候，生石膏是特效专药。

7. 石膏薄荷自治牙痛

愚素无牙疼病。丙寅腊底，自津回籍，因感冒风寒，觉外表略有拘束，抵家后又眠于热炕上，遂陡觉心中发热，继而左边牙疼。因思解其外表，内热当消，牙疼或可自愈。服西药阿司匹林一瓦半（此药原以一瓦为常量），得微汗，心中热稍退，牙疼亦觉轻。迟两日，心中热又增，牙疼因又剧。方书谓上牙龈属足阳明，下牙龈属手阳明，愚素为人治牙疼有内热者，恒重用生石膏少佐以宣散之药清其阳明，其牙疼即愈。于斯用生石膏细末四两，薄荷叶钱半，煮汤分两次饮下，日服一剂。两剂后，内热已清，疼遂轻减。(《医学衷中参西录·自述治愈牙痛之经过》)

编者按：此自述治愈牙痛之经过，首诊服西药阿司匹林，如同感冒风寒而治用汗法。二诊根据平素"治牙痛有内热者"经验，重用生石膏少佐宣散之薄荷而取良效。

8. 结语

综上所述可知，生石膏既"为清阳明胃腑实热之圣药"，又可治疗外感、内伤所致的其他"脏腑有实热"之病症，用之得当，疗效称奇！张锡纯所著之书，最常用、最擅用的药物就是生石膏，或单味、或复方、或汤剂、或散剂（为细末服之），其丰富、独到的用法，其剂量之大、疗效之好，胜过前人。此外，张氏对石膏的广泛应用不止上述，还体现在对以石膏为主的白虎汤之加减变通运用中。（吕志杰，班光国）

二、关于临床应用石膏的一点经验介绍

编者按：20世纪50年代，流行性乙型脑炎是当时难以攻克的世界性医学难题。

在国家防治流行性乙型脑炎过程中，郭可明大夫在石家庄市传染病院用石膏为主剂治疗流行性"乙型"脑炎，获得了非常卓越的成果，于1956年2月5日受到毛泽东主席亲切接见。本文乃郭老当时为答复诸多中医同道通信询问关于石膏的用法诸问题而撰写的一篇文章，阐述了内服石膏的注意事项，并列举了8例应用石膏的病案。为了不割裂原文的完整性，全文转录如下。但笔者于8则案例之前加上了小标题，以便于读者学习。

1. 内服石膏应注意之事项

（1）有谓石膏大寒而煅用之者，且言煅过之后不伤脾胃，而不知煅过之后即将有效成分消失；且煅过之后即将石膏宣散之性变为收敛（点豆腐者必用煅石膏取其能收敛也），已失去清热之功效，故内服必用生者。

（2）石膏之药本为石质，不轧细则煎不透，所以必须轧成极细粉，用甘草水飞过始能入药治病。

（3）凡处方里带有生石膏的，必须先煎石膏数十沸，而后入他药，煎成的药水要多些，服药时要温服，徐徐缓服，如此多煎徐服者，欲其药力常在上焦中焦不至寒凉下侵以致滑泄也。

（4）服药后要静卧，适当盖被以便内热容易外达。

（5）石膏之质甚重，七八钱不过一大撮，必须重用始能奏效，余治外感实热轻症亦必用至两许，如实热炽盛又恒重用四五两或七八两。

2. 个人临床应用石膏之经验

例1. 产后高热　石家庄市中山路，崔某，女，三十四岁，产后五天身发高热，大渴引饮，头痛难忍，随即精神昏迷呼之不应，灌水即咽，大便数日未行，呼吸迫促，自汗不止，凡应邀医者皆不处方，友人介绍我诊视，查其脉象洪数有力，舌苔黄厚，知系产后温病。方书多谓"产后忌用寒凉"。愚谓有实热者亦不得不以寒凉清之，且孙真人治产后有四石汤、五石汤之记载（皆重用石膏治产后热病），本经明言石膏宜于产乳，故处一方：生石膏二两，大元参八钱，粉甘草三钱，生山药一两，野台参八钱。水煎徐徐温服。此即变相之白虎加人参汤也，以元参（元参本经亦言宜于产乳）代知母，以山药代粳米，以野台参代人参；不敢单用石膏而佐以台参、山药，此所谓小心放胆。服一剂而愈。

例2. 孕妇发热　石家庄市北后街，高某，女，年二十五岁，怀孕四个多月之时，每天下午发热头痛而渴，多治不效，求余诊治。脉象沉弦而数，舌苔黄腻，知系妊娠疟疾，予一方：生石膏一两半，生山药六钱，大甘草二钱，天花粉八钱，常山二钱。水煎三次分服，每半小时服一次。一剂较轻，继服二剂而愈。

例3. 幼儿高热　石家庄市大桥街15号，苗某，男，三个月，身发高热，下身无汗，上身有汗，头汗尤盛，抽搐不已，四肢痉挛，角弓反张，两目上视，头项强直，口唇青紫，口燥咽干，吐泄交作，医者数人皆谓不治，余查其脉象沉伏不见，舌苔满口如霜。俯首思之，此《灵枢》所谓壮火食气阳毒伏匿之象也。处以生石膏二两，天花粉四钱，大元参五钱，大蜈蚣两条，全蝎一钱半，南银花一两，连壳一钱半，黄柏一钱，童便引。水煎徐徐温服一日之量，次日抽、汗俱止，热减身和，仍以原方去蜈蚣、全蝎、加竹茹三钱、滑石一钱半，二日吐泄亦愈，继以原方三剂而愈。

例4. 肺痨（肺结核）骨蒸劳热 赵某，男，28岁，患肺结核之病数年，经中西医治疗均未痊愈，医院让其回家休养，后赴愚诊治。病人自述：咳嗽吐痰白沫较多，早晨咳嗽比较厉害，有时候咳嗽带血，口渴想喝凉水而不敢喝，胸部有时疼痛，夜间睡觉有时出汗，精神疲劳，四肢无力，大便干燥。查其骨瘦如柴，面色苍白，舌苔黄燥，愚思王焘《外台秘要》治骨蒸劳热久嗽之文，处以生石膏三两，生山药一两，大蓟五钱，大元参五钱，沙参四钱，枸杞果六钱，杭萸肉五钱。水煎四次分服，一小时服一次。次日喝水较少口渴已轻，他症如前，仍以原方增生石膏为四两，服药后咳嗽吐痰减少，饮食增加，仍以原方增石膏为五两，如此每天增石膏一两，增至八两诸症皆愈，停药休养，迟至月余因劳累前病复发，复求愚诊，仍主原方服数剂无效，石膏增至十两数剂而愈。

例5. 产后乳汁不通 石市南大街，一妇人年27岁，产后十余日乳汁不通，身微发热，便燥不畅，饮食正常，脉象微数，舌苔白腻，处以王不留行五钱，漏芦四钱，野台参三钱，天花粉三钱，粉甘草二钱。服之不效。二诊之时忽思孙真人治产后乳汁不通用单行石膏汤，且本经言其下乳，故以原方加生石膏八钱，一剂而瘥。

例6. 血崩（子宫出血）兼热病 石市南小街中兴里，某店刘掌柜之爱人，年30岁，患子宫出血（血崩）兼温热之病，发热恶寒，神志不清，面无血色，两目朦胧，呼之不应，自汗不止，三日间邀中西医数十人皆谓不治，友人介绍迎余诊视，脉象沉细九至，舌苔白厚，处以生石膏三两，生山药一两，生龙骨一两，海螵蛸四钱，红茜草二钱，天花粉八钱。一剂汗止血少，仍主原方数剂而瘥。

例7. 小儿烂喉痧（猩红热） 一小儿年九岁患猩红热（烂喉痧）之病，邀余诊视，查其脉象数而有力舌苔白厚，发热头痛，恶心呕吐，颈部腋下已有小红点。处以生石膏一两，蝉蜕三钱，青连壳五钱，南银花八钱，白茅根三钱。药无终剂疹子全回（外风侵袭之故），小儿烦躁不安呼吸迫促。另邀他医治疗，谓石膏用之不当而致如此，服荆芥、防风温散之剂，小儿之病愈重，复求余诊，仍主原方增石膏为四两，加广犀角三钱。服药后全身红疹出现，小儿安然呼吸自如，仍以原方减石膏为二两，三剂而瘥。

例8. 老人虚喘 菅村泰安街39号一老人，女，69岁，喘息气短，因喘不能饮食，发热自汗头汗独多，心跳不安，不得正仰，势甚垂危，脉象滑数无力而间歇。处方：生石膏二两，生山药一两，生龙骨一两，杭萸肉二两，野台参五钱。水煎徐徐温服一剂喘轻汗止，仍以原方加减数剂而愈。（郭可明《中医杂志》1956；3：148）

三、生石膏外用之我见

生石膏外用，古已有之。明·陈实功《外科正宗》（1617年）的"九一丹"，即由"生石膏9份、白降丹1份"组成。该书在使用生、熟石膏方面有严格的区别：凡用熟石膏者，必加"煨"或"煅"等字样；其中多处石膏未注明生、熟者（如护痔散、生肌散、鹅黄散、三白散等），证之临床，生、熟可以随症变通，并无外用宜熟石膏的绝对规定。清·祁坤《外科大成》（1665年）中的"生肌定痛散"，为弱腐蚀剂，其中所用的石膏亦为"生石膏"。此方曾被收入1742年出版的《医宗金鉴·外科心法要诀》，至今仍用于外科临床。清·赵濂著《医门补要》中之"人咬方"，近贤张山雷所撰《疡科纲要》一书的"集仙丹"，张赞臣《中医外科诊治学》中之"清凉散"等，均用生石膏配伍。至于《中国药典》石膏的"用法与用量"栏里，确有"内服多用生石膏……先煎；外用多用煅石膏……研末掺敷患处"的说明。但其重点是如何使用，且"多用"与"宜用"这两词的概念不同，并不能作为生石膏"不宜外用"的依据。

根据上述一些古今文献来看，中医外科传统经验，并不拘泥于"内服宜生石膏，外用宜煅石膏"之说。结合笔者多年来疡科临床的体会，生石膏并非不可外用。

吾家传验方，擅用"黄升丹"与生石膏比重较大的"生肌定痛散"配伍治疗，不仅清热化腐之效甚佳，且能加速坏死组织的溶解。总的说来，中医学是以辨证论治著称的，溃疡疮面坏死组织的腐化、溶解、脱落是不能平衡发展的。由于炎症有盛衰，正气有强弱，坏死有先后，腐化有难易，脱落也有早迟。这样在同一个疮面的不同阶段，用药就不可能一致。必须按疮面的不同病变，分别掺上相应的药物。生、熟石膏的区别伍用，就是基于病变需要而制订的。生石膏有清热泻火、凉血解毒的作用；熟石膏有护膜制泌、生肌长肉的作用。若疮面焮热红肿，火毒炽盛，顽肉不化，而黄升丹性热，以火蚀肌，劫灼津液，致疮面干涸，配伍生石膏，可清其热，并纠正黄升丹之偏，促使顽肉溶解，腐脱新生。若腐肉已脱，疮面净化后，使用熟石膏可加速愈合，但不可掺药过多，因收涩（吸水）太甚，造成疮面干涸结痂，痂下再次蓄脓。故疮面脓腐未净时，绝不可用熟石膏。否则，不利排脓，有遏毒之弊。但渗出性皮肤病，熟石膏则为其对症药物。可见石膏的生用熟用，业疡科者不可不认真研究。（孙启明《中医杂志》1980；11：80）

认真读了上述文献报道，令人印象深刻与收获最大者，应是生石膏治疗外感发热，乃至高热而邪在气分之退热良药，其实用价值胜于"金丹"！特别是儿童发热（家长心急如火），更是难得的退热救急之无上良药（无任何气味如水），胜于其他任何中药与西药；更难能可贵者，用之得当，无任何毒性及不良反应。其合理的用法、用量，详见内文（附文一结合张锡纯的经验，归纳为五点；附文二郭可明指明了其注意事项）。笔者在想，读者通读上述文献，学会了以生石膏治外感发热的经验而指导临床，取得良效。这本书就买的值。

石膏不仅善治外感热病，用之得当，还可治内科、妇科病之多种内热病证，虚热亦可酌情用之；外科痈肿疮疡、烧伤烫伤等，皆用之有良效。此外，对男性不育之"精液不液化症"亦有特效。

石膏的用量于汉代多者一斤，少者六铢。历代医家用大剂量石膏清热者比比皆是。上述文献之古今名医与笔者经验表明，幼儿发热，可重用30g、60g，再大点的儿童，可重用至100g，可药到热退！临证用量当视病情而定，一般以20~60g为宜，热毒较盛者加大用量。总之，石膏为清热药物之代表，"清大热非重用本品不可"。辨证准确，药效快捷，内服外用皆可，是治疗急性热病的首选药。

现代药理研究表明，石膏有解热作用，可增加钙离子浓度，可抑制神经应激能力，减轻骨骼肌的兴奋性，降低血管通透性，维持巨噬细胞的生理功能等。

寒水石

寒水石，辛咸性寒，清热降火，善于降泄为其特点。

经方中仅风引汤一方用寒水石，取其协助石膏清胃热以除生风之源，兼能重镇息风。

知 母

知母，苦寒质润，清而兼润是其特点，燥热伤津者宜之，这与石膏善治实热有别，而相须为用可增强疗效。"知母，其用有四：泻无根之肾火；疗有汗之骨蒸；止虚劳之热；滋化源之阴"（李东垣）。"古书言知母佐黄柏滋阴降火，有金水相生之义。盖谓黄柏能制膀胱、命门阴中之火，知母能消肺金、制肾水化源之火，去火可以保阴，是即所谓滋阴也。故洁古、东垣皆以为滋阴降火之要药。"（《本草正》）

朱良春说，知母清热养阴润燥，生津除烦止渴之功效，鲜有药物能比。外感、内伤杂病用之多获良效。现将朱老常用配伍归纳如下。

1. 石膏、知母相配治气分实热 石膏、知母相配为清解气分实热常用对药之一，源于《伤寒论》中用于治疗阳明经气分大热之白虎汤。石膏辛寒，清泻肺胃实热，而知母苦寒，清泻实火又能润燥，两药配伍，清解气分实热之力增强，而无伤脾胃之虑。配合黄连、山栀、芦根、银花、生甘草，治疗热病高热不退，面红目赤，烦渴欲饮，舌红，脉洪大等。

2. 知母、地骨皮相配退虚热 罗天益所著《卫生宝鉴》中秦艽鳖甲散与黄芪鳖甲散，两方皆用本品。朱老喜用知母、地骨皮配伍治疗各种虚劳烦热，午后潮热，手足心热及盗汗、咳嗽、咽干、倦怠乏力、纳食不振、舌淡红、少苔、脉细数等，并伍以白薇、天冬、白芍、料豆衣等。如咳嗽少痰，常配贝母、桑白皮、紫菀、百部；气阴两虚，伍以太子参、怀山药。

3. 知母、百合相配治疗妇女脏躁病 妇女脏躁病，往往表现为心神恍惚，悲伤欲哭，夜寐不宁，心悸欠安，临床常以甘麦大枣汤为之调治，朱老有时喜用知母、百合配伍使用，再加用合欢皮、夜交藤、绿萼梅、生白芍等，养阴清热，除烦止渴，安神疏肝，奏效甚捷。

4. 知母、人中白配伍治疗胃火牙痛、口疮 牙痛、口疮的发生，多属胃火上炎，有时见有舌红、口干、便干等症，朱老常以知母、人中白相伍，加用银花、牛膝、麦冬、丹皮、升麻、黄连等，效果显著。

5. 知母、贝母配伍治燥热咳嗽 知母并不能像贝母那样有直接止咳化痰之功能。重要的是由于知母能清肺中之实热、虚热，使肺之肃降功能正常。李时珍《本草纲目》中云其："下则润肾燥而滋阴，上则清肺金而泻火。"朱老指出："知母用于治疗咳嗽，无论痰黄痰白、干咳少痰、无痰，皆可应用。但最宜于热痰、燥痰，见痰少质黏，痰黄稠黏，咳吐不易，可伍以金荞麦、杏仁、鱼腥草、瓜蒌等；而干咳少痰或无痰，伍以麦冬、北沙参、紫菀、百部等。"

知母与黄柏相配还可用于下元虚损，相火妄动，见骨蒸潮热、遗精盗汗、失眠等症。另外，知母性寒滑润，脾胃虚寒便溏者忌用。（《朱良春医集》，吴坚整理）

栝楼根

栝楼根（天花粉），味甘微苦酸而性凉，兼具生津、止渴、降火、润燥、排脓、消肿等多种功用。张锡纯深明其功效及配伍之妙用，他说："天花粉，为其能生津止渴，故能润肺，化肺中燥痰，宁肺止嗽，治肺病结核。又善通行经络，解一切疮家热毒，疗痈初起者，与连翘、山甲并用即消；疮疡已溃者，与黄芪、甘草（皆须用生者）并用，更能生肌排脓，即溃烂至深，旁串他处，不能敷药者，亦可自内生长肌肉，徐徐将脓排出。"

1. 溃疡、痈肿

（1）胃及十二指肠溃疡　天花粉一两，贝母五钱，鸡蛋壳十个。研面，每服二钱，白开水送下。（《辽宁常用中草药手册》）

（2）乳头溃疡　天花粉二两，研末，鸡蛋清调敷。（内蒙古《中草药新医疗法资料选编》）

（3）乳痈　产后吹乳，肿硬疼痛，轻则为妒乳，重则为乳痈。用栝蒌根末一两，乳香一钱，为末。温酒每服二钱。（《本草纲目》第十八卷"栝楼"引李仲南《永类钤方》）

（4）痈肿初起　用栝楼根、赤小豆等份，为末，醋调涂之。（《本草纲目》第十八卷"栝楼"引杨文蔚方）

编者按：栝楼根功能生津止渴、降火润燥、排脓消肿。《滇南本草》载"治痈疮肿毒"。《医学衷中参西录》言之如"概述"。赤小豆功能利水除湿、和血排脓、消肿解毒。《药性论》载"消热毒痈肿，散恶血不尽"。二者共用，治疗痈肿初起，效果显著。栝楼根煎剂在体外对溶血性链球菌、肺炎双球菌、白喉杆菌有一定的抑制作用。

2. 消渴

（1）大渴　深掘大栝楼根，厚削皮至白处止，以寸切之，水浸一日一夜，易水经五日，取出烂春碎研之，以绢袋滤之，如出粉法干之。水服方寸匕，日三四，亦可作粉粥，乳酪中食之，不限多少，取瘥，止。（《备急千金要方》）

（2）消渴重症　病人甫某某，男性，36岁，乌岩公社平回大队人。去岁二三月间发病，饮一溲一，食量倍增，曾更多医，历时半年，均未见效。尽日卧床，不能起立，骨瘦如柴，自以必死。后经我治，服药数剂，虽有微功，并无著效。久病之后，经济颇窘，不能继医。观此情境，苦思极虑，乃令其家人，自掘天花粉，煎水试服，历时约一个月，即有大效，二三个月痊愈，今已参加劳动。用此一味，救此贫病，药简而效捷。（牢慎诺《中医杂志》，1960；4：23）

编者按：天花粉有清热生津止渴之功，为治疗消渴病的要药，适宜于消渴病肺胃燥热之证。上述治例如此病重而取得良效，令人惊叹！可知专药治专病，应深入研究。

3. 外伤感染　天花粉50g研极细末，米醋调成糊状，每日2次，治疗仙人掌、仙人球、甘蔗叶、玫瑰花等植物刺入肉而致局部红肿疼痛，共治疗5例均痊愈。如陈某男，8岁。左手背玩耍时不慎被仙人球刺伤，左手背见约2.5cm×3cm不规则创面，轻度红肿，表面有细刺，有的已刺入肉内无法拔出，以上述方法外敷1

天，有一半小刺随之出来，连用 2 天症状消失。《本草纲目》曾引《海上方》以栝楼根捣敷治疗"箭镞不出""针刺入肉"。可见天花粉不但有清热解毒、消肿止痛，且有排出异物之功，故而见效。（朱玲《中医杂志》2006；9：652）

4. **带状疱疹**　天花粉 30g，冰片 3g，研末以生理盐水调成糊状外用，治疗带状疱疹 6 例均获效。如治詹某，女，60 岁。右腰腹部有群集红色水疱 2 天，少部分溃破流水，局部疼痛灼热。以上述药糊外敷，溃破处直接以干燥药末外敷，每日 2 次，1 天即痛止，2 天结痂，5 天痊愈。

原按：《医学衷中参西录》谓之"善通行经络，解一切疮家热毒"，有"消肿毒，排脓生肌长肉"的作用。（朱玲《中医杂志》2006；9：652）

编者按：《普济方》记载："天花粉、滑石等份，为末，水调搽"治疗天疱疮。

5. **跌打损伤**　王某某，女，51 岁，农民，2000 年 6 月 3 日初诊。病人 1 天前在干农活时不慎用铁锨把捣至左侧胸前部第三肋软骨处，疼痛不已，不敢触按，1 天后求诊于余。经某医院骨科检查排除骨折后，笔者以天花粉 30g 煎服，每日 2 次。病人数小时后觉症状减轻，5 天后症状消失。（李公文《中医杂志》2006；9：653）

6. **脱肛**　张景周先生守广信，患脱肛，四旬余不收，诸治不效，苦甚，有医士林者，用天花粉一味为末。以豚脂鸭羽涂上。即润泽如有物抽吸，俄顷收入。求其法，乃出《千金》也。（《名医类案·卷八·脱肛》）

编者按：本案治脱肛用天花粉之验方，明曰"乃出《千金》也"。笔者查阅《备急千金要方·卷二十四·治脱肛方》："治肠随肛出转广不可入方：生栝楼根取粉，以猪脂为膏，温塗，随手抑按，自得缩入，治冷利脱肛方……"古人经验源于实践，有效的才传之后人，本案验证之而取效，读者亦应验证之。

7. **流产后经血淋漓不尽**　张某，女，39 岁。以往多次怀孕手术流产，本次怀孕 55 天，自行服流产药"息隐"后，月经淋漓不尽 5 天，口服止血药物无效。经血有时鲜红，有时伴有血块，舌淡、苔薄白，脉沉细无力。处方：天花粉 40g，黄芪 15g，水煎服。1 剂后经量大减，连服 3 剂血止恶露清。

原按：流产后月经淋漓，一方面可能是胎物残留，另一方面可能是流产后创伤较大，伤口愈合较慢所致。《神农本草》曰天花粉"续绝伤"；《日华子本草》说天花粉"生肌长肉，消损瘀血"；李时珍《本草纲目》说天花粉治"胎衣不下""通月水"。现代有人用天花粉蛋白中期引产，而且发现引产后阴道出血量小，其机制为用药后血浆纤维蛋白原和血小板含量即开始下降，以后逐步回升，且其具有抗菌作用，可防止流产后继发感染。（张翠贞《中医杂志》2006；9：653）

竹 叶

竹叶，甘淡微寒，气味俱清，善清气分之热，并能清心利尿。

1. 霍乱 治霍乱利后，烦热躁渴，卧不安，浓煮竹叶汁，饮五六合。（《圣济总录》竹叶汤）

2. 产后汗出 治产后血气暴虚，汗出，淡竹叶，煎汤三合，微温服之，须臾再服。（《经效产宝》）

3. 头疮 治头疮乍发乍瘥，赤焮疼痛，竹叶一斤烧灰，捣罗为末，以鸡子白和匀，日三四上涂之。（《太平圣惠方》）

4. 带下（阴道炎） 张某，28 岁，患阴道炎 3 年，每因劳累、性生活后加重，阴道痒痛，带下黄稠，小便短赤，心烦口干，坐卧不安。舌质红，苔黄，脉弦数。曾经阴道冲洗及抗菌治疗，疗效欠佳。嘱取淡竹叶 100g，砂锅内浸泡 10 分钟，先武火煎沸后，再文火慢煎 10 分钟，早晚分 2 次冷服。服药 10 天，诸症悉除，妇检炎症消失。随访 1 年未复发。（宋和平《国医论坛》1994；3：22）

编者按： 竹叶性味甘淡寒，有清热除烦、利尿之功效。妇女带下属湿热下注者，以竹叶煎汤代水饮，清香透心，泄热除湿。本案取得良效，在于大量用之。

栀 子

栀子，苦寒，能清泄三焦火热，为清热除烦及治黄疸良药，其"大能降火，从小便泄去。其性能屈曲下降，人所不知"（《丹溪心法》）。"仲景多用栀子、茵陈，取其利小便而蠲湿热也。古方治心痛，每用栀子，此为火气上逆，不得下降者设也"（《本草通玄》）。栀子为末外敷治扭伤肿痛及丹毒等。

1. 胃脘火痛 大山栀子七枚或九枚，炒焦，水一盏，煎七分，入生姜汁饮之。（《丹溪纂要》）

编者按：《名医别录》曰栀子治"心中烦闷，胃中热气"。故单味用之可治上述胃火也。

2. 赤白痢并血痢 山栀子仁四七枚。锉，以浆水一升半，煎至五合，去滓。空心食前分温二服。（《圣济总录》）

3. 尿淋　血淋 鲜栀子二两，冰糖一两。煎服。（《闽东本草》）

4. 小便不通 栀子仁二七枚，盐花少许，独颗蒜一枚。上捣烂，摊纸花上贴脐，或涂阴囊上，良久即通。（《普济方》）

5. 折伤肿痛 栀子、白面同捣，涂之。（《濒湖集简方》）

6. 四肢扭挫伤　将山栀子捣碎，研成粗粉。用量以能包扎全部创伤面积、栀子粉厚约 0.2cm 为准。把栀子粉以温水调成糊状，加入少许乙醇，平摊于纱布上，包扎伤处。一般 3~5 天更换一次，如浮肿明显或有血肿者应 2 天更换一次。如有骨折者不宜敷用；如有脱臼应先整复后再用；若合并肢体麻痹，应配合理疗及针灸治疗。

敷此药后感到舒适，局部发热。平均疼痛消失时间为 30 小时；平均浮肿消退时间为 2.5 天；对于血肿，在治疗上除敷以栀子糊外，伤后两天内予以冷敷，三天后热敷。平均血肿吸收时间为 7.8 天。其功能恢复时间平均为 5.1 天。与西医方法（包括抬高或固定患肢，按摩，局部热敷和用樟脑乙醇、松节油涂擦，或用透热、蜡疗和其他物理疗法）相比较，本疗法比较简易，不需特殊设备，更适宜于厂矿、农村等基层医院使用，有其一定的优越性。（林书珩《中医杂志》1964；12：22）

7. 鼻衄　宋蔡子渥传云："同官无锡监酒赵无疵，其兄衄血甚，已死入殓，血尚未止，一道人过门，闻其家哭，询问其由，道人云：是曾服丹或烧炼药，余有药，用之即活。"囊间出药半钱匕，吹入鼻中立止，良久得活。乃山栀子烧存性，末之。（《医说》引《普济本事方》）

编者按：本案衄血甚，为曾服丹药或烧炼之品而火毒之邪迫血妄行所致。本品苦寒直折，有泻火除烦、清热利湿、凉血解毒之功用。本案外用适量，方证相对，鼻衄立止。《简易方论》亦记载治鼻中衄血：山栀子烧灰吹之。

8. 火焰丹毒　栀子捣，和水涂之。（《本草纲目》第三十六卷"栀子"引《梅师方》）

编者按：栀子用于热毒疮疡之证，内服外用皆宜。《药性论》谓之"去热毒风"。《本草备要》曰："生用泻火，炒黑生血，姜汁炒治烦呕，内热用仁，表热用皮。"

9. 火疮　栀子仁灰，麻油和封，唯厚为佳。（《千金要方》）

10. 烧伤　栀子末和鸡子清浓扫之。（《救急方》）

11. 急性胰腺炎　诸某，男，76 岁，干部。原有胆汁反流之疾，经常脘嘈不适，近月来因连续参与宴会，频进膏粱厚味，突然上腹胀痛、呕吐、汗出肢冷，乃去医院检查，B 超显像见胰腺肿大，伴有渗液。血常规：白细胞 $15 \times 10^9/L$，中性粒细胞 0.86；血淀粉酶 950U，尿淀粉酶 460U。热势逐步上升。上腹胀痛经胃肠减压后已有缓和，但腹肌有明显压痛，因年事已高，又有冠心病史，故外科暂作保守治疗，禁食禁水，静脉滴注福达欣 5g。翌日热度上升达 39.9℃，巩膜见黄染，白细胞上升至 $23.5 \times 10^9/L$，中性粒细胞达 0.95，血淀粉酶高达 2000U。又 CT 检查为胰头水肿、坏死出血，腹腔有渗液 2 处，病势仍在进展。继续使用福达欣 6 日后，白细胞总数及中性百分比丝毫未降，腹部压痛明显，渗液 3 处。院方发给病危通知。家属要求朱老会诊：湿热壅阻，中焦气滞，毒邪凝结，大便 5 日未行，邪无出路，病即难解。苔黄垢焦腻、少津，唇燥，脉弦数。治宜清泄解毒、通腑导滞，冀能应手则吉。生山栀、生大黄、广郁金各 20g，赤芍 15g，蒲公英、败酱草、茵陈各 30g，生薏苡仁 40g，炒枳壳 4g。2 剂，每剂煎取汁 200ml，点滴灌肠，上下午各 1 次。灌肠后 1.5 小时排出焦黑如糊状大便较多，二次灌肠后亦排出糊状便，病人自觉腹部舒适，次日热势下挫，白细胞总数及中性开始下降，灌肠改为每日 1 次。第 3 日热即退净，白细胞降为 8.5×10^9/L，中性粒细胞 0.78。第 4 日大黄减为 10g，维续每日灌肠 1 次。第 7 日生化指标均趋正常，外科已同意进流质，灌肠改为间日 1 次；腹部积液，其中 2 处已吸收，但胰头部为包裹性积液，仅稍有缩小，外科认为不可能完全吸收，嘱 3 个月后手术摘除。病人仍坚持间日灌肠 1 次，结果 40 天后 B 超复查，包裹性积液已吸收，仅见一痕迹而已。病人注意饮食控制，少进肥甘之品，少吃多餐，迄今已 10 余年，未见复发。

原按： 急性胰腺炎属中医学"胃脘痛""心脾痛""胁腹痛""结胸膈痛"等范畴。其起病急骤，脘胁部剧痛拒按，疼痛可波及全腹，伴见恶心呕吐，发热（低热、潮热或高热），腹胀便秘，小便黄赤，部分病人可见黄疸。多由暴饮暴食（饮酒过多或过食油腻），脾胃骤伤，湿热结聚，波及胆胰而致。朱老认为，脾胃湿热，蕴蒸化火，乃本病发生之关键。生栀子泻三焦火，既能入气分，清热泻火，又能入血分，凉血行血，故为首选之药。辅以生大黄、蒲公英、郁金、败酱草、生薏苡仁、桃仁等通腑泄热之品，其效益彰。痛甚者可加延胡索、赤白芍；胀甚者加广木香、枳壳、厚朴；呕吐甚者，加半夏、生姜，并可改为少量多次分服，必要时可先做胃肠减压，然后再加胃管注入；其病势严重、出血坏死型、禁食禁水者，则可做点滴灌肠。轻者 1 日 1 剂，2 次分服；重者可 1 日 2 剂，分 2 次灌肠，常收佳效。朱老采用灌肠法治疗出血性坏死性胰腺炎之经验，引起外科专家之重视，并提出建立科研课题，进一步实践总结，以期推广（该课题已列为江苏省省级科研计划，业于 2005 年进行鉴定并获科技奖）。据大连医科大学贾玉杰教授等研究证实，生栀子对急性出血性坏死性胰腺炎具有明显的治疗作用，可减轻胰腺的病理损害，纠正胰腺水肿、充血等病理障碍，促进代谢，改善血流，有助于胰腺的功能恢复。此与朱老之实践，不谋而合。（《朱良春医集》第 262 页，何绍奇整理）

编者按： 上述朱良春先生治例说明，中医药治疗危急重症确有独到疗效。其具体经验：首先是辨证准，方药得当；二是"点滴灌肠"乃古方新用之良法；三是守方守法，"间日灌肠" 40 天，病人"包裹性积液"吸收。此外，现代研究生栀子可治重症"胰腺炎"佐证了中医药这个"宝库"之珍贵。

12. 卵巢囊肿 有一民间验方"栀子辣蓼汤"（栀子 10g，辣蓼 20g，甘草 6g）

加味治卵巢囊肿甚效。气虚者加黄芪30g，合并盆腔炎者加薏苡仁、败酱草各30g，腹痛者加香附、川楝子各15g。水煎分4次服，2个月为1个疗程，月经期不需停药。2个月后做B超复查，80例中治愈57例，显效23例，总有效率100%。（《中国民族民间医药》2003；3：145）

13. 小儿发热（急性扁桃体炎） 取生山栀9g研碎，然后浸入少量的70%乙醇或白酒中，浸泡30~60分钟，取浸泡液与适量的面粉和匀，做成4个如5分硬币大小的面饼，临睡前贴压于患儿的涌泉穴（双）、内关穴（双），外包纱布，再用胶布固定，次晨取下，以患儿皮肤呈青蓝色为佳。如治楼某，女，2岁。1990年10月7日诊。鼻塞、流涕、咳嗽已3天，昨起发热，曾服小儿消炎散等药热不退，今体温39.5℃（肛温），纳减，便干溲赤，咽红，扁桃体Ⅱ度肿大，舌红、苔薄黄。诊为"急性扁桃体炎"。系风热之邪上犯咽部，搏结生热。乃用上法治之，1次热退，再以清热利咽之品调理而愈。

原按：《景岳全书》中说，小儿"脏气清灵，随拨随应，但确得其本而撮取之，则一药可愈"。栀子系茜草科植物山栀的果实，具有清热解毒、凉血泻火之功，正如《丹溪心法》云："山栀子仁，大能降火，从小便泄去。"故采用栀子外贴涌泉穴，即取"上病下治"之意，以清泻三焦之热；内关穴为手少阴心经之穴，栀子外敷以清心经之热。故上法治疗小儿发热，常获奇效。（方红《中医杂志》1991；12：32）

结　语

《本草经疏》说栀子"泻一切有余之火"。上述报道栀子可治内科火热病症；外伤、烧伤及体表热毒病变；小儿发热外用之能退热也。

现代药理研究表明，栀子利胆作用明显，若胆道炎症、肝脏病变引起的黄疸，用之无不应验。其抗微生物作用可抑制多种细菌生长，对一些感染性皮肤病亦有效。该药还有显著的解热、镇静和降压作用，可消除失眠和过度疲劳。学者揭示栀子对实验性出血性胰腺炎时的胰腺细胞亚细胞器的功能、结构有良好的保护作用。

地　黄

干地黄，甘寒，"乃补肾家之要药，益阴血之上品"（《本草经疏》）。其"内专凉血滋阴，外润皮肤荣泽，病人虚而有热者宜加用之……病人元气本亏，因热邪闭结，而舌干焦黑，大小便秘，不胜攻下者，用此于清热药中，通其秘结最佳，以其有润燥之功，而无滋腻之患也"（《本经逢原》）。总之，干地黄为补肾益阴要药，并能补血而通脉，生地黄及其汁则偏于清热凉血。

（一）内科病

1. **虚劳**　男女虚损，或大病后，或积劳后，四体沉滞，骨肉酸痛，吸吸少气，或小腹拘急，腰背强痛，咽干唇燥，或饮食无味，多卧少起。久者积年，轻者百日，渐至瘦削。用生地黄二斤，面一斤，捣烂，炒干为末。每空心酒服方寸匕，日三服。忌如法。（《本草纲目》第十六卷"地黄"引《肘后备急方》）

编者按：生地黄滋阴养血、填精补髓，以上把药疗与食疗结合起来，值得效法。

2. **吐血**　张呆娣吐血，有医者教用生地黄自然汁煮服，日服数升，3 日而愈。（《名医类案》）

3. **风湿性、类风湿关节炎**　①治疗方法：取干地黄 90g 切碎，加水 600~800ml，煮约 1 小时，滤出药液约 300ml，为 1 日量，1 次或 2 次服完。儿童用成人量的 1/3~1/2。除个别病例连日服药外，均采取间隙服药法，即 6 天内连续服药 3 天；经 1 个月后，每隔 7~10 天连续服药 3 天。②结果：治风湿性关节炎 12 例，11 例于服药后半天至 3 天，1 例于服药后 6 天，关节疼痛减轻，关节肿胀开始消退，继而关节功能开始恢复，结节红斑消退，体温渐降。经 12~50 天治疗后，9 例治愈，3 例显著进步。血沉恢复一般在症状消失之后。治愈病例经 3~6 个月的观察，复发 1 例，再以地黄治疗仍有效。治类风湿关节炎 11 例，显著进步 9 例，进步 1 例，无明显疗效 1 例。多数于 1~5 个月内关节疼痛减轻，关节肿胀开始消退，肢体活动障碍好转；少数病例关节肿胀消退虽迅速，但疼痛减轻较迟缓。有效病例中随访亦有少数复发。③不良反应：少数有轻度腹泻和腹痛、恶心、头晕、疲乏、心悸，均系一过性，数日内自行消失，继续服药亦未再发生。

原按：据观察，地黄具有抗炎作用，并对某些变态反应性疾患如皮肤疾患和支气管哮喘有效，能改善一般情况；少数病例服药后发生轻微水肿，与肾上腺皮质激素有相似之处。地黄的作用可在停药后维持相当长的时间，治疗有效病例每次停药无 1 例有明显反跳现象。服药间隔期延长后，疗效不但不减退，病情进一步改善，甚至有在停药后症状继续减轻者。此外，生地黄在治疗第 1~2 月内收效较为迅速而明显，以后继续用药，疗效似有递减的趋势，但停药 1~2 个月后，再行用药又可出现明显效果。（《中华医学杂志》1965；5：290）

4. **老年病（帕金森综合征）**　胡某某，女，76 岁，患帕金森综合征 5 年，因服用氟哌啶醇过量而出现神志痴呆，独语不休，四肢强直。遂来我院求中医治疗而入院。查：舌红绛而有裂纹，无苔，脉细数，中医辨证属阴液亏耗，不濡筋脉，脑髓空虚风动证，给予生地 120g，水煎取汁，日 1 剂，服 2 日后，神志时清时昧，四肢已不强直，仍舌红少苔，脉细数，继服生地90g，水煎日服1剂，3日后神志清楚出院。

原按：生地为滋阴生津、清热凉血之品。根据《内经》"治病必求于本"的精神，取《金匮要略》治"其人如狂、妄行、独语不休"之防己地黄汤证重用生地之义，应用单味大量生地为主治疗，取得了良好的疗效。生地虽无安神之效，但其通过滋补阴液、清除邪热的途径使伴发而来的精神症状迎刃而解，消于无形，从而间接地起到了安神定志的作用。临证应用生地，应中病即止，不可久服，久服则伤中阳，不可不察。正如《本草新编》中所言，久服生地则"脾胃太凉必至泄泻"。（苏合《内蒙古中医药》1997；1：40）

（二）妇科病

1. 月经过多 月水不止。生地黄汁，每服一盏，酒一盏，煎服，日二次。（《本草纲目》第十六卷"地黄"引《备急千金要方》）

编者按：《名医别录》云："生地黄，大寒，主妇人崩中血不止。"必是血热妄行所致的"月水不止"才适宜用之。与酒煎服，盖佐其"大寒"之性。据现代研究，生地黄乙醇提取物能缩短兔凝血时间，可见地黄有止血作用。《金匮要略》治妇人下血的胶艾汤即重用干地黄，故临床可以辨证治疗"功能性子宫出血"等出血证。

2. 胎动不安 妊娠胎动，生地黄捣汁，煎沸，入鸡子白一枚，搅服。（《本草纲目》第十六卷"地黄"引《圣惠方》）

编者按：生地具有清热滋阴、凉血止血等作用。其鲜品清热生津作用尤佳，用于血热津乏之胎动不安者为宜。

（三）外科病

1. 跌打损伤 损伤打扑，瘀血在腹者。用生地黄汁三升，酒一升半，煮二升半，分三服。（《本草纲目》第十六卷"地黄"引《备急千金要方》）

2. 癣疮 血热生癣，地黄汁频服之。（《本草纲目》第十六卷"地黄"引《备急千金要方》）

编者按：《神农本草经》云地黄"作汤除寒热积聚，除痹，生者尤良"。《本经逢原》则称"干地黄内专凉血滋阴，外润皮肤荣泽"。故本药适宜于血热生癣之证。据报道，地黄有抗炎及增强免疫功能的作用。体外抑菌试验表明，地黄对某些致病真菌有一定的抑制作用。

3. 疔肿 乳痈 地黄捣敷之，热即易。性凉消肿，无不效。（《本草纲目》第十六卷"地黄"引《梅师方》）

4. 疮疖 刘某，男，25 岁。全身接连不断地生疮疖已两年，经注射青霉素，内服中药未能彻底治愈。取生地 30g，新鲜瘦猪肉 30g，加水适量同煮或蒸。煮（蒸）到猪肉熟后，将药、肉及汤顿服，亦可分几次服完，每日 1 剂。经用上方治疗，共服生地 1500g，病愈。随访 3 年未见复发。（李承煌《广西中医药》1981；4：5）

（四）五官科病

1. 眼肿 生地一两，寒水石五钱，黄连一两，为末，生地汁调饼，贴太阳（即太阳穴）上。（《串雅外编》）

编者按：本方三种药具有抑菌消炎、散瘀退肿的效能。近代有人单用生地和蜂蜜杵敷，治眼球损伤暴肿有效。

2. 鼻衄 宋汝州牧因验尸，有保正赵温不诣尸所。问之，即云：衄血已数斗，昏困欲绝。遂使人扶掖以来，鼻血如檐溜。平日所记治衄血数方，即合药治之，血皆冲出。谓治血莫如地黄，遣人寻生地黄，得十余斤，不暇取汁，因使之生吃，渐及三四斤，又以其渟塞鼻，须臾血定。（《历代无名医家验案》）

编者按：鼻衄，或由肺热伤络，或为胃热壅盛，或为肝火上炎，或为气虚不摄等。本案治疗以生地黄苦甘而性寒，最善清热凉血、化瘀生新，尤善于治疗血热妄行之衄血、吐血等。另外，生地中含有铁质，故晒之、蒸之则黑，其功用亦赖所含之铁质也。本案取大剂生地黄治之，药证相对，故收到止衄良效。

3. 耳鸣 生地黄切断，纸包火煨，塞耳数次，即愈。（《串雅内编》）

编者按：生地黄甘寒无毒，有益肾水、养肝阴、益气力、利耳目的功能，故肝肾阴虚耳鸣者宜之。据《肘后备急方》所述，取生地黄用水泡软，切成毛笔头大（可按耳道大小），塞入耳内亦效。

结　语

经方所用地黄有干地黄、生地黄、生地黄汁之不同，三者性味皆为甘寒，但寒凉程度有别，功专补肾益阴、凉血止血。地黄是治疗内、妇、外、皮肤科病常用的药物。

药理研究证明，干地黄有抗菌、抗炎、强心、降压、保护肝脏和抑制变态反应等作用。

干地黄在《神农本草经》《名医别录》等古代医书所记载的功能与主治，在当今临床都能得以验证，例如：其"逐血痹""通血脉"之功可保护心肌，减轻心肌缺血缺氧时的损伤，并能扩张血管、利尿而降低血压；其"填骨髓，长肌肉"之功而治疗虚劳、老年病等；其"除寒热积聚，除痹"之功在治疗风湿性、类风湿性关节炎中大显其效；其"利耳目"之功治疗五官科疾病清热凉血而获愈；其"主折跌绝筋、伤中""破恶血"之功，对跌打损伤、疔痈疮疖等用之无不霍然而瘳。

牡丹皮

牡丹皮，味辛微苦性寒，"治手足少阴、厥阴四经血分伏火。盖伏火即阴火也，阴火即相火也，古方唯以此治相火，故仲景肾气丸用之"（《本草纲目》）。"甄权方治女人血因热而将枯，腰脊疼痛，夜热烦渴，用四物重加牡丹皮最验"（《本草汇言》）。"牡丹皮入心，通血脉中壅滞与桂枝颇同，特桂枝气温，故所通者血脉中寒滞；牡丹皮气寒，故所通者血脉中热结"（《本经疏证》）。总之，牡丹皮清热凉血消瘀。现代重用治高血压有专功。

1. **高血压** 取牡丹皮 1~1.5 两，水煎成 120~150ml，每日 3 次分服；或初次量用 5~6 钱，如无不良反应增至 1 两。治疗 20 余例，一般服药 5 天左右血压即有明显下降，症状改善；经服药 6~33 天，舒张压平均下降 1.33~2.17kPa（10~20mmHg），收缩压平均下降 2.17~5.33kPa（20~40mmHg）。本组病例近期内均能使血压下降到正常范围或接近正常范围，症状亦随之消失或改善，但远期疗效有待继续观察。个别病人服药后有恶心、头昏等不良反应，无需停药即能自然消失。（《辽宁医学杂志》1960；7：48）

编者按： 牡丹皮性味辛、苦，凉，有清热凉血、消瘀的功能。经方金匮肾气丸、大黄牡丹汤都用此药，当前临床更是常用之。现代药理研究证明该药有降压、镇静、催眠和镇痛等作用，故可辨证治疗高血压。

2. **痔疮** 杨某某，男，56 岁，干部。患内痔 20 余年，反复发作。此次复发已 3 天，便后呈点滴状便血，量较多。痔核脱出肛门外约拇指大，不能自行回纳。肛周灼热胀痛。舌红苔黄，脉数。服用下方后，第二天便血减少，疼痛减轻。服用 10 天后，诸症消失。嘱再服 1 剂以资巩固。至今已 3 年多未复发。治疗方法：牡丹皮、糯米各 500g，共为细末，和匀。每天 100g，以清水调和，捏成拇指大小饼，用菜油炸成微黄色，早、晚两次分吃，连用 10 天为 1 个疗程。若嫌硬，可稍蒸软后再吃，一般可用 1~2 个疗程。适应证：一二期内痔及外痔。（刘德清《四川中医》1987；53：31）

编者按： 先贤云："痔者，峙也。"峙为突出、直立的意思。痔疮根据发病部位的不同，分为内痔、外痔及混合痔。中医认为痔疮一病，因脏腑功能失调，风燥湿热下迫，气血瘀滞，阻于魄门，结而不散而生痔，或因气血亏虚，摄纳无力，痔核脱出。《神农本草经》曰："牡丹皮味辛，寒……除癥坚，瘀血留舍肠胃，安五脏，疗痈疮。"对瘀热性痔疮为对证之药。上述治痔疮之验方，以治病之方，为食品之用。方法切实可行，疗效肯定，值得效法。

黄　连

黄连，味极苦（黄连与苦参皆味极苦，但黄连之苦能止呕；苦参之苦浊则可致恶心）性寒，善于清泄火热，或清心泻火，或清胃热而止呕消痞，或清肠热而止利（古人谓"厚肠胃"），或疗湿热交结之疮疡。"黄连治目及痢为要药"（《本草纲目》）。"下痢胃热噤口者，用黄连、人参煎汤，终日呷之，如吐，再强饮，但得一呷下咽便好"（朱丹溪）。诸病胃热呕吐，皆可仿此。"凡药能去湿者必增热，能除热者，必不能去湿，唯黄连能以苦燥湿，以寒除热，一举两得，莫神于此"（《神农本草经百种录》）。总之，"黄连大苦大寒，苦燥湿，寒胜热，能泄降一切有余之湿火，而心、脾、肝、肾之热，胆、胃、大小肠之火，无不治。上以清风火之目病，中以平肝胃之呕吐，下以通腹痛之滞下，皆燥湿清热之效也。又，苦先入心，清涤血热，故血家诸病，如吐衄溲血、便血淋浊、痔漏崩带等证，及痈疡、斑疹、丹毒，并皆仰给于此"（《本草正义》）。

1. 伏暑、痢疾、消渴、肠风酒毒、泄泻

（1）伏暑发热，作渴呕恶，及赤白痢，消渴，肠风酒毒，泄泻诸病，并宜酒煮黄龙丸主之。川黄连一斤（切），以好酒二升半，煮干焙研，糊丸梧子大。每服五十丸，熟水下，日三服。（《本草纲目》第十三卷"黄连"引《和剂局方》）

（2）消渴能饮水，小便甜，有如脂麸片，日夜六七十遍。冬瓜一枚，黄连十两。上截冬瓜头去穣，入黄连末，火中煨之，候黄连熟，布绞取汁。一服一大盏，日再服，但服两三枚瓜，以瘥为度。（《近效方》）

编者按： 上述消渴证候，颇似"糖尿病"。古代文献中治消渴，黄连为常用药之一。冬瓜去穣"入黄连末，火中煨之"法，值得效法。

2. 吐酸、胃痛（胃溃疡） 赵某某，男，28岁。1981年11月26日。间断性"胃痛"7年余，加重伴吐酸3天，以"胃溃疡"收入院。现胃中灼热，泛吐酸水，疼痛时甚，口干口苦，大便干，小便黄，脉弦细，舌质偏红，苔薄黄。先予疏肝和胃，缓急止痛法，效不佳。证属肝火犯胃，治宜清肝泻火，左金丸主之：黄连18g，吴茱萸3g。服2剂吐酸止，胃中灼热及疼痛亦缓解。（吕志杰《四川中医》1986；5：10）

3. 子烦 妊娠子烦，口干不得卧。黄连末，每服一钱，粥饮下。或酒蒸黄连丸，亦妙。（《本草纲目》第十三卷"黄连"引《妇人大全良方》）

编者按： 本方用黄连清泻心火，粥饮送服缓其苦寒之性，用于心火扰动心神而烦乱者为宜。

4. 恶阻　以川连 9~10g，苏叶 6~9g，两味煎汤，呷下，治疗恶阻。1985 年 3 月，薛庄中学校长袁俊才携其妻李焕生来诊。入门即吐，自云妊娠 2 个月，呕吐不止，亦不能食。查舌苔滑腻，舌质赤甚，脉细数。随处此方 2 剂，如法呷服。服后呕吐即止，同年 9 月生一女婴。(《偏方奇效闻见录》)

编者按：本案之方法，源于薛生白《湿热病篇》第 17 条，曰："湿热证，呕恶不止，昼夜不瘥，欲死者，肺胃不和，胃热移肺，肺不受邪也，宜用川连三四分，苏叶二三分，两味煎汤，呷下即止。"王孟英《温热经纬》释之说："川连不但治湿热，乃苦以降胃火之上冲；苏叶味甘辛而气芳香，通降顺气，独擅其长……余用以治胎前恶阻，甚妙。"如此疗效，本案为佐证，笔者良师田淑霄、李士懋先生，亦有丰富的用连苏饮之经验。

5. 脱肛　冷水调黄连末涂之，良。(《本草纲目》第十三卷"黄连"引《经验良方》)

6. 痔瘘　鸡冠痔疾（指痔形似鸡冠，硬而赤肿作痛，搔破后流出血水之病证）：黄连末傅之，加赤小豆末尤良。(《本草纲目》第十三卷"黄连"引《斗门方》)

7. 口舌生疮　黄连煎酒，时含呷之。(《肘后备急方》)

8. 两目肿痛　制清脑黄连膏"治眼疾由热者。黄连二钱为细末，香油调如薄糊，常常以鼻闻之，日约二三十次。勿论左右眼患证，应须两鼻孔皆闻。目系神经连于脑，脑部因热生炎，病及神经，必生眼疾。彼服药无捷效者，因所用之药不能直达脑部故也。愚悟得此理，借鼻窍为捷径，以直达于脑。凡眼目红肿之疾，及一切目疾之因热者，莫不随手奏效"。(《医学衷中参西录》)

9. 化脓性中耳炎　川黄连 5g，白酒 20ml。制法：将川黄连 5g 捣烂，加入盛有 20ml 白酒的瓶内，浸泡 2 天去渣取液用。使用方法：先用 3% 双氧水清洗中耳内脓性分泌物，重复 2 次，用消毒棉球擦干，后将本药液滴入耳中数滴，滴药后在外耳道塞无菌干棉球。每日 3~4 次，直至痊愈。效果：急性 3~5 日愈，慢性 5~7 日愈。(刘国旗《国医论坛》1995；1：48)

10. 痈疮疖疹、烫烧伤

（1）痈疽肿毒，已溃未溃皆可用。黄连、槟榔等份，为末，以鸡子清调搽之。(《简易方论》)

（2）黄连软膏：黄连面一两，祛湿药膏（或凡士林）九两。制法：上药混匀成膏。功用：清热解毒，消肿止痛。主治：脓疱疮（黄水疮），丘疹样荨麻疹（水疱湿疹），单纯性疱疹（火燎疮），带状疱疹（缠腰火丹），多发性毛囊炎（发际疮），疖痈、丹毒等及皮肤烫烧伤。用法：外敷疮面。注意事项：凡阴疮瘘管禁用。(《赵炳南临床经验集》)

11. 阴囊湿疹 王某，男，19岁，学生。1989年10月18日初诊。昨日阴囊瘙痒，睡后渐甚，难以忍受，抓破后流黄色汁样水。阴囊后方见不规则皮损7处，有点状渗出液和抓痕，腹股沟淋巴结肿大，脉数，舌红苔黄腻。此乃湿热下注。拟黄连粉6g，枯明矾4g，冰片少许，共研细和匀，擦揉阴囊。第2天水止痒渐失。（陈寿永《安徽中医学院学报》1991；10：48）

编者按： 本案乃湿热之邪客于下焦所致。黄连苦寒，有清热燥湿、泻火解毒之功用；明矾酸寒，具燥湿止痒、解毒杀虫之功；再加冰片少许，苦辛微寒，清热止痛。本案辨证准确，用药得当，诸症自除。此外，有报道（《中华皮肤科杂志》1955；4：251）用黄连粉1份加蓖麻油3份调成混悬液，涂患部治疗湿疹。共治疗20例，痊愈12例，进步5例，不明显3例。使用中未遇到疖肿等并发症发生。亦有报道以黄连粉10g，加陈茶汁调擦治愈暑热外熏，汗滞腠理所致之丘疹，即夏季皮炎者。

12. 脚癣 病人，男，26岁。1984年7月间感右脚第5趾间瘙痒，搔之白皮脱落，趾间糜烂，潮湿，有臭味。曾用癣药水、四环素之类治疗，皆罔效，意欲听之任之。一天偶用漱口之黄连浸泡液，以棉签蘸之擦洗患处，是夜瘙痒大减，得安卧。复如法使用1周，痒止疮愈而新生。治疗方法：黄连10g，用开水250ml浸泡，冷却备用。洗净患处，用消毒棉签蘸浸泡液涂之，每天早晚各1次，如有剧痒，可用浸泡液棉签擦洗，不得以手乱搔，治疗期间必须保持患处清洁干燥，不得穿胶鞋，多穿布底鞋。（李国星《湖北中医杂志》1988；5：56）

编者按： 脚湿气俗称"脚气"，中医学称为"臭田螺""田螺疮"，民间有"香港脚"之称。其症状是脚趾间潮湿、糜烂、流滋，散发出特殊的恶臭味。西医学称本病为"脚癣"，认为是由感染真菌而致。本病多发于夏季，好发于穿胶鞋、球鞋等排汗不畅的汗脚的年轻人。黄连善于清热燥湿，内服外用皆可获得良效。用单味黄连外洗治疗本病11例，收效甚佳。治疗方法：取黄连25g，砸碎制成粗末，加水1000ml，浸泡10分钟，火上烧开后煎煮5分钟即可，药渣不必除去，待温后泡洗双脚30分钟，所穿袜子、鞋垫也应泡洗。一次不愈，次日再洗。11例病人全部治愈，其中9例只泡洗一次即症状消失，另2例泡洗2~3次。随访一个月1例复发，再洗而愈。

附文：黄连治疗糖尿病的临床剂量及用药经验

编者按： 笔者曾与本文作者仝小林教授同在国家中管局主办的"第九期全国经方高级研修班"（海南）上讲学而相识。仝教授擅长以经方重剂治病而独树一帜，其重用黄连（一般30~45g，最重用至60~120g）治火热内盛之糖尿病，可见一斑。本文重点论述了他运用黄连不同剂量之经验；重用黄连之问题解答；以黄连为主之经方应用指要；验案举例。该文经验宝贵，理论性强，很值得一读，请看全文（详见《中医杂志》2011；18：1604）。

结　语

黄连性味苦寒，有"仙药""神草"之赞誉。具有泻火解毒、清热燥湿等功效。内、妇、儿、外、皮肤、五官等各科疾病凡因毒火、湿热之邪所致者，皆属黄连之治疗范围。

现代药理研究证明，黄连有广谱抗菌作用，并有抗病毒、抗原虫及抑制皮肤真菌等的作用，还可降压、利胆、降胆固醇，并能松弛血管平滑肌等。

黄　芩

黄芩，苦寒，可"治诸热"（《神农本草经》），为治胎热专药。具体运用，"《主治秘诀》云其用有九：泻肺经热，一也；夏月须用，二也；上焦及皮肤风热，三也；去诸热，四也；妇人产后，养阴退阳，五也；利胸中气，六也；消膈上痰，七也；除上焦热及脾湿，八也；安胎，九也"（《医学启源》）。

1. 咳嗽

（1）泻肺火，降膈上热痰　片子黄芩，炒，为末，糊丸，或蒸饼丸梧子大。服五十丸。（《丹溪心法》）

（2）李濒湖曰："余年二十时，因感冒咳嗽既久，且犯戒，遂病骨蒸发热，肤如火燎，每日吐痰碗许，暑月烦渴，寝食俱废，六脉浮洪，遍服柴胡、麦冬、荆芥诸药，月余益剧，皆以为必死矣。先君偶思李东垣治肺热如火燎，烦躁引饮而昼盛者气分热也，宜一味黄芩汤，以泻肺经气分之火。遂按方用黄芩一两，水二盅煎一盅顿服，次日身热尽退，而痰嗽皆愈，药中肯綮，如鼓应桴，医中之妙有如此哉！"观濒湖所云，其善清气分之热，可为黄芩独具之良能矣。（《医学衷中参西录》）

编者按： 以上概述说黄芩其用有九，首为"泻肺经热"。上文一味黄芩汤治肺热效如桴鼓之经验，可知古代医家之说言无虚发也。

（3）朱某，患肺热咳嗽，痰中夹血，口渴引饮，苔黄乏津。以黄芩 60g，水煎顿服，次日身热尽退而痰咳之患愈。（《长江医话》）

编者按： 朱丹溪说："黄芩降痰，假其降火也。"即痰因火生，咳因痰阻，故黄芩泻肺火、清肺热，火热清除，则痰不生，咳自止。

2. 头痛

（1）少阳头痛及太阳头痛，不拘偏正　片黄芩，酒浸透，晒干为末。每服一

钱，茶、酒任下。（《兰室秘藏》小清空膏）

（2）眉眶痛，属风热与痰　黄芩（酒浸，炒）、白芷。上为末，茶清调二钱。（《丹溪心法》）

3. **吐血衄血，或发或止，皆心脏积热所致**　黄芩一两（去心中黑腐），捣细罗为散。每服三钱，以水一盅盏，煎至六分。不计时候，和滓温服。（《太平圣惠方》黄芩散）

4. **淋证　下血**　黄芩四两，细切，以水五升，煮取二升，分三服。（《千金翼方》）

5. **安胎**　白术、黄芩，炒曲。上为末，粥丸，服。（《丹溪心法》）

6. **妊娠呕吐**　吕某，26岁，工人。1990年3月27日就诊。恶心呕吐6天，恶闻食气，汤水难下，头晕体倦，心烦易怒，舌质红，苔黄，脉滑数，停经55天。妊娠试验阳性。诊为肝火犯胃，气逆不降。治宜清肝降逆：黄芩30g，水煎200ml，频服。初服药时，只饮一口，虽呕但能咽下部分药液，3小时许药服尽。晚饭饮粥半碗未呕。次日继进1剂而愈。（刘昭坤《中国中医急症》1995；1：49）

编者按： 黄芩乃清热安胎要药。频服、小口呷服的方法是饮药不呕的关键。呕恶是妊妇最常见的反应，非"肝火犯胃"也。

7. **小儿心热惊啼**　黄芩（去黑心）、人参各一分。捣罗为散，每服一字匕，竹叶汤调下，不拘时候服。（《圣济总录》黄芩散）

8. **火丹**　杵黄芩末，水调敷之。（《梅师集验方》）

结　语

黄芩性味苦寒，功能泻实火，除湿热，止血安胎。为治疗各科病"诸热"证候之良药，又为安胎要药。

药理研究证明黄芩解热抗炎、抗变态反应作用显著，有较广的抗菌谱，能抑制多种微生物，还有降压、利尿、利胆、镇静等作用，并且毒性极低。

黄　柏

黄柏，苦寒而走至阴，善泻肾火及除膀胱湿邪，肾（阴）虚火旺湿停者宜之。

1. **消渴**　消渴尿多，能食。黄柏一斤，水一升，煮三五沸，渴即饮之，恣饮数日即止。（《本草纲目》第三十五卷"檗木"引韦宙《独行方》）

编者按： 朱震亨曰："黄柏走至阴，有泻火补阴之功。"《得配本草》谓："以黄柏补水，以其能清自下泛上之阴火，火清则水得坚凝，不补而补也。"消渴日久，真阴不足，虚火妄动，欲救真阴，必先清其虚火，因此黄柏最为适宜。此方"恣饮"之法，量大力专，可以参考。

2. **细菌性痢疾**　吴某某，男，40岁。于1989年8月中旬患泄泻，每天排便约10次。开始排稀便，量较多，后来便量少，呈黏液状，肛门灼痛，有里急后重感。用西药不见好转，每日仍排便4~5次，故来门诊求治于中医。下腹疼痛，烦热口渴，大便有里急后重感，仍为黏液便。舌苔黄腻，脉滑数。治宜清热解毒、祛湿止痢。用黄柏煎剂灌肠，共治疗5天，告愈。治疗方法：黄柏50g，加水1500ml，浸泡30分钟后，再煎20分钟，过滤，取黄柏煎剂备用。治疗时，行清洁灌肠，连续7天为1个疗程，一般经过1~2个疗程，即可告愈。（韩朝阳《中医函授通讯》1986；2：24）

编者按：《神农本草经》曰黄柏"苦，寒。主五脏肠胃中结热……止泄利"。现代药理研究表明黄柏对大肠埃希菌、痢疾杆菌等多种细菌均有抑制作用。以上先圣之言与现代研究，都证实了本案以黄柏煎剂清肠治痢的疗效。经方治疫痢的主方白头翁汤中即配伍黄柏。

3. **小儿热泻**　黄柏，焙为末，用米汤和丸粟米大。每服一二十丸，米汤下。（《十全博救方》）

4. **小儿蓐内赤眼**　黄柏，以乳浸，点之。（《小品方》）

5. **小儿重舌**　黄柏以竹沥渍取，细细点舌上。（《备急千金要方》）

6. **小儿脐疮不合**　黄柏末涂之。（《子母秘录》）

7. **小儿脓疮，遍身不干**　黄柏末，入枯矾少许掺之。（《简便单方》）

8. **耳部湿疹**　用黄柏粉（含小檗碱1.6%）1份，香油1.2份，调成糊状，每日涂药1次。共治疗30例，涂药1~2次后85%以上病人湿烂面干燥结痂，5~7次后均基本好转或痊愈。（《中华耳鼻咽喉科杂志》1959；2：160）

9. **冻疮裂痛**　乳汁调黄柏末，涂之。（《本草纲目》第三十五卷"檗木"引《儒门事亲》）

编者按：黄柏以治疗冻伤溃烂者见长。而乳汁最具补血、润燥之功。曾有报道治疗冻疮，用黄柏、芒硝（未溃破者芒硝用量大于黄柏1倍，已溃破者黄柏用量大于芒硝1倍）共研极细末，用时加冰水或雪水调敷患处，每日换药1次；局部症状轻微者，将黄柏水煎，溶化芒硝，外洗患处。治疗冻疮病人70例均获治愈，未见有不良反应。经随访，来年未复发者63例。

10. **疮疹癣、烫烧伤**　黄柏面一两，黄芩面一两，凡士林八两。功用：清热除湿，消肿止疼。主治：脓疱疮（黄水疮）、急性亚急性湿疹（风湿疹）、烫烧伤、单纯疱疹（火燎疱）、牛皮癣红皮症。用法：直接涂于皮损上，或用软膏摊在纱布上，敷于患处，或加入其他药粉作为软膏基质。（《赵炳南临床经验集》）

11. **疮**　①黄柏散：黄柏一两，轻粉三钱。共为细末，用猪胆汁调涂患处。此药专治臁疮湿毒，及遍身热毒。②玉液散：黄柏一两，轻粉一钱。上为细末，芝麻油调搽患处，干散亦可。忌水洗。此药治黄水疮、薄皮疮、伤手疮。若有脓干（散）上，若无脓水和香油调上。（《太医院秘藏膏丹丸散方剂》）

结　语

黄柏与黄连、黄芩皆性味苦寒，功用相类而又有所不同，如黄柏走至阴，善泻肾火也。黄柏可入煎、入丸、入散内服，上述文献多为外用。

现代药理研究证明，黄柏对多种细菌有抑制作用，且降压效果显著而持久。还可抑制中枢神经，促进胰腺分泌，降低血糖等。故而用于流脑、菌痢、糖尿病等效佳。

苦　参

苦参，味极苦且浊而性寒，难于下咽，清热燥湿，杀虫止痒，治心悸（快速心律失常），"盖此药味苦气腥，阴燥之物，秽恶难服，唯肾气实而湿火胜者宜之；若火衰精冷，元阳不足，及年高之人，胃虚气弱，非所宜也"（《本草汇言》）。"其功效与芩、连、龙胆皆相近，而苦参之苦愈甚，其燥尤烈，故能杀湿热所生之虫，较之芩、连力量益烈。近人乃不敢以入煎剂，盖不特畏其苦味难服，亦嫌其峻厉而避之也。然毒风恶癞，非此不除，今人但以为洗疮之用，恐未免因噎而废食耳"（《本草正义》）。苦参善治皮肤病，用途广泛。

（一）内科病

1. 心悸（早搏、房颤、传导阻滞等）

（1）我院心脏科多年来应用苦参（单味或复方）治疗各种原因引起的心律失常，积累了一些经验。我们采用苦参15~30g煎汤内服，往往3~5天即可初见成效，可使早搏减少或消失，房颤者心室率得到控制，应用过程中未发现不良反应。药理研究证实：苦参碱型生物碱除有抗心律失常作用外，还具有正性肌力作用，因此用于慢性心衰合并心律失常或有洋地黄中毒者，亦有较好的疗效。如治某男性病人，70岁，有冠心病、房颤病史10余年，长期服用地高辛（维持量）。近3天，胸闷、气短、尿少而入院。病人高枕卧位，呼吸急促，神疲懒言，心率104次/分，律不齐，心电图示房颤伴二度房室传导阻滞。舌苔薄白，舌质淡红，脉细结代无力。辨证为气阴两虚。西医诊断为冠心病、房颤、心功能不全。因存在Ⅱ度房室传导阻滞，只得停用地高辛，以生脉饮加味治之。药用：党参15g，麦冬15g，五味子6g，黄芪15g，葛根12g，瓜蒌皮9g，益母草15g，泽泻15g，炙甘草9g。3天后，胸闷气短有改善，心电图无明显变化。遂在原方中加用苦参30g，又5天，自觉症状明显好转，能平卧，可平地活动，心电图示：Ⅱ度房室传导阻滞消失，房颤，心室率90次/分。继而又服用两月余，病情稳定。

原按：苦参对房性、室性心律失常均有作用，尤其当西药应用无效或产生毒性及不良反应时，更能体现出苦参独到的功力。应用时剂量在15~30g为宜，可加入复方中或单味煎服。单味应用时，我们往往与红枣共用，一则红枣可养心安神，二则可改善口味，使病人易于接受。苦参抗心律失常的效果与中医分型无明显关系，不论寒热虚实，只要配伍得当，均可应用。应用过程中未见不良反应。（何燕《中医杂志》1995；8：454）。

（2）笔者从20世纪60年代以来在临床应用苦参治疗多种疾病有明显疗效。如在1964年施治一妇人，37岁，罹患室性早搏3年余，屡用西药病情时轻时重，此间复患带下病，外阴部及阴道瘙痒，兼有黄水流出3月余，曾用西药内服与外治，疗效不佳，病人难耐遂求治于余。余以治妇科病为先，用清热利湿兼益气法，药用：苦参20g，生地20g，车前子10g，黄芪20g，水煎服。苦参、白芷、生大黄、蛇床子、白鲜皮等煮水熏洗。上药均每日1剂，治疗12天后不仅带下、阴痒疾愈，而且心悸、眩晕、胸痛亦好转，治疗前白细胞3.5×10^9/L，治疗后上升到4.5×10^9/L，病人大喜！余对意外的疗效深入分析，觉得对内服方药有必要进一步验证，于是对内服之方进行单味逐药临床试验，运用于其他心律失常及白细胞减少症病人，结果筛选出了苦参在上述两病之医疗作用。之后在30年的临床中，结合辨证论治分别用炙甘草汤、归脾汤、天王补心丹、平肝镇心汤、血府逐瘀汤等，均加入苦参，加味后的以上传统方其功效皆胜过原方的疗效。笔者体会，苦参不仅对期前收缩、窦性心动过速、心房纤颤、冠心病的心律失常有效，并且对于风湿性心脏病的心律失常亦有效。在临床上虽然单味苦参可治疗心律失常，若结合上述辨证处方加入后又较单味更有效。

原按：笔者对苦参的临床应用体会，无论单方或复方对心律失常、白细胞减少症皆有良好的疗效。其量以10~30g为宜。个别人服后会有头晕、恶心，须掌握用量，脾胃虚寒者，当配伍健脾药物。（孙光远《中医杂志》1995；8：455）

（3）众所周知，苦参是临床上清热燥湿、祛风杀虫之要药。然《名医别录》谓其"安五脏，定志益精"；《神农本草经百种录》言其"专治心经之火"，因而临床上可治各种顽固性早搏，目前尚少为人知。先父汤琢成教授自拟"苦地汤"，治疗本病收效卓著。自1989年7月~1993年7月，共治108例均收良效。"苦地汤"由苦参40g、生地50g二味药组成。临证之际，凡属功能性早搏者仅单用本方；属其他病因者，则针对病因略事加味。日服1剂，水煎2次分服，以7日为一疗程。本组病人最少的服药5剂，最多的服药30剂，全部病例早搏均告消失或基本消

失。（汤一鹏《中医杂志》1995；9：517）

编者按： 上述经验方"苦地汤"之苦参味苦，生地味甘，并用矫味，配伍精当也。

（4）邢某某，男，48岁。因阵发性心悸6年，加重1年，于1982年8月12日就诊。1976年9月因喝酒后出现心悸，之后每逢劳累或情绪紧张时心悸复发，休息片刻则自行缓解。自1981年7月起，每逢吞咽食物（包括喝开水）时发生心悸，吞咽过后片刻心悸消失。心悸时多次心电图均为心房颤动（下称房颤），曾用多种药物治疗无效而来院就诊。诊断：阵发性心房颤动。治疗方法：先分别给常规量普萘洛尔（心得安），地高辛及炙甘草汤治疗2个月无效。后改用苦参30g水煎服，每天1剂，连服5天后，再吞咽食物或喝开水时，心悸不再发生。重复上述方法不同日描记3次心电图均为窦性心律。为巩固疗效又连续服药10天，以后未再用药。随访14个月房颤未再发生。（刘进《中西医结合杂志》1985；6：365）

编者按： 上述治例说明，阵发房颤在炙甘草汤与西药治疗均无效的情况下，一味苦参起效。但没有病人的舌象与脉诊，不能说明苦参疗效与中医辨证的关系。更为重要的是，苦参苦浊，气味难闻，湿热病邪扰心者，尚可中病胜药。若虚性心悸，苦浊之药，绝不可用，用之不当，必伤心败胃也。因此，以专药治病，不可忽略辨证，两者结合，方为良医。

2. **多寐（嗜睡症）** 嗜睡症，亦称发作性睡病，属中医"多寐"范畴。临床主要表现：正常睡眠时间有充分保证后仍昏睡不醒或时时欲眠。笔者在临床上遇此病者多例，常以苦参10~15g为主组方治疗而收功效。苦参治多寐（嗜睡），教科书未曾言及，临床应用报道也颇少见。然时珍有云："苦参……除有热好眠。"笔者应用此药实系得益于李氏之嘱。观"多寐"一症，病因多为三端，一则脾湿；二则阳虚；三则有热。苦参其药，味苦燥湿，性寒清热，且入心、脾、肾三经。言善治此症，诚不虚也。但临床仍应注重辨证配伍用药，方不失笔者倡用此药治疗此症之本意。

编者按： 笔者近年接治嗜睡病人，于辨证论治之处方中加入苦参10g，确有疗效。（刘玉章《四川中医》1995；8：36）

3. **失眠**

（1）20世纪70年代末，笔者曾治一不寐病人，不寐有年，长期以来，每夜仅能入睡1~2个小时，白天即感头晕头痛，昏昏沉沉，口苦心烦，食不甘味，身疲肢痠，舌红苔薄黄，脉偏弦。投安神清心诸剂，疗效不佳。一日偶发湿疹，瘙痒不堪，遂于养心安神诸药中加入苦参30g，不料非独身痒得除，睡眠亦大为改善。嗣后遂照前方调治，顽疾竟得痊愈。苦参之能疗不寐，遍寻医书，不得其解，后偶翻某医学杂志，见有外科病人因硬膜外麻醉后顽固失眠，以苦参单味煎服有效的报道，始知苦参治疗不寐，确有疗效。此后治疗不寐，每于辨证用药基础上加苦参一味，屡获良效。然苦参须重用，宜用至30g以上。（郑敏《中医杂志》1995；11：645）

编者按： 偶然性之中往往存在着必然性。临证对治此愈彼案者，要善于思考，总结经验。

（2）临床上，笔者将苦参用于治疗肝郁化火所致之顽固性不寐，每收事半功倍之效。药用：苦参30g，黄连8g，丹参20g。加水400ml，浓煎至150ml，于每晚睡前服50ml，1剂药服3次，一般连服3剂，即可获效。方中三味药共奏清火除烦、宁心安神之功，不用安眠药而眠自安。（王万祖《中医杂志》1995；11：646）

（3）曾治一躁狂病人，3天未眠，常规服用氯丙嗪未效。查其舌红，苔黄，脉弦数。用苦参20g，煎汤分2次灌服。当天晚上即可入眠，次日躁狂等症缓解。

原按： 苦参入心经，具有清心热、安心神之效，故用治心烦不寐，心经有热的病人，往往收效甚捷。（熊曼琪《中医杂志》1995；11：645）

4. 哮喘

（1）苦参平喘之效鲜为人知。笔者用于哮喘（喘息型气管炎、肺气肿）有较好疗效。杨某，男，71岁，农民。素有哮喘病史20多年。每逢感冒及异味刺激即复发或加重。此次因感冒加重月余。症见哮鸣有声，不能平卧，咳吐白黏痰，腹泻，舌紫暗、苔厚腻，脉弱。经用抗生素、百喘朋、氨茶碱等治疗病情日重。余以定喘汤加减治之，效果不显。复诊时虑其腹泻腹痛、苔腻，于原方加苦参12g。又服2剂。药后不但腹泻好转，哮喘也减多半。继服10剂，诸症悉除。此后每遇哮喘病，必于辨证方中加用苦参。据观察，在辨证方中加苦参后，疗效明显优于单用辨证方。（王建国《中医杂志》1995；11：646）

编者按： 上述偶然发现苦参治哮喘之专功，已被现代所证实，详见下文。

（2）用苦参和参蛤散治疗支气管哮喘，取得了较好的远期疗效。发作期治疗：苦参20~40g，水煎分早晚服，7天为一疗程，通常治疗2~3个疗程。缓解期治疗：用参蛤散（红参6g，蛤蚧15g，焙干研粉），每日6~10g，早晚分服，10天为一疗程，一般服用5~8个疗程。治例：王某，男，18岁，学生，1980年6月7日初诊。哮喘反复发作13年，加重6天，鼻炎、咳嗽、哮喘兼作逐渐加重，夜间更甚，有时不能平卧。痰稀色白，面白神倦，鼻鸣声重，胸闷气短，四肢冰冷，舌淡苔白而滑，脉濡数。听诊：双肺满布哮鸣音，化验血常规正常。给苦参40g，水煎分早晚服。10剂药后哮喘渐平，咳嗽大减，又投以参蛤散巩固治疗30天，诸症消失。随访2年，未发。

原按： 实验研究证明苦参总碱、结晶碱均有明显的平喘作用，作用强度与氨茶碱相似，平喘率都在90%以上，平喘持续时间亦较长，6小时平喘率为86%。本组观察60例，总有效率80%，证明该药确实可控制哮喘的发作。哮喘症状控制后，必须扶正固本。（东宏《中医研究》1996；2：46）

编者按：上述于发作期治标，缓解期治本之方法，符合中医学之大法。

5. **黄疸**　湿热蕴结肝胆脾胃是黄疸型肝炎的主要病因病机。所以我在临床上，凡遇黄疸型肝炎，无论急性、慢性肝炎或肝硬化，只要有湿热蕴结见症，特别是下焦湿热明显，又有皮肤瘙痒者，均在辨证方药的基础上加用苦参，获效甚速。

原按：苦参苦腥难服，解放军某医院与某医学科学院协作，直接从苦参中提取苦参碱，获得肝3注射液。实验室显示本品对大白鼠的中毒性肝损伤有明显保护作用，用药后使血清转氨酶下降，肝细胞再生活跃，并可使肝细胞的坏死和炎症明显减轻。药物的毒性试验显示用药安全，无积蓄中毒。（喻森山《中医杂志》1995；12：709）

6. **慢性乙型肝炎**　我们自1991~1993年，用苦参配合益气活血解郁汤（柴胡、黄芪、当归、茯苓、川芎、大黄）治疗慢性乙型肝炎100例，效果满意。其中以益气活血解郁汤加入苦参组50例与不加入苦参组50例进行对照，结果不加入苦参组，全身症状（脘腹胀满、乏力、纳呆）改善，一般在服药后20~30天，乙型肝炎表面抗原（HBsAg）阴转率为58%；加入苦参组，症状改善可缩短为15~25天，并且HBsAg阴转率达68%。临床实践证明，治疗慢性乙型肝炎，在辨证的基础上，重用苦参，可提高疗效。苦参一般用量每剂30g，煎药时间不宜过久（20分钟即可）。通过临床验证，苦参能增强白细胞吞噬能力，在抗病毒、护肝及促进蛋白质合成、提高白蛋白、降低球蛋白方面有明显的疗效，是治疗慢性乙型肝炎的有效药物。（范新发《中医杂志》1995；12：709）

7. **急、慢性痢疾**

（1）**血痢不止**　苦参炒焦为末，水丸梧子大，每服十五丸，米饮下。（《仁存堂经验方》）

（2）**菌痢**　刘某某，男，30岁，工人。1993年7月10日因患双下肢湿疹前来就医。给予苦参研成极细粉用香油搽之。并嘱其用苦参30g，水煎服，每日1剂，服至第3天时病人告之，湿疹尚未完全治愈，然而迁延1年来的细菌性痢疾却治愈（在治疗皮肤病期间未服用任何其他治疗菌痢的中西药物）。病人甚为高兴。1年来，曾用痢特灵、PPA、庆大霉素等药物治疗，时作时止，时轻时重，未获痊愈，结果用苦参治疗3天后，菌痢完全治愈。其下肢湿疹单用苦参香油调涂每日2次，经10天治疗，症状完全消失。（李善和《中医杂志》1995；10：583）

编者按：上述重用苦参偶然治愈菌痢，足以说明专药之专功特效。

（3）**急慢性肠炎、痢疾**　曹某某，男，50岁。近旬下腹疼痛，腹泻稀溏便，伴有里急后重感，时见黄白色黏液排出，经服庆大霉素、甲烯土霉素等药无效。诊见：舌苔黄腻，脉濡略数。大便常规检查：便稀色黄，红、白细胞少许，脓球（＋）。证属湿热痢疾，治宜燥湿止痢。处方：苦参30g，黄连2g，炙甘草3g。每日1剂，水煎2次，早晚分服。5剂药尽，诸症悉除。后随访数月，未见复发。

原按： 苦参为主治疗急慢性肠炎、痢疾，治愈时间缩短，治愈率高，获效满意。笔者认为，苦参清热止痢之功与黄连相似，故与黄连等相伍，可以相互协同，增强燥湿止痢之效，但临床使用时，苦参用量宜大，其燥湿止痢之效显著。（王刚勇《四川中医》1996；4：23）

8. 放射性食管炎 苦参治疗胸部肿瘤放射治疗引起的放射性食管炎病人取得了较好的效果。一般治疗：注意休息，加强营养，给予冷流质饮食。静脉营养支持疗法。合并感染时给予有效抗生素。放射性食管炎发生于放射治疗中，症状严重时暂停放疗或减量放疗。中药治疗：取苦参100g，加水600ml，浸泡20分钟后文火水煎至约200ml，过滤后取该水煎剂每次10ml频频口服，不拘时间。本法可大大减轻病人的烧灼感和吞咽疼痛，效果显著高于激素治疗。

原按： 现代研究证实，苦参含有多种生物碱。经临床应用苦参水煎剂频频口服治疗放射性食管炎，证实具有疗效好、无毒性及不良反应、方便价廉等优点，较激素治疗具有明显优越性。（王建华《中医杂志》2002；9：688）

编者按： 随着自然和社会环境的变化，癌症的发病率逐年增高，放化疗后各种不良反应也让病人痛苦不堪，中医药在这方面大有作为。

9. 淋证（泌尿系感染） 2年来用单味苦参治疗尿路感染28例，取得较满意疗效。28例均有典型的尿频、尿急、尿痛症状，11例伴发热，尿常规白细胞在（++）及以上。①治疗方法：采用口服单味苦参煎剂。取苦参30g，第1次煎150ml，第2次煎100ml，混合后分2次温服，每天1剂。苦参用量每日不超过30g时，一般不出现不良反应。②结果：痊愈（发热及尿频、尿急、尿痛症状消失，血、尿常规复查正常者）24例，好转2例，无效2例。在治疗的24例中，服药最少6剂，最多14剂，平均7.8剂。（李银泉《福建中医药》1997；1：42）

（二）妇科、儿科病

1. 阴道炎

（1）老年性阴道炎 苦参、蛇床子、地肤子、川椒、黄柏各30g，水煎后熏洗阴道，每日1~2次，每次10~20分钟，5~7日为一疗程，1~2个疗程即可治愈。曾治60例，痊愈57例，无效3例。（赵素云《中医杂志》1996；1：6）

（2）滴虫性阴道炎 我们在临床实践中，用苦参油剂外用，治疗滴虫性阴道炎，疗效甚佳，现介绍如下。①用法：取苦参200g，烘干研成细末，加入适量麻油，浸泡1周，去渣留油备用。治疗时先用新洁尔灭擦拭外阴及阴道，再用苦参油擦于外阴及阴道，每日1~2次。共观察治疗60例，年龄最小25岁，最大46岁，病程短者2天，长者1个月。均给予苦参油外用。②结果：60例病人，其中痊愈（症状、体征消失，涂片转阴）55例；显效（症状消失，局部黏膜轻度红肿，涂片偶见滴虫）3例，无效（症状、体征无变化）2例，总有效率为96.6%。治疗用药最少6次，最多24次。

原按：临床体会到，单味苦参水煎外用，研粉外涂均能治疗滴虫性阴道炎。我们采用具有生肌润肤作用的麻油，与苦参制成油剂，不仅避免了粉剂外涂的干涩不适的症状，而且增强了清热燥湿、杀虫、生肌的作用。如果同蛇床子、黄柏、川椒等合用，效果更佳。（金素梅《中医杂志》1996；1：6）

编者按：上述报道说明，苦参是治疗多种阴道炎之特效良药。再适当配伍，疗效更好。最简便用法是取其水煎，以熏洗阴部。

2. 狐蜮病（白塞综合征） 陈某某，女，31岁。患白塞综合征已7年，眼睛干涩且有灼热感。口腔溃疡反复发作，夏日连水果都难以咀嚼，痛苦不堪。妇科检查发现有外阴溃疡。实验室检查C反应蛋白阳性；血沉33mm/h。就诊时舌尖、舌两侧边缘及颊黏膜共有4处黄豆大溃疡点，舌边尖因之凹凸不平。证属湿热壅结，治拟清热燥湿。方药选用甘草泻心汤加苦参30g，煎汤内服，并另用苦参等煎汤外洗阴部。7剂药后，舌体溃疡基本愈合，舌边尖凹凸不平全消。又服一段时间药后，妇科检查外阴溃疡已愈。C反应蛋白转为阴性，血沉降至14mm/h。随访1年半，病情一直稳定。

原按：《金匮要略》对狐蜮病蚀于下部前阴提及用苦参汤治之。其实，白塞综合征无论有无阴部溃疡，都可加入苦参治疗。我曾治数例无阴部溃疡，但有眼部、口腔及下肢症状的白塞综合征病人，均收到了较好的疗效。我认为，苦参是一味治疗白塞综合征的主药，一般5天左右见效。其用量在30~40g之间。用量过轻，其疗效就会受到影响。苦参苦寒，不仅因味苦病人较难服药，而且也因苦寒而易伤脾胃，故《医学入门》告诫："胃弱者慎用。"为此，我常在处方中加入红枣10g，既调味便于病人服药，又益胃不使伤及中气。（范永升《中医杂志》1996；1：5）

3. 小儿身热 苦参煎汤，浴之良。（《本草纲目》第十三卷"苦参"引《外台秘要》）

编者按：《本草正义》说："苦参，大苦大寒，退热泄降，荡涤湿火，其功效与芩、连、龙胆皆相近。"以苦参煎汤洗浴，通过皮肤吸收，促使火热邪气从汗透发而出。苦参所治"身热"，以邪热内盛者为佳。

（三）皮肤科、外科、五官科病

1. 鹅掌风 肾脏风毒及心肺积热，皮肤生疥癞，瘙痒时出黄水，及大风手足坏烂，一切风疾。苦参三十二两，荆芥穗一十六两，为末，水糊丸梧子大。每服三十丸，茶下。（《本草纲目》第十三卷"苦参"引《和剂局方》）

2. 湿疹

（1）苦参膏：苦参面2两，祛湿药膏（或凡士林）8两。制法：调匀成膏。功用：祛湿，杀虫，止痒。主治：亚急性湿疹（湿疡）、牛皮癣静止期（白疕）、皮肤瘙痒症（瘾疹）、股癣（瘙癣）、阴囊湿疹（绣球风）、女阴瘙痒症（阴湿）。用法：外敷患处。（《赵炳南临床经验集》）

（2）我们用苦参治疗皮肤病，尤其对过敏性皮疹及皮肤湿疹疗效显著。具体处方如下：苦参10g，地肤子15g，白鲜皮15g，赤芍10g。煎汤口服，每日1剂。一般服用2剂后即可见效，临床症状明显好转，服药5剂后，皮疹基本消退。临床上对皮肤湿疹病人，不论皮肤损害的部位在何处均可治疗。原则上用上方口服，但对有的病人因皮肤瘙痒伴有渗水，甚至瘙痒难忍出黄水多，可加苍术10g，黄柏10g，以加强化湿清利之功，往往收到很好的疗效。（梁金凤《中医杂志》1995；10：581）

3. 丹毒（急性网状淋巴管炎） 笔者20余年来运用苦参外敷，共治疗67例丹毒，取得了满意效果。取效时间最短3天，最长7天，配合内服中药煎剂（如龙胆泻肝汤）一般不超过7天。在治疗过程中如疮面溃烂者不可敷药，外敷、内服药期间忌腥辣之品。治疗方法：苦参研粉适量，加浓绿茶汁调成糊状，外敷局部红肿处，1日2次。药面用薄膜覆盖，以助药力渗透组织。用针穿刺薄膜呈蜂窝状，范围根据疮面大小而定。

原按：丹毒系西医学"急性网状淋巴管炎"，皆因湿热或风热化火所致。治宜清热解毒、凉血化瘀，苦参善治湿热疮毒之证，内外合治则疗效更好。（屠志芳《中医杂志》1995；10：581）

4. 癞皮风（原发性皮肤淀粉样变） 王某，男，60岁，干部，自述两胫前及背部有密集坚实的丘疹，伴剧烈瘙痒10余年，加重半个月，曾用中西医多种药物调治，均无显效。近半年来，复因日晒瘙痒加重，曾在某医院诊治，给予泼尼松、维生素C，瘙痒略有减轻，随之皮损迅速扩散，背部又出现大面积同样皮损，病人甚为紧张，即来我院求诊。检查：双胫前下1/3处，分别有一约10cm×7cm、8cm×7cm的皮损，其上有高粱粒及黄豆大小的半球形或圆锥状丘疹，散在分布或密集成片，呈淡褐色，皮损处灰暗而无光泽，外观似鲨鱼皮，皮肤肥厚，搔之微有脱屑，背部亦有广泛皮损，但程度较轻。病理报告：在真皮切片中，可见片状均匀一致的嗜伊红淀粉样蛋白质，有裂隙（为蛋白质凝固所致），1%结晶紫染色呈紫红色，诊为"原发性皮肤淀粉样变"。中医称为"癞皮风"。辨证为血燥生风，肌肤失养。给予徐长卿、花椒枝、硫黄、白矾，3剂外洗，效果不著。后在上方加苦参30g外洗，3剂瘙痒大减，皮损颜色有所减轻，病人大悦，可见苦参在本方中起着举足轻重的作用。嘱之，以此方外洗，连用3个月，每日午晚两次外用，3个月后，暗褐色的皮损竟然消失，代之以光泽而富有弹性的新生皮肤组织，厚薄适中。随诊3年，未再复发。自1990年以来，用自拟苦艾硫矾汤（苦参、艾叶、花椒枝、徐长卿、硫黄、白矾）治疗本病20例，全部获效。短则3日见效，长则7日见效，一般需坚持1~3个月，皮损才能恢复正常。每剂可连用3日。

原按：原发性皮肤淀粉样变，由于病因复杂，其病情顽固，缠绵难愈，医生多感棘手。通过近几年的临床应用，体会到苦参不仅对于一般体癣有效，而且对自身蛋白质代谢紊乱所致的皮肤淀粉样变亦有卓效，外用胜于内服。（杨桂芹《中医杂志》1995；10：582）

5. **白癜风** 笔者用苦参与其他活血祛瘀、祛风的药相伍，制成"苦白酊"，外治白癜风，取得较好疗效，现介绍如下：方药及制法：苦参50g，丹参、当归尾各25g，川芎15g，防风20g，75%乙醇500ml。先取上药拣去杂质、筛去泥土，再将其加工成碎如黄豆大的小块，这样才能充分发挥其效力，达到治病的目的。后取75%乙醇500ml将上药放入其内，置入深色瓶内密封1周后，经过滤，取药液再入另一深色瓶内。用时，按病变部位的大小分别外擦，每日3次，7天为1疗程。结果：以上方药对20例的治疗，仅用1~3个疗程，均获得较为满意的临床效果。这些病人的病程一般在1年或2年以上，发病部位多在前额、背部或前胸等处，病变范围多为黄豆大，个别前额部位见有核桃大小。20例病人在经过本方法治疗后，2~3年内均未出现复发现象。（范存伟《中医杂志》1995；10：583）

6. **脐湿** 将备用的苦参末纳入脐中，每日用药3次，以脐满为度，外加包扎。数日可愈。（曹双成《天津中医》1996；6：38）

7. **烧烫伤** 汤火伤灼。苦参末，油调敷之。（《本草纲目》第十三卷"苦参"引《卫生宝鉴》）

编者按：苦参用于烧烫伤，主要可以减少渗出，促进结痂，并防止感染。据现代研究，苦参对多种细菌感染性疾病和多种皮肤疾病有较好疗效。

8. **足肿痛** 治毒热足肿作痛欲脱者，苦参煮酒渍之。（《姚僧坦集验方》）

9. **痔疮**

（1）下部漏疮，苦参煎汤，日日洗之。（《本草纲目》第十三卷"苦参"引《仁斋直指方》）

原按:《神农本草经》谓苦参"除痈肿",《滇南本草》载其治"肠风下血、便血"。

（2）笔者在肛肠科临床中发现，单味苦参治疗本病疗效显著。本病临床多见痔核明显肿大，色红或紫红，甚或表面溃烂化脓，疼痛剧烈，坐卧不安。治法是取苦参 20~30g，水煎后日分 3 次服，余渣加水再煎取液，置于浴盆内待凉至 45~50℃时坐浴 20 分钟左右，1 日 2 次。一般连用 2~5 天，可使痔核缩小，疼痛消除。此方对肛窦炎亦有良效。（黄新华《中医杂志》1995；12：711）

10. 牙龈肿痛（牙周炎）　齿衄

（1）齿缝出血　苦参一两，枯矾一钱为末，日三揩之。（《普济方》）

（2）笔者临证 20 多年来，用苦参治疗数十例牙周炎病人，均未用其他中西药，3~5 日内康复，疗效满意。尤适用于因胃火引起的牙周组织肿胀者，疗效更佳。现介绍如下。①治疗方法：鲜苦参 50~100g。将苦参切片，放瓷器内，加水 300ml 左右，煎沸待凉。用此液每次约 30ml 反复含漱，然后吐出，直至漱完为止。再用淡食盐水含漱 3~5 分后吐出。轻者每日 1 次，重者每日 3 次。②治例：董某，男，52 岁，1981 年 4 月 27 日初诊。病人于 2 天前因牙痛，继而出现满口牙龈肿胀，疼痛不堪。因经济困难，未服中西药而求诊于余。经用上法 1 日，治疗 3 次，恢复正常，随访多年无复发。（刘志远《新中医》1998；3：37）

编者按：苦参用鲜者一般难以采集，以中药店苦参即可，但用量应适当减少一些。苦参极苦伤胃，上述取苦参煎液含漱法切实可法。

（四）寄生虫病

1. 鞭虫病　吴某，女，8 岁。1983 年 5 月常感腹痛、腹泻、食欲减退，逐渐消瘦，粪检鞭虫卵阳性。选用苦参 6g，每日 1 剂，水煎 2 次服。连服 7 天，腹痛、腹泻消失。粪检鞭虫卵转阴。1 个月后复查粪检阴性。（吴权国《河南中医》1985；5：31）

2. 猪囊虫结节　笔者在临床中偶然发现苦参单味煎汤内服可治愈全身散在多发性猪囊虫结节，现介绍如下。张某某，女，31 岁，农民，入院时期：1978 年 6 月 8 日。入院印象：①左甲状腺旁肿块？②甲状腺癌？③甲状腺瘤？入院后经切除结节，病理检查确诊为左甲状腺旁猪囊虫结节，行切除术后痊愈出院。1982 年 10 月 17 日因全身有散在性肿块来中医门诊治疗。诊视病人，面色少华，体质一般，四肢胸背颈下多处有包块，大小不等，多数在 1cm×1cm 或 2cm×2cm 之间，瘙痒，别无明显不适。笔者结合既往病史给予杀虫之药苦参 60g，水煎内服，每日 1 剂。10 天后复诊，全身包块明显减少或缩小，继服 20 剂，各处肿块消失，2 年后随访，一切正常。

原按：苦参之所以能治疗猪囊虫结节，其功归于杀虫、消肿散结之能。如《神农本草经》有"主心腹结气，癥瘕积聚……"之说。《滇南本草》有消肿毒、痰毒的经验；《随身备急方》亦有治疗瘰疬的记载。用苦参治疗猪囊虫结节，有标本兼顾之意。因此病症其本为虫，其标为肿块（结节），为虫体痰毒凝聚所致。苦参既能泻火解毒、燥湿杀虫，又能散结消肿，故用之标本同治，获效甚捷。（张荣英《中医杂志》1995；10：583）

编者按：西药（吡喹酮、阿苯达唑）对皮肤肌肉型囊虫病与脑囊虫病都有90%~100%的治愈率，但不良反应也很大！上述案例之可喜疗效有待进一步验证。

3. 蛲虫病　将苦参200g，加温水500ml，浸泡20分钟后，文火煮沸15分钟，去渣取汁备用。于每晚睡前取药汁10ml略加温，再取食醋5ml，同吸入20ml注射器内，连接小号导尿管，将尿管表面涂润滑剂后徐徐插入肛管内约10cm，行保留灌肠。一般3~7天即可治愈。如治张某，5岁，每晚睡前肛门瘙痒难忍，入睡后时而被肛门瘙痒扰醒。观肛门周围皮肤有搔抓痕迹，肛门内有蛲虫数条。用以上方法治疗当夜肛门瘙痒减轻，5日后如常人。随访半年未再复发。（马宏明《中医杂志》1995；12：711）

结　语

苦参之苦寒胜于"三黄"，主要功用是清热燥湿杀虫。现代对苦参做了大量的研究，发现其广泛的药理作用和新的临床用途，在治疗内（心、肺、肝、胃肠、泌尿系）、妇、儿、外、五官、皮肤等多科疾病中疗效显著。

苦参之功经现代药理研究和临床验证，可用于治疗病原微生物所致的各种疾病，如痢疾、肠炎、泌尿系感染、病毒性心肌炎、病毒性肝炎及许多皮肤病。苦参杀虫之效也在药理实验和临床观察中证明，治疗鞭虫、猪囊虫、阴道滴虫等病症有良效、特效。

当前对苦参的认识大有进展，其药理作用和用途超出古代医书所载的范围：①对心血管系统疾病疗效显著，目前已作为治疗各类心律失常尤其是快速心律失常的主要药物。它能扩张血管，主要是冠状动脉，从而增加冠脉血流量，抗心肌缺血。对邪热侵袭，湿热内蕴，痰火扰心引起的心肌炎后遗症、冠心病等，苦参也是常用药物，还可降血压、降血脂。②对中枢神经系统作用明显，具有镇静、催眠、抗惊厥、稳定精神及肢体活动等功效，多用于失眠、嗜睡、躁狂症等疾病。③能抑制中枢性呼吸而平喘，可控制哮喘发作，可治疗肺组织和气管、支气管的各种病变。④苦参还有抗炎、抗肿瘤、利尿、免疫抑制等多种作用。以上研究成果，为大力开发利用苦参提供了重要的线索和依据。

苦参可内服，可外用，用之得当，疗效显著。其药源广泛，药价便宜，是治疗各科疾病值得推广应用的药物。但用之不当或用量过大可致苦寒败胃，甚至导致心律失常，不可不慎。

秦　皮

秦皮，苦寒，主治热痢，为治目病专药。

1. 小儿细菌性痢疾　秦皮煎剂：每 40ml 约含生药 18g，治疗小儿菌痢共 50 例。1 岁以下每天 8~10ml，1~3 岁 10ml，3 岁以上 15ml，分 4 次口服。体温恢复正常时间平均为 1.9 天；大便次数恢复正常平均为 8.1 天；21 例粪便培养至第 3 天以后转为阴性。服药后有 5 例发生呕吐。（《中华儿科杂志》1959；3：237）

编者按：上述报道佐证了白头翁汤选用秦皮之专功特效。秦皮性味苦寒，清热燥湿治菌痢是其最主要的功效。药理研究证明该药有抗菌消炎的作用。此方法也可用于成年人。此外，秦皮治湿热带下亦多效，治结肠炎属湿热证者亦可用。

2. 目病

（1）赤眼及眼睛上疮　秦皮一大两，以清水一大升于白瓷碗中浸，春夏一食久以上，看碧色出，即以箸头缠绵，点下碧汁，仰卧点所患眼中，仍先从大眦中满眼着，微痛不畏，量久三五度饭间，即侧卧沥却热汁，每日十度以上着，不过两日瘥。忌酢、萝卜。（《近效方》）

（2）麦粒肿　秦皮三钱，大黄二钱。水煎服。孕妇忌服。（《河北中医手册》）

编者按：《神农本草经》曰秦皮治"目中青翳白膜"。《名医别录》曰秦皮"可作洗目汤"。《本草纲目》引录《淮南子》云：梣皮（即秦皮）色青，治目之要药也。《药性论》说秦皮"主明目，去肝中久热，两目赤肿疼痛，风泪不止"。《近效方》"治赤眼及胞睛生疮"，即以单味秦皮治之。《陕西中草药》说其"治麦粒肿"。总之，秦皮治目疾，古人具有丰富经验。古今医家都认识到了秦皮治眼病之专功特效。

3. 蜘蛛疮　钱塘西溪尝有一田家忽病癞，通身溃烂，号呼欲绝。西溪寺僧识之，曰："此天蛇毒耳，非癞也。"取木皮煮饮一斗许，令其恣饮，初日，疾减半；两三日顿愈。验其木，乃今之秦皮也。天蛇或云草间黄花蜘蛛是也，人遭其蜇，仍为露水所濡，乃成此疾，露涉者亦当戒也。（《历代无名医家验案》）

4. 牛皮癣　苦榴皮（**编者按：**为秦皮之异名）一至二两。加半面盆水煎，煎液洗患处，每天或隔二至三天洗一次。药液温热后仍可用，每次煎水可洗三次。洗至痊愈为止。（《中药大辞典》）

连 翘

连翘味苦微辛而凉，清热散结，具升浮宣散之力，善治血分瘀热而透邪外出。古人说连翘治"十二经疮药中不可无，乃结者散之之义"（李东垣）。"为疮家要药；能透肌解表、清热逐风，又为治风热要药；且性能托毒外出，又为发表疹瘾要药；为其性凉而升浮，故又善治头目之疾，凡头疼、目疼、齿疼、鼻渊，或流浊涕成脑漏证，皆能主之"（《医学衷中参西录》）。连翘又能"总治三焦诸经之火……一切血结气聚，无不调达而通畅也。但连翘治血分功多，柴胡治气分功多"（《药品化义》）。

1. 外感风热 连翘诸家皆未言其发汗，而以治外感风热，用至一两，必能出汗，且其发汗之力甚柔和，又甚绵长。曾治一少年风温初得，俾单用连翘一两煎汤服，彻夜微汗，翌晨病若失。（《医学衷中参西录》）

2. 赤游痧毒 连翘一味，煎汤饮之。（《王樵医令》）

编者按：《药品化义》说"连翘总治三焦诸经之火"。火盛则为毒，毒热内迫血分，泛发体表，可致皮肤产生斑点。连翘"具升浮宣散之力，流通气血"（张锡纯），其清热、解毒、散结之功被医家们称道，故单味治上述赤毒病。

3. 水肿（急性肾炎） 取连翘18g，加水用文火煎至150ml，分3次食前服，小儿酌减。视病情需要连服5~10日，忌辣物及盐。8例病人治疗前均有浮肿，血压高，尿检有蛋白、颗粒管型及红、白细胞等。治疗后6例浮肿全部消退；2例显著好转，血压显著下降；尿检6例转阴，2例好转。（《江西医药杂志》1961；7：18）

4. 紫癜 取连翘18g，加水用文火煎成150ml，分3次食前服，忌辣物。治疗血小板减少性出血性紫癜1例，过敏性紫癜2例。经2~7日治疗，皮肤紫癜全部消退。

原按： 连翘对本病所起的作用，可能与其中含有多量芸香苷，能保持毛细血管正常抵抗力、减少毛细血管的脆性和通透性有关；此外，连翘似乎尚有脱敏作用。（《广东中医杂志》1960；10：469）

5. 视网膜黄斑区出血 取连翘18~21g，文火水煎，分3次食前服。2例视网膜黄斑区出血，服药20~27天后均显著吸收，视力有所增强。（《广东中医杂志》1961；3：121）

败酱草

败酱草，辛苦微寒，有陈腐豆酱气味，主治实热瘀滞成痈者。"主暴热火疮，赤气，疥瘙疽痔"（《神农本草经》）。"除痈肿，浮肿，结热，风痹不足，产后腹痛"（《名医别录》）。"治赤眼，障膜，胬肉，聤耳，血气心腹痛，破癥结……排脓，补瘘……赤白带下"（《日华子本草》）。

1. **胃酸** 反酸或吐酸为临床常见症状，脾胃肠病证中或以其为主症，或为胃痛、胁痛、呕吐之兼症。夫酸者，肝木之性也，吐酸多与肝、胃相关，且有寒、热之别，《证治汇补·吞酸》云："大凡积滞中焦，久郁成热，则本从火化，因而作酸者，酸之热也；若客寒犯胃，顷刻成酸，本无郁热，因寒所化者，酸之寒也。"但吐酸总以热证多见。笔者则无论病之寒热，凡有吐酸症者，皆随方加用败酱草，常用量15g，效不显者，可用至20~30g。如治一程姓女病人，苦病有年，饥则胃痛，食后吐酸，手足欠温，大便不畅，舌淡苔白，脉沉。病之性属寒，故以健脾温中，化湿和胃为治。于主方中加乌贼骨、瓦楞子之属，少效；后仍守同一主方加败酱草20g，仅服3剂则胃痛减，吐酸止，续服10余剂。随访3个月，病未发作。（邵冬珊《中医杂志》2002；12：892）

编者按：湿热郁滞于中，随气上逆，则吞酸作矣，败酱草用于湿热之证，此其制酸之理也。

2. **输卵管不畅** 刘某，女，27岁。2000年6月5日因婚后3年未孕就诊。男方外生殖器及精液分析均无异常，夫妻性生活正常。女方行双侧输卵管通液术示：双侧输卵管通而不畅，曾用替硝唑、康妇消炎栓、环丙沙星等药治疗半年未果。舌暗红、苔根部薄黄，脉弦细涩。由气滞血瘀，湿热下注所致。考虑到其经济状况，笔者嘱购败酱草400g，每取40g，加水600ml，水煎2次，煎至300ml，兑红糖2汤匙，每日分2次服。后让其自行采集败酱草，用100g鲜品煎汤服如前法，经治3月余，妇科通液术显示，双侧输卵管通畅。又1月后妊娠，足月顺产一子。（朱彤《中医杂志》2002；12：893）

3. **狐䘌病（白塞综合征）** 晏某，女，28岁。1999年7月初诊，自诉反复口腔、咽喉及阴中溃疡与视力下降半年，经西医激素、环磷酰胺、秋水仙碱等治疗，病情时轻时重，后因不良反应明显而停止用药。曾服黄连解毒汤、仙方活命饮、龙胆泻肝汤及片仔癀等中药，效不明显，遂邀余诊视。查体温37.6℃，口腔、咽喉溃疡，视力下降至0.5，眼底渗血，月经不调，伴默默欲眠，食欲不振，渴喜凉饮，尿黄便干，舌苔黄厚，脉滑数。诊为白塞病，治以清热解毒。时值盛夏，嘱病人自采鲜败酱草，洗净后每次200g左右，水煎早晚2次分服；同时榨取鲜败酱草汁加1~2倍凉开水，另放入冰糖少许，多次漱口，若服药后无上腹不适及腹泻者，亦可漱口后服下；阴中溃疡甚者，可取鲜败酱草1500g左右，水煎30分钟后，滤出药液放浴盆，调水温适宜后坐浴，每日早晚各1次，每次30~50分钟。10天后溃疡明显减轻。初服药胃脘稍有不舒，大便溏薄，甚者腹泻，每日3~4

次，服用5日后胃肠症状减轻，现小便正常，大便溏软、每日2~3次，体温降至正常范围。效不更方，继用10日后，口腔、咽喉溃疡基本消失，阴部溃疡愈合约80%，眼底渗血明显减轻，精神体力好转，舌苔薄黄，脉数。减鲜败酱草为100g，水煎继服30天后，上述症状基本消失。随访半年病未复发。

原按： 临床体会，败酱草治白塞综合征以鲜者效佳，剂量应根据病人体质适当调整，部分病人服后上腹轻度疼痛，甚者呕吐、泄泻，多数不用处理，甚者可减少药量。若用干品多无此不良反应，但干品宜减量应用。嘱病人服药期间忌食辛辣肥腻食物。（杨丁友《中医杂志》2003；1：12）

4. 阑尾脓肿 孙某某，女，48岁。6天前忽然右腹剧痛，伴有寒热，在当地卫生院以感冒腹痛治疗，肌内注射青霉素，内服四逆散加味，治疗4天无效，病情加剧，经某院检查作阑尾脓肿治疗，静脉滴注氨苄西林，配服大黄牡丹汤，治疗2天病仍未减，病家拒绝手术治疗。遂来就诊于余。诊视：右下腹剧痛，肿块拒按，发热恶寒，大便微结，唇干口微渴，舌苔黄，脉象弦数。实验室检查白细胞 $16.7 \times 10^9/L$，中性粒细胞0.80，淋巴细胞0.20。B超检查示：右下腹阑尾区肿块约 $2.5cm \times 2.8cm$。予鲜败酱200g，水煎2次内服。并以鲜败酱250g，捣碎成泥，调以米泔水，过滤成汁内服，留渣外敷于阑尾肿块部位上。治疗10天，疼痛消失，续治3天，肿块消失，各项检查正常，乃以养阴药3剂，巩固疗效。（曾立昆《浙江中医杂志》1992；12：568）

编者按： 薏苡附子败酱散本为治疗肠痈脓已成者。阑尾脓肿多由热毒蕴结肠中，肉腐血败所致。败酱草有清热解毒、消痈排脓、祛瘀止痛之功。上述案例验证了该药之疗效。

5. 带状疱疹 用败酱草治疗带状疱疹，无论内服或外用，都能取得较好疗效。

治例：孙某，女，54岁，农民。于1997年3月16日初诊。左胁肋部患带状疱疹1天，皮损鲜红，疱壁紧张，灼热刺痛，口苦咽干，烦躁，大便干，小便黄，舌质红，舌苔黄，脉弦滑数。证属肝经郁热，治拟清肝火，利湿热。方用龙胆泻肝汤加减。连服3剂，效果不显，并述局部刺痛难忍。遂于原方加败酱草15g，并以鲜品捣敷患处。1剂后疼痛大减，3剂后皮疹消退，无疼痛后遗症。（王加索《中医杂志》2002；12：894）

6. 流行性腮腺炎 取黄花败酱鲜叶适量，加生石膏15~30g共捣烂，再用1个鸭蛋清调匀，敷于肿痛处，24小时后取下。重者需敷2次。有并发症者加服20%~50%黄花败酱草煎剂，每日3~4次，每次20~30ml；或当茶饮。治疗200余例，90%的病例在局部敷药后24小时内症状消失，重症（包括有睾丸炎合并证的）病人在第2次敷药后一般症状也能消失。此外，本品对疖、痈、乳腺炎、淋巴管炎等也有效果。（《江西医药资料》1972；1：29）

7. 扁平疣 扁平疣好发于脸、手背部，青春期多见。笔者在临床中常使用单味鲜败酱草榨汁外涂，或与木贼、香附煎水外洗，治疗扁平疣，效果较佳。如治林某，女，33 岁。额部及左眼下有多个米粒状扁平疣，时值夏季，嘱取鲜败酱草，榨汁，用药棉蘸汁揉擦患处，每次 2~5 分钟，半小时后洗净，每日数次，连用 2 周。1 个月后，扁平疣基本消失。

原按：扁平疣为外感风热之毒，风火上扰所致。西医学认为为感染人类乳头瘤病毒引起。败酱能清解热毒，祛瘀散结，有促进微循环，抗病毒作用，故能取效。本方也可内服。（姜志戎《中医杂志》2003；1：13）

白头翁

白头翁，苦寒，清热凉血解毒，为治热痢、痈肿要药，治瘰疬有特效。

1. 痢疾

（1）原虫性痢疾 成人每日用白头翁根茎 15~30g，水煎分 3 次服，7 天为一疗程。病情较重者另用 30~50g，煎成 100ml 药液做保留灌肠，每日 1 次。据 23 例观察，给药后大便次数及红白黏液明显减少；大便镜检阿米巴原虫转阴时间平均为 1.4 天；直肠镜检查证明，溃疡愈合迅速，全部病例平均 7 天治愈。另有文献报道用白头翁煎剂治疗本病数十例，全部治愈；治疗时间最长者 9 天，最短者 1 天，平均 2 天。（《中华医学杂志》1955；6：529）

（2）阿米巴痢疾 阿米巴痢疾是阿米巴原虫引起的肠道感染，主要病变在回肠末段，累及直肠。临床上表现腹痛腹泻，里急后重，大便糊状、带血、黏液、腥臭，一日多次。粪便中可找到阿米巴原虫。乙状结肠镜检查，在直肠和乙状结肠内可见大小不等、散在的溃疡，边缘整齐，周围可见一圈红晕，溃疡之间黏膜正常，全身症状可有恶寒发热等，本病属于中医"痢疾"范围。白头翁性苦寒，有清热解毒、凉血止痢之功，是治疗热毒痢的要药。《伤寒论》谓："热下重者，白头翁汤主之。"白头翁汤中以白头翁为君，配黄连、黄柏、秦皮。临床上治疗细菌性痢疾和阿米巴痢疾皆有效。我们以单味白头翁治疗急性阿米巴痢疾取得较好疗效。一般用白头翁 30g，煎汤服 2 次，病重者同时用白头翁 50g 煎汤作保留灌肠，一般 3~5 天即可治愈，重者 1 周左右。慢性反复发作者，白头翁合鸦胆子治疗可取得效果。在治疗中，未发现有明显不良反应，不仅临床症状较快改善，且肠腔黏膜溃疡也随之好转。（叶景华《中医杂志》2006；11：811）

2. 瘰疬（淋巴结核） 曹某某，男，9 岁。1981 年 8 月 10 日就诊。左颈部、颌下、胸前、腋下等多个淋巴结肿大 1 年半。患儿在 1980 年春节期间，因感冒发现在其颈部有 2 个如蚕豆大的淋巴结。感冒愈后，淋巴结却初见增大，同时在颌下、胸前、腋下等处出现多个如蚕豆大小的淋巴结。4月底渐见寒热、咳嗽、潮热、盗汗、纳差、神疲等全身症状，经县人民医院诊断为：肺结核，淋巴结核。连续使用抗痨药治疗1年，全身症状明显好转，但多处淋巴结仍肿大，且于近月来，皮色变红、变软，渐至破溃流脓，其余淋巴结也明显肿大。视其形体消瘦，肿大的淋巴结均在1.5cm×2cm左右，连成串珠。颌下颈部有3个已溃，流黄白相兼而稠秽的脓液。嘱以白头翁每日20g，水煎2次，混合后加适量红糖调匀，分2次温服，每天1次。连服30天后溃者已收口（未加任何外敷药），肿大的淋巴结均有不同程度的缩小。后改为每服7天，停服2天。前后服4个月，而告痊愈。（谢自成《四川中医》1987；5：23）

编者按：《神农本草经》曰白头翁主治"瘿气"。《药性论》更明确说白头翁"主项下瘤疬"。《本草汇言》"治瘰疬延生，身发寒热：白头翁二两，当归尾、牡丹皮、半夏各一两。炒为末，每服三钱，白汤送下"。上述可知，古人把白头翁作为治瘰疬之专药。以上案例验证了其疗效的真实可靠性。

3. 痈肿

（1）疔痈　白头翁2两，水煎服，连服数天，仍结合常规局部治疗。白头翁服后无不良反应，少数病人服后有缓泻作用，对实热便秘病人，极为合适。（《中医杂志》1964；2：78）

（2）脓肿　桑某，男性，36岁，社员。主诉为右侧腰部患脓肿已有5天，每天有寒热，食欲减退，大便多日不解，小便发红。体检：体温39℃，急性痛苦面容，面色潮红，巩膜黄染，心肺（－），肝可摸及，有压痛。右腰部有一脓肿，直径10cm内均有红肿高突、灼热压痛，中心有黄脓头。诊断：痈。处方：白头翁4两，每日2两煎服。2天后，体温退至正常，疼痛大减，食欲增加，大便通畅，局部10cm内皮肤变皱皮，色变淡，中心流脓液极多，再服药2天，局部流极少脓水，黄疸消退，未再服药，逐渐收口而愈。（张仁宇《中医杂志》1966；2：38）

编者按：痈肿因热毒之邪侵于皮肉，使气血壅塞而成。治疗以白头翁清热解毒祛邪，疗效良好。

4. 过敏性紫癜

家父杨德明主任医师，用白头翁治疗过敏性紫癜，一般用药3~7天，皮肤紫癜即可消失。其方法是取白头翁100g，加水600ml，煎至200ml，每次服50ml，每日4次。如治王某某，男，15岁，2002年6月2日初诊。病人昨日晚进食虾若干，2小时后，双下肢出现紫红色出血点，1~2mm大小，今晨开始弥漫至臀部。检查：局部呈紫红色，3~4mm大小的荨麻疹样斑片，伴有下肢胀痛，关节痛，体温37.8℃，舌红、苔黄、脉弦数。此为过敏性紫癜。用上法治疗1天后明显好转，4天后皮肤紫癜消失。（杨媛《中医杂志》2006；11：812》）

射　干

射干，苦而微寒，善于降火，兼辛味，故又能散，古方治喉痹咽痛之要药，现代研究发现射干治乳糜尿有特效。

1. 喉痹　①射干，细锉。每服五钱匕，水一盏半，煎至八分，去滓，入蜜少许，旋旋服。(《圣济总录》射干汤）②射干，旋取新者，不拘多少。擂烂取汁吞下，动大腑即解。或用酽醋同研取汁噙，引出涎更妙。(《医方大成论》）③咽喉肿痛，射干花根、山豆根，阴干为末，吹喉。(《袖珍方》)

编者按：射干之根茎如花，故曰“射干花根”。喉痹之主症即咽喉肿痛。上述三则文献可知，射干治“喉痹咽痛”有专功。

2. 乳糜尿　乳糜尿主要系由班氏丝虫引起，属于中医五淋中膏淋和血淋的范畴，治疗较为困难。笔者在1965年用射干治疗咽炎病人时，偶然观察到病人同时所患的乳糜血尿也被治愈，后经反复临床验证，证明射干治疗乳糜尿确有较好疗效，用此法治疗104例。治疗方法：用射干15g，水煎后加入白糖适量，一日分3次服。或制成水丸，每次4g，一日3次，饭后服。均以10天为一疗程。随证加减：病程较长者，可酌加川芎9g，赤芍12g。患乳糜血尿者，可酌加生地15g，仙鹤草15g。本组除5例有轻度腹泻外，无其他不良反应。治疗结果：104例中，痊愈者94例，占90.4%，无效者10例，占9.6%。痊愈病例中有9例临床治愈后，1至6个月又发现乳糜尿，又继服上药一个疗程，症状又消失，未有再次复发的。治例：王某，男，54岁，1965年7月就诊。主诉：尿呈乳白色，时发时止，已近1年，感头晕乏力。曾在临沂县医院诊为乳糜尿。经长期治疗无效，服射干煎剂一疗程后，病即痊愈，随访15年未复发。

原按：射干主治咽喉肿痛、扁桃体炎、支气管炎、肝脾肿大等病证。经参考多种文献，均未有治膏淋的记载。笔者偶于临床中发现本品对乳糜尿有效，经104例的验证收到较好疗效。此外，笔者在1979年曾试用射干治疗6例象皮肿病人，4例发生于下肢，2例发生于外阴，服药后肿即迅速消退，糙皮也消失，但停药后不久，复又肿起，只是6例病人在2年中均未再有“丹毒样皮炎”发生，外阴渗水也停止了。因治疗例数太少，仅供同道们参考。(李象复《中医杂志》1981；5：44）

学习李象复经验之验证

（1）胡某，男，38岁，社员，患乳糜尿近10年之久，原服用萆薢分清饮加减，疗效不显，缠绵难愈。笔者参照李象复射干煎剂经验，于1981年7月再次以萆薢分清饮原方，加入射干12g，芡实、金樱子各9g，共服16剂，病告痊愈。随后追

访，至今未复发。（马兆奇《中医杂志》1982；8：79）

（2）李象复"射干治疗乳糜尿104例"在《中医杂志》1981年第5期刊出后，引起我们的重视。我地亦系班氏丝虫病高发地区，乳糜尿病人临床较多见，虽经多年观察摸索，疗效仍不够理想。1983年4月，我们开始用射干治疗乳糜尿……病程长及体质壮实者，用射干20~25g，病程短及体弱者用12~15g，煎水适量，1日分3次服。其他加减法同李氏。经3年的临床验证，确有较好疗效。治例：蒋某某，男，57岁，农民。1983年6月19日初诊。1961年确诊为"丝虫病"，一直服用"海群生"。1963年发现阴囊象皮肿。1983年6月19日尿液化验：乳糜尿试验（＋＋＋），蛋白（＋），红细胞（＋＋）。脉沉迟，舌淡有齿痕，苔薄白微腻。药用：射干20g，川芎9g，赤芍12g。10剂。6月30日二诊：尿液转清。尿液化验：乳糜尿试验（－），蛋白（－），红细胞（＋）。续服20剂。1986年3月随访未复发，阴囊象皮肿亦逐渐软化。

原按：用射干治疗乳糜尿，古今本草书籍虽未载，但我地民间有此单方。用法是鲜者约10g，切细，与鸡蛋一个搅匀，再加糯米酒一小杯（约50ml），久蒸。日服3次，连服7天。疗效亦肯定。在服药期间须禁食肥肉、油煎鸡蛋。（宋建华《中医杂志》1986；11：66）

编者按：关于射干治疗乳糜尿的病案之所以如此综述，是因为上述三篇报道有经验传承之关系。

3.水田皮炎 取射干0.75kg，加水13kg，煎煮1小时后过滤，加食盐4两，用于涂洗患部。用前保持药液温度在30~40℃左右。观察253例，均有显著疗效，轻者涂洗一次，痒感即消失；重者翌日再洗1次，丘疹即逐渐缩小，潮红消退。（《广东医学》1964；5：18）

编者按：射干性味苦寒，可降火解毒、散血消瘀。现代药理研究证明该药有抗微生物及消炎作用，尤其是抑制常见致病性皮肤癣菌有效。煎汤外洗法使药力直接作用于病灶。

白　薇

白薇，苦咸性寒，善"清虚火，除血热"（《要药分剂》），为内科杂病及妇人病之阴虚血热者"必不可少之药"（《本草正义》）。

经方中仅竹皮大丸1方用此，亦取其清虚热耳。方后云"有热者倍白薇"，可见白薇善于清虚热也。

1.温病邪在卫气久热不退 家父陈干之认为，白薇苦寒清热，且有透邪外达之功，故善治温病邪热稽留在卫气分而致久热不退。临床上多与青蒿配伍，其退热速而无复热。兹举例以印证：吕某，男，32岁。病人发热，咳嗽6天。西医诊断为"支气管炎"。先后给予青霉素静脉滴注等抗感染治疗，又服桑菊饮未效。上午体温37.5℃，下午体温38.6℃。症见：发热，午后较甚，无汗，咳嗽，痰黄白，口干，舌略红、苔黄白，脉滑数。证属：风温，卫气同病。治以宣气清透。处方：薄荷5g（后下），杏仁15g，桔梗15g，连翘15g，苇茎15g，青天葵10g，浙贝母15g，黄芩15g，前胡15g，蒲公英15g。二诊时，咳减，仍发热不退，照上方加白薇15g，青蒿5g（后下）。服药2剂而愈。（陈国治《中医杂志》2006；10：735）

2. **咳血**　车氏家传方药宁血丸，治疗咳血，疗效显著，其组成：白薇1000g，白及1000g，百部1000g，百合1000g，大枣（去核）1000g。上5味，混合后粉碎，过100目筛，兑入炼蜜约6000g，制丸。每丸重9g。用法：口服，每次2丸，每日3次。功用：清热润肺，敛肺止咳，生肌止血。治验：某女，32岁。1983年11月4日初诊。咳血病史5年，呈阶段性痰中带血，血色或鲜红，或暗红，偶咳鲜红色血。5年前诊断为"空洞性肺结核"，病初服用抗结核西医药物14个月，其后4年内阶段性服用抗结核西药累计15个月。5年期间，咳血症状时轻时重，反复发作，间断性应用止血类药物对症支持治疗。就诊时形体消瘦，面色萎黄，咳嗽，少痰，痰中夹有暗红色血丝，晨起痰中带紫黑色血凝块，伴头晕，纳差，倦怠乏力，舌质嫩红、少苔，脉浮弱。血常规检查：血红蛋白104g/L，白细胞4.6×10^9/L，红细胞3.7×10^{12}/L，血沉34mm/h。胸部X线检查：双肺中上野见密度较高、浓度不一的干酪性病灶及云雾状浸润性病灶，有斑点状、结节状的纤维钙化灶，右肺上野见有环形边界透光区空洞形成，提示：Ⅲ、Ⅳ混合型肺结核。痰结核菌检查阴性。西医诊断：肺结核（Ⅲ、Ⅳ型）；中医诊断：肺痨，咳血（气阴两虚型）。治疗：宁血丸，每次2丸，每日3次，口服。服药21天后，病人咳血症状消除，持续服药半年，随访4年，病人无咳血症状发生。

原按： 咳血之证，责之于肺燥热灼。白薇，性本苦寒，功擅益阴清热，长于清解，不仅能清血热于内，而且能透邪外达，清肺泄热，凉血止血，"其尤效者，善能杀虫，用之于补阴之中，乃能杀痨瘵之虫也"（《本草新编》）。白薇具有清泻肺热、滋养肺肾、凉血止血、肃肺透邪、杀痨瘵虫之功，故可用于治疗咳血。用百合甘寒滑利之品，不仅能清泻肺胃之郁热，并能养肺阴，润肺燥，敛肺气；百部甘而多汁，故性温不燥而润，并善于杀痨瘵之虫；白及，其味甘而涩，质腻而气清，主入肺经，涩中有散，补中有破，止血而不留瘀，祛腐而能生新，具有良好的收敛止血、生肌长肉之功。百合、百部、白及与白薇相伍，相辅相成，共奏清肺热、养肺阴、润肺燥、补肺气、敛肺气、止咳逆、止咳血、生肌肉之功。然白薇、百合、百部、白及等药乃苦寒滑利之品，久服易损伤脾胃，应用炼蜜、大枣，和药性，健脾胃，益气生血，达到祛邪而不伤正的目的。（车鸿平《中医杂

志》2006；10：735）

编者按：自古以来，中医有难以计数的家传秘方，但多数已经失传，非常令人痛心！车氏将其家传治咳血的宁血丸毫无保留地公之于世，令人钦佩！我们应做到的，就是学以致用，造福人民。

3.**水肿** 霍某，女，48岁，教师。绝经半年，见心烦，失眠，面色潮红，头部烘热，盗汗，眼睑以及双下肢浮肿，舌红少苔脉沉滑。心电图正常，尿常规、肝功能正常。曾用知柏地黄汤口服半月，浮肿不退，余症均减。加用西药利尿药后，初用有效，停用后浮肿加重。中医辨证肝肾阴虚为本，血络瘀阻为标，血不归经则淤积为水。知柏地黄汤加白薇30g入煎，服药10天，浮肿消退。

原按：《名医别录》曰白薇"下水气，利阴气"，其性味苦、咸而寒，苦能坚阴，咸滋肾水，寒退虚热。无论阳水阴水，只要有血脉不利，血分郁热，营阴亏虚病机者，诚有卓效，尤其对于更年期妇女之特发性水肿疗效卓著。现代药理研究发现，白薇含挥发油、强心苷。挥发油促进骨骼肌和血管平滑肌收缩，强心苷能增加心肌收缩力。对于慢性心衰和下肢静脉炎所致水肿，也有很好疗效。因其凉血清热，利尿通淋，故对于肾性水肿疗效亦佳。（张卫国《中医杂志》2006；10：736）

梓白皮

梓白皮，苦寒，清热祛湿。

1.**热病** 治伤寒及时气温病，头痛，壮热，脉大，始得一日。生梓木削去黑皮，细切里白一升，以水二升五合煎，去滓，一服八合，三服。（《补缺肘后方》）

2.**肾炎性浮肿** 梓根白皮、梓实（编者按：梓之果实）、玉蜀黍须。水煎服。（《四川中药志》）

编者按：以上两则文献使我们领悟到，经方麻黄连轺赤小豆汤中用梓白皮，很可能取其外解邪热、内利水湿两得之功。

第三章 祛痰药方

本章 13 味药虽然都有祛痰之功，而功力有大小，性质有不同，且有其他功用。诸如皂荚、葶苈子、桑白皮、白前，皆泻肺祛痰，特别前二味，其力更大，四味寒温之性质不同，用当区别。余药则祛痰力较缓，且有化痰功能者为多数，因之性味有所不同，故适应证有别，如湿痰者，宜半夏燥湿化痰；热痰者，宜瓜蒌实、竹茹清热化痰；燥痰者，宜贝母润燥化痰；紫菀、冬花性味平和，润肺化痰，适应证较广。另外，杏仁宣通肺气，桔梗开提肺气，旋覆花疏通血气。脾为生痰之源，肺为贮痰之器。痰浊中阻，脾失运化则心下痞，胃失和降而上逆则呕，故化痰之半夏并有消痞止呕之功；痰阻化热，痰热扰心则烦，故化痰之竹茹微寒之性又能除烦。痰浊上贮于肺，肺失宣肃，势必或咳或喘，故入肺祛痰之药多有止咳平喘功效，咳喘之治应辨其偏寒偏热之不同而选择适当的药物。此外，本章之杏仁、瓜蒌仁等质润药多兼有润肠作用。

半 夏

半夏，味辛（麻舌而刺喉）而温，燥湿化痰，降逆止呕，消痞散结，可用"开宣滑降"四字（张寿颐）总括之。《名医别录》曰半夏"堕胎"，因其"辛温有毒，体滑性燥，故堕胎也"（《本草经疏》）。

（一）内科病

1. 不寐

（1）戊子八月十八日。瑞，二十岁……廿五日。燥症本属阴邪，误用大苦大寒，致伤胃阳，昼夜无眠，与胃不和则卧不安列之半夏汤。姜半夏二两，秫米二合，急流水八杯，煮取三杯，三次服。二帖。廿七日。燥证误服凉药，胃阳受伤，以致不食不饥，不便不寐，峻用半夏汤和胃，稍有转机，仍以和胃为要。云苓（半块半皮）五钱，姜半夏一两，秫米一合，广皮三钱，小枳实二钱，姜汁每杯冲三茶匙，煮三杯，分三次服。二帖。廿九日。胃不和，两用半夏汤和胃，已得眠食，腹中疝瘕未消，微痛，脉弦，夜间身微热，七日不大便，小便短赤，与辛通苦降淡渗法……（《吴鞠通医案》）

编者按： 上述不寐由于误治，致伤胃阳，"胃不和则卧不安"。吴鞠通以《灵枢·邪客》篇半夏汤（亦称半夏秫米汤）治之而获效。此不外"治病必求于本"之大法。

（2）韩某，女，45岁，工人。因其丈夫检查出重病，以致烦躁不安，彻夜不能入寐1月余。来诊时，自述服西药镇静安眠药、中药汤剂等都无明显效果，仍不能入寐。神志恍惚、心悸、心烦，食欲不振，舌质淡红、苔滑腻微黄，脉弦滑。综观舌、脉、症，属气郁痰结，胃气不和所致。拟炙法半夏40g，百合15g，合欢花15g，茯苓15g，石菖蒲12g，3剂，水煎服。服后夜能入睡4~5小时，又原方续服2剂，睡眠正常，他症悉除。随访2个月，未复发。

原按： 笔者重用半夏治疗失眠30例，都取得了较显著的效果，并疗效巩固。半夏有毒，用之当慎重，一般治疗失眠多用30~60g方效。法半夏先用净蜂蜜炙后加入他药同煎30分钟，取汁300ml，徐徐咽下，其疗效卓著。治疗失眠，不用大量半夏不易取效。笔者有很多病例都是先用常用量不理想，再加大法半夏用量而获显效的。所以只要认症准确，亦可径用大量，略加炮制，不会有不良反应，而且能缩短疗程。现代药理研究证实，法半夏对中枢神经有良好的镇静和安眠作用。法半夏用蜜炙后，可去其毒性，保留其功效。本例用法半夏解郁和胃化痰，配百合性甘微寒，以安神定志，协调脏腑，使阴阳相交合，佐以合欢花、茯苓、石菖蒲舒郁健脾、化痰安神，使阴阳相交，神安得寐。（马明和《中医杂志》2001；2：73）

编者按： 本案以半夏治失眠取得良效，其要点有二：一是必须辨证。平脉（滑）望舌（苔滑腻）以辨病性（痰结）。二是重用半夏。大量用之，难免有中毒之忧，蜜炙可去其毒。

2. 呕恶、痞等症 笔者根据古人的用药比例，结合个人的诊疗实践，将清半夏的用量分为三类，用于临床，效果尚称满意，兹简介如下。

对于脾不化湿，酿痰停饮，胃逆呕恶诸症，一般可用9~15g，如二陈汤、旋覆代赭汤、小陷胸汤等方。小半夏汤、半夏厚朴汤等一般也可用15g，但其用量应与生姜互参，基本持平，不能明显高于生姜用量。因和胃化饮止呕是姜、夏相互为用，并非生姜佐半夏。旋覆代赭汤、厚朴生姜半夏甘草人参汤的姜、夏比例也应如此掌握。

对于心下痞结较甚，呕吐较顽固，逆气冲咽或不寐证，则应投以大量，30~60g，甚至达120g（久煎）。吴瑭就有"一两降逆，二两安眠"的论述。治疗上述重症，不用大量不易显效。笔者有很多病例都是先用常量不效或不理想，原方加大清半夏用量而获显效的。所以只要认证准确，亦可径用大量，不会有不良反应，而且能缩短疗程。笔者曾以温胆加秫米汤治疗家母三昼夜目不瞑，不思食，无所苦证；以半夏泻心汤治疗左某心下痞满、气闷为之俯仰证；以生姜泻心汤治疗王某家属痞满、肠鸣、泄利证（查为菌痢），都是径投清半夏60g，其他药为一般量，一剂即获显效。当然，如果把握不大可先少用，不效再加量，也是可行的，而且较为稳妥。

对于阴虚气逆、脾虚生湿、胃气呆滞诸证，应以半夏为佐、为使，宜投小量6~9g。如麦门冬汤、六君子汤等。尤其是肺胃阴虚者，其用量当宁小勿大。

笔者上述所言用量，临床还当因人、因地、因时具体掌握。（牛元起《中医杂志》1986；10：67）

编者按：《神农本草经》说半夏能"下气"，《名医别录》云能疗"呕逆"，仲景据此使用本品降胃气而疗呕哕之证，但临床运用时应据呕吐之寒热虚实的不同病机，灵活运用。现代药理研究证明半夏为有效镇呕之药，无论是妊娠呕吐，还是胃炎呕吐，都有良好的治疗效果。

牛元起将半夏"用量分为三类"之运用经验，诚为可贵，读者应学习之，应用之。

3. **无名肿块**　吴某，男，62岁。自诉左上齿龈部有一肿物已5年，逐渐长大，曾服药打针无显效。因惧手术而求治于余。察其左上龈肿物形圆球状，约2cm×1.5cm大小，触之不动，不痛，边缘无红肿，病人平素大便秘结难通。因思其怪病日久，诸药不效，总系痰瘀之类，遂用生半夏、生地黄各50g，煎2小时后，分3次当日服下。次日大便通畅，3剂后肿物消失，齿龈部正常。随访近2年，未再复发。（赵强《中医杂志》2001；2：72）

编者按：读罢上述赵氏所治之案例，令人兴奋！如此疑难杂症，重用生半夏有上述专功特效，彰显了中医药"专方治专病"之优异疗效。

（二）妇科、儿科病

1. **吹奶肿痛**　半夏一个，煨研酒服，立愈。（《本草纲目》第十七卷"半夏"附方）

编者按：《医学启源》谓半夏"消肿散结"，故对吹奶肿痛有一定疗效。

2. **产后癃闭（产后尿潴留）**　将生半夏15g左右及大蒜2瓣，加水少许，共捣烂为糊状，敷于脐中及关元穴，上面覆盖胶布，用热水袋热敷其上方，觉热气入腹，即有便意。如有灼痛，可先将热水袋去掉。一般1~2小时即可见效，小便自解之后，可继续保留1小时左右，以巩固疗效。如治韩某，女，25岁。于1997年2月15日入院，足月自然分娩，系第1胎。因产程过长，产后小便一直不畅，每次不能排空，3天后，开始完全不能自解，妇产科经治疗无效，遂邀笔者会诊。诊见：病人痛苦面容，腹胀如鼓，大汗淋漓，舌质淡苔白，脉弦滑无力。证属寒凝气滞，膀胱气化失司。遂用上法治疗，2 小时后病人即顺利排尿，治疗 1 次而愈。

　　原按：产后尿潴留，属中医之"产后癃闭"范畴。脐中、关元，即是奇经八脉之一任脉上的重要穴位，脐中既与十二经脉相连，又与十二脏腑相通，选用气味俱厚之生半夏，辅以大蒜加强开窍透骨之性，贴敷脐中，既可畅三焦之气机，又可直达病所之膀胱，故小便通利。（袁泉《中医杂志》2001；2：75）

　　编者按：上述经验，简便而安全，体现了中药疗法与穴位疗法相得益彰之功效，很值得效法。

　　3. 癫痫　林某，男，6 岁。1990 年 5 月就诊，患儿 2 年前吃午饭时突然神志昏迷，四肢抽搐，口吐白沫，约 10 分钟后清醒。相隔半年又出现上述症状发作，此后每隔 6~7 天发作 1 次，经某医院神经内科确诊为"癫痫大发作"。间断服用苯妥英钠，未能控制。改用半夏粉胶囊。制法：秋天采挖鲜半夏若干，浸入冷水中半个月，每日换水 1 次，去除上浮之泡沫，然后置砂锅内煮沸，立即取出以冷水冲洗淘净，连续煮沸 3 次，晒干研末后装入胶囊，每粒胶囊含半夏粉 1g。服法：视病情及年龄，每日 2~3 次，每次 1~2 粒，连服 1~2 年。本案患儿每日 2 次，每次 2 粒，发作次数逐渐减少，症状轻微，举家甚喜！连续服用 2 年后痊愈。病人 7 岁上学，随访 6 年，病未再发作，且智力发育正常，无其他不良反应。

　　近几年，笔者按上法共治病 12 例，年龄 2~16 岁，痊愈 5 例（随访 2 年以上未再发作）；显效 5 例（发作次数减少，症状明显减轻）；无效 2 例（发作次数及症状均无明显改变）。（王玉平《中医杂志》2001；2：73）

　　编者按：癫痫是自古至今临床常见的难治性杂病。当今西医治之，只能长期服药以控制发作。上述"半夏粉胶囊"之炮制讲究，必须依法制之才可用生半夏。其治之经验，方法新奇，疗效可喜！值得效法。上述炮制法与张锡纯之生半夏制法类似，引录如下：愚因药房半夏制皆失宜，每于仲春季秋之时，用生半夏数斤，浸以热汤中，日换一次，至旬日，将半夏剖为两瓣，再入锅中，多添凉水煮一沸，速连汤取出，盛盆中，候水凉，净晒干备用。每用一两，煎汤两茶盅，调入净蜂蜜二两，徐徐咽之，无论呕吐如何之剧，未有不止者。盖古人用半夏，原汤泡七次即用，初未有用白矾制之者也（《医学衷中参西录》）。

（三）外科病

　　1. 癣　刘某某，男，25 岁。项后耳边，患癣疮二处，经久不愈。初起很痒，抓时落白屑，四天后，患部蔓延如钱大，起红圈。曾内服及外敷方法，时瘥时愈，已有三年，缠绵不愈，后耳侧又发一处，用鲜土大黄根擦搽，亦无效。经用鲜生半夏加醋三四滴，置碗底内磨取汁，擦搽患部，一日三次，七天痊愈。（曹慎成《浙江中医杂志》1960；4：189）

编者按：上述治癣验方之良效，值得研究。

亦有报道，以生半夏15g，斑蝥5g，将两种药浸泡200ml白酒中，1周后用酒涂擦患处治疗头癣，每日2~3次。5天鳞屑团块变薄，范围缩小，2周后头癣全部脱落，头发更新复原。

笔者上大学之前，就对中医感兴趣。家母有颈癣多年，我跟一个乡村医生讨教了外用方，其中有斑蝥，用后患处起疱流水，此后，确然明显好转。斑蝥有大毒，用之宜谨慎为好。

2. 结核性瘘管　生半夏外用治疗结核性瘘管有良效。余在30年的医疗生涯中所见此病不鲜，均采用生半夏外治法，方法简便，疗效满意，药简价廉。①治疗方法：生半夏10g研细末，加面粉适量，用冷开水调制成索状药捻，用时将疮面用生理盐水或冷茶清洗干净，然后将药捻缓缓插入瘘管至深部，外用纱布固定，隔日换药一次至脓液净、疮面愈合为止。②注意事项：保持瘘管通畅，药捻不可做得太粗，塞得不能太紧；药捻一定要插到瘘管根部；如遇脓腔太大，可用药粉加凡士林纱条塞入腔内，隔日换药一次；配合抗痨药物治疗原发病灶，以杜再发。③治例：颈部结核性瘘管。病人王某某，女性，36岁，已婚，怀宁小市人。1989年1月发现右侧颈部一瘰核，经外科手术切除，同年五月左侧颈部又生一蚕豆大小瘰核，经某医院检查确诊为颈淋巴结核。注射链霉素，内服异烟肼、利福平，仍未消散。九月份瘰核破溃，流出脓液，经当地医院换药月余，疮面脓液如故，遂来我科要求中医治疗。症见：左侧颈部一疮面约1.0cm×0.8cm大小，有脓液浸润，稍按即流出大量清稀脓液，边缘整齐微红，经用上法治疗二十余天，脓液净，疮面愈合。随访至今未发。

原按：余用生半夏研末外治结核性瘘管，是取其以毒攻毒、化痰祛脓之功，冀达到祛腐生新之效。此法疗效可靠，屡治屡验。（程逸君《安徽中医临床杂志》1985；2：46）

3. 外伤面部红肿、瘀斑、瘢痕疙瘩

（1）红肿　颜面部外伤是常见的外伤之一，最易引起红肿青紫，不但疼痛，而且影响美观。常用活血化瘀药物治疗，红肿青紫消退时间长。笔者应用祖传验方，将生半夏研细，冷开水调敷，治疗跌打损伤引起面部红肿青紫，尤其眼眶周围青紫疗效显著，平均3~4天可愈。比一般治疗时间缩短2/3，深受广大病人欢迎。治疗方法：生半夏研细末，冷开水调成糊状涂于患处（已破创面勿敷）。半夏糊干后时时用棉棒蘸冷开水湿润之，每日3~4次，夜间敷药不必洗净，一般3~4天可愈。

原按：半夏辛温行散，外敷可消痈疽肿痛，单用生半夏治疗外伤红肿青紫疗效显著，且敷后即感清凉舒适。眼眶周围易因碰撞引起青紫，消退缓慢，用生半

夏粉外敷既经济又简便。笔者治疗几十例未发现不良反应，临床收到良好的效果。（金裕德《中医杂志》1996；7：399）

（2）瘀斑　李某某，女，42 岁。1995 年 9 月 8 日初诊。右膝部因跌伤瘀肿 4 天，经热敷及口服活血药肿渐消而瘀不破，色暗，直径约 3.5cm，走路及触压尚痛。用生半夏末，醋调糊，涂敷患处，每日 1 次。用 1 日则瘀消近半，共 3 次则瘀肿已尽。（杨文山《中医杂志》2001；2：75）

（3）瘢痕疙瘩　苏某某，女，18 岁。1995 年 7 月 16 日初诊。病人左额因伤留一瘢痕疙瘩，约莲子大。用激素局封未效。予取生半夏末、三七末各等份，调匀密贮，每取适量，醋调敷患处，每日 1~2 次。1 月而见消，连用近 3 月后瘢去肤如常矣。（杨文山《中医杂志》2001；2：75）

编者按： 以上三则验案，充分体现了生半夏祛瘀之功。瘢痕疙瘩，是皮肤伤口愈合或不明原因所致皮肤损伤愈合后所形成的过度生长的异常瘢痕组织，中医称为蟹足肿或巨痕症，目前西医治疗方法虽多，但有的疗效不太令人满意。上述经验简便易行，临床可以一试。

4. 皮下结节　一女士，42 岁，干部。周身出现皮下结节，逐渐增多至 80 余枚，已达年余，不痛不痒，推之能移，经某医院确诊为结节病。平昔经汛尚调，常觉胁痛脘痞，苔薄，脉细缓。恙由气结痰凝所致，治予活血散瘀、软坚消核。处方：生半夏 7g，白芥子 10g，制海藻、制昆布、夏枯草、茺蔚子、紫背天葵、炙僵蚕各 12g，生牡蛎 30g（生煎），川芎 5g，红枣 5 枚。连进 5 剂，未见动静。将上方生半夏改为 10g，又进 10 剂，痰核逐步减少。服至 30 余剂，痰核基本消失，转予益气养阴、软坚消核之品善后。

原按： 痰之为病，变幻甚多，倘留着于皮里膜外，则结为痰核，其状如瘤如果，皮色不变，多无疼痛感，或微觉酸麻。半夏长于化痰破坚、消肿散结，故为治疗痰核之要药。朱老经验，凡痰核症之顽缠者，恒非生半夏不为功。盖生者性味浑全，药效始宏。至于生用之毒性问题，先生认为，生者固然有毒，但一经煎煮，则生者已熟，毒性大减，何害之有！多年来，朱老治疗痰核，以生半夏为主药，因证制方，奏效迅捷。如软坚消核选加海藻、昆布、生牡蛎、夏枯草等；化痰通络选加白芥子、大贝母、僵蚕等；活血消肿选加当归、丹参、紫背天葵等；补益气阴选加太子参、川百合、十大功劳叶等。（《朱良春医集》第 327 页，何绍奇整理）

编者按： 上述朱良春先生以生半夏为主药治"皮下结节"，全在于半夏生用之功。其经过炮制，毒性大减了，药效也同样大减，张锡纯先生深知此理，特述生半夏合理炮制之法，详见《医学衷中参西录》相关内容。

5. 鸡眼　半夏研末敷于患部。用药前洗净患处，消毒后用手术刀削去鸡眼的角化组织，呈一凹面，然后放入半夏末，外帖胶布。经 5~7 天后，鸡眼坏死脱落，生出新生肉芽组织，再过数日即可痊愈。治疗 30 余例未见复发。（《中级医刊》1965；7：455）

编者按：生出新生肉芽组织后，可仍单用纱布保护。

（四）五官科病

1. 面上黑气　半夏焙研末，米醋调敷，不可见风。不计遍数，从早至晚如此三日。皂角汤洗之，面莹如玉也。（《串雅内编》）

编者按：《本草纲目》有此记载。面上黑气包括面垢、黑斑等症。半夏含有挥发油、生物碱以及亚麻油酸，外用有轻微刺激作用。为面，醋调，可除面部污斑、小疮、赤疹，使肌肤光泽。

2. 牙痛　生半夏 50g，捣碎，置于 90% 乙醇 150g 中，浸泡 1 日后即可使用。用时以棉球蘸药液塞入龋齿洞中，或涂擦痛牙周围。治疗 100 余例，95% 以上病人均有效果。（《江苏省中草药新医疗法展览资料选编》1970：118）

编者按：上述疗法，类似"麻药"之功效，有待对此观察，以比较优劣。

3. 眉棱角痛　李某，女，50 岁，左侧眉棱角处胀痛月余，诸治不除。病人恶心欲吐、左侧眉棱角处胀重疼痛。时有轻重，然其位固定不移。舌淡红、苔薄白而滑，脉沉弦。用清半夏 18g，生姜 10g，沉香 5g。水煎服，每日 1 剂。服 1 剂其痛稍减，服 3 剂后病痛如失。又用 3 剂巩固疗效。后未复发。（李清义《中医杂志》2001；3：137）

编者按：李时珍《本草纲目》有半夏"治眉棱骨痛（震亨）"的记载。陈修园《时方妙用》有"眉棱角痛，半夏六钱、生姜三片，水煎调沉香末五分服"之言。可知上述案例之方法为传承了古人的经验。

4. 急慢性化脓性中耳炎　生半夏研末溶于米酒或 50% 乙醇中（1 份半夏，3 份乙醇），浸泡 24 小时以上，取上层澄清液滴耳。用时先用双氧水洗涤外耳道，然后滴入药液数滴，每天 1~2 次。据 10 例观察，对急性中耳炎效果较好，一般 1~2 天见效，1 周内可治愈。（《广州新医药通讯》1971；4~5：21）

编者按：无独有偶，有报道亦用生半夏研细末与鸡蛋清调为糊状，外敷患处治疗流行性腮腺炎，每日 2 次，2 天即可见效，6 天左右治愈。

5. 重舌木舌、肿大舌、急性咽喉病

（1）重舌木舌，肿大满口　半夏煎醋，含漱之。（《本草纲目》）

编者按：笔者 2020 年接诊一妇女，主因舌肿大满口而就诊，汤剂治无疗效。惜未得此验方！

（2）近两年，我们应用苦酒汤改良剂型治疗急性咽喉病 53 例，取得了良好疗效，现简介如下。①苦酒汤制备：取半夏24g，加水400ml，煎30分钟去渣，将药液浓缩至100ml，加入陈醋100ml，混匀，装瓶备用。每瓶100ml，可在室温下保存1周。②用法：取药液100ml，加开水80ml，再加入蛋清2~3个，调匀得药汁200ml，含一口缓缓咽下，不拘时，频频含咽，一日尽剂，一般一剂见效，3剂痊愈。③注意事项：药液温度不宜过高，微温即可，以免蛋清凝固，影响疗效；现用现配制，以免变质；含服一口缓缓咽下，以便药物直达病所，药效持久，疗效较好。

原按： 苦酒汤出自《伤寒论·少阴病》篇。本人临床上常用来治疗急性咽喉病，如咽部生疮、糜烂、声嘶、失音等证属痰火互结者，以及异物刺伤咽喉、食管，日久不愈，伤处糜烂肿痛化脓者，效如桴鼓，一剂见效，3剂痊愈，疗效极佳。（王淑珍《河南中医》1998；5：319）

编者按： 中医学的发展有一条规律，即后人传承前人的经验。当然，有所改良则更好，以上即为例子。

结　语

半夏性味辛，温，有毒。归脾、胃、肺经。具有燥湿化痰、降逆止呕、宽中消痞、下气散结之功效。因其有温燥之性，能燥湿祛痰而止咳，故被推为治湿痰之要药，用于脾湿不化，痰涎壅滞所致之痰多、咳嗽、气逆等症。其既能燥湿化痰，又能降逆和胃，尤长于治寒饮呕吐，各种原因所致胃气上逆之呕吐，如胃热呕吐、胃虚呕吐、妊娠呕吐、眩晕呕吐等，皆可于辨证处方中用之，重用生半夏可治疗失眠、顽固呕吐等。其有辛散消痞，化痰散结之功，故可用于胸脘痞闷、梅核气及瘿瘤、痰核、痈疽肿毒等。炮制之生半夏治小儿癫痫值得重视。外用可治痈疽发背、乳疮、产后尿潴留及面部青紫肿痛、外伤出血、癣、瘀斑、瘢痕疙瘩、鸡眼等。当今药房经过度炮制之制半夏疗效不理想，而生半夏经自行如法炮制后治疗多种病症之专功特效，很值得研究并应用。

现代药理研究证实半夏具有镇咳、镇吐、镇静等作用。

皂　荚

皂荚，辛咸而温，辛散走窜，咸可软坚，善化顽痰，导滞除肠胃垢腻，并通关开窍。若"稠痰黏肺，不能清涤，非此不可"（徐大椿）。

（一）内服

1. 便秘　攒宫有一老人患风秘，八九日不通。有木匠授以此方，只一服见效。

用不蛀皂角，当中取一寸许，去黑皮，以沸汤半盏泡，上用盏盖定，候温服之，先备少粥，通后即食。（《是斋百一选方》）

编者按：皂荚异名长皂角、大皂角。现代药理研究证实，皂荚对局部黏膜的刺激作用可使分泌物增加，故可起到润肠通便的作用。

2. **癃闭** 一人小便不通，服诸药不效。予曰：膀胱者，州都之官，津液藏焉，气化则能出矣。今秘而不通者，气之滞也。用大皂角炒焦研末，蜜丸，桐子大，白汤送下，七丸即愈。（《医学传心录》）

编者按：癃闭的主要临床表现是小便点滴而下，或点滴全无。亦属临床急症之一。其治疗应根据"腑以通为用"的原则，着重于通，但通之之法，又当依病因的不同而分别施治之。皂角辛开温通，具有良好的通窍开闭、利小便作用，适宜于气机壅滞、三焦气化不利的癃闭之证。

3. **咳喘** 梁某，男，48岁。自述咳喘20余年，伴气短胸闷，咳痰胶黏难出3年，近1年来用常规祛痰平喘药无明显疗效。西医诊断为：慢性支气管炎，合并肺气肿、支气管扩张。予酥炙皂荚粉每次1g，每日2~3次口服。当晚即咳嗽加重，吐痰增多，先为块状胶黏痰，后逐步变为稀痰，吐痰最多时半日盈碗。渐感胸中豁亮、清爽。复用常规祛痰平喘药而显效。（刘文汉治验）

编者按：皂荚"酥炙"法详见《伤寒杂病论研究大成》皂荚丸。皂荚主要成分为皂苷，而皂苷能使痰液结构松弛、间隙增大、水分易渗透，而使痰液变稀以起化痰作用，并能间接地促进呼吸道黏液的分泌而产生祛痰作用。因此，痰液成为主要病理因素时，皂荚是最理想的选择。

4. **眩晕、咳嗽、中风** 书载皂荚有祛痰除浊、通窍解毒之功，但世人少而用之。其虽有小毒，然余临床数十年，常用皂荚10g加入复方中治疗痰浊中阻眩晕、痰浊阻肺咳嗽、阴闭痰壅中风等各类证候。用皂荚加入复方中来祛痰辟秽化浊，其效绝非一般，见效神速，疗程缩短，与未用情况下相比，疗效截然不同。临床见有痰湿困脾、痰涎壅盛之各类证候，多可用之，临床曾连服3个月而未见有偾事现象，也是业师临床经验所授，供同道验证。（沈妙福《北京中医》1997；2：39）

编者按：皂荚所治上述病证虽不相同，但其病机均属痰浊闭阻所致，故据其病机，于复方中加入皂荚，取其祛痰除浊之功而获良效。

5. **疳积、虫证、泄泻** 皂荚，味辛咸，性温，有毒。入肺与大肠经。为强烈的祛痰药，并有开窍搜风的功用。外用主治中风，不省人事，口噤不开。内服主治痰多，阻塞气道，咳嗽多痰，痰白黏难出者，以及腹中痰积结聚成块而生癥癖者。笔者在临床上采用皂荚散治疗几种小儿常见疾病效果显著。皂荚散又名肖氏黑末药，系当地流传的治疗小儿疳证的秘方，由单味皂荚炮制而成。制作方法：取干燥、皮厚、质硬光滑、深褐色、无虫蛀之皂荚，刷净泥灰，切断，放入铁锅内，先武火，后文火煅存性，剥开荚口，以内无生心为度。煅后放在干净地上，除其火毒，防止炭化，碾细为末，过80目筛，瓶装备用。用量：1~2岁每日1g，3岁及3岁以上每日2g。用糖拌匀吞服。现分别介绍如下：

（1）疳积　皂荚味辛能行，善消乳积谷食所致之疳积，既能升发胃气，又能通肺及大肠气，辅以食糖，甘以补中，使之健脾益气，二者合用醒脾开胃，升清降浊，缓中健运。如患儿吴某某，女，5岁。因纳呆厌食5月，身体日渐消瘦，经多方治疗，终未见好转。症见：面黄肌瘦，毛发稀疏，精神萎靡，困倦喜卧，纳呆厌食，脘腹胀满，手足心热，烦躁不宁，大便干结，小便黄浊，舌质淡红、苔白腻，脉滑细。诊为小儿疳证，予以皂荚散，2剂后临床症状明显减轻，6剂后食欲正常，继以燕窝肥儿糖浆善其后。

编者按：《名医别录》曰皂荚治"腹胀满，消谷……"，具有祛痰通窍等功用，有小毒，用之宜慎。上述炮制有巧思，可效法之。

（2）虫证　曾治张某某，男，4岁。症见：面色萎黄，形体消瘦，脐腹疼痛，时发时止，烦躁不安，时常啼哭，鼻孔作痒，睡中（齿介）齿，口流清涎，大便不调，唇内有小白点如粟粒状。诊为虫证，遂予皂荚散，药进2剂，疼痛明显减轻，4剂后下蛔虫三条而愈。一月后随访，患儿唇内小白斑点已消失。

（3）泄泻　皂荚炮制后，改变了原有药物性能，对小儿急、慢性泄泻，有一定的收敛止泻作用。曾治刘某某，女，3岁。患儿因食不洁之物而致泄泻半月，证见大便如水样，内杂不消化食物，每于食后作泻，腹胀不舒，不思饮食，神疲倦怠，舌淡、苔白，脉缓而弱。诊为脾虚泄泻，投以皂荚散，服3剂而病愈。据现代药理研究，皂荚对某些革兰阴性肠内致病菌有抑制作用，皂荚炮制后，又含活性炭，能增强其收敛吸附作用。

原按：皂荚散制方之义，在于醒脾开胃，升清降浊，缓中健运，消积滞，积去则清灵之脏气得以康复。通过二十余年的临床验证，本方无损胃气之虞，亦未见一例中毒及不良反应，且患儿易于接受。（汪贻魁《中医杂志》1992；4：59）

（二）外用

1. 口歪　卒中风口歪大皂荚一两（去皮、子，研末下筛），以三年大醋和，左歪涂右，右歪涂左，干更涂之。（《备急千金要方》）

2. 肺风粉刺　粉滓面（黑干）。皂角子、杏仁等份，研匀，夜以津和，涂之。（《本草纲目》第三十五卷"皂荚"引《圣惠方》）

编者按：皂角子性味辛温。《备急千金要方》中记载以皂角子取仁作末敷之，可治一切疗肿，有祛风消肿作用。杏仁苦温，有毒。《本草纲目》称其"杀虫，治诸疮疥，消肿，去头面诸风气鼾疱"。据现代研究，杏仁油中含有氢氰酸，外涂于皮肤上，可产生局部麻醉作用，因而有止痒、止痛作用，杏仁油还有驱虫、杀菌作用。

3. 便毒痈疽 皂角（用尺以上者）一条，法醋煮烂，研成膏，敷之。（《仁斋直指方》）

4. 耵聍栓塞 取皂荚50g，掰成3cm长的小段，加水4000ml，文火煎取2000ml，过滤，加防腐剂。用于滴耳，每次2~3滴。治疗500余例，快者可使耵聍在2~3小时内软化，当天能够冲洗；最慢者3~4天亦可软化溶解。（《中药大辞典》）

编者按：现代药理研究证实皂荚有局部黏膜的刺激作用，使分泌物增加，故而利于耵聍之软化和排除。

5. 面神经麻痹、头痛、呃逆、心悸

（1）面神经麻痹 本人多年来取皂荚散吹鼻孔治疗面神经麻痹每应手取效。处方：取大皂荚若干（文火炙干），研极细末（装瓶密封备用），临用时苇茎筒装药少许吹鼻孔内。向右歪吹左鼻孔，向左歪吹右鼻孔，早晚1次，10天内有效。此方为祖传秘方，从1970年起，治疗百余人无不应手。例如：朱某某，女，20岁，农民。因夏天炎热睡在窗口下，次日早上嘴歪向左方，右眼不能合，流泪，嘴角流口水，吃饭不便。经数医治疗10余日无效（用药不详）。愚用皂角散吹鼻孔，1日2次，7日痊愈。（娄启明《中医杂志》1995；6：326）

编者按：皂荚具有祛风除痰、通窍开闭之功，故对于风痰阻闭经络所致面神经麻痹者，采取外用或搐鼻取嚏之法，均可获良效。

（2）头痛 笔者近年多用皂荚治疗血管神经性头痛，中医辨证属风痰上扰者，确实效佳。在收治的病例中，风痰头痛较多见，而且多是经久不愈者，西医均诊为血管神经性头痛。每因劳累、紧张、恼怒而诱发，其特点是头痛昏蒙，多伴有恶心呕吐，食欲不振，喜叹息，畏寒肢冷，舌紫暗边有瘀点、舌苔白或腻浊，脉沉弦。共治13例。①治疗方法：取皂荚3g（去皮、籽），切碎，蜜水拌，用文火微炒黄，研为细末，每用0.1~0.2g，吹入鼻腔或和水点鼻腔内，每隔4小时吹或点鼻1次。一般左侧头痛者点右鼻腔，右侧头痛者点左鼻腔，双侧痛者点双侧鼻腔。内服药：皂荚3g，僵蚕3g，川芎3g。水煎服，日1剂，分2次温服（常规煎药法）。12天为一疗程。②结果：治愈9例，有效2例，无效2例。轻者一般用药后十几分钟后痛止，重者几十分钟痛减。鼻腔吹药或点药后主要反应为打喷嚏、流鼻涕，停药后自然消失。治愈病人随访1年无复发。（韩雪梅《中医杂志》1995；7：391）

编者按：早在《本草纲目》即记载："卒病头痛，皂角末吹鼻取嚏。"皂荚性味辛温，微毒。功善祛风痰。《本经逢原》曰："用治风痰，牙皂最胜。"现代药理研究也证实了皂荚的祛痰作用。

（3）呃逆（膈肌痉挛）《余居士选奇方》有"长皂荚一挺（去皮、弦、籽）

切碎，蜜水拌微炒，研为极细末。每用一二厘吹入鼻中，取嚏"的记载。呃逆是不自主的膈肌痉挛，引起呼吸肌收缩，在收缩终了时，声带突然关闭而发出声音，并可以看到膈肌的活动，皂荚的止呃作用主要是皂苷对鼻黏膜的强烈刺激，通过神经反射引起喷嚏连连，膈肌痉挛的恶性循环被打破，遂使呃逆顿止。如治张某某，呃逆频作，先后用西药胃复安、吗丁啉、利他林等，服用和胃降逆止呃的中药以及针灸、耳压、推拿等治疗均未效，遂改用皂荚治疗。方法：取生大皂角1个，除去褐色硬皮，捣碎研细过筛。手指拈鼻吸皂荚粉末，以嚏作为度。病人手指拈鼻吸药粉不到3分钟，喷嚏连作，呃逆顿止。3天后复发，再嗅再止，后用中药配合调理收功。

原按： 呃逆的原因可分为局部性及全身性两种。本法适用于食道及胃部病变所致者及神经性呃逆。中枢性疾病以及有出血倾向的消化系统疾病所致者不宜应用。本法对顽固性呃逆有立竿见影之效，再发再用仍有效，但毕竟是治标的权宜之计，对有器质性病变者仍应寻找病因。皂荚粉末对鼻黏膜刺激极强，手指拈鼻吸即可取嚏，不必"吹入鼻中"。（仝小林《中医杂志》1995；7：389）

（4）心悸（阵发性心动过速）昏厥　单味皂角，生研细粉，约0.3g，吹少许入鼻中，搐鼻取嚏。治疗多例窦性心动过速和室上性心动过速而见痰浊壅闭证者，即刻病情缓解……皂荚、南星等量研粉备用。用于中暑或中风卒然昏厥，不省人事，或癫痫抽搐。取少量喷鼻取嚏，取效甚捷。（吕桂兰《中国中医药报》1999年3月31日）

编者按： 皂角用法可参考上述仝氏法。

6. **骨质增生症**　以皂荚外敷治疗不同类型的骨质增生症188例。发病部位：颈椎部38例，腰椎部108例，膝关节22例，跟骨20例。①治疗方法：将皂荚浸于烧酒中备用，用时将皂荚剪碎捣烂如泥，与面粉调匀，然后贴在纱布上敷患处，根据骨质增生部位的范围大小决定用皂荚多少，如腰椎退行性改变为3~5椎者用皂荚5~7粒，以此类推。用药3天更换1次，一般用药2次后局部肿痛可基本解除，可继续贴敷1次以巩固疗效。②结果：188例中，123例痊愈，53例显效，12例好转。

原按： 用皂荚取其辛能发散，味咸软坚，故收疏经通络、活血止痛之功。故对骨质增生症能起到较好的治疗作用。（陆万仁《浙江中医杂志》1995；5：229）

7. **足癣、带状疱疹、湿疹性皮炎、丹毒、痱子**　用鲜皂荚外用可治疗多种皮肤病。

（1）足癣　取鲜皂荚150g，切碎，用1200ml温开水浸泡24小时。每日将患足浸洗5~6次，每次15~20分钟，一般3~5天即可痊愈，若内热重，大便干燥者，可配合生大黄10g，泡水内服。

（2）带状疱疹　取鲜皂荚100g，切碎，温开水300ml浸泡12小时，用消毒棉球蘸涂患处，每日5~6次，直至痊愈为止。

（3）湿疹性皮炎　取鲜皂荚100g，切碎捣烂，用温开水100ml，醋20ml调匀，密闭3小时，即可用消毒棉球涂敷患处，1日3~4次，直至痊愈。

（4）丹毒　取鲜皂荚100g，煎水200ml，加入冰片3g。用消毒棉球蘸此药液涂患处，日数次。

（5）痱子　取鲜皂荚100g，煎水，涂擦患部，日数次。然后再用滑石粉扑患处。此外，皂荚外用还可治疗漆疮、稻田性皮炎、酒渣鼻、毒虫伤等。（杨德明《新中医》1995；1：44）

编者按：《马敬思自得录方》记载："治风癣疥癞或皮肤麻木，死肌，风痹顽皮等证：大皂荚二十条（去皮、子、弦）。切碎，水十五碗，熬成稠膏。每日用少许搽患处，再以十茶匙枸杞子汤调服。"以上所述可知皂荚治皮肤病用途广泛。

结　语

皂荚性味辛、咸、温，有小毒。归肺、大肠经。具有祛顽痰、通闭开窍、祛风杀虫、散结消肿之功。因其具有较强的祛痰作用，故常用于顽痰阻塞、胸闷咳喘、咯痰不爽之痰喘病证，如慢性气管炎、肺气肿、支气管扩张以及由痰浊阻闭所引起的眩晕、中风等。该药还可治呃逆、小儿疳积、泄泻、增生性骨关节病、面神经麻痹等。

因其气味辛辣，入鼻则嚏，入喉则呕，具有通闭开窍之功，故可用于卒然昏迷，口噤不开，癫痫痰盛，关窍阻闭等病证，如中风、鼻衄、便秘、癃闭及耳耵聍、食管异物、鼻腔异物等。

又因其具有散结消肿、祛风杀虫之功，故可用于皮肤科多种疾病，如足癣、带状疱疹、湿疹性皮炎、痱子、漆疮、稻田性皮炎、肺风粉刺、酒渣鼻及小儿虫证等。

现代药理研究证实，本品能改变细胞表面的通透性，能刺激胃黏膜而反射性地促进呼吸道黏液的分泌而产生祛痰作用。其对某些革兰阴性肠内致病菌有抑制作用，对某些皮肤真菌也有抑制作用。

本品药力峻猛，刺激性极大，用时要焙焦存性，煎服用量一般为1.5~5g；研末冲服每次为0.6~1.5g，用量过大可引起呕吐及腹泻。若鼻孔吹入取嚏则用0.1~0.3g。凡气虚阴亏及有咯血倾向者均不宜服用本品。

瓜蒌实

瓜蒌实，甘寒，润肺，化痰，散结，滑肠。主治痰热咳嗽，痰浊阻结之胸痹、结胸、燥结便秘以及痈肿初起等病。后世或分为瓜蒌皮与瓜蒌籽而区别用之，皮之与籽功用大同小异，其籽体润性滑，润肺滑肠之功更专。其根曰栝楼根（天花粉），于第二章清热药已述及。

1. 痢疾 胡大卿一仆患痢五日，遇杭州一道人，教用大熟瓜蒌，煅存性，出火毒，为末，作一服，温酒服之，遂愈。（《本事方》）

编者按：现代药理研究证实瓜蒌对大肠杆菌、宋氏痢疾杆菌等均有抑制作用，故可用于痢疾的治疗。

2. 温病结胸 邻村高某某子，年十三岁，于数日之间，痰涎郁于胸中，烦闷异常，剧时气不上达，呼吸即停，目翻身挺，有危在顷刻之状。连次用药，分毫无效，敢乞往为诊视，施以良方。时愚有急务未办，欲迟数点钟再去，彼谓此病已至极点，若稍迟延恐无及矣。于是遂与急往诊视，其脉关前浮滑，舌苔色白，肌肤有热，知其为温病结胸，俾用瓜蒌仁四两，炒熟（新炒者其气香而能通）、捣碎，煎汤两茶盅，分两次温饮下，其病顿愈。隔数日，其邻高姓童子，亦得斯证，俾用新炒蒌仁三两，苏子五钱，煎服，亦一剂而愈。盖伤寒下早成结胸，温病未经下亦可成结胸，有谓瓜蒌力弱，故小陷胸汤中必须伍以黄连、半夏始能建功者，不知栝蒌力虽稍弱，重用之则转弱为强，是以重用至四两，即能随手奏效，挽回人命于顷刻也。（《医学衷中参西录》）

编者按：仲景用瓜蒌实治疗结胸配以半夏、黄连，名曰小陷胸汤。张锡纯治疗温病结胸2例仅重用一味瓜蒌仁，获得较好疗效。本案提示：对"痰涎郁于胸中"之证，重用炒瓜蒌仁上百克有良效。

3. 产后癃闭 李某，女，25岁，本院护士，1991年4月5日就诊。3月9日产后小便不通，大便闭结，经中西医多方治疗未能获效。按失血伤津，阳气外泄，治以温阳化气、润燥生津，用天花粉30g，山药15g，附子5g，水煎服，日2次，虽大便通，然小便点滴未出，查舌薄黄，脉沉，余思为忧思气结，上窍闭塞，下窍不通，此病当从肺治。遂用全瓜蒌60g，加水5000ml，煎至4000ml，保暖坐浴30分钟后，周身汗出，小便排出顺利。此后小便一直通畅。（张荣英《国医论坛》1992；4：30）

编者按：瓜蒌甘寒，归肺胃大肠经。具有清肺利气的作用。而产后小便不通者，多因上窍闭塞，下窍不通所致，故用瓜蒌坐浴，取其甘寒滋润，清肺利气，上下同治，以启上闸，提壶揭盖，使小便畅通。现代药理研究证实，本品在体外对多种细菌及真菌有抑制作用，故用于产后尿路感染或水肿所致的小便不通者，每获良效。

4. 乳痈（急性乳腺炎） 急性乳腺炎临床表现为寒热，乳房肿胀疼痛，有结块（或无结块），乳汁分泌不畅等特征，以全瓜蒌45g，加水500ml，文火煎30分钟左右，取汁约200ml，分早晚2次温服。本法适用于早期急性乳腺炎，以发病1天为最佳。若连续服用 2~3 天无效或已有化脓趋势者，应视为无效，立即易法或配合其他疗法治疗。（倪爱华《安徽中医临床杂志》1998；6：379）

编者按：《子母秘录》记载"治乳肿痛：瓜蒌（黄色老大者）一枚熟捣，以白酒一斗，煮取四升，去滓，温一升，日三服"。以上所述可知，瓜蒌为治乳痈之专药良品。

5. **小儿咳嗽**　小儿膈热咳嗽痰喘甚久不瘥，瓜蒌实一枚，去子，为末，以面和作饼子，炙黄为末。每服一钱，温水化乳糖下，日三服，效乃止。（《黄帝素问宣明论方》润肺散）

编者按：适合应用上方的患儿，可告诉家属自己制作。成人亦可用之。

6. **黧黑斑**　面黑令白。瓜蒌瓤三两，杏仁一两，猪胰一具，同研如膏。每夜涂之，令人光润，冬月不皱。（《本草纲目》第十八卷"瓜蒌"引《圣济录》）

结　语

瓜蒌之单味药治内、妇、儿病如上述。现代药理研究证实，瓜蒌在体外对多种杆菌及皮肤真菌均有一定的抑制作用；对动物离体心脏有显著的增加冠脉血流量的作用及抗癌作用。

贝　母

贝母，分浙贝母与川贝母，浙贝母又称象贝母，"象贝母味苦而性寒，然含有辛散之气，故能除热，能泄降，又能散结"（《本草正义》）。主治风热咳嗽、肺痈、喉痹、瘰疬、疮疡肿毒等。川贝母苦甘微寒，清降散结化痰之功稍逊于浙贝，主治"虚劳咳嗽，吐血咯血，肺痿肺痈，妇人乳痈，痈疽及诸郁之证"（《本草汇编》），"能散心胸郁结之气"（《本草别说》）。

1. **吐血衄血**　或发或止，皆心藏积热所致，贝母一两（炮令黄），捣细罗为散，不计时候，以温浆调下二钱。（《太平圣惠方》）

2. **久嗽咯血**　久嗽咽嗌妨闷，咽痛咯血，贝母不以多少，为细末炼蜜和丸，如弹子大，每服一丸，食后含化，日可三服。（《鸡峰普济方》贝母丸）

3. **乳痈初发**　贝母为末，每服二钱，温酒调下，即以两手覆按于桌上，垂乳良久乃通。（《仁斋直指方》）

编者按：《本草纲目》第十三卷贝母引《仁斋直指方》说：以酒调服药之后，"仍令人吮之，即通"。以上不同记载结合采用为宜。

4. **下乳**　牡蛎、知母、贝母，三物为细末，同猪蹄汤调下。（《汤液本草》三母散）

5. 鹅口疮 小儿鹅口，满口白烂，贝母去心为末，半钱，水五分，蜜少许，煎三沸，缴净抹之（**编者按**：意指将白烂之疮擦拭干净后涂药），日四五度。（《太平圣惠方》）

6. 小儿泄泻 李某某，男，6个月。混合喂养，患儿消化不良20天，每天大便次数在5次以上，粪便呈黄绿色，并有黏液及未完全消化的食物。患病期间曾用过食母生、乳酸菌素、鞣酸蛋白等药，均未见效。经用川贝散的第2天，大便次数由5次以上减至2次，粪便呈黄色，含少量未完全消化的食物，第3天无便，第4天大便恢复正常。川贝散制法及服法：取川贝粉碎，过80~100目筛后，分装即可备用。每天按1kg体重0.1kg，分3次服用。（杨凤琴《黑龙江中医药》1991；3：38）

编者按：中医传统认为，川贝母为止咳化痰、清热散结之用，而对于小儿泄泻的治疗则鲜有耳闻。现代药理研究表明，川贝中含有多种生物碱，其解痉作用类似罂粟碱，川贝散能止泻，可能是松弛肠道平滑肌，解除痉挛之功用。

竹 茹

竹茹，甘而微寒，清热化痰，除烦止呕。"主治胃热噎膈，胃虚干呕，热呃咳逆，痰热恶心，酒伤呕吐，痰涎酸水，惊悸怔忡，心烦躁乱，睡卧不宁，此皆胆胃热痰之症，悉能奏效"（《药品化义》），并主妇人恶阻、胎动及产后虚烦者。

1. 咳嗽 肺热咳嗽，咳吐黄痰，竹茹二钱，青皮三钱。水煎服。（《上海常用中草药》）

2. 小儿痫 青竹茹三两，醋三升，煎一升，去滓，服一合。兼治小儿口噤体热病。（《子母秘录》）

3. 齿衄 齿龈间血出不止，生竹茹二两，醋煮含之。（《备急千金要方》）

4. 下肢溃疡 周某某，男，34岁，右小腿下1/3胫骨前因伤形成3cm×3cm×0.3cm溃疡面，脓性分泌物较多，肉芽组织呈灰白色，按常规换药20余天，未愈合。后改用竹茹粉直接撒在溃疡面上，厚约0.3mm，上盖消毒纱布，胶布固定。2天后换药，已结嫩痂，仍在痂上消毒后，撒竹茹粉，包扎固定，先后4天即愈。（《中医杂志》1978；6：32）

编者按：现代药理研究证实，竹茹粉对白色葡萄球菌、枯草杆菌、大肠杆菌及伤寒杆菌等有较强的抗菌作用，故外用可治下肢溃疡。

杏 仁

杏仁，味苦性温，祛痰止咳，平喘，润肠。"凡仁皆降，故（杏仁）功专降气，气降则痰消嗽止。能润大肠，故大肠气闭者可用之。考杏仁之性似无辛味，似乎只有润降之功，而无解散之力，但风寒外束，肺气壅逆，不得不用此苦降之品，使气顺而表方得解，故麻黄汤用之，亦此意耳。桃仁、杏仁，其性相似，一入肝经血分，一入肺经气分"（《本草便读》）。

1. **喘** 气喘促，浮肿，小便淋沥，杏仁一两，去皮尖，熬研，和米煮粥极熟，空心吃二合。（《食医心镜》）

编者按： 上述单方佐证了杏仁润肺下气止喘以及通调水道之功。结合食疗，更切实用。

2. **疮**

（1）鼻中生疮　张某，25岁。患鼻中生疮20余日不愈，鼻中疼痛刺痒，痛苦万分，经口服抗生素及局部涂用抗菌软膏无效。杏仁研末，乳汁和敷，1次即愈。（马新风《浙江中医杂志》1990；1：36）

编者按：《本草纲目》杏仁条附方下载："鼻中生疮，杏仁研末，乳汁和敷。"验之临床，确有效验。

（2）脓疱疮　吕某某，女，9岁。头部患脓疱疮20多天，曾用磺胺软膏、白降汞软膏和服消炎药治疗无效。经用苦杏仁炭涂2次，痂脱黄水止，共用3次痊愈。治疗方法：苦杏仁（用量应根据脓疱部位大小而定）用火炙成炭存性，研成细末，用香油或豆油熬开调成稀糊状备用。首先用淡盐水将污痂洗净，然后将苦杏仁炭油调涂患处薄薄一层，可用干净纱布或软布覆盖，以防药物脱落和污染衣被。一般每日或隔日涂抹1次，1~2次脱痂，3~4次痊愈。（吕会文《山东中医学院学报》1980；3：66）

编者按：《本草纲目》说"杏仁主杀虫，治诸疮疥，消肿，去头面诸风气，皶（音 zhā）疱。"由此可知，古人就有以杏仁治疮经验，而本文经验是将杏仁炙成炭末用之。

3. **脚癣**　张某某，男，28岁，干部。患脚气，奇痒难忍，抓破流水，经用下方治疗5天痊愈。1年后随访未见复发。治疗方法：苦杏仁100g，陈醋300ml。取苦杏仁、陈醋放入瓷锅内煎开，然后用文火煎15~20分钟，以陈醋浓缩至150~200ml为宜。上药待冷却后装入瓶内密封，备用。使用时先将患处用温开水洗净，待晾干后涂擦备用煎液，每天3次。一般经3天治疗可痊愈。最长疗程为7天。共治疗31例，治愈30例，1例因故中断。（李春杰《中医函授通讯》1986，4：749）

编者按： 古人经验杏仁可"杀虫"，现代药理研究发现苦杏仁油具有杀菌等作用，再合用陈醋的功用，故对脚癣有上述疗效。

桔 梗

桔梗，苦辛性平，为"舟楫"之药，开提肺气，祛痰排脓。古人谓其"能引诸药上行，又载能以下气，其义何居？"（《本草求真》）"桔梗之用，唯其上入肺经，肺为主气之脏，故能使诸气下降"（《本草通玄》）。如此"升中有降"（《重庆堂随笔》）之功，正可解析桔梗专入肺并能兼治他脏之病。中医整体观念，无处不在。尚须明确，桔梗"舟楫"之功，禁忌如下："下虚及怒气上升者不宜"（朱丹溪）；"阴虚久嗽不宜"（《本经逢原》）；"火毒上升之宜清降者，亦不可用也"（《重庆堂随笔》）。桔梗有宜忌，诸药皆然。

1. 痰嗽喘急不定　桔梗一两半，捣罗为散，用童子小便半升，煎取四合，去滓温服。（《简要济众方》）

编者按：以上桔梗治痰喘之功，用童便法不可忽略。

2. 喉痹及毒气　桔梗二两，水三升，煮取一升，顿服之。（《备急千金要方》）

编者按：《名医别录》曰桔梗"疗喉咽痛"，可知其治喉痹有专功。

3. 伤寒痞气，胸满欲死　桔梗、枳壳（炙，去穰）各一两，上锉如米豆大，用水一升半，煎减半，去滓，分二服。（《苏沈良方》枳壳汤）

编者按：以上所述二药一升（桔梗）一降（枳壳），调理肺气而取效。

白 前

白前，辛甘微温，泻肺降气，除痰止嗽。"专主肺家，为治咳嗽降气之要药……《名医别录》主胸胁逆气，咳嗽上气，甚至称其治呼吸欲绝（**编者按：**《唐本草》说"主上气冲喉中，呼吸欲绝"），可见其清肃肺家，功效卓绝"（《本草正义》）。凡是肺气壅实，痰多咳喘，胸膈逆满之证，不论属寒属热，均可使用。所以《唐本草》称其为"嗽药"。现代药理学实验证明，本品确有镇咳祛痰之功，可用于感冒喘息、慢性气管炎等病症。

咳嗽　梅师治久患暇呷咳嗽，喉中作声不得眠，取白前捣为末，温酒调服2钱。（《名医类案·卷三·咳嗽》）

编者按：本案以单味白前治咳嗽之功，诸家本草皆有论述。如《本草纲目》曰其"降气下痰"。《本草经疏》说"白前，肺家之要药。甘能缓，辛能散，温能下，以其长于下气……"

紫　菀

紫菀，辛甘微苦、微温，润肺下气，消痰止嗽。紫菀"辛而不燥，润而不寒，补而不滞"（《本草通玄》），"虽曰苦辛而温，非燥烈可比，专能开泄肺郁，定咳降逆，宣通窒滞，兼疏肺家气血……其温而不热，润而不燥，所以寒热皆宜，无所避忌"（《本草正义》）。

1. **干咳**　金某某，男，3个月。干咳无痰已1个月余，曾服小儿止咳糖浆、枇杷露、伤风止咳冲剂、枸橼酸喷托维林（咳必清）等罔效。投紫菀15g，加冰糖50g，水煎，频频喂服，1剂获愈。（涂建中《四川中医》1986；47：45）

编者按：干咳以咳嗽无痰或痰极少，不易排出为特征。《神农本草经》曰紫菀"主咳逆上气"。本案治干咳，以紫菀为专药，配伍冰糖以制其温燥之性，且口感亦好。

2. **妇人卒不得小便**　紫菀末，井华水服三指撮。（《备急千金要方》）

编者按：《本草通玄》："小便不通及溺血者服（紫菀）一两立效。"有待验证。

3. **通大便**　用紫菀通大便，则始于宋人史载之，据云蔡京病大便秘结，太医治之不得通。史当时初至京城，无医名，闻之，则上门施伎，却为守门者所阻，待其后诊过蔡京之脉，即云："请求二十钱。"蔡惊问："何为？"史云：用来买药，即用紫菀研末送服，须臾大便即通，史于是名满开封。

原按：朱老指出紫菀所治之二便不利，必有肺气不宣之见症，非一切二便不利皆可治之也。推之凡清金润肺、消痰降气药，皆具有通利二便之功用，如瓜蒌、紫苏子、马兜铃、杏仁、桑白皮皆然。此说颇能开人悟境，记之以供同道参考。（《朱良春医集》，何绍奇整理）

款冬花

款冬花，微苦略辛而偏温，润肺下气，化痰止嗽。款冬花"顺肺中之气，又清肺中之血……如久嗽肺虚，尤不可缺"（《药品化义》）。其"主肺病，能开泄郁结，定逆止喘，专主咳嗽，性质功用皆与紫菀近似……寒热皆宜之例"（《本草正义》）。款冬花与紫菀，前者善于止咳，后者善于化痰，经方射干麻黄汤中将两药合用，恰到好处，且两药皆性味平和之品，肺病咳嗽之寒热虚实证皆可用之。

1. **久嗽不止**　紫菀三两，款冬花三两。上药粗捣罗为散，每服三钱，以水一中盏，入生姜半分，煎至六分，去滓温服，日三四服。（《太平圣惠方》紫菀散）

2. **喘嗽不已**　或痰中有血　款冬花、百合（蒸、焙）。上等份为细末，炼蜜为

丸，如龙眼大。每服一丸，食后临卧细嚼，姜汤咽下，噙化尤佳。（《济生方》百花膏）

葶苈子

葶苈子，辛苦而寒，开泄肺气，逐水逐痰。其"专泻肺气，肺为水源，故能泻肺，即能逐水。凡积聚寒热，从水气来者，此药主之"（《神农本草经读》）。"故凡水气坚留一处，有碍肺降者，宜用之"（《本经疏证》）。老药新用，现代研究表明葶苈子有强心利尿作用。

1. 咳嗽、喘促（心力衰竭）

（1）咳嗽上气，不得卧，或遍体气肿，或单面肿，或足肿，并主之。葶苈子三升，微火熬研，以绢袋盛，浸清酒五升中，冬七日，夏三日，初服如胡桃许大，日三夜一，冬月日二夜二。量其气力，取微利一二为度。如患急者，不待日满，亦可绞服。（《本草纲目》第十六卷"葶苈"引崔知悌方）

编者按：葶苈子辛苦性寒，功擅泻肺平喘，利水消肿。《药性论》载其"疗肺壅上气咳嗽，止喘促，除胸中痰饮"。《本草纲目》谓："肺中水气膹郁满急者，非此不能除。"《金匮要略》葶苈大枣泻肺汤以葶苈与大枣相伍，有消痰平喘而不伤正之妙。

（2）病人，女性，53岁，农民。诉咳嗽气喘已7年，每逢冬季加剧，近一月来咳喘加剧，10天来因受凉病又加剧，夜间呼吸困难，不能平卧，全身浮肿，小便量少，咯痰黄稠，食欲不振。查体：体温36.5℃，脉搏84次/分，呼吸16次/分，血压19.2/12kPa（144/90mmHg）。口唇发绀，颈静脉怒张，周身有严重之指凹性浮肿。心界不大，心音遥远，无杂音，两肺底有散在之湿性啰音，肺肝界在右第7肋间，肝大在右肋下5cm，腹水征阳性。内服葶苈子，一日6g，分3次服下，药后第4日尿量增加，浮肿开始消退；第2周可以平卧；至第3周临床治愈出院。（王翰卿《中医杂志》1961；4：27）

编者按：葶苈子通利邪气有余，扶正补虚不足，故临床上单用葶苈子时，其剂量不宜过大，且中病即止。上述病人每日6g，并分三次服下，其目的就是取葶苈子泻肺除满、消肿平喘的作用。

（3）笔者有幸跟师邵念方教授临证，每见其对各种原因引起的心力衰竭在辨证论治的基础上重用葶苈子，取得良效。

原按：葶苈子辛苦寒，有小毒，入肺、膀胱经，具有泻肺定喘、行水消肿之功。一般多用于治疗肺实壅塞所致水液内停之证。邵老师根据心肺同居上焦，肺朝百脉，为水之上源，心主血脉，为气血运行之动力的理论，重用葶苈子泻肺行水，以助心脉正常运行，达到纠正心衰的目的。现代药理研究证明：葶苈子具有强心作用，其有效成分中含有强心苷类物质。动物实验能明显增加心输出量，降低静脉压，加强心肌收缩功能。另外，邵老师认为用本品治疗心衰，用量须大（一般15~30g）才能取得药到病除之功，但应中病即止，以防耗伤心肺之气。临床应用葶苈子有生品和炒品两种，我们认为该药炒用比生用效果好。有人实验证明炒品水煎液中有效成分含量是生品的2.73倍，且炒后可减少刺激性物质的含量，故临床多用炒葶苈子。（邬佐莉《中医杂志》1999；2：69）

编者按： 笔者曾在全国心病研讨会上聆听邵念方教授的讲座。于2017年应邀去山东讲学，有幸与邵老畅谈。邵老是一名有真才实学的临床家。上述经验值得效法。注意：炒葶苈子疗效更好。

2. 肺痈 治肺壅咳嗽脓血，喘嗽不得睡卧：甜葶苈二两半（隔纸炒令紫），为末，每服二钱，水一盏，煎至六分，不拘时温服。（《世医得效方》葶苈散）

编者按： 上述可佐证经方葶苈大枣泻肺汤治"肺痈，喘不得卧"之疗效。

3. 鼓胀、水肿

（1）卒大腹水病　葶苈一两，杏仁二十枚，并熬黄色，捣，分十服，小便去，瘥。（《补缺肘后方》）

（2）肿满腹大，四肢枯瘦，小便涩浊　甜葶苈（纸隔炒）、荠菜根等份，上为末，蜜丸如弹子大。每服一丸，陈皮汤嚼下，只三丸，小便清，数丸，腹当依旧。（《三因极-病证方论》葶苈大丸）

（3）男女大小头面手足肿　苦葶苈炒研，枣肉和丸，小豆大，每服十丸，煎麻子汤下，日三服，五七日小便多，则消肿也。忌咸酸生冷。（《外科精义》）

4. 中风病　葶苈子原是一味泻肺平喘、利水消肿之药。近几年来我们运用葶苈子为主配伍组方治疗中风病，积累了点滴经验和体会。①葶苈子味苦而能清热祛湿，味辛而能温通辛散，性大寒而具清热泄下之功能。我们临床上不论是中经络或中脏腑、缺血型或出血型，也不论是急性期、恢复期或后遗症期，只要是有痰热湿之实证，均可以葶苈子为主组方配伍辨证治疗。现代有关资料表明，葶苈子可降低颅内压，减轻脑水肿，还可降低血液黏稠度，改善微循环。②中风病急性期常并发肺部感染、尿路感染等病症。我们体会，早用葶苈子则确实能泻肺平喘和利尿消肿，得以泄热醒脑神、利水降浊阴，起到釜底抽薪的作用。本药可使病人喉中痰鸣或痰涎壅盛症状很快减轻，神志亦很快转清。现代药理研究证实，葶苈子有较强的减轻肺水肿，促进炎症吸收和促进新陈代谢的作用。肺为水之上源，通调水道，下输膀胱，葶苈子入肺、膀胱两经，故可利尿排浊，减少并发尿路感染的机会。③中风病急性期此药一般用量为15~20g，病症较重者可用至30g。凡中风病痰热湿之实证用葶苈子，总以出现腹泻为度，以使痰、热、湿等实邪从二便分消而去。实践中体会到，当病情不减或加重时，一旦得泻，则临床表现随即缓解或改善。说明葶苈子的治疗作用及用量主要体现在腹泻之后，此亦为通腑泄热法治中风病的具体运用。恢复期及后遗症期此药当以轻量即可，我们常用6g。本药生用苦寒性味较重，易出现呕恶现象。故我们常用炒葶苈子，临床尚未发现不良反应。（王心东《中医杂志》1999；2：70）

5. **淋证**

（1）**热淋** 葶苈子为治肺气壅实之良药，余用于治疗热淋，始于1968年夏。曾治一青年女性，症见小便涓滴不爽、尿道灼热刺痛，小腹胀满，咳嗽气急，舌红、苔黄腻，脉滑数。诊为热淋。投以八正散2剂，病情未减。询问病史，既往无慢性支气管炎病史，亦未患上感。思之良久乃悟：良由下焦湿热壅盛，膀胱气化失司，尿道阻遏，肃降之令不行，反致肺气上逆，故咳嗽气急。急宜泻肺降逆、通淋泄闭为要。遂于原方加葶苈子15g，药服2剂，咳嗽气急减轻，小便通利，诸症若失。此非八正散之不中用也，乃热淋至重，其通淋泄闭之力尚嫌不足耳。治疗热淋，关键在通利二字，小便通利，湿热方有出路，湿热一祛，诸症随之而解。此后每遇热淋、石淋等下焦湿热病症，不分其有无肺气上逆之征，均随证加入葶苈子10~30g。尤其在小便涓滴不利的情况下愈显功效之迅捷，尚未发现有毒性及不良反应。

原按：肺为水之上源，通调水道，下输膀胱。肺气的肃降功能对膀胱气化有着直接的推动作用。葶苈子辛、苦、寒而滑利，入肺、膀胱经，为泻肺利水、肃降肺气之峻药。故用于治疗膀胱湿热之淋证功著效捷。（赵凤山《中医杂志》1999；2：70）

（2）**石淋** 笔者早年治疗肾结石，用传统的清热利湿、通淋排石方药见效甚微。后治疗一哮喘合并肾结石的病人，因属肺壅实喘，故以葶苈子为主组方治疗，3剂后，不但哮喘症减，病人还从尿道排出大小不等3粒结石，经B超检查，肾内结石已消失。后在治疗结石病中遇有体壮实的病人，往往在化石排石方中加入小量（1~3g）的葶苈子，也屡试屡效。如治吴某，男，50岁，农民。患右肾结石、肾积水10余年，阵发右腰部疼痛难忍，小便赤涩，久治不效。初诊时，因虑其年老体虚，未在排石方中加用葶苈子，服药1月无效，后加用葶苈子并辅以益气养阴扶正之药，服药1周即将结石排出。

原按：葶苈子为攻利峻品，体弱脾虚者宜慎用，肺虚有出血倾向者要忌用，一般剂量要小，也不可久服，久用致人虚。体虚之人可以微量制成丸剂胶囊缓图，同时还必辅以益气健脾、养阴扶正之药味，以免伤正或造成不良反应。（万传贵《中医杂志》1999；2：71）

6. **青光眼、高眼压症** 笔者以葶苈子单用或加入辨证方剂中治疗青光眼、高眼压症 5 例，收到满意疗效。用法：体质壮实者，葶苈子每日 10g，加水煎成 30ml，分 2~3 次温服；体虚者在辨证施治方剂中加葶苈子 10g，水煎服，并适量加用健脾药。

原按： 青光眼属中医学的内障眼病范畴，传统认为本病主要与肝肾虚损及功能失调有关，而笔者认为本病出现的头眼胀痛、胸闷泛恶、抱轮红赤等症当责之肺失肃降，聚湿为患所致。治疗当加泻肺行水之品。葶苈子有泻肺行水之功，验之临床确能降眼压。（隋谊深《中医杂志》1999；2：71）

7. **小儿白秃** 葶苈捣末，以汤洗讫涂上。（《子母秘录》）

附文：葶苈用法小议

葶苈有甜苦二种，《神农本草经》把它列入下品，"主癥瘕、积聚、结气、饮食、寒热，破坚，逐邪，通利水道"。张仲景在《伤寒论》中，有以葶苈组成之大陷胸丸治疗大结胸。在《金匮要略》中，有以葶苈组成之葶苈大枣泻肺汤治疗肺痈；已椒苈黄丸治疗痰饮水走肠间沥沥有声。自古以来注《伤寒论》《金匮要略》者，都说葶苈泄肺利水，只能用于体实者，不能用于体虚者，后世医家以葶苈组成之方剂，其用法多为《神农本草经》与仲景之用所囿。朱丹溪《本草衍义补遗》甚至谓："稍涉虚者宜远之，且杀人甚捷，何必久服而后致虚。"谢观《中国医学大辞典》葶苈子条"杂论"亦谓："性温猛烈，不可过剂，久服令人虚。"并郑重告诫："误敷头疮，药气入脑能杀人"，云云。

笔者以往用葶苈，亦束缚于《神农本草经》与仲景之法，仅限于需泄肺利水之体实者，剂量最多不过 10g。

近据药理药化实验研究，知其有强心作用之特点，并重温先业师章次公先生以葶苈伍鹅管石、肉桂治痰饮宿疾及哮喘治验（参见《章次公医案·哮喘》），深受启发，即于扶正方中加葶苈，试用于住院病人之需泻肺平喘而体虚者。经密切观察多例，并无损害。于是每遇慢性支气管炎、肺气肿、肺心病见脾肾阳虚而需泻肺定喘者，常一面以黄芪、党参、附子、肉桂、淫羊藿等补脾肾之阳；一面即应用葶苈子，且重用至 15~20g，迭经应用，迄未肇虚虚之祸；虽连用之，亦未见不良反应。实践证明：只要辨证无误，配伍得当，虚证用之亦无妨，更不可泥于古人杂说将它视同砒鸩。以上当否，愿同道继续实践验证。（孙砚孚《中医杂志》1983；3：79）

编者按： 葶苈子为泻实之良药，纯实证用之切合；虚实夹杂证需要用之泻肺者，应辅佐以补虚之药。《本草正义》说："《名医别录》曰'久服令人虚'，本是至理。然肺家痰火壅塞，及寒饮弥漫，喘急气促，或为肿胀等证，亦必赖此披坚执锐之才，以成捣穴犁庭之绩。"

结　语

葶苈子具有泻肺平喘、利水消肿等功效。多用于痰涎壅滞、咳嗽喘促之实证，或与其他扶正之品相伍用于虚实夹杂之证。

现代药理研究证实：葶苈子具有强心利尿作用，能使心肌收缩力增强、减慢心率、降低静脉压，并能较强地减轻肺水肿，降低颅内压及血液黏稠度，改善微循环，促进炎症吸收及新陈代谢。

用量用法：一般为 3~10g。用于心力衰竭时用量可增加至 30g，但须佐其他扶正之品。

桑白皮

桑白皮，甘寒，泻肺利水。"专入肺，辛甘性寒，善入肺中气分，泻火利水，除痰泄气……肺虚火衰水涸、风寒作嗽者，为切忌焉……桑椹，甘凉色黑，治能除热养阴止渴，乌须黑发……桑叶，清肺泻胃，凉血燥湿，去风明目"（《本草求真》）。此外，古人以桑白皮为线，"可以缝金疮"（《名医别录》）。

1. 咳嗽　咳嗽甚者，或有吐血殷鲜，桑根白皮一斤。米泔浸三宿，净刮上黄皮、锉细，入糯米四两，焙干，一处捣为末。每服米饮调下一二钱。（《经验方》）

2. 产后下血不止　炙桑白皮，煮水饮之。（《肘后备急方》）

3. 坠马拗损　桑根白皮五斤，为末，水一升，煎成膏。敷于损处。（《经验后方》）

4. 石痈　石痈坚如石，不作脓者，蜀桑根白皮，阴干捣末，烊胶，以酒和敷肿。（《备急千金要方》）

5. 蜈蚣毒　桑根皮捣烂敷或煎洗。（《湖南药物志》）

旋覆花

旋覆花，味咸性温，或曰"味甘苦辛"，下气行水，疏通脉络，消痰软坚。如此功效，疑为全草之效（旋覆花全草名为金沸草），非其"花"之专功。俗有"诸花皆升，旋覆花独降"之说。《本经正义》说："唯其轻灵之性，流动不滞，自能流通气化而宣窒塞，固非专以升散见长。若但以逐水导湿为治，似不如兼用其茎叶较为近理。"总之，诸花质轻，轻扬之质，具疏散之性，此乃共性，但共性中又有个性，旋覆花之个性，乃善于疏通气血，非以"升散见长"。

1. 痰饮　小便不利，因痰饮留闭者，旋覆花一握，捣汁，和生白酒服。（《本

草汇言》)

编者按：《名医别录》曰旋覆花"消胸上痰结……心胁痰水"。

2. 接筋方 人之筋骨相着，然骨以刚而易折，筋以韧而难断，是以方书中治接骨之方甚夥，而接筋之方甚鲜也。诸家本草多言旋覆花能续断筋，《群芳谱》谓菖根能续断筋。菖根愚未试过，至旋覆花邑中有以之治牛马断筋者，甚效。其方初则秘而不传，当耕地之时，牛马多有因惊骇奔逸被犁头铲断腿上筋者，敷以所制之药，过两旬必愈。后愚为其家治病，始详言其方。且言此方受之异人，本以治人，而以治物类亦无不效。因将其方详录于下：

方用旋覆花细末五六钱，加白蔗糖两许，和水半茶杯同熬成膏。候冷加麝香少许（无麝香亦可），摊布上，缠伤处。至旬日，将药揭下，筋之两端皆长一小疙瘩。再换药一帖，其两小疙瘩即连为一，而断者续矣。若其筋断在关节之处，又必须设法闭住，勿令其关节屈伸，筋方能续。（《医学衷中参西录》）

原按：《外台秘要》有急续断筋方，取旋覆花根洗净捣敷创上，日一二易，瘥止。是取其鲜根捣烂用之的。因药房无旋覆花根，是以后世用者权用其花，想性亦相近，故能奏效。

第四章　行气药方

本章之药仅4味，各有特点：枳实苦寒，长于降气破结，主治气滞于胸腹病症。厚朴苦辛温，升中有降，长于行气通里且能解表，主治气滞与表里同病者。枳实与厚朴，味皆以苦为主，而性气却有寒、温之不同，寒性宜于治燥热证，温性宜于治寒湿证，并用具有相须之妙用。橘皮辛苦而温，长于理气燥湿，若脾肺气滞之病症当为首选。薤白辛滑，通阳散结，上通心脾，下利肠胃为其特点。

枳　实

枳实、枳壳，同出一物也。枳实为幼果，其形小，其性较烈；枳壳为将成熟之老果，其形大，其性较缓。枳实与枳壳功用大同小异，皆性味苦寒，长于降气破结，主治胸膈脾胃肠气机壅滞所致之病症。运用之区别：病重势急用枳实，病轻势缓用枳壳。《神农本草经》及历代许多文献记载该药是治疗风疹作痒之药。老药新用，现代以枳壳或枳实治子宫脱垂、胃下垂取得良效。

1. 呃逆　一人患温热病，大便不通，用下药，粪去而呃大作，众忧下药之过。曰：此燥粪在肠胃，遏气于下，粪去而郁气暴开，故奔迫而作呃耳。以枳壳饮之而安。(《续名医类案》·卷十四·呃逆)

编者按： 本案呃逆缘由肠腑之气通而郁气上逆，非下药太过而将脱之候。故以枳壳饮善后，以枳壳尤善于降逆气，止呕逆故也。

2. 风疹作痒　枳壳三两，麸炒为末。每服三钱，水一盏，煎六分，去滓温服。仍以汁涂。(《本草纲目》第三十六卷"枳"引《经验后方》)

编者按：《神农本草经》云"大风在皮肤中，形如麻豆苦痒"。《本经疏证》释之说：此"世俗所谓风疹者，是宜解散，岂降泄所能愈，乃反推为枳实首功，何耶？……夫形诸外必有诸内，皮肤中者，正肌肉之间，胃脾所主……正以其根于内也。拔其根，枝叶又焉所附？治里之物，偏有此解表之能"。《本草思辨录》说："唯《神农本草经》主大风在皮肤中如麻豆苦痒，除寒热结，则唯去穰核之枳壳为宜。盖痒为风，寒热结为痹，于皮肤中除风除痹，用枳实则宜走里，难与枳壳争能。此《证类本草》枳壳所主风痒麻痹也。"古代其他文献亦记载用枳壳治疗风疹作痒，如《药性论》曰其"治遍身风疹，肌中如麻豆恶痒"；《开宝本草》亦称其"主风痒麻痹"。总之，从《神农本草经》及历代医家记述可知，枳壳是治疗风疹作痒之专药良药。

3. 胃下垂 将川枳实洗净，加 2 倍量的水，浸泡 24 小时，待发胀变软取出，剪为细块，再放原液中煮沸 1.5 小时，过滤，滤渣加水再煎，共煎 3 次，最后将滤渣挤压弃去；3 次滤液适当浓缩。每日 3 次，每次 10~20ml，饭前半小时服。治疗 21 例胃下垂，经服药 15~45 天，多数有效。（林鹏年《中医杂志》1961；4：17）

4. 阴挺（子宫脱垂） 蔡某，47 岁。身体素弱，近因过于劳累，忽然尿意频数，小腹胀，排尿困难，休息一二天后，诸症消失。但时隔不久，又排尿困难，睡卧后减弱，从此后多劳动，多走路即腰酸小腹胀，尿频而排尿困难，经某医院诊断为"子宫下垂"，压迫尿道之故。因无药施治，来我院就诊，处以单味枳壳 30g，每日 1 剂，水煎服，只服三四天，诸症顿失，又服 4 剂以巩固疗效，至今未闻复发。（《实用经效单方》）

编者按： 阴挺多由气虚引起。枳壳本为行气之品，为何能治疗阴挺呢？前已述及，现代实验证明：枳实、枳壳对胃肠道平滑肌有一定兴奋作用，使胃肠道运动收缩节律增加而有力，对家兔离体或在体子宫均有兴奋作用，使子宫收缩有力，肌张力增加，从而为治疗胃、子宫下垂提供了依据。古人也有用枳壳二两治产后生肠不收的记载。可见，以枳壳治子宫脱垂，非大量不能收效。

5. 脱肛 胡某某，偶因胃部不适，即脱肛多年，行动不便，甚感苦闷，教其服枳壳，先每天 6g 渐增至 30g，连服半月，多年苦疾告愈。（曾赞参《浙江中医杂志》1966；96：35）

编者按： 脱肛亦脏器下垂之类，本案以枳壳从小剂量开始，逐渐加大剂量以取效为度，如此体现了量效之关系与经验。

又按： 对于枳壳治疗子宫脱垂、胃下垂、脱肛等疾病，其成因常见者有二。一是中气下陷，托举无力；二是气机阻滞。治之大法，气陷者治宜补气升陷法，以补中益气汤为主方；气滞者以调气升提为主，枳壳或枳实为专治之药。上述医案以单味枳壳治之取效，即专药之功也。

6. 小便不通 先兄念山，谪官浙江按察，郁怒之余，又当盛夏，小便不通，气高而喘。以自知医，服胃苓汤四贴不效。余曰：六脉见结，此气滞也。但用枳壳八钱，生姜五片，急火煎服，1 剂稍通，4 剂霍然矣。（《医宗必读》）

编者按： 癃闭之证，成因不一。本病审病求因，平脉辨证，治用枳壳苦辛而凉，辛开苦降而善于理气，气机通顺，则小便自通，气喘自平。

厚 朴

厚朴，苦辛而温，长于行气，以治胸膈痞满胀痛等症，又善解表通里，以治表里同病之病症（详见《经方祖药通释》）。"脾胃壮实之人，偶感风寒，气实人误服参、芪致成喘胀，诚为要药"（《本草经疏》）。《伤寒论》《金匮要略》两书中用枳实之方17首，用厚朴之方14首，而枳、朴联用者8首。枳实与厚朴功用有同有异，联用有相须之妙。枳实苦寒而略带酸辛之味，善于泄降下行，"宜于热或宜于燥"证；厚朴苦温而微带甘辛，长于宣泄散结，"宜于寒或宜于湿"证。两药皆能行气，而有性寒性温之不同，故同用有相反中之功。临床根据病情需要，或两药联用，或用其一，用之亦有为君为臣及剂量大小之别，全在制剂全盘考虑。

1. **霍乱腹痛** 用厚朴（姜汁炙），研末。新汲水服二钱，如神。(《本草纲目》第三十五卷"厚朴"引《太平圣惠方》)

编者按：厚朴长于行气。《名医别录》明确说能"治霍乱及腹痛胀满"。

2. **腹胀** 一少妇因服寒凉开胃之药太过，致胃阳伤损，饮食不化，寒痰瘀于上焦，常常短气，治以苓桂术甘汤加干姜四钱、厚朴二钱，嘱其服后若不觉温暖，可徐徐将干姜加重。后数月见其家人，言干姜加至一两二钱、厚朴加至八钱，病始脱然。问何以并将厚朴加重？谓"初但将干姜加重则服之觉闷，后将厚朴渐加重至八钱始服之不觉闷，而寒痰亦从此开豁矣"。由是观之，元素谓：寒胀之病，于大热药中兼用厚朴，为结者散之之神药，诚不误也。愚二十余岁时，于仲秋之月，每至申、酉时腹中作胀，后于将作胀时，但嚼厚朴六七分许，如此两日，胀遂不作。服厚朴辛以散之，温以通之，且能升降其气是以愈耳。(《医学衷中参西录》)

编者按：张锡纯说："厚朴，味苦辛，性温。治胃气上逆，恶心呕哕，胃气郁结胀满疼痛，为温中下气之要药。"

3. **肌强直** 取单味厚朴9~15g，加适量水，分煎2次，顿服。一般在服药后1小时即可使肌强直的症状得到明显改善，疗效可维持5~6小时。以后改用厚朴粉口服，每次1.5~3g，1日3次。每次服用后可维持4~5小时。本药无不良反应。（钱可久《中医杂志》1985；6：19）

橘 皮

橘皮，目前常用名谓"陈皮"（以陈年者辛辣之气稍和为佳），味辛苦而性温，"其治百病，总是取其理气燥湿之功"（《本草纲目》）。"东垣曰，夫人以脾胃为主，而治病以调气为先，如欲调气健脾者，橘皮之功居其首焉"（《本草汇言》）。橘皮"利气，虽有类于青皮，但此气味辛温，则入脾、肺而宣壅，不如青皮专入肝疏泄，而无入脾燥湿，入肺理气之故也"（《本草求真》）。

1. **痰膈气胀** 陈皮三钱。水煎热服。（《简便单方》）

编者按：《本草纲目》："方白《泊宅编》云，橘皮宽膈降气，消痰饮极有殊功。"

2. **卒食噎** 橘皮一两（汤浸去穰）。焙为末，以水一大盏，煎取半盏，热服。（《食医心镜》）

3. **产后吹奶** 陈皮一两，甘草一钱。水煎服，即散。（《本草纲目》）

4. **呃逆** 李某某，女，33岁，1963年4月8日初诊。呃逆连声已3天，唯睡中暂停，醒后随即呃声如故，舌淡，苔白，脉缓。王师用橘皮60g，水煎服。1剂即止。此仿《金匮要略》橘皮汤，橘皮行气降逆止呃，但味辛性温且用量甚重，燥热内盛及阴津亏少之人忌用。（徐义潮《浙江中医杂志》1992；4：185）

薤　白

薤白，味辛苦而性温且滑，"凡辛温者类，燥烈而不能滑泽，唯此滑泽之至"（《本经疏证》）。正因其具辛滑通利之性，故上通心肺之阳气，下利肠胃之滞气，"实通气、滑窍、助阳佳品……专通寒滞"（《本草求真》）而"条达凝郁"（《长沙药解》）。

1. **痢疾**

（1）赤痢　薤、黄柏。煮服之。（《本草拾遗》）

（2）赤白痢下　薤白一握。切，煮作粥食之。（《食医心镜》）

2. **奔豚气痛** 薤白捣汁饮之。（《肘后备急方》）

编者按：薤白上述功用，可知其善"治泄痢下重，下焦气滞"（《用药心法》）。

3. **妊娠胎动，腹内冷痛** 薤白一升，当归四两。水五升，煮二升，分二服。（《古今录验方》）

编者按：上方二味，薤白"温中散结"（《名医别录》）止痛，当归和血安胎。

第五章　泻下逐水药方

　　本章泻下逐水药 10 味，按其功用，可分为三类：一是泻下药；二是润肠药；三是逐水与泻下兼备药。①泻下药有 2 味，即大黄、芒硝。大黄苦寒，一切里实热证结而成形者，取其通里攻下、推陈致新的功效，为祛邪之良将。芒硝咸寒，泄热通便而软坚散结是其特点。②润肠药本章只有麻子仁，而前面第三章讲述的杏仁、瓜蒌仁等仁类质润药，以及甘寒养阴（血）药，皆有滋液润燥滑肠的功效。③以逐水为主并有泻下通利二便之功的药有 6 味，大家比较熟悉的是甘遂、大戟、芫花三味药，三味虽皆逐水峻药，十枣汤荟萃并用而成方，以"三味之蠲逐饮邪，用各不同，其与病情甚为帖切也"（《本经疏证》）。若识之不真，随意加减，势必影响经方之本来最佳疗效。"夫经方之难精，由来尚矣"（张湛）！经方中只有十枣汤 1 方将甘遂、大戟、芫花三味并用，还有 4 方（大陷胸汤、丸，甘遂半夏汤，大黄甘遂汤）治结胸、留饮只用甘遂，故三味药逐水治病必有所不同。上述三药外，泽漆与大戟功用略同，荛花与芫花功用略同，商陆与"三味"逐水药功用亦略同，而同中又有所不同。最后是巴豆，巴豆辛热有火毒，虽与大黄、芒硝同为泻下之药，但寒热异性，故巴豆适宜于脏寒冷积，且巴豆又可逐水，乃泻下逐水最峻烈之药，用之得当，诚有神功，用之不慎，祸害立至！上述诸药之详细功用及专长，需从经方及诸家本草解析中求之。

大　黄

　　大黄，其性寒凉，味虽苦而带清香之气，入气分亦入血分，善治一切里实热证。《神农本草经》论之详，经方用大黄者 32 首，可概括为"六大功用"（详见第 1 集），这种种功用，可归纳为"推陈致新"四个字。"凡蕴热之症，藏府坚涩，直肠火燥而大便秘；痈肿初发，毒热炽盛而大便结；肥甘过度，胃火盛而大便结；纵饮太盛，脾火盛而大便结，必用苦寒，以大黄可也。至若跌扑损伤，血有所瘀，闭而不行，用桃仁、红花之剂，必加酒炒大黄。又有阳明胃火，痰涎壅盛，喉闭乳蛾，腮颊肿痛连及口齿，用清痰降火之剂，必加姜制大黄。若光明科以之治目，在时眼初发时，以之泻火可也；疮肿科以之散热拔毒，在红肿时解毒可也"（《本草切要》）。总之，大黄既可救治危急重病，又可调治慢性痼疾，真乃神奇之药也。

（一）热性病

1. 瘟疫时气 治一切瘟疫、时气，恶寒发热、昏迷头痛等症。制大黄一两五钱，生大黄一两五钱，僵蚕三钱，生姜汁捣糊为丸，重九分、七分、五分凡三等。遇瘟疫时症，取无根井华水服之（即平旦井中取起第一汲之水），视病人之老幼强弱，为多寡之准。（《串雅内编》）

编者按： 元·朱丹溪《丹溪心法》有治大头瘟兼治喉痹方与此方（普济丹）相同。瘟疫、时气侵袭，卫阳被郁而恶寒发热，疫毒火邪上攻头部因而头痛、昏迷。方用生大黄通下泄热，大黄酒浸制则苦寒性减而上行，可使头部风火热毒得到清解。辅以僵蚕疏风清热、散结止痛；用生姜汁（糊丸）可防止主药大黄苦寒伤胃之弊。诸药合用有清热解毒、辟瘟祛浊的功效。

2. 暑温 仲夏，淫雨匝月，泛滥为灾。季夏，酷暑如焚，人多热病。沈小园者，患病于赵，医者但知湿甚，而不知化热，投以平胃散数帖，壮热昏狂，证极危殆。返杭日，渠居停吴仲庄浼孟英视之，脉滑实而数，大渴溲赤，稀水旁流，与：石膏、大黄，数下之而愈。（《回春录新诠》）

编者按： 脉症及发病季节合参，此案为"暑温"邪结阳明无疑。方取清热之主药——石膏与泻下之良将——大黄并用，内清下泄，方精药专，可取药到病除之功。

3. 高热 田某某，男，32岁。1991年12月3日入院。病人1周前自觉头晕、头疼、发热（39~40℃），伴无力、纳差、恶心，呕吐物为胃内容物。口渴，大便干结，出汗，腹满而喘，无咳嗽、咯痰及胸痛。检查：面赤，体温39℃，舌质红，苔黄燥，脉沉实。咽部充血，扁桃体不大，双肺未闻及病理性呼吸音，腹软，左下腹可扪及粪块，压痛（+），肝脾不大。血常规：白细胞6.0×10^9/L，中性粒细胞0.70，淋巴细胞0.30。肥达反应：阴性。辨证为阳明腑实证。治宜攻下泄热、荡除燥结。给生大黄20g，沸水冲饮。翌日排出燥屎，体温正常。（王新德《四川中医》1992；5：17）

编者按： 大黄的煎法有三：一是沸水泡服，如大黄黄连泻心汤；二是后下，如大承气汤；三是与方中诸药同煎，如大黄附子汤。大黄后下，煎的时间短，入气分而泻下力强；大黄久煎，煎的时间长，入血分而泻下力缓。以优质大黄沸水浸泡后，待温和可口服之，口感好，通腑泄热功效更好。本案采取沸水泡服，大便以通，热毒随去，高热自然下降矣。

（二）内科病

1. 眩晕 龚子材治大学士高中玄，患头目眩晕，耳鸣眼黑，如在风云中，目中流火，或与清火化痰，或与滋补气血，俱罔效。诊之六脉洪数，此火动生痰，以酒蒸大黄3钱为末茶下，一服而愈。盖火降则痰自清矣。（《续名医类案·卷三·头晕》）

2. **头痛** 笔者在民间得一老中医介绍，用大黄治疗各种奇异性顽固性头痛效如桴鼓。其用法是将大黄拌酒，微火炒之微焦，凉后研成粉末，一次服大黄粉3~6g，每日3次，温开水送服。笔者用之临床验证，确有良效。

编者按:《内经》曰:"头痛耳鸣，九窍不利，肠胃之所生也。"头痛因内热上扰所致者，以酒制大黄载药上行，通腑泄热，头痛可止。

《素问·五常政大论》曰:"气反者，病在上，取之下"。张景岳解释说:"气反者，本在此而标在彼也，其病即反，其治亦反。故病在上，取之下，谓如阳病者治其阴，上壅者疏其下也。"汪昂简要指出:"通其下而上病愈。"这就揭示了治疗五官科疾病的一个大法，即上病下取法。此法适应于阳病里实，邪火、热毒上冲所致的五官科疾病，采用大黄为主的方法，通腑攻下，泄热排毒，常能获得其他方法所不能达到的疗效。

3. **中风** 姜某某，中风4天，潮热昏谵，健侧上肢不断在床边寻摸，询知患病以来，一直未大便，脉滑实，舌苔黄燥，知其腑实。即投大黄15g，开水浸泡，适温频灌服，是夜排下干燥粪甚多，翌日神志渐清，至今已存活3年。（吴克君《中医杂志》1992；1：10）

编者按:《伤寒论》论大承气汤证曰:"……若剧者，发则不识人，循衣摸床……谵语者，大承气汤主之。"（212）又曰:"……大便难而谵语者，下之则愈，宜大承气汤。"（220）两条所述，皆阳明腑实重证，肠腑浊气上蒙心神而昏谵、寻摸等。本案识证准确，以大承气汤之主药大黄，攻下燥屎，泻实而神清也。

4. **吐血（上消化道出血）**

（1）王某，吐血不止，头痛如劈，烦躁欲死，西医诊为上消化道急性大出血伴高血压危象，单用生大黄30g煎服，服后2小时泻下黑色粪水半面盆，顿时血止，险象解。（《长江医话》）

（2）王某，50岁，吐血3次，伴柏油样大便1天，经输液、补血及西药止血治疗，仍吐血不止。予生大黄末，每服2g，每日3次。服药1天后，吐血未作。3天后大便潜血转阴。（马新风《浙江中医杂志》1990；1：36）

编者按: 明·龚廷贤用将军丸（单味大黄酒拌，九蒸九晒为末，水泛为丸）治"吐血不止如神"。清·唐容川指出:"大黄一味既是气药，又是血药，止血不留瘀，尤为妙药。"

5. **鼻衄**

（1）王某某，男，16岁。病人既往有反复鼻衄史，近2天来鼻衄10余次，每次血量 5~10ml，血色鲜红，流血不止，甚至吃饭时鼻血不自觉地滴入碗中，睡时滴血于被上。五官科检查：鼻中隔前下部易出血区黏膜充血，糜烂，破溃。大便 3 日未解，腹满胀痛，平素急躁易怒，偏头痛，喉痒，舌偏红，苔黄腻，脉弦滑带数。证属湿热郁蒸，燥屎内结，木火刑金而致鼻衄。取单味大黄粉口服：生大黄粉 3g，每日 4 次，连服 5 天，腑气通，鼻衄止。为巩固疗效，又连服 15 天。随访 3 年未复发。（蒋瑞金《上海中医药杂志》1988；12：28）

（2）孙某，男，16 岁。1990 年 12 月确诊急性粒细胞白血病，经化疗出院后，鼻衄半月不止，甚则如滴水状。延余赴诊，当时病人面色苍白，神疲怠倦，头晕乏力，大便干燥，脉弦数，苔黄。余谓之大实有羸状，非参、芪所能，大实者热毒化火，迫血上行。遂于生大黄 3g，温水送下，当天解大便 5 次，翌日鼻衄止，复加补阴之剂以善后，月余未再出血。（徐斌《中医杂志》1992；1：54）

编者按：本案为"白血病"化疗后鼻衄不止，平脉望舌问大便以辨证，以大黄治之，大便通而鼻衄止，充分体现了辨证论治精神及其疗效。

6. 呕吐　耿某，男，72 岁。患"中风后遗症"5 年，经治疗可以步行。3 天前跌倒后恶心呕吐，日 4~5 次。诉小便赤涩，大便欠畅，口苦黏腻，形丰面红，舌红苔黄厚腻，项软，脉弦滑。嘱嚼服生姜 1 片后即取生大黄粉 10g 冲服。次日复诊，诉服药后排稀便 3 次，呕恶随止，晨起服稀粥两碗未吐。（潘建华《四川中医》1990；6：29）

编者按：呕吐一证，其病因虽有多种，但总以胃失和降为主。《金匮要略》说："食已即吐者，大黄甘草汤主之。"即对于胃肠实热，腑气不通而呕吐者，以大黄为主药通腑止吐。本案先嚼服生姜止呕以治标，后服大黄通腑泄热以治本。

7. 胃痛（慢性肠炎）　一慢性肠炎病人，胃痛腹满，食欲不振，大便溏薄，日 2~3 次，迁延日久，面黄肌瘦，神疲乏力，服健脾益气方药罔效。与服独圣丸（即大黄研末为丸），旬日大便成形，食欲增加，胃痛痞满尽除，体重增加。（《北方医话》）

编者按：本案之独特疗效，证明了《神农本草经》所谓大黄"调中化食"之功效。现代药理研究已证实，少量大黄具有健胃利胆、促进消化等作用。

8. 宿食

（1）武帝常因发热服大黄。僧坦曰："至尊年高，大黄快药，不宜轻用。"帝弗从，遂至危笃。梁元帝尝有心腹疾，诸医皆请用平药。僧坦曰："脉洪实，宜用大黄。"从之，因而疾愈。赐钱百万。（《历代笔记医事名医别录》）

编者按：大黄攻实祛邪，具有"将军"之功。故以大黄治病之要，实证宜之，虚证忌之。上述武帝之发热为虚热，误用大黄，"遂至危笃"；梁元帝之心腹疾，平脉辨证为邪实，应用大黄，"因而痊愈"。

（2）淮安大商杨秀伦，年七十四。外感停食。医者以年高素弱，非补不纳。遂致闻饭气则呕，见人饮食辄叱曰：此等臭物，亏汝等如何吃下？不食不寝者匝月，唯以参汤续命而已。慕名来聘，余诊之曰：此病可治，但我所立方必不服，不服则必死。若徇君等意以立方亦死，不如竟不立也。群问：当用何药？余曰：非生大黄不可。众果大骇，有一人曰：姑俟先生定方，再商其意。盖谓千里而至，不可不周全情面，俟药成而私弃之可也。余觉其意，煎成，亲至病人所强服，旁人皆惶恐无措，止服其半，是夜即气平得寝，并不泻。明日全服一剂，下宿垢少许，身益和。第三日侵（渐近）晨，余卧书室中未起，闻外哗传云：老太爷在堂中扫地。余披衣起询，告者曰：老太爷久卧思起，欲亲来谢先生。出堂中，因果壳盈积，乃自用帚掠开，以便步履。旋入余卧所，久谈，早膳至，病者观食，自向碗内撮数粒嚼之。且曰：何以不臭？从此饮食渐进，精神如旧，君以为奇。余曰：伤食恶食，人所共知，去宿食则食自进，老少同法。今之医者，以老人停食不可消，止宜补中气以待其自消，此等乱道，世反奉为金针，误人不知其几也。余之得有声淮扬者以此。（《洄溪医案》）

编者按： 上述案例充分证明，临证用之得当，大黄下宿食之功颇著，老少同法。

9. **痢疾**　龚子才治刘司冠，年近七十患痢，脓血腹痛，诸药弗效，诊之六脉微数。此肥甘太过，内有积热。当服酒蒸大黄一两清利之。刘曰：吾衰老恐不胜，用滋补平和乃可。因再四引喻，始勉从之。逾日而愈。（《续名医类案·卷八·痢》）

编者按： 年老过食肥甘，胃肠郁热，腑气不通而腹痛等。龚氏舍脉从证，治病求本，大黄攻邪，积热得散，缓则再调平正气可也。

10. **积聚　二便不通**　治久患腹内积聚，大小便不通，气上抢心，腹中胀满，逆害饮食：大黄、芍药各二两。上二味末之，蜜丸，服如梧子四丸，日三，不知，可加至六七丸，以知为度。（《备急千金要方》神明度命丸）

11. **阳毒**　愚在籍时，曾至邻县治病，其地有杨氏少妇，得奇疾，赤身卧帐中，其背肿热，若有一缕着身，即觉热不能忍，百药无效。后有乘船自南来赴北闱乡试者，精通医术，延为诊视，言系阳毒，俾用大黄十斤，煎汤十碗，放量饮之，数日饮尽，竟霍然痊愈。（《医学衷中参西录》）

编者按： 大黄为泻下热结之要药，可使体内热毒由泻下而解，故可治阳毒之病。本案所述"阳毒"与《金匮要略》所述者不同。

12. **阳强**　汪某某，肾水不足，君火上炎，相火下炽。心中如燔，舌光如柿，阳事易举，阴精易泄。取鸡子一个，破头，纳大黄三分，蒸熟。每日服一个。（《王旭高临证医案》）

编者按： 阳强多由肝火旺盛或阴虚火旺所致。病人为肾阴亏虚，火热内炽，故用大黄以泻火，并以鸡子滋阴和阳，共奏泻下坚阴之效，则阳强自平。

13. 黄疸（甲肝、乙肝） 大黄为退黄之要药，甲型肝炎症见黄疸、腹胀、便秘、苔黄腻、脉弦滑等，此乃湿热毒邪蕴阻脾胃，深入血分所致，属实热证。我院用自制精制大黄片（单味生大黄精制而成，每片为 0.25g）治疗，疗效优于复方西药和清热利湿中药合剂。对乙肝病人见有苔黄腻或薄腻者，可用制大黄 9~15g，合甘露消毒丹治之，连续服用 2 个月，使 HBsAg 转阴。（陈敏先《中医杂志》1991；11：6）

14. 鼓胀（肝硬化） 肝硬化基本病机可用瘀、热、积、水、虚概括。笔者临床治疗肝硬化，大黄为首选药物之一，对湿热内蕴和肝脾瘀血型选用大黄尤其适宜，即使是其他证型，合理配伍使用大黄也有利无弊。六腑以通为用，"通"在治疗肝硬化时显得尤为重要。（谢纪源《江西中医药》1996；2：23）

15. 胆病（慢性胆囊炎、胆石症、胆道感染） 由于大黄具有利胆、消炎、抑菌、促进胆汁分泌、使胆囊收缩增强、降温等作用，我们曾于 1985 年至 1986 年间，开展单味生大黄（研粉，装胶囊，每次 0.6g，日 3 次）治疗胆石症的临床研究。大黄由于有消炎作用和利胆作用，对胆石症合并感染，或单纯胆道感染病例更适宜。对不宜手术、结石 < 1.0cm 或泥沙样结石，可用单味大黄治疗。对胆石症合并重症胆道感染、胆石症合并胰腺炎、高热、腹胀者，用大黄有效。每次用大黄 30g 煎汤，或粉剂 3g 口服，也可用 10g 粉剂加入 100ml 液体中灌肠，以通腑为目的。大黄对重症感染可起到通腑、泻下、降温、降低内毒素、提高白细胞吞噬功能的作用，早期应用，有阻止病情演变的可能。（刘凤奎《中医杂志》1991；11：5）

16. 慢性肾炎 尿毒症 谢某，男，38 岁，工人。患慢性肾炎已年余，迭治未愈；近 2 个月来，头晕困惫，纳呆，泛泛欲呕，晨起面浮，入暮足肿，溲少。经某院检查：尿素氮 61.4mmol/L（86mg%），肌酐 814.2μmol/L（9.2mg%）；肾图提示：两肾无功能。诊为慢性肾炎、尿毒症。苔白腻质淡，脉虚弦。肾气衰竭，浊阴内凝，颇虑逆而上，昏厥萌生。姑予益肾气、降浊阴。①汤方：熟附子、姜半夏、泽兰、泽泻各 15g，生黄芪、丹参、炒白术、六月雪、扦扦活各 30g。另用益母草 90g 煎汤代水煎药。每日 1 剂，连服 3 剂。②灌肠方：生大黄 15g，制附子 10g、蛇舌草 30g，丹参 20g，加水煎至 150ml，待温点滴灌肠，每日 1 次，连用 5 日，如尿素氮、肌酐下降，可休息一二日再用 5 日。二诊：药后得畅便，自觉较适，尿量亦增，此佳象也，原法继进之。5 剂。三诊：症情平稳，停用灌肠，继用汤方去半夏，续服 8 剂。复查尿素氮降为 20.0mmol/L（20mg%），肌酐降为 366.8mmol/L（3.4mg%），改予金匮肾气丸，每晨晚各服 6g；冬虫夏草研细末，每服 1.5g，日 2 次，以巩固之。肾功能不全、尿毒症病人，肌酐、尿素氮久久不降，病情危重，又无条件血透者，朱老每于辨治方中加用生大黄 15~30g 内服，灌肠方调整为生大黄、生牡蛎、蒲公英、六月雪各 30g，制附子 10g，丹参 20g。煎取汁 200ml，点滴灌肠每日 1 次，直至好转。有一病人，每日内服及灌肠之大黄达 85g，也未见泄泻之象，病人甚感舒适，可供参考。

原按：朱老盛赞杨栗山评价大黄之功说："人但知建良将之大勋，而不知有良相之硕德"；又说大黄"苦能泻火，苦能补虚"。可谓大黄之知音矣。大黄善于推陈致新，降阴中之浊阴，邪去正安，定乱致治。大黄对多种原因所致之急、慢性肾衰竭或尿毒症，均有良效，因大黄善于降低血中尿素氮及肌酐，既可内服，又可灌肠，屡用得效。（《朱良春医集》第 273 页，朱胜华整理）

17.高脂血症　用单味大黄不同制剂治疗高脂血症 237 例，与中药何首乌或西药烟酸肌醇酯的随机对照治疗比较，结果证明大黄降高胆固醇血症的疗效较好。（焦东海《中医杂志》1988；11：68）

18.狂证　黄某某，女，28 岁。1991 年 2 月 25 日诊。因夫妻关系不和谐，于 2 月初出现精神抑郁，寡欢，少言语，突然于 1991 年 2 月 24 日上午出现烦躁，言语不休，骂詈不避亲疏，撕衣毁物，大呼大叫，狂歌乱舞，在县医院用大量氯丙嗪等镇静剂肌内注射，稍缓。于次日来我院，27 日晚，在医院门口又猝然发狂，打骂不休，在地上翻滚不已，围观者不计其数，症见面红目赤，声音洪亮，哭叫不休，腹胀，大便已 5 天未解。舌红，苔黄腻，脉弦滑而数。证属肝郁化火，阳明热盛，腑气不通，上扰心窍，神志错乱而发狂。治当通腑涤热，安神为旨。用生大黄 50g，分 3 次用 100ml 开水冲泡，药后 3 小时许，腹中雷鸣，解大便 4 次，排出燥粪数枚，情绪安定，晚间昏睡 10 余小时，守方继服，次日解大便 3 次，臭秽不堪，现言语能控制，无大呼小叫（未用西药地西泮）。先后共用生大黄 100g，病情稳定，又观察 2 天，未见复发，于 3 月 3 日出院。出院后，嘱其仍用大黄每天 10g 泡水 100ml，每次服 20~30ml，2 个月后夫妻俩来院，诉已上班工作。（杨德明《湖南中医杂志》1993；2：22）

编者按：《素问·至真要大论》云"诸躁狂越，皆属于火。"《素问·病能论》曰："有病狂怒者，此病安生？岐伯曰：生于阳也……阳气者，因暴折而难决，故善怒也。"《难经》曰"重阳者狂"。狂证初期为实，日久则为本虚标实。以痰火瘀血，闭塞心窍，神机错乱为基本病机。本案病人肝气郁结，气郁化火，火热扰心，心神错乱，故烦躁不安等；肝气不舒，胃失和降，腑气不通，燥屎阻结，浊气上熏心脑，"脑为元神之府"（《本草纲目》），则更加重狂躁。一味大黄，通腑泄热降火，热清火降，自有养心健脑之功，故病趋稳定也。

（三）妇科病

1. 产后恶血冲心，或胎衣不下，腹中血块等 锦纹大黄一两，杵罗为末，用头醋半升，同熬成膏，丸如梧桐子大，用温醋化五丸服之，良久下。亦治马坠内损。（《备急千金要方》）

2. 性交痛 妇人嫁痛（指"阴痛"或"性交痛"），小户（即"阴户"。此指妇女外生殖器官）肿痛也。大黄一两，酒一升，煮一沸，顿服。（《本草纲目》第十七卷"大黄"引《备急千金要方》）

编者按： 大黄苦寒沉降，力猛善行，可入血分以行瘀血，为攻积泻火、逐瘀止痛之要药。故上述妇人病属瘀热者宜用大黄治之。

3. 乳痛 川大黄、粉草各一两。上为细末，以好酒熬成膏，倾在盏中放冷，摊纸上贴痛处，仰面卧至五更。贴时先用温酒调（服）一大匙，明日取下恶物，相度强弱用药，羸弱不宜服。（《妇人良方》金黄散）

4. 闭经 28岁已婚妇女，因经期受凉而闭经15个月。就诊时瘦弱不堪，肌肤不荣，毛发脱落，脉涩，舌暗有瘀点，舌下脉络淡紫怒张，用独圣丸（即大黄研末为丸）一个月，经复如常。（《北方医话》）

编者按：《神农本草经》言大黄"下瘀血、血闭"；《名医别录》谓主"女子寒血闭胀"，本案可为佐证。《金匮要略》治"妇人经水不利下"用下瘀血汤、抵当汤，两方皆用大黄。故当重视大黄治血瘀闭经之功效。

5. 倒经 曹某某，女，16岁。1982年4月8日初诊。15岁月经初潮，先后无定期，近停经3个月，鼻衄3次，昨天鼻衄如注，并有头晕胸闷，咳嗽嗳气，大便实，小便黄，舌尖红有芒刺，脉弦数。治疗方法：生大黄15g，煎5分钟温服，服后大便3~4次/日，鼻衄止，继服2剂，月经行。（金松序《河北中医》1984；2：31）

编者按： 倒经，亦称"逆经""经行吐衄"。本案女孩之二便、舌脉所见，皆火盛血热之候。治用大黄通腑泄热降火，引血下行，故起到了止鼻衄、通月经之功。

6. 乳头皲裂 刘某，女，28岁。病人右乳头裂1周，哺乳时疼痛难忍，经服中西药及外用四环素软膏无效，即用生大黄30g，研细末，用香油适量调成糊状备用。先将乳头洗净擦干，再用上药涂擦，3次痊愈。（王书成《四川中医》1987；3：43）

7. 崩漏（功能性子宫出血） 邱某某，女，35岁。1990年12月14日初诊。月经不净14天，量多，伴腹痛5天，夹有块，小腹正中坠痛阵发性加剧，拒按，自觉腹部有灼热感，伴见尿黄，烦躁，口干苦饮，舌质暗红，苔黄，脉弦滑。妇检：外阴经产式，血染，阴道光滑通畅，血色鲜红，血块较多，宫颈Ⅰ度糜烂。双附件片状增厚，压痛（+++）。以单味大黄煎剂，每次50ml内服，每天2次，次日阴道出血明显减少，无血块，腹痛减轻，下坠感消失，仍拒按。继服药至第3天（300ml），阴道出血止，腹痛减轻。继服300ml之后腹痛消失，随访年余，月经正常。治疗方法：以单味大黄煎剂治疗，每天100ml（含生大黄10g），分2次内服。（曹大农《湖北中医杂志》1992；5：12）

编者按： 大黄之功，既能活血祛瘀，又能凉血止血，真乃神奇之药也。本案证候为实证、热证，以大黄泄热凉血而止血也。

8. 回乳　郄某某，女，25岁，1993年3月11日就诊。求断乳药。予大黄粉，加适量芒硝，水调成糊状涂乳房，约1cm厚，塑料膜包扎保温、保湿，1日乳汁减少，2日断乳。（刘文汉治验）

（四）儿科病

小儿病因较单纯，实证居多，泻下法为常用法则之一。文献资料表明，以大黄为主的下法（或辨证配合其他方法）治疗小儿疾病用途广泛。大黄治疗小儿病源远流长，早在唐代杰出的医药学家孙思邈就在《千金要方》与《千金翼方》中论述治疗小儿急症、杂病等，共载方371首，其中用大黄之方近50首，尤其对小儿惊痫、伤寒、咳喘、癖结、胀满等病证，用大黄之方更多。尔后，历代医家有不少关于儿科诊治的专著、专论。关于下法的具体应用，清代《幼幼集成》说："邪之深入者，下而夺之，总欲其邪尽而后已。"可谓至理名言。下面将以大黄为主的泻下方法治疗儿科病作一概述。

（1）四诊要点　①大便不通或黏稠臭秽，或下利不爽，里急后重；②腹胀满拒按或腹痛啼叫，或四肢虽不甚热，但腹部灼热熨手；③小便短赤、浑浊臊臭；④苔黄燥或垢，浊腻不化；⑤口渴喜饮，口有热臭，唇干红，目赤面红；⑥厌食，反饱或有呕吐酸馊不化；⑦烦躁不安，夜寐惊啼或齿介齿；⑧有热如潮，或有汗不解，或但头出汗，蒸蒸冒气；⑨脉滑数有力，指纹沉滞深红色。以上数条，不必悉具，但见二三证即可用泻法。总之，要形实、气实、脉实者，方为适宜。

（2）适应证　下列疾病表现为实证、热证者，可参照上述各条指征施用泻下法：①新生儿疾患有胎热、胎毒表现者，如口腔红、马牙、重龈、重颚、不乳、吐乳、二便不通等；②头面咽喉部疾患有胃热、便结者，如扁桃腺红肿、鹅口疮、眼结膜炎、化脓性中耳炎、鼻窦炎、腮腺炎等；③小儿流感汗出热邪不退者，可用表里双解法，所谓大便畅行则邪无所依附而热自退也；④疳积初起可导滞攻下，盖"积为疳之母"，若只是健脾补脾，往往误补遗患；⑤乙脑、流脑等温热病，高热抽搐用清热平肝息风法不效时，可加用釜底抽薪法，往往一泻而热减搐平；

⑥小儿肺炎痰壅气憋而腹胀便秘者，可通腑以泄肺热；⑦小儿麻疹透发不畅，或出至腹以上即不再下达，属肺胃热毒壅滞者，可适当泻下，疹点很快可透出；⑧小儿黄疸性肝炎、新生儿溶血性黄疸（即胎黄）；⑨小儿单纯机械性肠梗阻、小儿阑尾炎、小儿坏死性结肠炎等急腹症；⑩小儿脂溢性皮炎、顽固性湿疹、小儿外科疮疖脓肿严重者，等等。

（3）关于大黄用于儿科之剂量　一般情况下，患儿越幼小，用量越宜少。如初生儿1~3g便可；数月至1岁3~4g；2~3岁可用至5~6g……随年龄的增长，视病情的轻重，选定剂量，水煎或沸水泡后，分次服用，以利为度，不必尽剂。

（4）关于大黄的炮制　为了扩大其应用范围，减少其不良反应，根据病情需要，可用蜜炙、土炒、醋炒、姜汁炒、朱砂拌等，但若取其攻下之性，仍以生大黄为宜。

需要明确，"大黄下之"只是治病八法之一，欲应付万变之病情，还是应辨证论治，以中病为目的。（吕志杰综述）

1. 咳嗽　范某，女，8个月，部队家属。其母述患儿因着凉后出现咳嗽，开始全天咳嗽，曾到驻地医院做胸透检查未见异常，查血常规白细胞11.2×10^9/L，中性粒细胞0.55，淋巴细胞0.42，单核细胞0.03。用青霉素40万单位，每天2次肌内注射，1周后，患儿每于凌晨四五点钟咳嗽加重，以干咳为主，不得入睡，后继用青霉素及其他止咳药，效果不佳。诊见口微干，舌红，脉数，大便稍干，笔者认为凌晨四五点钟为寅时，此时手太阴肺经经气最旺，肺与大肠相表里，病则相互影响，辨其兼症属大肠蕴热，此热上灼于肺，形成热盛伤津、肺气上逆之候。宜清热泻火、釜底抽薪之法，拟单味熟大黄粉治之。处方：熟大黄粉0.5g，每天3次，用药3天后，其母代述症状减轻，时偶尔咳嗽数声，但已不影响睡眠，大便偏稀。笔者认为小儿脏腑娇嫩，形气为充，若过用寒凉，恐伤正气，故遵循小儿中病即止的法则，令其停药自然恢复。3天后随访完全恢复。（冯刚《中医药研究》1990；4：38）

编者按： 本案应着眼于四点：①治病求因。患儿咳嗽，由于着凉，外邪客肺也。②以时间医学指导临床。病经1周后，"每于凌晨四五点钟咳嗽加重"，此为"寅时"肺经当旺；又舌红，脉数，便干等，想到脏病及腑。③大黄用法有讲究。熟大黄粉每次0.5克，等于煎剂三四倍之功力，一日3次，对8个月之婴儿，用量不算小也。④大黄功能泻下通便，为热结便秘的常用药。肺与大肠相表里，若大肠实热壅盛，大便秘结者，大黄有清热泻火，釜底抽薪之效，通过泻下，大肠热邪得清，则肺气上逆得平，从而咳嗽自愈。此即中医常用的"上病下取"之法，也体现了辨证施治的整体治疗思想。⑤幼儿之病，发病快为其特点，但治之得当，恢复亦快也。

2. 咳喘（急性肺炎）　曹某某，男，6岁。1967年4月初诊。患"肺炎"咳喘，抗生素、麻杏石甘汤之类连用6天不效。延请医治疗时，喘咳气急，鼻翼扇动，肌肤灼热，体温经常40℃以上，脉象数而有力，舌赤少津，小便赤涩，大便10日未解，无欲便之意，亦无腹痛之象。沉思良久，忆及温病学有宣白承气汤治法，颇为对症。因时已深夜，购药不便，但症情危重，时间甚迫，适值病人家中有川大黄1包，逐将大黄煎服10g，2小时后大便尚未通，喘似缓解。翌晨因其有效，未用他药，又单服大黄15g，大便通畅，喘咳发热完全停止。（王与贤《内蒙古中医药》1984；2：22）

编者按：本案之疗效，应思考三点：①肺热咳喘，以抗生素、经方良剂不效者，其只能治肺，不能治肠；只能治标，不能治本。②肺邪多日，"大便10日未解"，治以"釜底抽薪"，上病下取法。此中医学垂训千古之理论，治病无上之良策。③王氏为医，善于变通者也，良方一时难取，良药家中已备，一味大黄，首用10g，继用15g，对6岁患儿，用量可谓大矣。用药以中病为宜，药精力宏，神奇之功效，壮哉我中医！

3. 小儿便秘　王某某，男，10个月大。大便干燥如羊粪10天，现发热腹胀，不欲进乳食，小便短赤，有时呕吐，哭闹睡眠不宁，舌质绛，指纹紫滞。外敷大黄粉1剂，发热腹胀明显减轻，呕吐消失，腹中肠鸣，有硬结粪块排出，再敷1剂，大便通畅，诸症消失。治疗方法：将大黄烘干研末备用，使用时取大黄10g，用酒适量，调成糊状，涂以脐部，用纱布覆盖固定后，再用热水袋敷10分钟，每天1次。（刘杨敏《实用中医内科杂志》1990；2：44）

编者按：上述以大黄粉外敷法治婴幼儿便秘，疗法安全、方便、有效、可以效法。

4. 小儿痄腮　施某某，女，8岁。1985年5月10日初诊。两侧耳根部肿痛3天，伴发热，体温38.5℃，苔薄白，脉浮数。诊为痄腮，如下法治疗，用药1天热退，局部肿胀亦减，继续用2天，诸症消除而愈。治疗方法：大黄15g，食醋30ml，先将大黄研成细末，然后浸于食醋中半天，以棉签蘸药液外涂腮部，每天6~7次。（罗中秩《浙江中医杂志》1993；1：34）

编者按：本案之方法简便易行。取大黄活血凉血、解毒消肿；食醋味酸，酸能软坚以助大黄消肿也。

5. 乳蛾（急性扁桃体炎）　胡某某，男，12岁。1983年2月14日初诊。病人发热畏寒，体温39℃，咽部充血明显，双侧扁桃体Ⅲ度肿大，血白细胞21×10^9/L，心肺（－），舌红苔黄根腻，脉浮数，笔者用生大黄9g，嘱沸水泡药，每隔2小时服1次，连服数次。翌日，发热畏寒悉除。双侧扁桃体（－），血白细胞降至7.9×10^9/L，告愈。（蔡以生《上海中医药杂志》1983；11：41）

编者按：以大黄沸水泡服，方便易行，如此通腑泄热，使咽部结聚之热毒邪气有出路也。中医学之汗、吐、下三法，都是给病邪找出路的大法。如此给出路的"政策"，为中医学之特色疗法。

6. 小儿腹痛（肠蛔虫病） 王某某，男，11岁。1985年7月15日初诊。病人阵发性脐周疼痛2天，精神萎靡，面色淡黄，脐周疼痛，反复发作，痛时腹部可扣及肠形及条索状包块，忽聚忽散，痛止后如常人，须臾复现，两眼白睛可见灰蓝色针尖大小斑点6个，大便查见蛔虫卵，2天未解大便。舌红苔薄黄，脉弦数。诊为肠蛔虫病。以生大黄8g，嘱用开水约200ml，浸泡10~20分钟后，分2~3次服。患儿服后次日解稀便2次，并随大便排出蛔虫10余条，腹痛告愈。（柏卉《陕西中医函授》1992；3：18）

编者按： 本案患儿肠热便秘，又蛔虫扰动是腹痛成因。以大黄通腑泄热，蛔虫随之而排出。若腑气已通，蛔虫不去，又应以排虫方药治之。

（五）外科病

1. 腹痛 对于里实热证，病位大多在六腑者，西医诊为出血坏死性肠炎、急性胰腺炎、胆囊炎、胆石症者，大黄均可使用。

（1）出血坏死性肠炎 王某某，女，20岁。以持续性脐周隐痛，阵发性加剧，解红棕色大便3天为主诉入院。检查：体温，呼吸，脉搏，血压均正常，急性痛苦面容，全身无黄染，舌质红，苔黄腻，脉洪大。腹部轻度胀气，腹肌不紧张。脐中偏左压痛明显，无反跳痛，肝脾肋下未触及。大便常规，脓细胞少许，红细胞（++），隐血强阳性。血常规：白细胞11.4×10^9/L，中性粒细胞0.84，淋巴细胞0.10，嗜酸粒细胞0.06。入院第1天按常规方法治疗（胃肠道解痉剂，抗生素，补液等），临床症状未见好转。并表现为中腹部剧痛，腹胀，排红色黏液便。第2天改用生大黄，每次24g水煎服，继续补液。第2次煎服后，病人连续排出了3次糊状棕色便，疼痛腹胀明显缓解。同等剂量再服1天，血便及全身症状消失。治疗方法：成人每次生大黄24~30g，水煎服，每天2~3次。幼儿酌情减量。煎时注意沸水不超过10分钟，以防蒽醌衍生物大量破坏，鞣质明显增加，影响效力。由于生大黄中的鞣质耐热，易溶于水，煎时液体越多越易游离，故煎时水量应尽可能减少。（周健宜《福建中医药》1985；1：36）

编者按： 本案病人舌脉所见，为湿热蕴结肠道，腑气壅滞则腹痛；热伤肠络则出血。大黄通腑气，泄湿热，病邪尽去，腹痛、出血自已。注意：大黄不宜久煎，且煎液不宜过多。

（2）急性胰腺炎 用单味大黄不同制剂治疗急性胰腺炎300例，与复方中、西药各150例做随机对照观察，结果证明三者的有效率相似，但用大黄治疗者绝大多数未使用胃肠减压，症状、体征消失快，并对重症胰腺炎也有一定的疗效。

治疗时应按急症急攻原则，需采用大剂量大黄，如用生大黄煎剂，一般每天至少用30g，还可适当加量，以舌苔黄腻程度及大便次数为调整药量的标准。在使用大黄中我们发现，随着腹泻的出现，腹痛减轻，腹胀消失，食欲大增，黄腻舌苔渐消，一般泻6次后则病渐愈。开始服大黄煎剂的半天至1天内，部分病人会发生恶心呕吐，这不应视为不良反应，但吐出多少，应补服多少。单味大黄治疗急性胰腺炎的主要机制：①大黄能抑制胰酶的分泌。②大黄能促进胆汁分泌而利胆。③重症胰腺炎大多并发厌氧菌感染，而大黄有抗厌氧菌作用，特别对常见的脆弱类杆菌的抑制作用尤为显著。

（3）胆囊炎　单味大黄治疗急性胆囊炎20例均获效，2~3天内发热、腹痛消失，白细胞恢复正常。治疗方法与急性胰腺炎相同。

（4）胆石症　口服生大黄片，每次0.6g，每日3次，共治疗42例。对照组20例，口服维生素E50mg，每日3次。30天为一疗程。服大黄病人多在一周内开始排石，对照组的排石率为10%，治疗组排石率为73.8%。（焦东海《中医杂志》1988；11：67）

2. **肠结（粘连性肠梗阻）**　腹腔内粘连引起的肠梗阻在临床上相当常见，一般主张非手术治疗，但疗效不佳。我们自1996年以来用大黄煎剂保留灌肠治疗粘连性不完全性肠梗阻20例，简便有效。所有病人均有呕吐、腹痛、腹胀、大便未解。查体均腹膨隆，叩鼓音，可见肠型及蠕动波，肠鸣高调，闻及气过水声。腹部X线透视提示不完全性肠梗阻。治疗方法：在补液、纠正酸中毒、调节水与电解质平衡的基础上，以生大黄60~100g，煎汁200ml保留灌肠。结果：20例中痊愈16例，好转4例。5例肝功能异常者，灌肠3日后复查均有不同程度好转。（刘雪梅《成都中医药大学学报》1997；4：31）

（六）痈疮肿毒、外伤、烫伤、皮肤五官疾病

1. **痈肿**　痈肿振不可根（忍），大黄捣筛，以苦酒和贴肿上，燥易，不过三，即瘥减不复作，脓自消除。（《补缺肘后方》）

编者按：治痈肿将大黄粉用苦酒（醋）调敷之经验，值得效法。

2. **丹毒**　火丹赤肿遍身者，大黄磨水，频刷之。（《本草纲目》第十七卷"大黄"引《急救方》）

编者按：大黄苦寒，泄热毒、破积滞、行瘀血。《日华子本草》曰："敷一切疮疖痈毒。"本方外涂以治丹毒之重症，有较强的解毒散结、消肿止痛之功。若内服外用并举，其效更速，正如《医学衷中参西录》所说："疗毒甚剧，诸药不效者，当重用大黄以通其大便自愈。"故张锡纯称之为"善解疮疡热毒"的"特效之药"。目前，用大黄治疗多种皮肤感染性疾病，均获良效。

"大黄磨水，频刷之"，可变通应用如下：将大黄研细末，水调涂患处，或醋调加少许香油外敷亦佳。

3. 痈疽疔疮

（1）治发背、痈疽、疔疮、恶疖等一切无名恶疮肿毒，热疼痛，初起未溃者　锦纹大黄不拘多少，一半火煨熟、一半生用，甘草节等份。研为细末，每服一匙，空心温酒调服，以疏利为度。（《串雅内编》）

编者按：《外科精要方》用大黄、甘草熬成膏，内服治疗一切痈疽。这与上述经验，用药相同，用法不同，临证可酌情选择之。

（2）诸肿毒　醋调大黄末，涂。（《随息居饮食谱》）

（3）无名肿毒　无名肿毒在临床上泛指发生在体表部位的急性炎症。因其随处可生，表现多种多样，无适当名称，故称无名肿毒。笔者几年来治疗此病38例，采用大黄粉外敷，均收到了较满意的疗效。治疗方法：选生大黄研成粉末，根据患处大小取适量大黄粉加植物油和白酒调成糊状敷患处，药敷厚度以0.2~0.4cm为宜，外裹纱布，每日换药1次，5~10天即可治愈。经治疗后，局部肿消、热退、痛止、诸症祛除。（朱金宏《实用中医药杂志》1998；12：20）

4. 冻疮　张某某，女，20岁。1986年11月8日初诊。每年从10月起，至次年3~4月，双手生冻疮，肿胀，疼痛，甚则手背皮肤溃烂，经多方治疗无效。笔者予大黄20g，煎水熏洗患处，每天2次，3天后肿痛明显减轻，改为每天1次熏洗患处，半月而愈。随访半年，未复发。（谢修亮《四川中医》1989；2：27）

编者按：大黄味苦，气香，性寒。冻疮寒郁化热，血腐肉败，成脓溃破，疼痛剧烈等，是大黄外用治疗之冻疮的主要特征。

5. 外伤出血

桃花散制法：将石灰500g，生大黄片150g放在砂锅内同炒，当石灰呈桃红色时去大黄，将石灰筛取，即是桃花散。冷却装瓶备用。用消毒盐水彻底洗净伤口，伤口周围用乙醇棉球由内向外擦去血迹（如伤口较大，可用胶布拉拢），然后撒上桃花散，用纱布包好即可。如有条件，可在纱布上涂一层凡士林，以便换药时易将纱布揭去。

适应证：外伤出血（如金刀伤、跌伤、碰伤及小外伤出血等。但不包括动物咬伤）以及碰伤后已化脓的小伤口。

治例：袁某某，男，6岁。不慎跌伤，头部有3个口子。大的长约3cm，小的长约2cm，深约1cm，一个在额上，一个在眼下，一个在头顶。当时以消毒盐水将伤口内的泥沙洗去，剪去头顶上的头发，用乙醇棉搽去满脸的血，撒上桃花散。第2天换药时，除头上的伤口有少许感染外，其他两处无感染，并于第4天告愈。头顶伤口换药2次，于第7天基本完好。又治何某某，男，5岁。玩耍时不慎被剪刀伤及右眼下部，伤口长约 2cm，深约 1cm，当时用乙醇棉球将伤口消毒，撒上桃花散，用纱布包好，第 4 天告愈。（徐公询《赤脚医生杂志》1975；1：48）

编者按： 笔者查阅文献，《外科正宗》等古代方书有数个以"桃花散"命名的方子，其方药及制法等皆不相同。其中出自《丹台玉案》治刀刃所伤，出血不止之桃花散，其用药及用量以及制法，则与上述治疗方法相类似。古代治病之验方与秘而不传的"秘方"众多，疗效奇特，应努力发掘。

6. 急性腰扭伤 蒋某某，女，49 岁，干部。1979 年 11 月 29 日就诊。病人于 1 天前骑自行车不慎摔倒，左侧腰部扭伤，活动受限，经某医院治疗 1 次。当晚上床，翻身起身均感疼痛。翌日穿衣裤，鞋袜均不便，即邀余治疗。检查：病人行走腰部向左侧倾斜，第 2 腰椎左侧至腋后线处压痛（++）。轻度肿胀痉挛，诊为急性腰扭伤即用姜黄膏外敷，当日疼痛消失，活动如常。治疗方法：先将生姜切碎，绞汁于干净容器中，然后加入适量大黄粉，调成软膏状，平摊于扭伤处，厚约 0.5cm 并覆盖油纸或塑料布，以保持湿润，再覆盖纱布并用胶布固定。12~14 小时未愈者可再敷。（郭锡廉《中医杂志》1984；7：46）

7. 新旧损伤肿痛 治疗方法：①新鲜型损伤：时间未超过 3 小时者，将 50g 大黄粉放入 1000ml 凉水中，用毛巾浸药水冷敷患处。②软性损伤肿痛：损伤半天以上，肿痛处用手按之发软者，根据肿痛面积大小，取适量大黄粉加白酒（没白酒的可用淡盐水）调成糊状，以手拿起为度。将药摊于患处约 0.5cm 厚，上用 1 块软塑料膜盖上（略大于贴药面积），周围用伤湿止痛膏封贴，以保湿润，加强药效。③硬性损伤肿痛：损伤时间较长，肿痛持续不退，而肿痛处发硬者。根据肿痛面积大小，取适量大黄粉用食醋调成糊状贴于患处，具体操作方法同②。④局部冷痛型：局部有冰凉而肿痛者。取大黄粉适量，带皮鲜生姜 1 块（以能将药粉捣成泥为度），两药同捣如泥，制成 0.5cm 厚的药饼，贴于最痛处，具体操作方法同②。此药外敷局部有发热感，此为正常反应。治例：白某某，男，28 岁，农民。1987 年 5 月 9 日从拖拉机跳下，将左脚骨关节扭伤，5 月 10 日，病人因不能行走，用车推着来就诊。检查：左踝关节肿胀严重，病人自觉局部有冰凉感。余正常。嘱用大黄粉 15g 与鲜生姜核桃大 1 块捣泥外敷。当晚敷药，第 2 天早起大面积消肿，痛减。因外踝部仍有肿胀，嘱用此药继续外敷，肿已全消。能下地行走。连续用药 3 天，第 4 天即可下地干活走路，肿痛全消。（刘天祥《中医杂志》1991；6：57）

编者按： 以上所述治新发与较久之损伤肿痛的四种不同疗效，皆以大黄粉为主药，适当用白酒、食醋、生姜为辅助药，方法简便，切实可行，疗效可靠，其经验诚为宝贵也。刘氏四种疗法之一与上述郭氏相同。是有传承关系，还是不谋而合？记得张锡纯有如此类似疗法。下文《濒湖集简方》为姜、黄并用。

8. 外伤瘀血

（1）打仆伤痕，瘀血滚注，或作潮热者：大黄末、姜汁调涂。一夜，黑者紫，二夜，紫者白也。（《濒湖集简方》）

（2）从高坠下，及木石所压，凡是伤损，瘀血凝积，气绝欲死，并久积瘀血，烦躁疼痛，叫呼不得及折伤等。鸡鸣散：大黄一两（酒蒸），杏仁三七粒（去皮、尖）。上研细，酒一碗，煎至六分，去滓，鸡鸣时服，次日取下瘀血即愈。若气绝不能言，取药不及，急擘开口，以热小便灌之。（《三因极一病证方论》）

（3）跌压瘀血在内胀满　导滞散：大黄、当归等份，炒研。每服四钱，温酒服，取下恶物愈。（《本草纲目》第十七卷"大黄"引《和剂局方》）

9. 腹膜后血肿

病人，男，12岁。因外伤左腰胁部着地，至入院时呈休克状态。病人有肉眼血尿，腹穿获不凝固血液。拟诊为脾、肾破裂。经抗休克治疗后剖腹探查，发现病人腹腔积血 1000ml，脾多处裂伤，延至脾门。后行脾切术，发现左侧腹膜后有一约 18cm×15cm 血肿，经观察为非扩展性。无搏动性血肿。术后发现尿液转清。未探查泌尿器官，血肿亦未处理。查：病人一般情况稳定，于术后第 2 天按下述方法给予大黄，连续 5 天，病人每天大便 2~4 次，腹痛腹胀、腹膨隆逐渐消失。但于术后第 7 天突然发生频繁呕吐，肛门停止排便排气，腹部听诊有气过水声，诊断为回肠粘连性肠梗阻。再次手术同时观察腹膜后血肿已完全消失。治疗方法：成人用生大黄 30g，加热水 200ml，浸 20 分钟，去渣分 4 次服完。服后第 1 天如无大便，则应加大剂量，如每天大便超过 4 次则应减量，连服 1 周，儿童酌减。（夏学德《江西医药》1988；7：363）

编者按：《神农本草经》曰大黄"下瘀血，血闭……荡涤肠胃，推陈致新"。如此功用，可消除"腹膜后血肿"也。

10. 痔疮

（1）肛痔术后，先用生大黄粉（优质生大黄研成细粉末，过 120 目筛，装瓶备用）冲开水待温后坐浴，清洁肛门创口污物。常规消毒后，用食指和拇指分开沟状创口，撒上生大黄粉，盖凡士林纱布条，敷上消毒纱布，每次在排便后换药。

（2）内痔出血、溃疡、感染，先用筒状肛门镜检查，确定出血、溃疡、感染的部位，使病变部位充分暴露，用药匙取生大黄粉适量，撒在患处，再用长镊子压上一个干棉球，然后慢慢退出镜及长镊子。次日大便仍有出血，可复用上法。每天换药 1 次，直至痊愈。

（3）肛裂炎性外痔、血栓性外痔、混合痔术后、肛门湿疹：用生大黄 15~30g，冲开水约 3kg，先用热气熏，待水温适宜时坐浴，每天 1 次，坐浴后卧床休息。（江从舟《浙江中医杂志》1991；3：116）

编者按：大黄治病，具有一药多种功用的疗效。如从中医而论，既能活血，

又能止血；从现代药理研究，具有消炎、抗菌等作用。因此，上述治痔疮以大黄水煎坐浴与为粉外用，均使药效作用于局部而取得良效。

11. 烫伤　汤火伤灼。庄浪大黄（生研），蜜调涂之，不唯止痛，又且灭瘢。此乃金山寺神人所传方。（《本草纲目》第十七卷"大黄"引洪迈《夷坚志》）

12. 烧伤　病人，女，5岁。前胸、后背、双膝水疱破溃，基底苍白，有红色斑点。Ⅱ度烧伤75%，深Ⅱ度烧伤8%，用大黄浸剂湿纱布块外敷治疗后，渗出停止并不再渗血。每天换药2次，伤后第7天停用大黄浸剂，采用暴露疗法，伤后第22天治愈。治疗方法：取切碎大黄500g，加蒸馏水1000ml，浸泡24小时，使大黄的有效成分溶于水中。加95%乙醇3750ml，即可制成大黄浸剂。未感染的创面以大黄浸剂外敷，感染的创面可用大黄浸剂涂擦清洗。以此治疗烧伤。（李坤《中国乡村医生》1987；10：48）

编者按：现代药理研究表明，大黄有抗菌消炎、改善循环、消肿排脓的作用，并能降低毛细血管的通透性，控制创面体液外渗。大黄含有5%~15%的可水解型鞣质，是治疗烧伤起收敛作用的成分。如果大面积烧伤，应尽快送往专科医院，或者专业医生救治，不可延误病情，否则危及生命。

13. 口疮（口腔溃疡）等

（1）口疮糜烂　大黄、枯矾等份。为末以擦之，吐涎。（《太平圣惠方》）

（2）复发性口疮　用单味生大黄30g，加水250ml，煎沸，取200ml药液，饭后温服，每日煎服2次。治疗39例，平均2天缓解。（焦东海《中医杂志》1988；11：67）

（3）口腔炎、口唇溃疡、毛囊炎、疖肿　用生大黄9~24g，煎取150~500ml（每剂最多使用2天），供漱口、湿热敷及洗涤用，每天4~6次。治疗前先清洗局部，除净分泌物。本法对于一般金黄色葡萄球菌感染的口腔炎、口唇溃疡、皮肤毛囊炎及头部疖肿等炎性疾患均有效，局部培养金黄色葡萄球菌的转阴时间亦比较迅速。（《中药大辞典》）

14. 牙痛　治一切牙痛，去口气，大效。大黄烧存性为末，早晨揩牙（擦抹牙齿）漱口。（《串雅内编》）

编者按：《备急千金要方》《疡医大全》均有此记载。古代用大黄烧存性揩牙漱口治疗胃热、风火上炎所致牙痛、口臭、口疮、齿衄等，具有泻火消肿、清热解毒、止血敛疮等功能。

15. 狐𧏾病（外阴溃疡）　董某某，女，21岁，工人，未婚。患白塞综合征1个月，眼及口腔溃疡经用药治疗愈合，外阴双侧小阴唇内侧面两处约2.0cm×1.5cm大小溃疡却不愈，溃疡表面黄色脓苔，阴部潮湿，连及肛门肿胀充血。治疗用高锰酸钾水外洗，清除脓苔，溃疡表面涂大黄粉，每天上药7~8次，上药第4天脓苔渐少，溃疡面缩小变浅，1周后脓苔消失，无分泌物。2周后溃疡愈合，2个月后白塞氏病复发，尤以外阴溃疡为重，口服龙胆泻肝汤，外阴溃疡以涂大黄粉为主，治疗22天痊愈，追访1年未复发。（冯杰《山西中医》1991；2：18）

编者按：本案以大黄粉及龙胆泻肝汤治狐蚤病外阴溃疡，为溃疡治疗提供了一药一方的经验。

结　语

大黄，一味古老而神奇的灵药。中药学最古老的典籍《神农本草经》论述了大黄的多种功效。仲景书为"方书之祖"，系统全面地揭示了汉代及汉代以前使用大黄的丰富经验。《伤寒论》与《金匮要略》两书中以大黄组成的复方有31首，其中以大黄为主的2~3味的小方占10首。仲景用大黄，绳墨规矩有章可循，君臣佐使井然有序，功效卓著，垂训千古！历代医家以《神农本草经》所论与仲景所用为根据，对大黄进行了广泛的应用和深入的研究，取得了多方面的疗效。

现代名老中医、学者吸取了前人的经验，在临床中对大黄的应用与研究越来越广泛而深入，大有方兴未艾之势。目前之所以出现大黄热，就在于该药的卓越功效及广泛的实用价值。我国已召开过数次全国性和首届国际性大黄专题研讨会，1993年在意大利召开第二届国际性大黄研讨会。大黄的临床应用范围已经扩大到内、妇、儿、外、五官、皮肤等各科领域，并可用于抗衰老等。特别令人鼓舞的是，大黄治疗部分温热病症、危急重症、疑难杂病取得了显著成就。

大黄在古今临床上的广泛应用及其显著的疗效，激发了学者们浓厚的研究兴趣。近几十年来，对大黄药理的现代实验研究越来越广泛而深入，取得了不少成果。根据文献资料，大黄的药理作用可归纳为如下20多个方面，即：止血、泻下、止泻、抗病原微生物、抗内毒素、抗炎、解热、利胆、保肝、抑制胰消化酶、利尿、助消化、类雌激素、降血脂、降血压、抗肾衰、抗肿瘤、抗衰老、增强免疫功能、双向调节等多种作用。据说"日本西冈五夫教授从大黄中分离出140多种化学成分"。上述研究可知，一味大黄就是一个复杂的复方，所以具备了广泛的治病功效。

有的学者（焦东海《中医杂志》1991；11：4）统计表明，目前全世界已有19个国家的药典中记载了我国的大黄，因此，大黄已成为世界性的用药。要想用好大黄，应注意三个问题：一是大黄的品种、产地不同，药效与不良反应差别很大；二是煎煮方法或剂型不同，药效有别；三是病证、年龄不同，大黄之用量应因病、因人而异。

总而言之，大黄不愧是一味医家推崇的"出将入相"的良药。其既可治疗里实热结所致的危急重症，又可治疗郁火热毒导致的全身内外各科杂病，用之得当，疗效显著。本文综述的古今治验，便可为证。读者掌握之，学以致用，必可提高临床水平。

大黄既可内服（为汤、为丸、为散），又可外用。其临床用途之广，疗效之著，除本书所述外，还可参考吕志杰主编的《大黄实用研究》（2008年第2版更名为《大黄治百病辑要》）。

芒　硝

芒硝，咸寒而微带辛苦，其辛能散结，咸能软坚且兼润下，苦能下泄，寒能清热。内外诸般病症，凡"热邪深固，闭结不解"（《本草求真》），皆宜用之。内服、外用，皆有良效。需要了解，芒硝有朴硝、芒硝、玄明粉之分。"朴硝，即皮硝，生于卤地，刮取。初次煎成为朴，由朴再煎为芒。其性最阴，善于消物，故以硝名……玄明粉系芒硝再煎而成。其色莹白，辛甘而凉，功用等于芒硝，皆有软坚推陈致新之力"（《本草求真》）。其泄热、润燥、软坚之功，朴硝最强，芒硝次之，玄明粉更次之。

（一）内科病

1. **虚劳**　骨蒸热病。芒硝末，水服方寸匕，日二，神良。（《本草纲目》第十一卷"朴消"引《备急千金要方》）

编者按：芒硝咸寒，具有通腑泄热以存阴之功，对"骨蒸热病"兼便秘者，可暂用以治标。

2. **癫狂**　张某某，男，25岁，工人。病人因其妻离婚他嫁，3个月来精神抑郁，表情淡漠，常喃喃独语，语无伦次，哭笑无常，家人带其多方求治，不见好转。2日前突然离家出走，经多方查找，方在离家百余里外之农村派出所寻回。因系远房表亲，遂邀余诊治。见其被铁链锁于门框旁，两目怒视，面红目赤，狂乱无知，语言颠倒，幻觉妄想，叫骂不休，不避亲疏，不食不眠。屡次用药，因其紧咬牙关，拼命挣扎而未能灌下。舌质红赤、苔黄腻，脉弦滑数。证属火盛痰结，治宜泻火化痰。处方：芒硝120g，白萝卜300g，做汤，令病人食萝卜喝汤。病人不知是药，服食顺利。过了一时许解大便甚多，先为硬结如羊屎之黑便，后为痰涎样稀便，恶臭刺鼻。便后一时许叫骂渐弱，安然入睡。改用芒硝60g，白萝卜300g，每日1剂。3日后神识转清，再予健脾化痰、宁心安神之剂，半月后言谈举止如常人。随访至今未复发。

原按：本例病人由于长期忧思郁怒，气机失畅，痰涎内生，气郁痰结，郁而化火，上扰心神，蒙蔽心窍，故发为癫狂。治宜大泻痰火，用芒硝清火泻下，釜底抽薪；配伍白萝卜消食除胀，祛痰降气，共奏荡涤痰火实热之功。药中肯綮，故病虽急重而取效亦捷也。一般而言，泻下之剂易损胃气，得效即止，切勿过剂。但治疗痰火实热之癫狂，则宜反复攻下，必待其神识转清而后止，复以健脾化痰、宁心安神之剂以固本收功。要在除恶务尽，勿使痰火余烬复炽，而致前功尽弃。本法汤剂色香味形皆似菜汤，较易为病人接受，对拒服汤药者而言，不失为较佳的选择。（邓晶明《浙江中医杂志》1995；8：366）

编者按：张锡纯之"硝菔通结汤：治大便燥结久不通，身体兼羸弱者。净朴硝四两，鲜莱菔五斤。将莱菔切片，同朴硝和水煮之……"以上邓氏治验处方与张锡纯之方法相同，只是所治病证不同。

3. 食滞腹痛 郭某，男，42岁。素嗜酒，喜啖香燥。因吃烧酒烤肉烧饼，午后发热，腹中暴痛，手不可近。视其面赤唇红，肌热口渴，便秘溲赤，舌苔黄腻，脉盛而数，知为热壅气滞。乃取大米 1500g，加适量新汲水，用力摩擦，得浓汁两大碗，令煮沸，加入芒硝少许。先进 1 碗，感觉胸腹凉爽，继服 1 碗，逾时肠鸣下泄，连泻 3 次，痛止热退。（林钟藩《福建中医药》1964；2：45）

编者按：本案为饮食积滞所致腹痛。当行通下之法，食积去则腹痛除矣。《神农本草经》云芒硝"逐六腑积聚"。本案取其荡涤肠胃，软坚化之，又以大米之"特殊用法"，颇有巧思，取其甘润微寒，以养胃气。两味相合，攻邪不忘扶正，药症相对，疗效确切，值得效法。

4. 蛔厥（蛔虫性肠梗阻） 20世纪70年代初期，笔者在基层医院从事临床工作时常遇蛔虫性肠梗阻病。承气汤治疗此类急腹症已成为常法，但笔者体会到，若只用大黄、枳实、厚朴，往往蛔虫团松解较慢，影响肠道尽快解除梗阻状态。然大剂量使用芒硝后，蛔虫团一般在 24~48 小时内即可松解，迅速排便排气，继而驱虫、排虫，诸症逐渐消失。大黄 10~15g，芒硝 20~30g。学龄前后儿童，用此量一般未出现不良反应，幼儿酌情减量。腹胀加枳实、厚朴；腹痛加白芍、广木香、乌药。同时加入驱虫药使君子、苦楝皮等，必须强调芒硝用量不宜过小。蛔虫团消散及便通后即停止服药。一般在排便的同时还可排出成虫少量，再予驱虫药等便会大量排虫。病期可酌情配合补液、纠正酸中毒等疗法。例：段某某，男，6岁，因突发腹痛呕吐 1 天，在当地治疗无效后收入住院。患孩中腹阵发绞痛，呕吐，腹胀，呈中度脱水状。腹部可扪及多个腊肠样包块，大便 2 日未行，不排气。诊断为蛔虫性肠梗阻。先投麻子仁丸汤剂口服 1 日无效，改用上法治疗，26 小时后包块完全消散，继而排出稀便。复经西药驱虫，排蛔虫百余条而康。

原按：芒硝良好的松解蛔虫团作用，乃从《神农本草经》"逐六腑积聚、结固、留癖"及软坚散结等功能悟出。蛔虫团虽非燥屎内结于肠，但扪之坚实固定不移却与燥屎同类。因病非邪热壅盛，故单用大黄泄热攻逐不如加用芒硝者佳。

（王荫三《中医杂志》1993；10：583）

　　编者按:《名医方论》云:"蛔得酸则静，得辛则伏，得苦则下。"而芒硝辛咸苦，故可安蛔、下蛔。现代药理证实：病人服芒硝后，其不能被胃肠吸收，在肠内形成高渗状态，使肠内保持大量水分，肠内容积增大，因而有利于结团蛔虫散开，并且因其能刺激引起肠蠕动亢进，为进一步驱除蛔虫创造了条件。

　　5. 便秘、癃闭（尿潴留）、鼓胀（肝硬化腹水）

　　（1）余临床拟芒硝治老年虚秘，屡获良效。近10年来共治32例，除4例病后津液枯竭另拟方外，28例投芒硝均愈。5例愈后停药复秘者，再投仍效，继服六味地黄丸两周，可免复秘之虞。如治刘姓老妪，年78岁，患虚秘，大便6日未通，饮食俱废。余诊脉沉迟，察舌苔白微燥，身无热，腹有憋闷感、脐周按之有压痛。遂拟芒硝30g，白蜜2大匙，开水调服。半日许，腹微痛泄下结粪数枚，继又下溏便2次，腹部顿觉宽松，气息亦感调畅，翌晨知饥思食，病遂霍然。

　　（2）芒硝小剂量内服有利膀胱、导癃闭之功，治老年热结水腑小便不通者效著。余共治35例，除6例因尿路肿瘤及老年前列腺增生者外，29例投芒硝疗效满意。如治刘姓老叟，69岁，夏感暑热，邪羁膀胱，水道失宣，小便3日点滴不通，脐下胀大如盘。候其两尺虚数，舌质微红，知系老年肾气虚，复感时邪侵袭，故发癃闭。拟芒硝15g，胡桃仁3枚（焙），研末日分3次冲服。服1日小便淋漓稍畅，2日已利，3日如泉涌矣，顽疾顿瘳。

　　（3）芒硝疗早期肝硬化腹水亦有卓效。大凡病人形体未愈，初次腹水，二便俱实，病情单纯者可先投芒硝治之。余治此类病人82例，治愈61例，获显效者7例，有效率达82%。如治周某，年42岁，患肝硬化初次腹水，腹如鼓，腰围84cm，二便不利。虽本虚标实之候，然形体未衰，宜以芒硝疗之，遂拟芒硝30g，生牛肉150g，文火炖至肉烂，饮汤食肉，嘱每周1服，腹水消即止。病人共服4次，腹水全消，饮食大增。继以健脾丸、济生肾气丸早晚各服1丸，月余痊愈。多次询访，疗效巩固，今仍健在。（海崇熙《中医杂志》1993；11：647）

　　编者按: 上述治验，以蜜调服芒硝，润肠并佐其咸味；桃仁佐芒硝，补肾"利大小便"（《名医别录》）；牛肉佐芒硝，攻补兼施，皆食疗之巧思也。

　　6. 淋证（泌尿系结石）

　　（1）临床用芒硝治疗泌尿系结石，有消石排石之功。如郝某，男性，40岁，阵发性反复发作腹剧痛5年余，经肾盂造影、B超确诊为"右输尿管结石"。经用西药、中药排石、补肾药等百余剂不效，发作时注射止痛、解痉药对症治疗。1989年1月2日余诊治时，腰腹痛甚烈，痛引会阴，大汗淋漓，腹胀，大便秘结，小便黄赤。尿常规：红细胞多数、蛋白（＋）。舌红苔黄，脉弦滑有力。证属湿热郁结下焦，腑气不通，气机不畅，治以清热利湿，理气止痛。方药：金钱草30g，海金沙 20g，滑石 20g，瞿麦 20g，木通 10g，车前子（布包）15g，乌药 15g，延胡索 20g，川牛膝 20g，大黄 10g。水煎服，连服 6 剂罔效，病人自述此类药曾服甚多均未效，能否有新招妙药，余查阅文献，《神农本草经》载朴硝"能化七十二种石"；《名医别录》载"芒硝……通经脉，利大小便及月水，破五淋，推陈致新"。遂用芒硝 20g，以原方药汁分 3 次冲服。服 1 剂后，大便转稀，尿赤转白，去大黄，芒硝改为 15g，又服 2 剂后，腹胀减轻，腹痛未作，大便稀日 3~4 次，舌淡红、苔薄黄，脉滑。继用上方，服至 4 剂时，1 月 15 日下午突然外阴尿道疼痛憋胀，急欲便，小便时排尿中断，刺痛难忍，用力后随尿而排出结石，尿道通畅，头汗出，排出的结石为 0.6cm×0.5cm，经化验为以草酸钙为主四种成分的尿结石。此后症状悉除，病乃痊愈，调理善后。复查肾盂造影、B 超均正常，随访 4 年未见复发。在此启发下，以芒硝为主配以利尿通淋，组成芒硝滑石汤，并辨证用药治疗泌尿系结石 18 例，均获治愈。（傅明光《中医杂志》1993；11：645）

编者按：上述经验在经典理论指导下，前后对比，比出了芒硝治结石之专功特效。

（2）芒硝能治疗泌尿系结石，鲜为医者所运用。著名中医学家马骥教授善用此药，并以此药为主，创制"化石散"。治疗泌尿系结石，收到较为满意的疗效。化石散方：苏琥珀 30g，净芒硝 100g，南硼砂 20g，海金沙 100g。将上药研成极细末，每次服用 5g，日 3 次。例：杜某某，男，27 岁，工人，1989 年 11 月 13 日初诊。3 天前，病人突发左侧腰部疼痛剧烈，经某医院拍片、B 超诊断为"左输尿管结石、肾盂轻度积水"。结石大小：1.0cm×0.8cm，结石紧嵌于左侧输尿管中段，伴有一过性肉眼血尿，注射止痛剂，其疼痛只能缓解一时，今晨疼痛又发作，痛不可忍，经厂医介绍，求治于中医。症见左侧腰部绞痛，掣引左少腹疼痛，身躯不可俯仰，恶心呕吐，小便不畅色黄，大便略干，舌质暗红、苔白厚，脉沉弦滑。尿化验：蛋白（－），红细胞 50 个以上 /HP，白细胞 10~15 个 /HP。证属气血瘀滞，膀胱湿热，蕴结成石，不通则痛，遂投化石散方，每服 5g，日服 4 次，远食服之，嘱药后 30 分钟多饮水，并坚持活动。药后 2 日，腰腹疼痛消失，身躯俯仰如常人。尿化验：蛋白（－），红细胞 5~10 个 /HP，白细胞 1~2 个 /HP。坚持服药约 4 周，排出一块 0.8cm×0.5cm 的焦褐色结石，B 超复查示："未见强回声光团"，结石已消失，尿化验正常。

原按：一般认为，结石在 0.8cm 以上者，必须手术治疗。笔者运用马老验方所取得的疗效，排出的结石最大的为 1.2cm×1.1cm，且较大的结石经服用验方几周后，虽未排出，但结石有明显变小或下移现象。验方中之芒硝是治疗泌尿系结石必不可少的药。《神农本草经》载：芒硝"能化七十二种石"，临床证明是可信的。（马龙侨《中医杂志》1993；10：581）

编者按： 化石散为名医验方，能化石、排石，真良方也。芒硝化结石之功用值得深入研究。

7. 急性梗阻性化脓性胆管炎　胆石症　局限性腹膜炎　盖某某，女，34岁，农民，以上腹攻顶样剧痛，反复恶寒发热，巩膜黄染15天，加重5天为主诉入院。查体：体温38.8℃，脉搏102次/分，血压16/10.7kPa（120/80mmHg），右胸叩痛，7、8肋间触痛，右上腹饱满，腹膜炎征（+），胆囊肋下3cm，白细胞$17.4×10^9$/L。诊断：急性梗阻性化脓性胆管炎；胆石症；局限性腹膜炎。立即进行静脉补液、抗炎、温水擦浴。用400ml温开水冲服芒硝15g，大黄粉2.5g，硫酸镁15g。服药后病人中毒症状逐渐加重，至药后6小时达到病危程度，病人已昏迷，体温42.1℃，脉搏180次/分，血压6.7/5.3kPa（50/40mmHg），白细胞$40.0×10^9$/L、分叶核粒细胞0.86、杆状核粒细胞0.6。于是加快静脉补液速度并加升压药，改用乙醇擦浴。药后6.5小时病人在昏迷中排出大量稀水样便，便2小时开始清醒，血压已恢复到12/8kPa（90/60mmHg），脉搏96次/分，撤去升压药。便后4小时完全清醒，腹部平软，仅剑突下稍有压痛，胆道梗阻已经解除，抢救成功。药后18小时自大便排出约2cm×1cm×1cm大小结石一块。共住院10日，痊愈出院。举出本例的目的在于说明，芒硝攻逐热结时正邪交争的反应相当剧烈，临床极易误认为病情严重恶化。本例亦曾向家属交代病危，并做好了手术的准备。由于我们认识了芒硝的作用特点，采取了积极的抢救措施，争取到了芒硝发挥作用的必要时间，从而取得了抢救的成功。

原按： 芒硝是抢救胰腺、胆道危重症的极其有效的药物。掌握其治疗作用，主要体现在得泻之后。在腹泻发生之前，腹痛不能缓解，甚至加重，其他临床表现亦无明显改善，一旦得泻，则腹痛立即缓解或消失，其他临床表现亦随之改善。特别是随着B超、CT、核磁共振的普及，对胰腺、胆道危重症的病变部位、性质、范围、程度已可做出较准确的判断，从中筛选出适宜于芒硝治疗的病例。从我们的临床观察中发现这部分病例可占全部病例的40%~60%。应用芒硝治疗，不仅可使部分病人免受手术之苦，也可大大降低死亡率。（王德君《中医杂志》1993；9：517）

编者按： 上述以芒硝为主抢救胰腺、胆道危急重症的经验极为可贵！这充分体现了中医药救治危急重症的优势及特色。是对《神农本草经》曰芒硝"能化七十二种石"的验证，也是对《名医别录》曰芒硝"主五脏积聚……除邪气……利大小便……推陈致新"等功效的发挥应用，足可效法用之。

8. 癃闭　治老年癃闭：芒硝100g，加开水50ml，纱布浸蘸后湿敷小腹部。如王某某，男，64岁。1987年5月4日诊。3天前感觉解小便时疼痛，淋沥不畅，小腹胀满。经乡医院导尿等对症治疗罔效，即转我院治疗。B超提示："前列腺肥大"。诊断：老年性前列腺肥大，尿潴留。伴见心烦易怒，口干欲饮，大便已 5 天未解，舌质红、苔黄而干，脉数。证属实热蕴结，膀胱闭阻。用上法治疗，3 小时后解小便 300ml，8 小时又解小便 500ml，共治病 10 天，小便通畅而出院。（杨德明《中医杂志》1993；10：584）

9. 结证 奉天刘某某，年四十余，得结证，饮食行至下脘腹转而吐出，无论服何药亦如兹，且其处时时切疼，上下不通者已旬日矣。俾用朴硝六两，与鲜莱菔片同煮，至莱菔烂熟捞出，又添生片再煮，换至六七次，约用莱菔七八斤，将朴硝咸味借莱菔提之将尽，余浓汁四茶杯，每次温饮一杯，两点钟一次，饮至三次其结已开，大便通下。其女时患痢疾，俾饮其余，痢疾亦愈。（《医学衷中参西录》）

编者按： 莱菔即白萝卜，其子为莱菔子。

10. 痢疾 张某某，女，2 岁。1974 年 8 月初诊。近日来，由于小儿贪食冷瓜果及油腻之物，昨日呕吐 1 次，至半夜突然高热寒战，体温 40℃，烦躁不安，哭闹不已，黎明时接连数次便下脓血黏液，色紫黑如酱，气味腥臭；查舌质红，苔黄厚腻，指纹紫滞，透关射甲，诊为疫毒痢。给予玄明粉 10g，3 次分服，4 小时一次，开水送服，连服 2 次，诸症悉平。（《河南省名老中医经验集锦》）。

编者按： 本案为疫毒痢，发病急骤而病势凶险，治当急泄热毒。元明粉有泻下清热解毒之力，以荡涤内闭的阳毒之邪，使疫毒从大便而解，痢疾遂愈。

11. 阳强

（1）小儿阳强 刘某某，男，3 岁。1983 年 4 月 10 日初诊。家长代诉：患儿阵发性阴茎勃起 5 个月，加重 2 个月，日发 20 余次，每次持续数分钟，发作时痛苦哀号，且多于早晨醒后发作，晚上发作次数较少。患儿体质一向虚弱，自出生 3 个月始，便腹泻，呕吐反复发作，至 2 岁时方愈。该病起自 1982 年 11 月，患儿突然频繁呕吐，同时阴茎勃起，腹部痛楚难忍，哭闹不安，日发 3~5 次，每次数十秒钟，后经中医推拿、西医对症治疗，十几天后，渐趋加重，竟日达 20 余次，每至发作，痛苦哀号，用力掐捏阴茎，要求家长将其割去。曾就诊于中医，服过知柏地黄汤加减 40 余剂，不见功效，遂又到某医院神经科治疗，该院以"勃起待查"的结论，给予维生素 B_1、B_6、γ-酪氨酸治疗，仍无寸效，后又求治于某院推拿科，治疗 10 天不见好转，乃转诊于余。诊视患儿发育一般，面色憔悴，食欲不振，口干多饮，常有鼻衄，便秘，舌红苔少而燥，脉弦。审其舌脉，度其病情，确诊为"强中"。考虑患儿长期服药，有厌药情绪，故暂不给药内服，拟外用玄明粉消息之。遂处方：玄明粉 10g，以纱布包扎，每晚睡前外敷两手心，连用 1 周。4 月 16 日复诊，发作次数明显减少，胃纳见好，再照方外用 3 次，病竟全瘥。（《名中医治病绝招》）

编者按： 此案表明，验方能治疑难奇怪之杂病。阳强乃由火毒亢盛所致，用元明粉外敷患儿两手心，取其清泄实火之功，火热除，精神安，脏腑和，故阳强遂愈。

（2）中年阳强　某男，40岁，哈尔滨人，1996年4月来诊，主诉：每晨3点睡中阴茎突然勃起而醒二月，并无流精情况，茎中痛，坚举不收，持续3~4小时，心烦，不能入睡，曾多次以滋阴补肾或滋阴降火的六味地黄或知柏地黄汤化裁，也有以泻肝汤、疏肝汤治疗近2月，但症状不见好转，每晨3点必见阴茎异常勃起而醒，病人体质强壮，为某公司经理，喜食羊肉火锅，多年性生活史，望其精神疲惫，郁闷烦躁，小便微黄，舌尖红、苔黄腻，脉弦微数，诊断：强中症。治疗：芒硝20g，于阴茎异常勃起时将硝置于手心劳宫穴，硝化茎举即衰，病人得以安静入睡，共用5次，病人不再出现阴茎异常勃起现象。（彭待奇《中医药信息》1997；3：16）

编者按： 本病的产生，古代文献记载是由于长期饵食金石丹药，火毒内盛，但当今已无服食金石丹药以求长生之人，临床所见以肝火盛强，或房事过度，肾阴亏耗，阴虚不能制阳，虚阳妄动所致较多，而病人长期过食羊肉火锅等壮阳之食品，势必导致火毒内盛，热结宗筋而阴茎无故坚硬勃起，久久不痿。临床将硝置于手心劳宫穴，治疗强中症，笔者认为是通过手厥阴劳宫穴，将硝之辛咸苦寒之气注入上、中、下三焦，并经过经络的沟通而贯于宗筋，使火毒热结得以消散，起到了软坚而消阳强的目的。

（3）老年阳强　阳强之病年老少见。有一黄姓老翁年近七旬，求治于予。密语之曰：阴茎勃起，举而不衰，时逾5日，神情不安，寝不安寐。细思良久，芒硝味苦性寒能清热消肿，咸味又能软坚，不妨试用。遂以本品250g，嘱加凉水50ml，双手捧药围握玉茎，仰卧，待药逐渐化完为止，药液任其流下。以观其效。次日病人欣然告曰："药至病除。"后遇本病5例，皆用本法治愈。（李贤凯《中医杂志》1993；10：583）

编者按： 上述治验3例，例1为3岁小儿，例2为40岁壮年，皆手心敷芒硝治其阳强而愈；例3老年阳强，取之外敷玉茎而愈。如此验方，在于博学广闻而得也。

（二）妇科病

1. 胎死不下　一妇怀孕，勤苦负重，腹中阴冷重坠，口中甚秽，立斋曰：此女其胎已死，今视其舌青黑，与芒硝五钱服之，化下秽水而安。（《顾松园医镜》）

编者按： 胎已死，舌青黑，为经验之谈。胎死不下，可因母患热病伤胎，或跌仆、外伤，或母体极虚，胎元失养所致。《药性论》载芒硝"主坠胎……能散恶血",故可用之下死胎。

2. 回乳 取芒硝200g（炎热季节用300g），用纱布包裹，分置于二侧乳房上，用胸带固定，经24小时（天热12小时）取下。如1次未见效，可继续敷1~2次。用于退乳33例，用药2天后退乳者占85%，其余均于用药3天后退乳。但产后乳房未胀，用皮硝作预防性退乳，完全无效。（《中华妇产科杂志》1957；5：401）

编者按： 芒硝用于退乳是因其具有消肿散结之功，可使淤积之乳汁及时消散吸收。故芒硝外用既可促进退乳，又可避免因乳汁淤积不去而致乳腺炎的发生，可谓是一举两得之妙法。

3. 乳痈（急性乳腺炎）、乳腺增生、回乳 用单味芒硝治疗乳腺病60余例，效果良好。所治病例包括急性乳腺炎、乳腺小叶增生症、产妇回乳等。具体用法为："取芒硝200g，加陈醋适量拌匀，用纱布两层包好，做成饼状，面积约20cm×20cm大小，敷压于乳房上，每天3~4次，每次20分钟。一般用药3~10天见效，经期暂停。治疗期间禁忌辛辣、醇酒肥腻等刺激性食品，保持情绪舒畅。如陈某某，女，27岁，哺乳期因纠纷郁怒，遂致乳汁减少，两乳作胀，发热恶寒2天后，左乳正上方可扪及5cm×5cm硬块，按之无波动感，局部红肿热痛，诊为早期乳腺炎，以上法治疗2天疼痛大减，红肿显退，5天痛止肿消痊愈。（王鸣松《时珍国药研究》1995；3：37）

编者按： 芒硝苦咸寒，具有清热消肿、软坚散结之功，故可外用治疗乳腺炎、乳腺增生等"结固留癖"之病证。该疗法简便易行，疗效明显，值得效法。

4. 引产 观察组于常规行"利凡诺羊膜腔内注射引产术"前12小时，以纱布包芒硝200g外敷于病人脐部，并加以固定，24小时取下，而对照组仍按常规行利凡诺羊膜腔内注射引产术。观察结果表明：观察组平均于术后23.5小时发动宫缩，平均产程13小时，不全流产率4.5%；对照组平均于术后32.6小时发动宫缩，平均产程16.4小时，不全流产率7.6%，观察组明显优于对照组。（刘新霞《中医杂志》1993；12：711）

5. 阴疮（急性前庭大腺炎） 急性前庭大腺炎是妇科常见病、多发病。临床表现为大阴唇局部红、肿、热、痛，甚则形成脓肿，坐行不便，且易反复发作，给病人以很大痛苦。近年来，以芒硝散局部外敷消肿止痛，经治58例，疗效满意。①方药组成：芒硝60g，冰片3g。用药方法：以上两药混匀，装入两层纱布制成的药袋，敷于患处，以卫生带固定，日夜使用，若被脓液或阴道分泌物污染，则更换之。10天为一疗程，月经期停用。②结果：本组病例经治疗1疗程后统计疗效，其中37例痊愈（局部红肿消失，无不适症状），占64%；21例显效（局部症状明显减轻，但仍需继续治疗），占36%。总有效率为100%。

原按： 前庭大腺位于大阴唇内侧，因其解剖部位上的特点，在月经期、性交、分娩或其他情况污染外阴时，病原体易于侵入而引起腺管呈急性化脓性炎性变化。治疗多采取抗炎、局部热疗及切开引流作造口术，但疗程较长，手术亦较痛苦。祖国医学中，此疾属"阴疮"范畴，乃因热毒所致。故用芒硝散以清热，消肿，止痛。本方药简价廉，可反复使用。（卞宜心《浙江中医杂志》1997；3：141）

（三）儿科病

1. 小儿赤游行于体上下，至心即死　芒硝纳汤中，取浓汁以拭丹上。（《子母秘录》）

2. 小儿重舌　马牙消涂舌下。（《延龄至宝方》）

3. 小儿鹅口　细研马牙消于舌上掺之，日三五度。（《简要济众方》）

编者按：古代本草将芒硝结晶之形如圭角状而明净者称为"马牙消"，实与芒硝为一物。

（四）外科病

1. 慢性损伤性跟腱炎　白某某，女，50岁。左足跟痛年余，每在刚起步时痛，活动片刻则缓解。查：局部有压痛。诊断：慢性损伤性跟腱炎。予芒硝适量加热水泡洗，日2次，1周痛止。（刘文汉治验）

编者按：芒硝消肿止痛作用可靠，可用于各种较浅部位的阳性（感染或非感染性）炎症，其消炎原理可能是通过刺激扩张局部血管，加速血流，调动机体内抗炎能力来实现消炎作用的。其消肿原理除消炎作用外，还有较强的渗透作用。

2. 术后切口硬结、骨伤肿胀、血肿

（1）术后切口硬结、术后切口脂性液化渗液　根据发生硬结的面积及渗液多少，取精制结晶的芒硝20~50g不等，碾成粒状或粉状，均匀撒布于无菌纱布（2张）上，裹好，似煎馅饼状，平放于腹部切口硬结或有渗液的切口皮肤上，胶布固定，以芒硝不漏出为准，每天1~2次。如治某女，45岁，因子宫肌瘤而行子宫全切除术，术后第三天腹部切口下段出现约4cm×2.5cm面积的硬结，用芒硝30g外敷，每天1次，两天后硬结缩小，软化，第四天全部消失，切口甲级愈合出院。

原按：芒硝主要含硫酸钠，性味苦咸寒，具有泄热软坚、清火消肿之功能。运用于临床，取得很好的效果，优于抗生素的局部封闭和换药，并且费用低廉，减少病人的痛苦，效果安全可靠，病人乐意接受。（刘晓初《四川中医》1998；3：46）

（2）骨伤肿胀　用捣碎的芒硝1~3kg，用双层纱布（按肢体肿胀大小裁定）将芒硝平铺于纱布层中约1cm厚，四周缝合，然后敷于皮肤上，外用绷带固定，敷后芒硝易吸收水分并得热溶化，病人自觉局部有清凉感或虫行之感。8~12 小时交换一次，以防芒硝时间过长变质变硬磨损刺激皮肤。笔者用以治疗由骨折及软组织撕裂伤而引起肢体重度肿胀 38 例，均在用药后 12~48 小时内疼痛显著减轻，肿胀消退或部分消退。（袁德礼《中医杂志》1991；8：11）

（3）血肿　用大黄、芒硝以 1：4 量混合成粉剂，根据硬结及血肿大小范围，用纱布包好药敷在病变部位，腹部敷料用腹带扎紧压迫，而会阴部位敷料用月经带扎紧压迫，腹部敷料 24 小时更换一次，会阴敷料每日上下午各换一次，因会阴切口敷料有恶露污染。结果：经大黄、芒硝外敷后，24 小时局部红肿明显消退，若血肿＜3cm，72 小时可吸收好转，若血肿 3~5cm，7~10 天能吸收好转。经治 48 例全部有效。（易桂黄《安徽中医临床杂志》1995；1：39）

3. 疮疖、丹毒、指疗　芒硝辛苦咸寒，走而不守，为"热淫于内，治以咸寒"的代表药。用以外敷消炎亦常收立竿见影之效。

（1）疮疖　朱某，男，58 岁。左侧面部有一 5cm×4cm 肿块，高出皮肤，质硬，局部灼热，压痛明显。予芒硝 50g 加开水 150ml，纱布浸蘸湿敷，5 天后肿块明显缩小，7 天而愈。（杨德明《四川中医》1990；7：52）

编者按： 上述外敷法，可用于治疗痤疮形成硬结者。

（2）丹毒　病人程某，女，67 岁。病人苦于丹毒痼疾 30 多年，遍尝中西药不能缓解其发病之苦。无明显诱因、无一定规律可循。每发必突然高热、寒战，同时小腿内侧或外侧出现红晕一片，火热灼痛，有时伴现大小不等的水疱。纵然及时打针、吃药等积极治疗，非 10 天半月不能向安。1988 年春邀我诊治，发病时除常规给以清热解毒、化浊渗湿之药外，另外每天用芒硝 500g 装于纱布袋内裹敷患侧小腿，1 日一换。结果情况大为改观：发病间隔时间大大延长，症状亦轻微得多，一般 2~3 天即痊愈。宿恙虽未能"根治"，病人仍不胜高兴。芒硝价廉，家中常备，病发之初就施用，达到了"早治"的目的。（窦金发《中医杂志》1993；9：518）

（3）指疗　1978 年春经治病人赵某，女，36 岁。先是左手指被木刺戳伤，继而跳痛、红肿，逐渐加重，入夜尤甚，不能安枕。已肌内注射青霉素（160 万单位/日）3 天，未能控制症情，故改延中医治疗。诊断为指疗，即古人所谓蛇头疗之类。急以芒硝裹敷患指，同时内服五味消毒饮加味，清热解毒，护心安神。当晚痛势松减，得以睡眠，次日外观肿势亦稍缓。坚持治疗 5 日，患指竟平复如初，获得良好的临床疗效。（窦金发《中医杂志》1993；9：518）

编者按： 上述治验之案，皆为外科热毒炎性病变。《梅师集验方》有"治火丹毒，水调芒硝涂之"的记载。窦氏以内外兼治法获得以单纯内服中药及西药抗生素取不到的显著疗效。这是对那些只信西医，不信中医，只重视中医内治法，忽视外治法者的最好提醒。

4. 跌打损伤（软组织挫伤） 本人取大黄与芒硝配伍，外治跌打损伤（即软组织挫伤），每每获效。处方：芒硝 5g，大黄 30g，栀子 30g，桂枝 10g。共研细末，装瓶备用，用时取药适量，水酒各半调敷。大黄、栀子疗伤，民间常用之，本人在治外伤的药物中加入芒硝，疗效增加，屡试屡验。从 1985 年起，本人在治疗新伤过程中进行了 30 余例的对比，上方无芒硝的，需 5~7 天才能肿消痛止痊愈，有芒硝的，只需 3~5 天就能痊愈，并且用药越早越好，肿胀疼痛越明显疗效越佳。（薛殿慈《中医杂志》1993；9：519）

编者按： 上述对比结果表明，芒硝能增强、加速消肿止痛之效。编者（吕志杰）亦有临床治验，曾以芒硝、大黄（研细末）等份，加少许冰片，以醋调成膏状，外敷跌打损伤处，有良效。

5. 关节肿痛、坠伤 芒硝有散恶血、消痈肿之功。根据现代药理研究，其成分为硫酸钠，外用通过网状内皮系统作用，能消肿止痛。笔者用其治疗肿痛证，屡治屡验。曾治一免疫性关节炎病人，董某某，女，55 岁，教师。因患干燥综合征，两膝关节红、肿、热、痛，被迫卧床休息，若被动活动，因痛必呼叫不已。遂用芒硝 100g，生大黄 30g，乳香、没药各 10g，轧面醋调外敷，仅涂患处一次，第 2 天即可登堂教课，敷 3 次红肿热痛全消。又，高某某，男，9 岁。登高玩耍，从 2 米高处坠落，顷刻不能站立，尾骨与耻骨联合之间疼痛难忍，服止痛片、五虎丹而痛不止，经 X 线片，提示骨质未损伤，只是软组织受伤，历时 3 天痛不减，遂用上方外敷，当夜安眠，次日即下床活动。

原按： 临床实践证明，上方不用芒硝，或芒硝量少，仅有止痛之功，而消肿之力不显；重用芒硝而消肿止痛之力显著。（寇俊霞《中医杂志》1993；12：710）

6. 静脉输液引起的静脉炎 近年来，静脉输液疗法有所增多，而且输入药物的种类、联合用药较多，因而由静脉输液引起的静脉炎发生率较高，给病人带来极大的痛苦。采用芒硝液局部湿热敷 35 例，收到了满意的效果。①主要表现：沿静脉走向红、肿、热、痛，其静脉增粗、变硬、无弹性。②操作方法：根据创面的大小，取芒硝适量，以温开水溶解为 50% 的芒硝液，将 4~5 层无菌敷料浸透药液，敷于创面处，敷料外覆盖一层塑料薄膜，置薄膜上一热水袋或热水瓶，以保持敷料的湿热度，每日 1~2 次，每次约 30 分钟。③结果：病症初期，敷药 1 次痊愈者 20 例；红肿较重，范围较大敷药 1~6 次痊愈者 15 例。

原按： 芒硝咸以软坚，苦寒清热。外用有清火消肿之功。芒硝液湿热敷，促进了药液的渗透作用和局部血液循环，使药液充分到达病所，发挥其消肿散结、止痛之功。通过临床验证，本法操作简单，疗效显著，值得推广应用。（于秀梅《中医药学报》1997；1：32）

7. 痔疮 傅某某，男，36 岁，木工，患痔疮 10 余年，因劳累诱发，痔核脱出肛外不能回纳已 1 周，胀痛难忍，行走艰难，用高锰酸钾、痔疮膏等外用及青霉素肌内注射等均无效，诊见肛门 7 点处有指头大痔核，暗红，质硬，触痛明显，有少许糜烂及分泌物。用芒硝 150g 开水冲化，用厚敷料浸透，热敷患处（注意保温及更换敷料），每次 20 分钟，每日 3 次，治疗期间卧床休息。用药 2 次，痛减，5 次，痔核软缩回纳肛门，病消。（段龙光《中医函授通讯》1992；6：36）

编者按：《鸡峰普济方》治痔疮："朴硝、五倍子等份。上为细末，每服（疑为'剂'字）三两，水三碗，同煎至三四沸，淋渫。"可知以芒硝为主药外用治痔疮，古人已有经验。

8. 肾囊风 施某某，男，32 岁，工人。病人阴囊皮肤粗糙，脱屑，部分糜烂，形似蜂窝，痒如虫行，入睡得温痒甚，喜浴热汤，皮肤搔破处渗黄色黏液，痛苦如火燎，影响工作和睡眠。病发 3 个月余，曾在某医院治疗，口服干酵母片、肌内注射核黄素，以及外用激素类软膏等疗效不显。来我院诊治，遂处以芒硝洗方（芒硝或玄明粉 30g，食盐一撮倾入盆内，以沸水适量溶化，候温浸洗，每天 3~5 次。）浸洗 3 天后，痒感消失，糜烂处已愈合，未见有渗出液，阴囊皮肤恢复正常。（刘昌仁《新中医》1984；6：23）

编者按：肾囊风多由风热盛而瘙痒，因搔抓皮破而致糜烂。芒硝为大寒之品，有清热泻火之力，使风热除而痒止，故肾囊风用之而获效。

9. 神经性皮炎 陈某某，男，47 岁，1988 年 7 月 14 日诊。患神经性皮炎 2 年，诊见：左下肢小腿外侧有一 20cm×40cm 的皮肤呈苔藓样改变，质坚如革，边缘清楚，用芒硝 100g，凡士林适量，调成膏状，涂敷患处，每天 1 次，30 天后痊愈。（张继宗《四川中医》1990；7：52）

编者按：本案疗法为经验之谈，据文献报道如此外敷疗法还可治面颊炎性肿块（芒硝 50g，加开水 150ml，纱布浸之湿敷）、淋证（取芒硝 100g，加开水 50ml，纱布浸蘸后湿敷小腹部）等。此外，治急性咽炎，取芒硝 4g，放入口中含化，随着唾液缓慢下咽，每小时一次，疗效颇佳。

10. 接触性皮炎 余用芒硝治疗接触性皮炎有较好疗效，现简介如下：接触性皮炎多因接触某些化学物质或昆虫类螫伤所致。其症状有不同程度的瘙痒、红肿、丘疹或水疱，局部有烧灼或胀痛感。严重者可有发热，恶寒，头痛等全身症状。治疗方法：取芒硝 10g，兑入 25~40℃ 温水中，待芒硝溶化后湿敷或浸泡患处，每日 3 次，每次 15~20 分钟。一般治疗 1 天可显效，2~5 天可以痊愈。治疗期间禁食辛辣及刺激性食物。用此法浸泡时一定将患处全部浸泡在药液中。（王春斌《中医杂志》1993；10：584）

编者按：芒硝因其具有清热、消肿、止痛之功，而被广泛应用于皮肤科疾病。

在应用时应注意，如用于皮肤角化明显或质坚如革者，应用凡士林调芒硝，以增其滋润软化之功；若用于溃破糜烂者，应用开水调芒硝，待温后使用，以避免继发感染的出现。

11. 内外并用治疗阑尾炎 沈某某，女，25岁，务农。病人以转移性右下腹疼痛36小时入院，伴呕吐2次，大便2日未行。体检：体温38℃，脉搏108次/分，右下腹阑尾点压痛明显，有反跳痛。白细胞10.5×10^9/L，中性粒细胞0.79。舌苔白腻带黄，脉象弦数。诊断：急性单纯性阑尾炎。入院后先用凡士林纱布一块敷于压痛点直径10cm处，然后再用大蒜12枚，芒硝60g捣烂后敷约2寸厚，外用干纱布覆盖固定2小时之后取掉，再用温开水洗净局部皮肤，再以大黄末60g，醋适量调成糊状敷于皮肤上，外盖纱布固定，6~8小时后取掉，一天一次。外敷的同时，内服自拟中药红蒲黄朴汤：老红藤60g，蒲公英30g，川朴9g，生大黄15g。水浸浓煎分2次服。每日1剂。以上内外合治，3天体温下降，临床症状逐渐消失，化验报告正常，住院5天，痊愈出院。随访2年，未见复发。（朱文惠《中医杂志》1977；1：22）

编者按：以上内外兼治法之疗效肯定，值得学以致用，避免不必要的手术。

（五）五官科病

1. 牙痛 取玄明粉30g，备用。拣适量洁净玄明粉置牙处，上下牙轻度咬合，用口涎含化，后将药液吞服。连续使用如前法，一般可在半小时痛止。适应证：风火牙痛、胃火牙痛，对龋齿痛也有一定的缓解作用。（严忠《中医杂志》1987；3：37）

编者按：上述牙痛治验，取芒硝噙化，一方面可直接作用于牙痛部位消肿止痛，治其标，另一方面噙化后入胃肠能清泻积热，治其本。故本疗法之妙就在于上下、标本同治。

2. 口疮 王某，男，37岁。病人近5年来，口腔黏膜经常发生疱疹或溃疡，疼痛较甚，发作时均用庆大霉素或用清热解毒、通腑泄热的中药治疗，7~10天才愈。此次发病3天，说话及吃饭均使疼痛加剧，心烦暴躁，予单味玄明粉9g，日2次冲服，空腹下。药后一日痛减，三日痛止，四日溃疡愈合，纳眠正常。随访半年未见复发。（汪德云《四川中医》1987；3：49）

3. 咽喉肿痛 刘某某，男，19岁。2天前感冒，自服感冒清后病情好转，晨起又出现咽痛，吞咽困难，遂取芒硝4g，放入口中含化，随唾液缓慢下咽，每小时1次，治疗3天，诸症均除。（杨德明《四川中医》1990；7：52）

编者按：《本草求原》说芒硝治"喉痹肿痛，重舌口疮鹅口"。《近效方》治喉痹用"朴硝一两，细细含咽之"。口中含化，先作用于局部，再咽之，泄热消肿止痛之效更为明显。

4. 旋耳疮 王某某，男，5岁，左耳部糜烂，流黄水，瘙痒1月余。经用炉甘石洗剂及尿素软膏治疗，仍见左侧耳窝及耳前片状糜烂，流黄色渗出液，周边红肿，瘙痒难忍，抓之则出血疼痛，裂隙处有血痂。药用芒硝500g，分10次开水冲化，先洗后温热敷，日2次，每次20分钟。用药第3日痒止，7日后结痂，并痊愈。（段龙光《中医函授通讯》1992；6：36）

5. 天行赤眼（红眼病） 郑某某，女，30岁。患急性卡他性结膜炎一月余，用眼药水、眼膏、抗生素、维生素等，仍感双眼发痒，灼热，畏光，分泌物多，上下眼睑明显浮肿，睑结膜重度充血，球结膜有散在瘀点，药用芒硝粉100g，开水冲化，每日湿热敷双眼2次，每次20分钟，用药2天，诸症逐减，一周后痊愈。（段龙光《中医函授通讯》1992；6：36）

结　语

芒硝内服与外用临床用途广泛，可用于治疗内、妇、儿、外、五官、皮肤等科多种疾病。用之得当，如同大黄之立竿见影之良效。

现代药理研究证实芒硝主要成分为硫酸钠及少量无机盐。硫酸钠可溶于水，但不易被肠壁吸收，在肠内形成高渗而且阻碍肠内水分的吸收，使肠内保持大量的水分，肠内容物变得稀薄，容积增大，刺激肠黏膜感受器，反射性引起肠蠕动亢进而致泻。

用量用法：一般为3~15g。冲入药汁内或开水溶化后服，不入煎煮。本品味苦咸，口服易引起恶心，故宜偏凉时服用，服毕漱口。其泻下作用的快慢与服用芒硝的剂量及饮水量成正比。大量饮水，泻下则快，一般药后2~3小时即致泻；饮水量少，泻下则缓，一般药后4~6小时致泻。由于本品药力峻猛，故用之宜慎。

麻子仁

麻子仁，又称火麻仁，甘平，功用润燥滑肠，又能补虚，"专利大肠气结便闭。凡老年血液枯燥，产后气血不顺，病后元气未复，或禀弱不能运行皆治。大肠闭结不通，不宜推荡，亦不容久闭，以此同紫菀、杏仁润其肺气、滋其大肠，则便自利矣"（《药品化义》）。

1. 虚劳、便秘

（1）大便不通　研麻子，以米杂为粥食之。（《肘后备急方》）

（2）虚劳　下焦虚热，骨节烦疼，肌肉急，小便不利，大便数少，吸吸口燥少气，大麻仁五合，研，水二升，煮去半分，服。（《外台秘要》）

（3）产后郁冒多汗，便秘　紫苏子、大麻仁各半合，净洗，研极细，用水再研，取汁一盏，分二次煮粥啜之。此粥不唯产后可服，大抵老人、诸虚人风秘，皆得力。（《本事方》麻子苏子粥）

2. 闭经、产后余疾

（1）妇人月水不利　或至两三月、半年、一年不通者，桃仁二升，麻子仁二升，合捣，酒一斗，渍一宿，服一升，日三夜一。（《肘后备急方》）

（2）产后血不去　麻子五升，捣，以酒一斗渍一宿，明旦去滓，温服一升，先食服，不瘥，夜服一升。忌房事一月，将养如初产法。（《备急千金要方》麻子酒）

编者按：以上二则文献验证了《名医别录》曰麻子仁"复血脉，乳妇产后余疾"之功用。

3. 痢疾

30多年前，余曾治一黄姓病人，年18岁。患腹痛下痢3天，经前医治未效。就诊时症状：腹部剧痛，里急后重，下赤白黏液粪便，日夜如厕70~80次。舌红苔黄腻，脉沉实而数。检其前方，为芩、连、硝、黄等味。据云，服后见水泻数次，而腹痛未稍减，仍纯下赤白。余思，此证乃热郁积滞，前医用清热药涤法，取其通因通用，治法尚无不合，但何以未效？初以为症重药轻，因乃步前剂稍事加减，与芍药、黄芩、黄连、枳壳、厚朴、山楂、槟榔、大黄等味，服后症状依然。翌日再用原方并吞服香连丸，症状仍毫无改善。筹思再三，因忆及少年时，随先祖耀辰公侍诊，见其治赤白痢疾，常用一味火麻仁于饮，每获良效，遂为处麻仁30g，嘱浓煎频服，渣如法煎续服。服后不久，腹痛渐轻，下痢次数渐减，当日午后2时许即能入睡，直至次日清晨始醒。醒时下溏泥样粪便甚多，臭气难闻。便后索食，诸证若失。（范笑山《福建中医药》1961；3：封底）

编者按：本案为痢疾一证，其舌、脉、症相参，所处方药本应有效。但却"毫无改善，筹思再三"，忆及先祖一味火麻仁之单方良效，照方用之，果然奇效！为何？辨证论治是中医学诊治的一般思路方法，绝非万能。特殊情况，就应采取特殊疗法，这就是文献记载的专方、验方及祖传之"秘方"。火麻仁治痢就是一例也。笔者编著本书的初衷就在于此。具体而论，如何理解一味火麻仁治痢疾呢？《本草述》说："麻子仁，非血药而有化血之液，不益气而有行气之用……"。先贤刘完素说："调气则后重自除，行血则便脓自愈。"火麻仁"甘平滑利，柔中有刚"（《本草思辨录》），以润肠通便为其功用。本案充分体现了专药治专病之宝贵经验。如此治痢特效良药，有待验证。

甘　遂

甘遂，苦寒，有毒，功用逐水饮，破积聚，通二便。"其气直透达所结处"

（《汤液本草》）。以甘遂为主研末擦掌中可治腹中积聚；甘遂与甘草同用可治鼓胀；甘遂外用可治二便不通。

1. 腹中积聚 掌中取积：甘遂、巴豆、干姜、韭子、槟榔各等份。为细末，收（取）米饭为丸，如弹子大。用时，早晨花椒汤净手（洗手），将香油涂掌中，次将药擦，一时（《普济方》作"移时"，不久）便泻。欲止（如要止泻），以冷水净手即止。大小胸中（应作"腹中"）有积皆治。（《串雅外编》）

编者按： 本条是赵学敏简化了《普济方》的"握药宣疾"法（适用于腹中积聚）。将攻坚破积的内服药物，改用于外治，避免内服峻泻，损伤正气，适用于体弱病人。

2. 小便不通 甘遂一两，研为细末，装瓶备用。用时以甘遂末三钱，面粉适量，麝香少许（亦可用冰片代），加温开水调成糊状，外敷中极穴处（脐下 4 寸），方圆约 2 寸，一般 30 分钟即见小便通利，无效时可继续使用，或加热敷。（中山医学院《中医杂志》1972；11：55）

编者按： 《圣惠方》治二便不通，用"甘遂末以生面糊调，敷脐中及丹田内，仍艾灸三壮，饮甘草汤，以通为度"。此法与以上报道既相同，又不同。艾灸与热敷相似，而"饮甘草汤"与甘遂"相反相成"之功颇具巧思。《卫生杂兴》治小便转脬，用"甘遂末一钱，猪苓汤调下"。此既佐证以甘遂可治小便不通，又提供了一种不同配合方法。"转脬"即小便不通也。

3. 腹水（柏－查综合征） 吴某，女，33 岁，因腹痛、腹部膨隆、腹胀半年，加重 4 天，于 2001 年 10 月 15 日入院。……诊断为"柏－查综合征"。……入院后给予低盐、高蛋白饮食，补充白蛋白及复方氨基酸、利尿剂，补充电解质，中药予茯苓导水汤、真武汤等加减治疗，病人仍少尿（400~500ml/24h），腹水不消。曾腹腔穿刺放腹水 2500ml，次日腹水再次恢复到放液前程度。于 2001 年 10 月 31 日给予中药甘遂末用白醋适量调成糊状，置于病人中极穴、神阙穴，燃艾条熏灸此两穴。约 20 分钟后病人感尿意明显，遂排尿 400ml，继续熏灸，病人渐感腹中肠鸣，即解稀便约 50g，当日病人排出量（尿、便）共 2150ml。次日续用前法治疗，排出量为 1900ml，此后继续应用甘遂末穴位熏灸，并于 11 月 1 日开始口服甘遂胶囊（含甘遂末 0.4g），当日排便 7 次，排出水样便 2300ml，病人腹胀减轻，尿量逐渐恢复正常，每日尿量均保持在 1000ml 以上，因恐甘遂峻下太过，耗伤气阴，故停用 2 日，改用西药利尿剂口服及肌内注射，结果病人 24 小时排出量迅速降至 600ml 以下。再次用甘遂熏灸及口服后，排量才恢复正常，用此法治疗 10 余日，并及时以健脾益胃、补养气阴的中药调治，病人腹水逐渐消退而好转出院。（范叔弟《中医杂志》2002；8：590）

编者按： 柏-查综合征是由于肝静脉或下腔静脉部分或完全阻塞所引起的以肝脏排血障碍为主要表现的证候群，又称肝静脉阻塞综合征。主要诊断依据是肝脾肿大、腹水和具有特征性的广泛腹壁静脉曲张表现。本案采取甘遂末外敷穴位疗法，取得通小便消腹水之功效，值得学习。

附文：张琪应用甘遂的经验（节选）

国医大师张琪致力于中医临床研究 70 余年，常以大方复治法治疗诸多疑难重症，在峻猛中药使用上积累了宝贵经验。我们有幸随张琪教授学习，获益匪浅，兹将张老师应用甘遂的经验介绍如下。

1. 甘遂药性和毒性

甘遂为大戟科植物甘遂的干燥块根，味苦，性寒，有毒，性善逐水饮，通二便，破积聚。《药鉴》称："专于行水，能直达水结之处。"张寿颐谓："甘遂苦寒，攻水破血，力量颇与大戟相类。故《神农本草经》《名医别录》主治腹满浮肿、下水、留饮，破癥瘕积聚，亦与大戟主治大同小异，但兼能消食，通利谷道，稍与大戟不同，则攻坚之力，殆尤为过之。"张老师认为，较之大戟、芫花等逐水药，甘遂之力较大，效果相对较优，大黄甘遂汤、大陷胸汤、甘遂半夏汤皆用之，可见一斑。

古代医家对甘遂毒性早有认识。《本草经疏》谓"性阴毒，虽善下水除湿，然能耗损真气，亏竭津液"。现代研究证实，甘遂可引起呕吐、腹痛、呼吸困难、血压下降等毒副反应。张老师认为，甘遂峻药有毒，不可轻用，必须证属水热互结之实证，方可用之，要注意用法、用量和配伍，并且中病即止。

2. 甘遂适应证

张老师使用甘遂主要用于水热塞结、顽痰凝结、胃肠实热之重症。

3. 甘遂的用法及用量

张老师使用甘遂多用醋浸晒干后用微火炒至黄色，不可炒至黑色，黑色则无效。甘遂不溶于水，多研末吞服，十枣汤、大陷胸汤即是用粉末，而大黄甘遂汤则是用煎剂。临床用粉末，偶有病人服后胃脘不适，恶心吐，用汤剂与他药配合则恶心吐的不良反应较小，因之治疗诸病高度腹水与大黄等药同煎，用之亦效。张仲景应用甘遂均配伍扶正之品，十枣汤中伍大枣健脾、大黄甘遂汤伍阿胶育阴、甘遂半夏汤伍芍药酸收，均是防其峻猛伤正之意。张老师认为，临床应用甘遂，即使证属水热互结，符合甘遂的应用，也应配伍党参、西洋参、白术、茯苓等补脾益气之药，正邪兼顾。

甘遂属大毒峻猛之药，临床惧其毒，轻用则病重药轻，力不及的，用量过大，又荡伤正气，宜从小量开始，不效加量，末药一般不超过 5g，入煎最大 15g。另外，亦应考虑个体差异因素。曾治肾病综合征高度腹水病人，先用5g有小效，继续增到15g，二便大通，水肿全消，继服健脾益气调中之药以巩固。（周生花《中医杂志》2012；23：1994）

大 戟

大戟，苦辛而寒，泻水饮，利二便，"气味苦寒，性秉纯阳，峻利居首，上泻肺气，下泻肾水，兼因味辛，旁行经脉，无处不到……"（《本草求真》）。大戟为大戟科植物大戟或茜草科植物红芽大戟的根。上述分布于全国许多地域，于春季未发芽前，或秋季茎叶枯萎时采挖，除去残茎及须根，洗净晒干。

1. 鼓胀

（1）水肿腹大如鼓，或遍身浮肿。用枣一斗，入锅内以水浸过，用大戟根苗盖之，瓦盆合定，煮熟，取枣无时食之，枣尽决愈。（《本草纲目》第十七卷"大戟"附方）

编者按： 本方以大戟与大枣共煮，取枣食之，即有大戟之功用。如此以大枣补脾，使大戟逐水而不伤正，并能解大戟之毒。

（2）齐某某，男，52岁，干部。患肝硬化23年，1977年4月出现腹水，同年7月13日收入住院治疗。查病人腹胀大，腹围99cm，下肢浮肿，疲惫乏力，食少腹胀，两胁胀满，苔白腻，脉弦细。实验室检查：血浆总蛋白57g/L，白蛋白15g/L，球蛋白42g/L。诊断：鼓胀（气滞湿阻兼气虚型）。投以茯苓导水汤治疗3个月，腹大消减不显，体虚增甚。曾因在病室内理发坐久而虚脱。令其从家乡取晒参煎水，代茶饮。2周后令服大戟枣，每次5枚，递增至10枚，隔天1次。住院第4个月后，腹围86cm，体力大增，白蛋白由15g/L增至36g/L，饮食量增加，继续服用生晒参。住院6个月，步行出院。7个月后随访，未见复发。治疗方法：大戟15g，大枣50枚，一同煎煮后取枣应用，每次5枚，递增至10枚，隔天1次。若腹大如瓮者，脉络怒张，脐心突起，便如鸭溏，四肢消瘦如刀削者，切不可妄行攻下。（郭思绵《中医函授通讯》1986；5：752）

编者按： 本案鼓胀病人，其病机为肝病日久，肝脾肾功能失调，气滞、血瘀，而水停于腹中。《神农本草经》云京大戟"味苦，寒。主十二水肿，腹满急痛"，常用于治疗水肿、水鼓等病证。鼓胀一病，虚实夹杂，颇为棘手。上述大戟枣验方之疗效，难能可贵，可酌情对相关病人应用之。

2. 牙痛 牙齿摇痛。大戟咬于痛处，良。（《本草纲目》第十七卷"大戟"引《生生编》）

3. 淋巴结结核 大戟二两，鸡蛋七个。将药和鸡蛋共放砂锅内，水煮三小时，

将蛋取出，每早，去壳食鸡蛋一个。七天为一疗程。（《全国中草药新医疗法展览会资料选编》）

芫 花

芫花，辛苦而温，有毒，逐水，涤痰。其"气味《神农本草经》虽称辛温，然所主诸病，皆湿热痰水为虐。功用专在破泄积水"（张寿颐）。"芫花、甘遂、大戟之性，逐水泄湿，能直达水饮窠囊隐僻之处，但可徐徐用之，取效甚捷，不可过剂，伤人真元也。陈言《三因方》以十枣汤药为末，用枣肉和丸，以治水气喘急浮肿之证，盖善变通者也"（《本草纲目》）。

1. 精神病 取黄芫花花蕾及叶晒干研粉，过筛备用。成人每天 2~4g，连服 3~7 天。治疗精神分裂症、躁郁症、神经官能症、癫痫等计 153 例。结果：痊愈 71 例（46.5%），好转 46 例（30.1%）。一般连服 3~7 天即可见效。如不见效，休息几天，再服一疗程。其主要作用能使兴奋型病人安静，抑郁型病人情绪活跃，忧虑型病人有所缓解。又报道每日用黄芫花粉 4~10g，饭前顿服，治疗精神病 152 例，有效率达 73%。不良反应有不同程度的胃部灼痛和腹泻，体弱者偶有虚脱现象。凡发热、体弱、消化道疾患、孕妇均忌服。（《湖南医药工业研究所《中草药资料汇编·处方选》1970；1：105）

2. 芫花煮鸡蛋用于淋巴结肿大等病

（1）结核性淋巴结肿大 张某，男，18 岁，1994 年 3 月 2 日诊。右颈部淋巴结枣样肿大 6 个月，局部皮色正常，肿块轻度压痛，质较硬，活动度尚可。病人体质较差，消瘦，面色苍白，食欲尚可，无明显乏力及午后低热，偶有夜间盗汗。血沉 30mm/h，血象正常，胸片示双肺门阴影增大。治疗：芫花全草（切成小段）50g，鸡蛋 4 个置锅内，加水 500ml，煎 5 分钟后将鸡蛋壳多处打裂，再煎 30 分钟后弃药液，取鸡蛋每次食 2 个，1 日 2 次。20 日后肿大的淋巴结消失，胸片示肺门阴影明显缩小，其他症状及体征均消失，随访至今未复发。

（2）炎症性淋巴结肿大 病人男，34 岁。1994 年 8 月 6 日诊。右侧腹股沟淋巴结核桃样肿大，色青紫，周围色红，疼痛及触压痛明显，行走时疼痛加重 7 日。体温 37.8℃，WBC 12×10^9/L，血沉 18mm/h。治疗：每次食芫花全草煎煮的鸡蛋 3 个，每日 2 次。1994 年 8 月 13 日复诊，肿大的淋巴结变小，自觉疼痛明显减轻。继续同上法治疗 8 天后肿消病愈，至今未发。

（3）结缔组织增生性肿块 病人女，42 岁，1994 年 10 月 5 日诊。左乳房外上肿块约 2.5cm×3cm 大小，4 个月左右，界清，无结节，活动度尚可，触压痛不明显，局部皮色正常，无乳头凹陷及异常分泌物。同侧腋窝及锁骨上淋巴结无肿大。体质好，精神佳。血常规及血沉均正常。治疗：每次食芫花全草煎煮的鸡蛋2个，每日2次。15日后肿块有所缩小。又10日后肿块明显缩小。再10日后肿块消失，随访至今未见复发。（王培才《陕西中医》1996；8：373）

（4）急性乳腺炎，兼治深部脓肿　芫花二钱至一两，鸡蛋3~5个。二味同煮，蛋熟后剥去壳，刺数小洞放入再煮，至蛋发黑为度，吃蛋喝汤，每天一至二次，每次一至二个。服后有头晕、恶心者，可吃蛋不喝汤。如反应甚者，以菖蒲煎服解之。孕妇忌服。勿与甘草同服。（《江苏省中草药新医疗法展览资料选编》）

编者按： 芫花具有泻水逐饮，善于理上部胸胁之水，破痰癖及杀虫、疗疮之功效。

3. **白秃头疮**　芫花末，猪脂和敷之。（《本草纲目》第十七卷"芫花"引《集效方》）

编者按： 芫花以毒攻毒，取杀虫祛湿而治头癣秃疮之效。药理研究表明，芫花具有抗菌、消炎、镇痛等作用。有临床报道，用鲜芫花制成的液体治疗秃疮15例，全部治愈。方法：先洗去头痂，干后用纱布蘸药液抹擦患处，也可在药液内加入猪油或凡士林软膏，每天1次，一般不超过10次即可见效。治疗后20~30天头发可再生。

4. **疥疮有虫**　猪膏煎芫花，涂之。（《本草纲目》第五十卷"豕"引《肘后备急方》）

5. **牙痛**　牙痛，诸药不效者，芫花碾为末，擦痛处令热。（《魏氏家藏方》芫花散）

附文：大戟、芫花、甘遂反甘草的初步实验研究（节选）

大戟、芫花、甘遂反甘草，古人歌之曰："藻戟芫遂俱战草"；因而在中医传统用药上，认为三药与甘草配伍是禁忌的。本实验试图通过三药对小白鼠半数致死量（LD_{50}）的测定，以及与不同剂量比例的甘草伍用后，对小白鼠半数致死量的影响，就大戟、芫花、甘遂反甘草这一问题作初步探讨。

本实验结果初步证实：三药与甘草配伍后，确能使三药对小白鼠的毒性增强。同时也证明其毒性增强的程度与甘草伍用的剂量有密切的关系，即甘草的伍用剂量越大，毒性亦越强；实验结果也表明共浸组的毒性较分浸组显著地增高。因此三药与甘草配伍后，其"反"的程度和伍用甘草的剂量以及药物的分浸合浸有密切关系。另外，实验的结果表明：三药中芫花对小白鼠的毒性较大，甘遂毒性次之，大戟毒性最小。（崔珉《中医杂志》1966；1：39-40）

莞 花

莞花，辛苦而寒，有毒，功用与芫花略同，"皆属破结逐水之品"（《本草求真》）。

经方中仅小青龙汤后加减用之。小青龙汤方后云："……若微利，去麻黄，加莞花如一鸡子，熬令赤色。"仲景在此为什么要用莞花，历代医家多有怀疑，《本草衍义》说："张仲景《伤寒论》以莞花治利者，以行其水也；水去则利止，其意如此。"可供参考。

泽 漆

泽漆，辛苦微寒，清热利水。《名医别录》曰是"大戟苗也"，而《本草纲目》考辨后否定之。据《中药大辞典》载，泽漆为大戟科植物泽漆的全草。生于山沟、路边、荒野、湿地。全国大部分地区均有分布，以江苏、浙江产量较多。内服，可煎汤，熬膏或入丸散；外用，可煎水洗、熬膏涂或研末调敷。

1. 癥病（肝癌）

（1）以泽漆为主治疗早期原发性肝癌 1 例，取得了满意疗效，经随访 4 年，已达临床治愈标准。现报道如下：某女，28 岁，农民。因腹部胀痛 40 天，于 1991 年 8 月 15 日收住本院内科。病人于 7 月初略感右腹部胀痛，伴压痛，纳差，曾在本县人民医院拟诊"结核性腹膜炎"治疗半月，纳差、腹痛加重，经徐州市四院腹部 CT 扫描示：肝脏弥漫性结节样变。查 AFP 为 430μg/L，余（－）。入院时面色苍白，消瘦脱形，右腹作胀疼痛，两腿轻度浮肿。舌淡紫苔白，脉细弱。查体：T36.6℃，P82 次 / 分，R20 次 / 分，BP10.7/8.0kPa（80/60mmHg），贫血貌，浅表淋巴结不大，巩膜苍白，心肺（－）。肝上界在第五肋间，下界在锁骨中线肋下 1cm，有压痛，中等硬度，表现不光滑。腹软，无移动性浊音，两下肢见可凹性水肿，查 B 超示肝脏呈弥漫性结节变。AFP 为 560μg/L。诊断：原发性弥漫性肝癌。治疗经过：针对病人病情，中医辨病为积。辨证为气血两虚，痰瘀内结。治之先予益气养血剂煎服，并输入新鲜全血 400ml，经 2 周调理，乏力感消失，纳食增加。随即予鲜品泽漆 500g 水煎，取汁 400ml 分早、晚 2 次服用。当晚腹痛胀满加重，半小时后泻下较多黑色腥臭味黏液便，泻后周身爽适。隔 3 日，再用鲜品泽漆 500g，又泻下秽浊物。1 周后再用，无秽浊物可下，精神渐好，面色红润，饮食如常。以后坚持以干品泽漆 30g 佐益气养血化瘀之品煎服，隔日 1 剂，连用 2 个月。至 12 月复查 AFP 为 220μg/L，CT 扫描肝脏结节状消失，见较密集微波。嗣后隔3日1剂，再服2个月中药，病者未诉特殊不适。1992年4月查AFP（−），随访4年，现已能劳作。

原按： 原发性肝癌为临床难治之绝症，属中医"积"范畴。责其因乃脏腑气机不畅导致血瘀内结，壅塞脉络而成。泽漆擅利水消肿，化痰散结。因该药有毒性，临床医家用量较小。药理研究发现其中含泽漆素、皂苷等成分，对癌细胞有杀灭作用。依据中医"以毒攻毒"之理，笔者用大剂量泽漆鲜品治疗原发性弥漫性肝癌取得意想不到的效果。因其利水散结力峻，易耗伤正气，体弱者慎用。（高志良《江苏中医》1977；2：28）

（2）王某，男，48岁。于1984年3月2日入院。2个月前无明显诱因出现右上腹胀痛，食欲减退，日渐消瘦，偶有发冷发热，时有稀便，但无脓血便。经服中西药保肝治疗不效而入院。既往无传染病史，体温37.5℃，脉搏85次/分，呼吸20次/分，血压130/90mmHg（17/12kPa），轻度贫血貌，神志清，心肺无异常，腹部平坦、肝肋下3cm，质中硬压痛，未扪及包块，腹部移动性浊音阳性。血常规：白细胞9×10^9/L，红细胞3.5×10^{12}/L，中性粒细胞0.75，淋巴细胞0.25，甲胎蛋白阳性，HBsAg阴性，尿便常规正常。B超示：肝右叶可见3cm×3.2cm较强回声团，界欠清楚。诊断：原发性肝癌。予中西医结合治疗7周，病情加重，出现血性腹水，肝脏可扪及6cm×8cm肿块，质硬。双足部浮肿。腹水病检，查到癌细胞，因出现恶病质，又去青岛医学院附属医院诊断为原发性肝癌晚期。自动出院，后事已备，卧床无人扶助已不能自行翻动。此时从民间得一偏方：用泽漆全草（鲜品约500g）切碎，白公鸭1只煮汤约2000ml，频吃肉喝汤，约于1周内服完。初期宜少量，1汤匙汤及3~5g鸭肉，2~3周即可适应，再渐渐适当加量服之，以保持24小时大便2~3次，无恶心呕吐为度。病人服药半个月已可下地活动，食欲增加，每天大便3~4次，稀臭并夹有少量烂肉样物，服至第6周可自行到门外散步，维持上述1周用量，连续服用8个月症状消失，可参加一般性体力劳动。病人又坚持服药4个月，一切症状消失。复查肝脏肋下未扪及，B超检查无异常，腹部无液性暗区。停药至今7年，一切正常，已能参加体力劳动。（李风山《吉林中医药》1992；3：28）

编者按： 癌症之病，自古有之。古今多将癌症视为不治之病症，肝癌更凶险，预后更差。本案以民间"偏方"治之，有如此难以想象之奇效，信乎？笔者相信。中医药的神奇就在于此。最古老的中药典籍《神农本草经》曰泽漆治"大腹水气，四肢面目浮肿"；《名医别录》曰其"利大小肠"。《本草纲目》说："泽漆利水，功类大戟……有毒。"本案用泽漆之煮法和服法，值得深入研究。

2. 疟疾 《日华子本草》载泽漆："止疟疾，消痰退热。"在临床中泽漆止疟确有良效。成人每次取干品10~12g，加水浓煎，放红糖顿服，一日疟，连服两天；

间日疟、三日疟，连服三天，即疟止。（王永茂《中医杂志》1986；4：19）

3. 梅核气 马某某，女，35岁，1986年4月10日诊。自诉患病5年，自觉咽部如贴树叶，吐之不出，咽之不下，每遇情绪波动时加重，屡经中西医治疗后效果不佳。乃告病人采鲜泽漆8g，如下法煎服，2剂后咽部顿爽，连服5剂而愈，随访1年未发。治疗方法：鲜泽漆6~8g，加水200ml，纳白糖适量，文火煎至100ml，每天1剂，少服频服。（赵良辰《国医论坛》1989；17：38）

编者按： 泽漆辛苦而凉，有行水消痰之功。本案用泽漆治梅核气取得良效，有待再观察。须知治疗梅核气的经典方是半夏厚朴汤。

4. 瘰疬 高某某，男，48岁，干部。1987年10月7日因后颈部肿物20年，破溃3天来诊，检查右颈部可见3cm×3cm溃疡面，窦道深5cm，内有脓性分泌物及豆渣样物，取局部组织病理报告为"干酪样坏死性结核"。经外敷泽漆草膏45天后疮口愈合。又治李某某，女，18岁，学生。1989年1月3日来诊，因左颈部2cm×2cm大疮面，皮肤暗红，局部组织病理报告为"结核性肉芽组织"。外敷泽漆草膏28天疮口愈合。

治疗方法：取泽漆草5000g，洗净，浸泡于15000g水中，3天后，慢火熬3小时去渣，再慢火熬至起泡似鱼眼时即成糊状，装瓶备用。根据疮口情况，在局麻下清除疮面坏死组织及胬肉后，将涂有泽漆草膏的无菌纱布覆盖（有窦道者用刮匙刮除豆渣样物及脓汁后，取适量药膏纳入），包扎固定，视脓汁多少每天或隔天换药1次，直至疮口愈合。重症者可加服抗痨药。（耿太峰《河北中医》1991；1：25）

编者按： 以上个案报道，说明了泽漆治瘰疬的专功特效，足应重视之。泽漆治瘰疬之功用，古今方书都有记载。明代《便民图纂》即以泽漆"治瘰疬：猫儿眼睛草一二捆，井水两桶，锅内熬至一桶，去滓澄清，再熬至一碗，瓶收。每以椒、葱、槐枝煎汤洗疮净，乃搽此膏，数次愈"。

5. 流行性腮腺炎 取泽漆1两（干的5钱），加水300ml，浓煎至150ml，每次50ml，日服3次，以愈为度。治疗140例，均于3~7天内治愈，无1例发生并发症，对高烧病孩曾配合一般对症处理。流行期间对密切接触者可试用于预防，一般按上述剂量连服3天。（《河北科技·医药部分》1972；8：47）

6. 扁平疣 张某某，男，24岁，工人。两手指丫和手背生刺瘊（疣）10余个，经用泽漆草治疗1周后即脱落而愈。治疗方法：采鲜泽漆草，折断取汁，将瘊子周围用针挑破见血，渍泽漆草白乳汁于其上，与血相融，候自干，1次即愈。（张华《辽宁中医杂志》1981；5：3）

编者按： 以泽漆草治疗扁平疣，有如此立竿见影之奇效，应重视用之。

结　语

泽漆，又名猫儿眼睛草。性味辛、苦，微寒，有毒。入大肠、小肠、肺经。具有利水消肿、清热化痰止咳、散结杀虫之功效。临床上因其具有较强的利水消肿作用，且单用即有效，故可用于大腹水肿、四肢浮肿等病证。因其又具清热消痰的作用，故可用于肺热咳嗽、痰饮喘咳及瘰疬结核等。此外泽漆还有散结杀虫的作用，故可用于肝癌、疟疾、丝虫病等。

现代药理研究证实，泽漆对结核杆菌有一定杀菌作用，故可用于抗结核治疗；用泽漆制剂给试验性发热的家兔灌胃，有退热作用，故可用于疟疾、结核病、丝虫病的治疗。此外，其抗癌作用值得深入研究。

商　陆

商陆，辛苦而寒，有毒，功用通二便，泻水，散结。"其性下行最峻，有排山倒海之势，功与大戟、芫花、甘遂相同"（《本草求真》）。

1. 便秘　一人大小便秘，数日不通，用商陆捣烂，敷脐上立通。（《本草纲目》）

编者按： 商陆苦寒有毒，有通利二便之功。古人取之外敷有如此功效，值得效法。

2. 腹水

（1）肝硬化腹水　柳某某，男，36岁，干部。病人因肝硬化食道静脉曲张破裂出血急诊入院，经积极抢救治疗，出血得到控制后出现明显的腹水征，腹围在83cm以上，曾给予氢氯噻嗪25mg，氨苯蝶啶50mg，每天2次治疗，用药1周余，效果不显，腹水如故。后加用商陆敷脐法，一昼夜间病人尿量明显增加，其尿量每天在1500~2000ml左右。在使用敷脐治疗时，将上述西药利尿剂每天减至1次，连续敷用1周，腹水消退，腹围降至72cm，恢复到正常状态。药物制备：取商陆1000~2000g，用粉碎机粉碎，用80~100目箩过筛，其末备用，另取鲜姜2小片捣烂如泥。用法：取1~1.5g商陆末和鲜姜（或葱白1寸长）泥加适量水调成糊状。敷满脐部，外用敷料、胶布固定，每天更换1~2次，7天为1个疗程，使用时脐部无须进行消毒处理，一般7天有效，明显者3天内见效。（张志真《赤脚医生杂志》1979；9：8）

编者按： 商陆有泻下逐水之功，上述取之"敷脐法"为古人经验，既能通利二便，又能治腹水而利小便。如此简便之法治大病，很值得学以致用。但鼓胀一病，本虚标实，治疗棘手，切莫一味攻伐，应中病即止。于攻伐逐水后适当补虚扶正，如此先攻后补，攻补交换，总之既攻逐水邪又保护正气为要。

现代药理学研究证明，商陆确有利尿作用，并且刺激肠黏膜引起水泻。而且本品毒性较大，过量易中毒出现呼吸运动障碍，甚至导致心脏麻痹而死亡。

（2）尿毒症所致腹水 此方包括二两五花猪肉、一至二钱商陆。我已用此方治疗多例腹水病人，此方主要是治标、救急。如病人腹水严重，经常需要抽腹水，而西医利尿药已无济于事时，用此方通过利尿消除腹水，效果很好。我常嘱病人将二两五花猪肉（一层红一层白，肋下的肉）切成小块，不加盐，与商陆一钱同煎，晚饭前服。如曾治在大同某医院住院的尿毒症病人李某，开始治疗腹水时就是用的这个方子。当时病人本已无尿，服此方后当晚就小便500ml。但此方是救急、治标的方子，当腹水消后，要马上整体考虑，着手治本。（《门纯德中医临证要录》第57页）

原按：逐水药中，商陆是较平稳的，且此药可水煎，其他逐水药甘遂、大戟、芫花等作用峻猛，又不能水煎。五花猪肉，一方面扶正，因为猪肉是血肉之品，另一方面因猪为水畜，作为引经药，可入肾助商陆之力。

编者按：病至腹水严重，"尿毒症"阶段，中医与西医治之，都很棘手！上述"商陆肉"验方切实可行。依法治之，先治标救急，腹水消后，再适当治本。"原按"指出商陆可水煎，这是与其他逐水"三味药"最大的不同。

巴 豆

巴豆，辛热，有大毒，泻寒积，通关窍，杀虫。"推荡脏腑，开通闭塞之药也……追逐一切有形留着、久顽不逊之疾……苟非气壮力强之人，不可轻用"（《本草汇言》）。须知"巴豆，峻用则有劫病之功，微用亦有调中之妙"（《本草纲目》）。

1. 霍乱 干霍乱病，心腹胀痛，不吐不利，欲死。巴豆一枚（去皮、心），热水研服，得吐、利即定也。（《本草纲目》第三十五卷"巴豆"附方）

编者按：《本草汇言》谓"巴豆，推荡脏腑，开通闭塞之药也"。巴豆内服能刺激肠道蠕动而致泻，或出现恶心呕吐。必须注意，此药有大毒，当中病即止，慎不可误用多用。

2. 中风口歪 巴豆七枚（去皮，研），左歪涂右手心，右歪涂左手心，仍以暖水一盏安药上。须臾即正，洗去。（《本草纲目》第三十五卷"巴豆"引《太平圣惠方》）

编者按：巴豆性热，研末涂手心，通过经络以上达，温通面部经络，保持局部气血运行通畅，加速血液运行，使歪斜痊愈。巴豆油对口腔、胃肠等黏膜及皮肤均有强烈刺激作用，对皮肤可引起发红、起疱，甚至坏死，用之宜谨慎。

3. **痰饮** 甲子八月初十日。钱氏，32岁。咳嗽，胃中停水，与小青龙去麻、辛，重加枳实、广皮五帖，已愈八九。因回母家为父祝寿，大开酒肉。其父亦时医也，性喜用人参，爱其女，遂用六君子汤，服关东参数十帖。将近一年，胃中积水胀而且痛，又延其父视之，所用之药，大抵不出守补中焦之外，愈治愈胀，愈治愈痛，以致胸高不可以俯，夜坐不可以卧，已数日不食矣。其翁见势已急，力辞其父，延余治之。余见其目欲努出，面色青黄，胸大胀痛不可忍，六脉弦急七八至之多，余曰："势急矣，断非缓药所能救。"因服巴豆霜三分，下黑水将近一桶，势稍平，以和脾胃药调之，三四日后渐平，胃大开，于是吃羊肉饺32枚，胃中大痛一昼夜，又用巴豆霜一分五厘，下后痛止，严禁鱼肉，通补脾胃一月而安。（《吴鞠通医案》）

编者按：病人"胃中停水"，当用温化痰饮之方法。由于误用人参等补中方药，"愈治愈胀，愈治愈痛"，此徐灵胎所谓"人参、甘草误用致害，皆毒药之类也"。吴鞠通先用巴豆霜攻逐痰饮，后"以和脾胃药调之"，胆大心细，补泻有度，真良医也！久病新瘥，宜米粥自养，因恣食羊肉，旧病复发，如此教训，应当记取。

4. **肠梗阻** 罗某，男，65岁，持续性腹痛伴阵发性加剧3天，呕吐，腹胀，肛门停止排气排便2天。查：腹胀如鼓，满腹压痛伴轻度反跳痛，叩诊腹部呈鼓音，听诊肠鸣音明显亢进，并可闻及高调的气过水声，重度失水，小便黄少，舌苔黄腻，脉细数。腹部透视：显示肠道充气，并有多个梯形液平面。经输液纠酸、抗菌、插胃管排气、口服大承气汤后，腹胀呕吐加剧，十分痛苦。外科会诊意见：病为肠梗阻，立即手术。因病人惧怕手术，要求中医治疗，便用巴豆1g以龙眼肉包吞，服下2小时35分后，病人连行水样大便6次，随即腹胀、腹痛、呕吐渐平，调理2天痊愈出院。（罗建雄《湖南中医杂志》1986；6：55）

编者按：阳明腑实，燥屎阻结，大承气汤为首选之良方，古今屡用之也。本案服之不效，改"用巴豆1g以龙眼肉包吞……连行水样大便6次"而转危为安。如何理解？屎结与水阻不同也。如此峻药神效，非良医莫为。我辈当自强，以传承中医精华为己任！

5. **小儿痰喘** 巴豆一粒杵烂，绵裹塞鼻，男左女右，痰即自下。（《本草纲目》第三十五卷"巴豆"引龚氏《医鉴》）

编者按：巴豆有较强的祛痰作用，《神农本草经》谓其主"留饮痰癖"。《本草通玄》曰："巴豆性热，脏病多寒者宜之。"故本方可用于寒痰壅盛所致的哮喘而体质壮实者。

6. **小儿重舌** 重舌是舌下近舌根处，肿大象舌形，又名"雀舌"。巴豆半粒，

饭黏（饭粒）四五粒，共捣为饼，如黄豆大，贴眉心中间。待四周起疱，去之即愈。（《串雅外编》）

编者按：峻药外用之妙法，《良朋汇集》亦有此记载。巴豆有强烈的刺激性，能使皮肤、黏膜发疱。眉心（印堂）是经外奇穴。巴豆贴眉心，可能通过经络而作用于舌根，使眉心四周起疱后重舌消散痊愈。

7. 恶疮 一切恶疮。巴豆三十粒，麻油煎黑，去豆，以油调硫黄、轻粉末，频涂取效。（《本草纲目》第三十五卷"巴豆"引《普济方》）

编者按：《日华子本草》云巴豆"治恶疮息肉及疥癞疔肿"，硫黄、轻粉具有杀虫解毒之功。三药皆峻烈之毒药，用之得当，以毒攻毒也。

结　语

巴豆（去油名巴豆霜）又名江子、刚子，其性味辛，热。有大毒。归胃、大肠、肺经。具有泻下冷积、逐水退肿、祛痰利咽之功。因其药性猛烈，辛热温通，能峻下寒积而通便秘，泻积水而消水肿，如《本草通玄》云："巴豆禀阳刚雄猛之性，有斩关夺门之功，气血未衰，积邪坚固者，诚有神功。"故可用于身体壮实之水肿、腹水以及寒积便秘、痰饮、霍乱、肠梗阻等病证。巴豆还能祛除痰涎以利呼吸，可用于白喉、哮喘、肺痈等病。此外，巴豆外用有腐蚀作用，故可用于疮疡化脓而未溃破及疥癣恶疮等病证。

用量用法：因巴豆的泻下作用主要是所含的油，为剧毒之品，且有腐蚀作用，不宜直接内服。大多制成巴豆霜（巴豆经过压榨，去掉大部分油，所剩之残渣）以减低毒性。内服 0.1~0.3g，多入丸散。外用适量。在服用巴豆时不宜食热粥、饮开水，以免加剧泻下。

第六章 温里药方

本章 7 味，皆辛温或大热"有毒"，其中附子、乌头确为有毒之药，用不得法，则易中毒。从功效论：附子为温阳、助阳、回阳之主药，一切新久、内外、轻重之阳虚病证，皆应用之。乌头与附子为母子关系，功效相类，但乌头善治内外之寒湿痹痛。天雄与乌、附科属相同，主治相类，目前已无专品。干姜与附子功用主治相类，而附子之性善走，干姜之性善守，二药并用，相辅相成，相得益彰，故凡阳虚阴寒病症，法当补助阳气、祛除寒邪者，应附子、干姜相须并用。吴茱萸温散之功虽与姜、附相类，但其不只辛温，而以苦味为重，故其特点是善于"下气"治浊阴上逆，并有"止痛"之力。艾叶虽亦为温经逐寒药，而主灸治百病是其专功。蜀椒温散寒湿，且善于止痛、杀虫，并为厨房常用佐料。

附 子

附子，辛甘热，有毒，回阳利水，散寒除湿。"乃阴证要药……有退阴回阳之力，起死回生之功"（《伤寒蕴要》）。"其性善走，故为通行十二经纯阳之要药，外则达皮毛而除表寒，里则达下元而温痼冷，彻内彻外，凡三焦经络，诸脏诸腑，果有真寒，无不可治"（《本草正义》）。"无论表证、里证，但脉细无神，气虚无热者所当急用"（《本草正》）。但凡阳气虚衰的病证，皆当应用附子，使"血肉得暖而合"（徐大椿）。经方用附子者 37 首，可概括为六大功用，并为佐使引导药以及外用之。

（一）内科病

1. 伤寒阴盛格阳 其人必躁热而不欲饮水，脉沉，手足厥逆者，是此证也。霹雳散，用大附子一枚，烧存性，为末，蜜水调服。逼散寒气，然后热气上行而汗出，乃愈。（《本草纲目》第十七卷"附子"引孙兆《口诀》）

编者按：伤寒体内阴寒过盛，格拒阳气于外，出现真寒假热之重证，症见身有浮热，躁动不安，口渴而不欲水，但手足厥逆，脉沉微。霹雳散用附子一味，大辛大热而温散里寒，峻补阳气，寒邪散则阳气通达，浮阳内敛，诸症可愈。

2. 阴毒伤寒 面青，四肢厥逆，腹痛身冷，一切冷气。大附子三枚（炮裂，

去皮脐），为末。每服三钱，姜汁半盏，冷酒半盏，调服。良久，脐下如火暖为度。（《本草纲目》第十七卷"附子"附方）

编者按： 方用附子温阳助火，散寒止痛，配合姜汁辛温暖中，并解附子之毒，酒以通达阳气。

3. 寒证

（1）临证用附子，初剂治疗效果不显，而又无不良反应者，往往在严密观察下可用超常规剂量治疗。1987 年冬治七旬老母，双下肢如冰裹，头冷似戴冰帽，始用独活寄生汤加盐附子 25g，治疗 7 天不效，遂每日递加 10g，3 周后每日盐附子量达 200g，肢冷、头冷稍有减轻，药已中的，病重药轻，改用盐附子 300g，猪蹄一对，炖服，每周 1 次，每次增加盐附子 50g，当附子用至 400g 后，其病若失，现仍健在。为慎重起见，在用 50g 以上剂量则嘱先煎 1 小时，30g 以下则不先煎而未见不良反应。

原按： 附子虽为有毒之品，但因性烈力雄，能直达病所，人体对附子也有较强的耐受性，若辨准属寒证，可放胆用之。凡临床见有神疲乏力，面色㿠白，恶寒体软，四肢清冷，小便清长或夜尿多，大便溏泻，甚至五更泻，或口干不喜饮，舌淡、苔白，脉细或沉迟者，不管病在表在里，均可应用附子。（钟新山《中医杂志》1992；11：10）

编者按： 本案治疗老年阳虚寒盛证用制附子，药与证相对。其用量逐渐递增法值得效法。但每日盐附子用量达 200g 方取效，此因人而异也。用如此惊人之大量，只能参考，绝不可生搬硬套。笔者经验，附子用"30g 以下"，与处方诸药同时用水浸泡 30 分钟以上，水煎开锅后，再煎 40 分钟以上为妥。

（2）中寒阴证　一富翁患中寒阴证，名医盈座，最后延御医吴至。诊之曰：非附子莫救，但忘携来。令人之市拣极重者三枚生切为一剂，计重三两，投之。众医吐舌，潜裁其半，以两半为剂进之，疾遂已。吴复诊曰：何减吾成药也？问之，知减其半。曰：噫嘻，吾投三枚，将活三年也，今止活年半耳。后年余，复病而卒。脉药之神如此。（《名医类案》）

编者按： "脉药之神"为何意？即平脉辨证而处方用药也。辨证准确，施治得当，疗效如神！前人有言"人多一分阳气，便得一分生机"。此案病例属中寒阴证，法当回阳救逆，温通散寒，以复阳气之生机。附子为振奋人身十二经脉阳气之第一品药。其辛甘大热，善治一切沉寒痼冷之疾，用之得当，其效如神。

4. 痛证

附子与白芍一温一凉，一辛散一酸收，性味迥异，功效亦殊。笔者体会，两者相配，大具刚柔相济之妙，其开痹止痛之功尤佳。仲景方附子与芍药配伍者有 6 方……不难看出，附子配芍药，燮理阴阳，刚柔相济，其止痛之功效，既可用于寒证，也可用于热证。附子、白芍均善治痛证，然白芍入血分有补虚和营之功，而少通行之力，有缓急之长而少畅达之性；附子善入气分，通行十二经，有斩关夺将之气，而少缓和之性。附子与白芍相配，刚柔相济，利于调气血，调气机，调寒温，调虚实。鉴于此，笔者以附子配白芍用于多种痛证，如头痛、胃痛、腹痛、胁痛、痛经、痹证等，均得心应手。（刘亚娴《中医杂志》1992；11：6）

编者按： 附子主治阳虚寒凝之痛证；白芍主治阴虚血痹之痛证，且《神农本草经》言之有"止痛"之功。两药相得之妙，如刘氏之言也。

5. **厥证、脱证、痹证、肠痈** 附子，是中药四大主药（人参、石膏、大黄、附子）之一，四大主药又称之为"药中四维"，可见其重要。附子之功，在于温五脏之阳。

古今善用附子者，首推张仲景。仅以《伤寒论》六经病中用附子者而言，几近20方之多，竟占全书112方的1/6。在使用附子的处方中，最为重要的，乃在于具强心作用的四逆汤诸方，盖热病死于热者不多，而死于心力衰竭者众。昔章次公先生独具慧眼，指出"仲景是发明热病心力衰竭的第一人"。抢救热病心衰，也就是"救逆"的首选药物，即为附子。20世纪30年代，祝味菊先生以善用附子称誉沪上，人称"祝附子"。祝氏对虽高热神昏，唇焦色蔽，息促脉数，仍力主用附子，就是抓住了热病耗损"心力"这个要害，使许多重笃病人转危为安。次公先生亦是善用附子者。他对热病中、后期，邪势方衰而体力不支，有厥脱之险者，首推《冯氏锦囊秘录》之全真一气汤。此方人参、附子与地黄、麦冬同用，强心救逆，养阴益气，在热病治疗中可谓别开生面。朱良春老师指出：热病用附子，要见微知著。如果出现四肢厥冷，冷汗大出，脉微欲绝，口鼻气冷而后用之，即置病人于姜附桶中，亦往往不救。他曾提出以下标准：舌淡润嫩胖，口渴不欲饮，或但饮热汤，面色苍白，汗出欠温，小便色清。虽同时兼见高热、神昏、烦躁、脉数，亦当用附子，以振奋衰颓之阳气，避免亡阳厥脱之变。20多年前，在朱老师的指导下，我曾把附子用于许多重危病人，特别是小儿中毒型痢疾、麻疹合并肺炎，虽高热脉数，亦在所不忌，有效地挽回了许多重危病人的生命。急性热病如此，慢性病过程中出现的充血性心力衰竭，用附子亦有著效。盖心衰以阳气虚衰为本，血瘀水停为标，对心衰而心悸怔忡，自汗短气，神疲乏力，甚至身寒肢冷，浮肿尿少，夜尿多，舌淡苔白，脉弱或结代者，朱老常用附子为主药，振奋心肾之阳，伍以人参、茯苓、白术、生姜、赤白芍、桂枝、葶苈子、仙鹤草、丹参、益母草等，每收捷效。照仲景用法，附子用于厥、脱之急救，挽阳气之亡失于顷刻，须用生者，其力始宏。但生附子应用不当，常致中毒，目前市售之生附子又往往告缺。朱老认为用熟附子效果亦甚显著，似不必拘泥。附子温肾阳，温脾阳，亦温肺阳及肝阳。中医术语中习惯上不称肺阳虚、肝阳虚，实际上肺气虚而有寒象者即为肺阳虚，如咳喘，咯痰清稀，背冷，形寒等；肝为刚脏，内寄相火，肝阴肝血为本，肝阳肝气为用，肝阴肝血虽多不足之证，肝阳、肝气亦有用怯之时，其症如疲惫乏力，悒悒不乐，头顶冷痛，胁肋、少腹隐痛，阴器冷感，脉弦缓等。肺阳虚可用附子合干姜、炙甘草；肝阳虚可用附子合桂枝、黄芪。

附子又为痹证要药。痹证含义很广，包括风湿性与类风湿关节炎、坐骨神经痛、类风湿脊柱炎、肩关节周围炎等。在痹证的研究上，朱老积有数十年功力，其益肾蠲痹丸一方，早已享誉海内外。他对病情顽缠，疼痛剧烈者，亦常配合汤药，以期迅速控制病情，减轻病人的痛苦。其中，风寒湿相兼为痹，病情偏寒者，朱老常用附子为主药，配合桂枝、赤芍、白术、甘草、制川乌、细辛、穿山龙、生姜。风湿热痹，亦有用附子之时，常用附子配苍白术、黄柏、蚕沙、忍冬藤、萆薢、苡仁、葎草。此际用附子，一方面是因为本有湿邪存在，湿为阴邪，湿盛则阳微；另一方面，因湿热蕴结，阳气被遏，故借附子之大辛大热通阳。虽同用附子，但配伍不同，用量亦不同，风寒湿痹须用大剂量（15~30g），风湿热痹则仅须小剂量（3~6g）。肩关节周围炎亦常用附子，病人常诉肩部冷感，怕风，喜暖，晚上睡觉盖不着肩部，疼痛便加剧。朱老经验，以附子为主药，配合桂枝、蜂房、羌活、防风、姜黄、海桐皮、赤芍、当归、淫羊藿、细辛、威灵仙、黄芪、白术之类，15剂为一疗程，常可获效。强直性脊柱炎常需大剂附子配合益肾壮督活血之品，如老鹿角、淫羊藿、熟地、补骨脂、蜂房、蕲蛇、巴戟天、土鳖虫、赤芍、红花，兼吞服益肾蠲痹丸。唯此病颇为顽缠，必须坚持服药，非短期所能建功。

不唯痹证，诸多慢性炎症，亦多用附子。例如慢性阑尾炎、慢性肾炎、慢性盆腔炎、慢性支气管炎等。朱老认为，不能因为有一个"炎"字，就不敢用附子，附子其实也有较好的抗炎作用。当然，总的还是以辨证论治为指归。同时，附子也可与清热解毒、活血化瘀药配伍，仲景治肠痈之薏苡附子败酱散已开先例。

关于附子的用量及用法。朱老曾多次向吾辈指出：一是不同的人对附子有不同的耐受性，有人用30~60g没有问题，有人仅几克就会出现中毒反应。因此，除危急情况之外，应当慎重，不妨先从小剂量（3~6g）开始，如无反应，可以逐渐加大，采取递增的方式，大致以30g为度。得效后就不必再加大剂量，亦可同样采取递减的方式，慢慢减下来。以目前状况而言，如附子用量较大，仍以制者入药为妥。如需用生者，必须先煎半小时，煎时最好加生姜三五片，若再加入蜂蜜一些同煎更好。四川医生的经验是：以口尝不麻为度。如果感到口舌发麻，就应再煎。另外煎附子之水要一次放足，不能中途再添加水进去。附子中毒最先出现的症状：头晕，心慌，口、舌、唇、四肢发麻，说话不爽利，此际可用淘米水一大碗即服，有缓解中毒症状的作用，然后可用甘草60g水煎服。严重者除上述症状外，兼见恶心呕吐，皮肤冷湿，胸闷，心律慢而弱，血压下降，早搏、心律

不齐，体温下降，或突然抽搐，应及时送医院急救。（何绍奇《上海中医药杂志》1998；3：37）

编者按： 本文之宝贵经验，价值千金，应高度重视，潜心拜读之，消化之，学以致用。朱良春先生为现代名医，先生曾为笔者数部著作题词，提携之恩、先生大德，终生不忘。何绍奇为知名学者，他总结了朱老用附子之宝贵经验（附子应用标准与用量用法、治痹证之宝贵经验、治许多"症"之巧思），诚为可贵，应认真学以致用，必能提高临证水平。

（二）其他疾病

1. 不孕症 已故名老中医李彦师，出身中医世家，对《伤寒论》《金匮要略》研究精深，临床治病，效法仲景，崇尚经方。重视阳气，培补命门。在补火诸药之中，又擅长应用附子，誉有"李附子"之称。现将笔者随师临证所录医案，整理数例，以示其巧用经方及附子经验的一斑。

袁女，27岁，自诉从小体弱，15岁月经初潮，经期紊乱，经量少。23岁结婚后，曾两次怀孕，但都在2个月左右自然流产。近两年久不受孕，西医妇科检查也未发现特殊病变。诊见：面色苍白，畏寒怕冷，腰膝酸软，大便溏薄，少腹时冷如扇，月经衍期，量少色黑，舌淡紫、苔薄白、脉沉细。师云：此病正是《金匮》所云妇人之病，因虚、积冷、结气……血寒积结，胞门寒伤所致。证属阳虚阴寒盛，冲任不调，宫寒不孕。治宜缓图，药膳调服为妥，宗《金匮要略》附子汤、当归生姜羊肉汤加黄芪治之：熟附子50g，白术30g，黄芪30g，当归10g，生姜20g，鲜羊肉500g。每周1~2剂久炖，常服，以图缓效。嗣后两年，随访得知：病人坚持服药膳半年，遂见面色红润，体力增加且抗寒力强，少腹无冷痛，月经亦正常，已于3个月前生一男孩。

原按： 本病与《金匮要略》"当用附子汤温其脏"的病机合拍，并用《金匮要略》治疗血虚里寒的血肉有情之品，"腹中痛，当归生姜羊肉汤"，共同达到补肾温阳、暖宫散寒、益气养血、调补冲任而助孕养胎的目的。附子配羊肉，其味鲜美，对久病虚寒，需长期调治者，此法最佳，易于坚持治疗。病人连续服药半年，用附子量达1500~2500g，但未出现中毒表现，足以证明：附子入药，只要加水足量久煎，就可将有毒的乌头碱水解成毒性很小的乌头次碱，服用就安全了。（邹学正《中医杂志》1996；11：653）

2. 冻疮 附子性味辛甘大热，有毒。多内服而少外用。笔者近年来以附子外用治疗未溃破之冻疮：先用小杯倒入白酒50g，加入附子10g，附子全部浸入酒中，先浸半小时，然后文火慢煎，煎沸3分钟后趁热用棉球蘸酒液涂于患处。每晚睡前涂搽5次，且每晚用后再向杯中加入少许白酒备来晚再用，疗效满意。

原按：本方法取之于民间验方，附子以酒制后，其温血脉，散寒气之作用更强，有利于冻疮的治疗。笔者在临床上常用此方法治疗冻疮，从观察到的病例来看，疗效较佳，且治疗越早疗效越好，轻症比重症疗效好。（胡荣昕《浙江中医杂志》1998；10：441）

3. 慢性咽炎 用熟附子治慢性咽炎效果良好。①方法：熟附子30g，水蜜各半。用水蜜将熟附子浸泡透软后，文火煮30分钟取出附子。用时取附子1~2g，于口中徐徐含咽，每天3~5次。②功效：附子味辛大热有毒，具有回阳救逆，通痹止痛等功效。用蜂蜜煮制，既可制约附子燥热毒烈之性，又可取蜜滋阴润燥之妙用，而存其散结通痹之功。③禁忌：咽喉红肿热痛者不宜用。（袁惠民《国医论坛》1997；3：14）

编者按：附子辛热，其慢性咽炎辨证为阳虚者，用之切合。变通用法，可于辨证治之的汤剂方中用之。

附文：现代名医岳美中谈附子之应用

1. 回阳救逆 凡身体不温，手足厥冷，脉沉细或虚浮无力或将停顿，恶寒蜷卧，大汗不止，甚至"唇青囊缩"，以及大失血，大吐泻后，呈虚脱状态者，都宜急用姜附剂迅速回阳救逆；而对平素即气虚之属慢性病者，则多宜参芪剂缓缓补气增液，若互易其法，则不免两失其效，观仲景《伤寒论》均以四逆辈回阳救逆，从不取于黄芪，而《金匮要略》黄芪屡用于虚弱不足之证，可以悟及。附子救阳固有余，而伤阴亦当虑，是临床用附子不可不注意之一重点。有人曾具体举出补救附子偏胜之弊：用附子以救急，则通脉四逆拨乱反正，阳亡气脱俱可治。唯用附子以补火，必防水涸，因水涸则火无所附，而热成燎原。故急症中往往有阴阳俱伤者，视其阳危，则先以附子救其阳，次以地芍参滋其阴；视其阴涸，则先救其阴，次救其阳。

2. 伸阳祛湿 附子能鼓舞阳气，祛除寒湿，故可治寒湿痹痛，血滞不畅，及一切阳气衰微之证。

3. 固阳止泻 附子用于中寒病的配剂，凡因中焦寒冷的慢性肠胃病，及消化不良，呕吐不利，不欲食，甚或完谷不化，都有明显的疗效。仲景《伤寒论》四逆汤所主之证，多为下利清谷。霍乱篇的吐利证，亦以四逆汤主之。《伤寒论》《金匮要略》中曾两言下利，腹胀满，用四逆汤温其里。又《金匮要略》治下利清谷，里寒外热，汗出而厥者，通脉四逆汤主之。所以日人浅田宗伯有"以四肢厥逆，下利清谷等为主症"的归纳语。

4. 振阳利水 附子有利尿作用，用于心脏、肾脏病之水肿有效。

5. 强阳补肾 凡因肾阳衰微所致的失精、自汗及身体功能减退等病都可应用。

6. 温经治漏　附子对外科久败不敛的疮、漏常可治疗。

需要明确，附子有一定毒性，但在急性病如霍乱、伤寒少阴病四肢厥逆，体温急遽下降，附子须用到有效量，切勿畏首畏尾，用不及量，以致贻误病机。对慢性虚寒病，则切勿大量使用。孟浪滥投，因希冀速效与幸中，以致产生不良后果。李时珍说得好："乌附毒药，非危病不用，而补药中少加引导，其功甚捷。"（《岳美中论医集》）

结　语

附子具有回阳救逆、补火助阳、散寒止痛等功效。医圣仲景及历代医家对附子的广泛应用，积累了丰富的经验。可用于亡阳之厥证、脱证（心力衰竭）及辨证属阳虚者，诸如伤寒阴盛格阳、阴毒、寒证及妇人不孕等。本品还能祛除寒湿，温经止痛，故多用于痹证、痛证（风湿性关节炎、类风湿关节炎、坐骨神经痛、结节性红斑）以及咽炎等。其外用可治冻疮。应特别提示，何绍奇一文最值得学习。

现代药理研究证实，附子含有次乌头碱、乌头碱、新乌头碱、塔拉胺、川乌碱甲、川乌碱乙等6种生物碱；还有非生物碱成分。其主要作用：①强心作用，故可用于心力衰竭。②对动物甲醛性和蛋清性"关节炎"有显著的消炎作用，故可用于各种关节炎的治疗。③乌头碱有镇痛作用，故可用于各种痛证。④对垂体—肾上腺皮质系统有兴奋作用。

用法提要：①一般用量为3~15g，但是，附子有野生与种植之别，生用与炮用之分，病情有轻重及老幼等不同，故用量以中病为宜。②附子一般要求先煎以减其毒性，但笔者提醒，煎煮时间过长，势必影响疗效（有研究表明，附子的毒性成分乌头碱及其衍生物，同时又是产生多种药效的分子基础），自己的经验：处方附子与诸药先浸30分钟以上泡透，煎开锅后再煮30分钟以上，则10~30g的炮附子不会发生中毒。③用附子必须要辨准为阳虚阴寒证再用之，特殊病情取之为引者例外。④注意药物配伍，如附子与干姜、生姜、甘草、蜂蜜等药物配伍，可减其毒性。⑤注意病人之个体差异对附子耐受性有所不同。⑥孕妇慎用。⑦附子的用量应由小剂量开始，酌情增加用量。

乌　头

乌头有两种，即川乌与草乌，皆辛热，有毒，草乌毒性更大，功能祛寒湿，散风寒，温经，止痛。"乌头温燥下行，其性疏利迅速，开通关腠，驱逐寒湿之力甚捷，凡历节、脚气、寒疝、冷积、心腹疼痛之类并有良功"（《长沙药解》）。"乌头主治，温经散寒，虽与附子大略近似，而温中之力，较为不如。且长为祛除外风外寒之响导者。散外邪，是其本性……用乌头者，取其发泄之余气，善入经络，力能疏通痼阴冱（hù 寒冷凝结）寒，确是妙药，但非真是寒湿者，不可妄用耳。"（张寿颐）

（一）内治法

1. 整骨麻药 草乌三钱，当归、白芷各二钱五分。上药为末，每服五分，热酒调下，麻倒（编者按：为草乌中毒而昏倒之状）不知痛苦，然后用手如法整理。（《串雅内编》）

编者按： 明·王肯堂的《证治准绳》，清·陈梦雷《医部全录》和沈金鳌《沈氏尊生书》中的"整骨麻药方"，均与本方相同，可见该方是历代整骨较为习用的方剂之一。转录于此，意在了解古人经验。本方服用量一定要谨慎，切不可用之过量。因草乌有大毒，若用之不当，可致中毒，甚至危及生命！所谓"每服五分"，即约 1.5g。其中草乌少于 0.5g。

2. 癌痛 有的学者用大乌头煎治疗晚期癌痛 58 例，收到止痛效果。癌证晚期病人，其疼痛剧烈而持续，临床用吗啡、哌替啶等麻醉药品止痛。因其毒性及不良反应和药源紧张等关系，近年来试用大乌头煎止晚期癌痛，收到良好效果。治疗方法：制川乌 15g，蜂蜜 30g，将上药加水 1000ml，文火煎煮 60~80 分钟，滤药液约剩 100ml。如法再煎，2 次药液混合。分上、下午 2 次服用。亦可一次煎 2~3 日药量，存放冰箱中，分次服用。结果：经 58 例临床观察，与哌替啶组对照（每次肌内注射 100mg），效果相似。治疗中未见不良反应。尤其对消化道癌肿，止痛效果更好。（葛瑞昌《山西中医》1992；2：13）

3. 胃肠神经官能症 沈某，年 50 余岁，1973 年 6 月间初诊。有多年宿恙，为阵发性腹痛。因旧病复发，自外地来京住我院。1959 年曾在我院做阑尾炎手术，术后并无异常。此次诊为"胃肠神经官能症"。自述每发皆与寒凉疲劳有关。症见腹痛频作，痛无定位，唯多在脐周围一带，喜温可按，痛甚以致汗大出。查舌质淡，苔薄腻而滑，脉沉弦。诊断：寒气内结，阳气不运。寒则凝涩，热则流通。寒者热之，是为正治。曾投理中汤，药力尚轻而不胜病，非大乌头煎不可，故先小其量以消息之。乌头用 4.5g，盖蜜煎者缓其毒也，权以黑豆、甘草代之。2 剂后，腹痛未作，汗亦未出，知药证相符，乌头加至 9g。4 剂后复诊，腹痛已止，只腹部微有不适，腻苔已化，舌转嫩红，弦脉缓和。知沉寒痼冷得乌头大热之品，焕然冰释矣。病者月余痊愈出院。

原按： 考《金匮》治寒疝有三则：寒气内结，阳气不行者，宜大乌头煎；表里皆寒者，宜乌头桂枝汤；血虚寒疝者，宜当归生姜羊肉汤。本案腹痛绕脐，发则汗出，脉沉弦，与大乌头煎证相合，故依法投之而取效。（魏龙骧《中医杂志》

1978；12：14）

编者按：医者从投理中汤不效得知，如此沉寒痼疾非乌头不效，故由小剂量开始，同时配甘草、黑豆以减其毒性。乌头散寒止痛作用较附子强，应用得当，效果较好。

（二）外治法

1. **年久头痛**　川乌头、天南星等份，为末，葱汁调涂太阳穴。（《经验方》）

2. **久生疥癣**　川乌头七板（生用），捣碎，以水三大盏，煎至一大盏，去滓，温温洗之。（《太平圣惠方》）

3. **痈疽**

（1）肿毒痈疽　未溃令内消，已溃令速愈。草乌头末，水调，鸡羽扫肿上，有疮者先以膏药贴定，无令药着入。初涂病人觉冷如水，疮乃不痛。（《圣济总录》草乌头散）

（2）一切诸疮未破者　草乌头为末，入轻粉少许，腊猪油和搽。（《普济方》）

4. **淋巴结炎、淋巴结核**　草乌头一个，用烧酒适量磨汁，外搽局部，每日一次。（《单方验方调查资料选编》）

5. **内痔不出**　草乌为末，津调点肛门内，痔即反出，乃用枯痔药点之。（《本草纲目》第十七卷"乌头"引《外科集验方》）

6. **远行脚肿**　草乌、细辛、防风等份，为末，掺鞋底内。如草鞋，以水微湿掺之。用之可行千里，甚妙。（《本草纲目》第十七卷"乌头"引《经验》）

7. **筋骨疼痛　手足拘挛　瘫痪**　川乌一斤为细末，隔年陈醋入砂锅内，慢火熬如酱色，敷患处。如病一年者，敷后一日必发痒，痒时令人用手轻拍，以不痒为度。先用升麻、皮硝、生姜煎汤洗之，然后上药，不可见风。（《串雅内编·万应膏》）

编者按：本方名"万应膏"，是治疗风湿痹证的外用方。川乌辛热燥烈，其性善走，能通十二经，用治筋骨疼痛，手足拘挛，熬成膏剂，涂局部可收散邪通痹止痛之效。由于该品外敷，可使局部麻痹，故目前有用川乌浸剂，作为局部麻醉亦收镇痛之效。另外有人曾用生川乌一个，为细末外涂，治疗瘫痪亦有效。

8. **耳鸣**

（1）耳鸣塞耳　乌头（烧灰）、石菖蒲等份，为末，绵裹塞之，日再塞为效。（《串雅外编》）

（2）耳鸣滴耳　张某某，男，31岁，战士。左耳鸣、听力下降1周余。原因不明，经检查：鼓膜、外耳道均正常。鼻腔、鼻咽部也正常。用"草乌乙醇液"滴患耳1次后，当天耳鸣消失，第2天又复发，随后又滴2次即愈。至今已近2

年未复发。制法：生草乌 15g，75% 乙醇 50ml。将生草乌浸泡于乙醇溶液中 1 周后就可使用。用法：每天滴患耳 1~2 次，每次滴 2~3 滴。一般 3 次即可治愈。不可内服。（武自茂《中级医刊》1982；7：6）

编者按： 乌头有毒，生草乌毒性更大，乌头中毒者，临床应用大剂量阿托品进行抢救，中毒症状可以减轻，心电图可恢复正常。另外，金银花、绿豆等，亦可解毒。以上治例将乌头采取外用，且经过乙醇浸泡，用量与用法合理，疗效如此之好，值得慎重验证及研究。

9. 跟骨骨刺 我科用中药川乌治疗跟骨骨刺 80 例，取得了满意的疗效，治疗方法：将川乌烘干，研成细末，和老陈醋拌成糊状涂在干净的布上，贴在患处，3 天换 1 次，一般 5 次为一疗程。结果：显效 48 例（病人经 1 个疗程治疗后，疼痛完全缓解，行走自如）；有效 28 例（以 1~2 个疗程治疗，疼痛减轻，能行走）；无效 4 例。

原按： 随着年龄增长，跟垫组织会产生退行性变，在不断负重，尤其是受重力冲击后，纤维间隔可以被撕裂，脂肪组织挤出间隙，足底再承受力时，就直接深达到跟骨，日久跟骨局部皮质增厚，跟骨结节处骨赘形成，即跟骨骨刺。跟骨骨刺一般顺跖腱膜纤维走向增生，与足底平行，所以，跟骨骨刺导致的跟痛主要不是骨刺的直接机械性压迫引起的，而是因为长期行走时，骨刺与周围软组织不断摩擦，使周围软组织产生无菌性炎症而引起疼痛。中药川乌含有多种生物碱，其中主要是乌头碱，它的分解产物有一定镇痛作用，能温中散寒，祛风燥湿，活血化瘀，具有很强的消炎及麻醉止痛作用，可以有效地减轻骨刺周围软组织的无菌性炎症，从而使疼痛缓解。川乌治疗跟骨骨刺方法简便，无痛苦，无不良反应，疗效显著，值得推广。（胡彤宇《河北中医》1997；2：40）

10. 腰腿痛

（1）坐骨神经痛 郭某某，男，32 岁，干部。患左侧坐骨神经痛 4 年零 8 个月，左腰及同侧下肢疼痛，弯腰及久坐，久行痛增，从同侧臀部到外踝处均有压痛，抬腿试验阳性。一般治疗无效，乌头离子导入 3 次见效，10 次后一切临床症状消失，追踪观察 1 年未见复发。

药物配制：取生乌头 100g，（或鲜乌头 200g）捣碎，加 75%~95% 乙醇 1000ml，浸泡 3 天后即可应用。或用乌头 100g 加水 2000ml，煎至 1000ml，装瓶备用。

导入方法：根据治疗部位选用大小适宜的电极板，用已浸药的布垫置于阳极板下，把阳极板准确地放在痛区，阴极选放适宜部位——痛区对侧或末端。固定极板后通电，一般将电流量调至 10~20mV 之间。每次导入时间 10~20 分钟，每天 1 次，10~15 天为 1 个疗程，必要时可以延长疗程或休息数日再作。

编者按： 本案为难治之病症，以"乌头离子导入"法有良效，值得效法。

（2）慢性腰肌劳损　赵某某，男，22岁，战士。因外伤致腰肌劳损3年余。痛区固定在2、4腰椎旁，压痛明显。经用局部针疗及服止痛剂后症状稍有缓解，但局部压痛依然如故。用乌头离子导入8次后疼痛消失，追踪观察3年未见复发。（中国人民解放军第六十四医院理疗科《新医药学杂志》1975；4：45）

编者按： 乌头治痛症良药，但毒性大，故医者慎用之。本案以"乌头离子导入"法，老药新用而取得良效，切实可行，可效法之。

11.**寒痹**　《成方切用》云："乌头粥治痹在手足，风淫末疾，并治风寒湿麻木不仁。"乌头粥治四肢麻木、下肢尤甚之证，效果很好。如脉管炎疼痛减轻，只剩下肢麻木，用此方治疗效果很好；再如，治下焦虚寒型慢性前列腺炎，我亦常用此方，常用量为川乌片9g、蜂蜜30g、粳米30g。乌头蜜的用量是川乌9g和蜂蜜30g，用治麻木、发冷、疼痛，麻木是主要的症状（《门纯德中医临证要录》第60页）

编者按： 门氏学习古人经验，于临证中验证之。如此反复验证的经验，切实可信，应学以致用。其具体煎服法不详，笔者以为，乌头粥三味方与乌头蜜二味方，皆应与适量的水浸泡30分钟以上，将川乌泡软，再煎煮30分钟以上，分3次温服。先服小点量，无不良反应，再适当加量，以治病且保证安全。须知乌头有毒，用之不得法可致中毒之后果。

12.**虫蛇咬伤**　1969年夏，我率医疗队进入宜章莽山瑶族居住区。某日一汉族农民奔至驻地求医，见其右手肿胀，肘关节以下遍布水疱，灼痛难忍，主诉为竹叶青蛇所咬，随用蛇咬伤药内服外涂，半日后，其疼痛稍减，但肿胀不消，虽用三棱针于伤处针刺引流，但流出毒水甚少。乃用瑶族草医介绍的治蛇伤经验，取生草乌一枚蘸酒磨汁，于肿处上界绕手臂涂上一圈，五分钟后，病人伤口流出黄色毒液甚多，肿胀随之消退。（《长江医话》）

编者按： 虫蛇咬伤证多险恶，需急救之。生草乌大辛大热，有大毒，内服有祛风散寒止痛之功，外用以毒攻毒，使毒邪得散。

结　语

乌头有川乌、草乌两种。性味辛、苦，温。有大毒（草乌毒性大于川乌）。具有祛风湿、散寒止痛的功效。临床可用于癌痛、寒疝、头痛、疥癣、痈疽、淋巴结炎、淋巴结核、痔疮、远行足肿、筋骨疼痛、手足拘挛、瘫痪、耳鸣、跟骨骨刺、腰腿疼、虫蛇咬伤等，以及整骨麻药。多为外用，亦可内服。

现代药理研究证实乌头含有乌头碱等，而乌头碱的分解产物有一定的镇痛作用，故可用于多种痛证的治疗。

天 雄

天雄，与乌头、附子科属相同，"其初种之母为乌头，附乌头旁生者为附子……种而独生无附，长三四指为天雄"（《本经疏证》）。三者功效主治亦相类，目前已无天雄专品。

干 姜

干姜，辛热，"守而不走，凡胃中虚冷，元阳欲绝，合以附子同投，则能回阳立效，故书有附子无姜不热之句，仲景四逆、白通、姜附汤皆用之。且同五味则能通肺气而治寒嗽；同白术则能燥湿而补脾；同归芍则能入气而生血。故凡因寒内入，而见脏腑痼蔽，关节不通，经络阻塞，冷痹寒痢，反胃隔绝者，无不借此以为拯救除寒"（《本草求真》）。"干姜干久，体质收束，气则走泄，味则含蓄，比生姜辛热过之，所以止而不行，专散里寒……生姜主散，干姜主守，一物大相迥别"（《药品化义》）。

1. 卒心痛 干姜末，温酒服方寸匕，须臾，六七服，瘥。（《补缺肘后方》）

编者按：卒心痛有可能是指"心绞痛"发作，用温酒送服之，这与现今常用的速效救心丸之辛香通窍法相合。

2. 中寒水泻 干姜（炮）研末，饮服二钱。（《备急千金要方》）

3. 头目眩晕吐逆 川干姜二两（炮），甘草一两（炙赤色）。上二味，为粗末。每服四五钱，用水二盏，煎至八分，食前热服。（《传信适用方》止逆汤）

编者按：上述处方类似《金匮要略》的甘草干姜汤（炙甘草四两，炮干姜二两），似为中焦虚寒证治法。

4. 脾寒疟疾 ①干姜、高良姜等份，为末，每服一钱，水一盏，煎至七分服。②干姜炒黑为末，临发时以温酒服三钱匕。（《外台秘要》）

5. 寒利青色 干姜切豆大，每米饮服六七枚，日三夜一。（《补缺肘后方》）

6. 吐血不止 干姜为末，童子小便调服一钱。（《备急千金要方》）

编者按：上述单方与《金匮要略》治"吐血不止"之柏叶汤方法相似而更简单。

7. 暴赤眼 白姜末，水调，贴脚心。（《普济方》）

编者按：《本草纲目》称干姜为白姜。上述方法乃引火下行法。贴脚心常用吴茱萸。

8. 痈疽初起 干姜一两。炒紫，研末，醋调敷周围，留头。（《诸症辨疑》）

编者按：痈肿病因火热毒邪结聚而生，上述方法，用干姜之辛为"火郁发之"之法，用醋调则取其"散瘀血"（《本草纲目》）而"消痈肿"（《名医别录》）之功。另外，《方脉正宗》治"痈疽初起：生附子，以米醋磨稠汁，围四畔，一日上十余次"。互参相较，方法相通。

9. 痰饮　一妇人，年三十许，身形素丰，胸中痰涎郁结，若碍饮食，上焦时觉烦热，偶服礞石滚痰丸有效，遂日日服之。初则饮食加多，继则饮食渐减，后则一日不服，即不能进饮食。又久服之，竟分毫无效，日仅一餐，进食少许，犹不能消化。且时觉热气上腾，耳鸣欲聋，始疑药不对症。求愚诊治，其脉象浮大，按之甚软。愚曰："此证心肺阳虚脾胃气弱，为服苦寒攻泻之药太过，故脉象如斯也。"拟治以理饮汤。病家谓，从前医者，少用桂、附即不能容受，恐难再用热药。愚曰："桂，附原非正病证治心肺脾胃之药，况又些些用之，病重药轻，宜其不受。若拙拟理饮汤，与此证针芥相投，服之必无他变。若畏此药，不敢轻服，单用干姜五钱试服亦可。"病家依愚言，煎服干姜后，耳鸣即止，须臾觉胸次开通。继投以理饮汤，服数剂，心中亦觉凉甚。将干姜改用 1 两，又服 20 余剂，病遂除根。（《医学衷中参西录》）

编者按：痰饮之病，现今以单味药治者，少矣！本案先述患病之因，继述用单味干姜之情，后述用之疗效恳切，真乃良医也。张锡纯理饮汤之方药组成：白术 12g，干姜 15g，桂枝 6g，茯苓 6g，生杭芍药 6g，橘红 4.5g，川朴 4.5g。

附文：论干姜与生姜功用之异同

干姜与生姜皆为仲景常用药，如何正确区别运用呢？简述如下：二者皆为姜科植物的根茎，生姜在夏季采挖，取鲜根茎；干姜则在冬季茎叶枯萎时挖取干燥根茎。《本经疏证》将干姜、生姜合论之，邹氏根据姜的生长环境等因素说："统而计之，则火者其禀，土者其体，金者其用，贯而属之，则具火性于土中，宣土于金内，姜之能事尽矣。姜有生者、干者之别……老而弥辣，干姜受气足，足则上达肺，下通大肠，外及皮毛，中镇沸逆；生姜受气微，微则仅能由中及上，故止散外感、止呕吐耳……是生姜之走，干姜之守，系于老与嫩……干者与生者不特味有厚薄，即气亦有厚薄。《阴阳应象大论》曰：'味厚则泄，薄则通；气薄则发泄，厚则发热。'唯其发且通，斯能走；唯其泄且热，斯能守……仲景于呕则或以干姜，或以生姜……干姜之治呕为兼及他证，而用生姜则专治呕……《金匮要略》附方《千金》内补当归建中汤，'若无生姜，以干姜代之'，是生姜、干姜可混用也。……由诸条核之，则调中可混用，解外不可混用。……总而绎之，则干姜可代生姜，生姜不可代干姜。其故何也？夫调可常也，守可常也，散不可常也，走不可常也。呕者多用生姜，间亦用干姜；咳则必用干姜，竟不得用生姜，盖咳为肺脏病，肺主敛不主散也。"总之，生姜嫩而鲜，干姜老而干；虽皆辛温，生姜气味薄，干姜气味厚；生姜偏于走散，干姜偏于温守；调中止呕干姜可代生姜，温肺不可以生姜代干姜；解外则宜生姜，不宜用干姜也。（吕志杰）

吴茱萸

吴茱萸，辛苦而温，有小毒，功能"温中，下气，止痛"（《神农本草经》）。吴茱萸香气浓烈，味苦微辛辣。凡味辛之药多性温，独吴茱萸味辛性温而又以苦味为重，故其"下气最速"（《本草衍义》），若"浊阴不降，厥气上逆，甚而胀满，非吴茱萸不可治也"（李东垣）。茱萸"本为肝之主药，而兼入脾胃者，以脾喜香燥，胃喜降下也。其性下气最速，极能宣散郁结，故治肝气郁滞，寒浊下踞，以致腹痛疝瘕等疾，或病邪下行极而上，乃为呕吐吞酸胸满诸病，均可治之"（《本草便读》）。"咽喉口舌生疮者，以茱萸末醋调，贴两足心，移夜即愈。……有人治小儿痘疮口噤者，啮茱萸一二粒抹之即开，亦取其辛散耳"（《本草纲目》）。

古今以吴茱萸治病，可分为内服法与外治法两大类。其外治法中的敷脐（神阙）疗法、敷脚心（涌泉）疗法治病广泛，很切实用，且方法简便，疗效很好，特别适宜于小儿病，故分别单列于后。

（一）内服法

1. 吞酸

（1）醋心　每醋气上攻如酽醋，茱萸一合。水三盏，煎七分，顿服。纵浓，亦须强服。（《兵部手集方》）

编者按："醋气"即吞酸，俗称反酸水。"酽醋"即浓醋，"如酽醋"即浓厚的酸水。

（2）食已吞酸，胃气虚冷　吴茱萸（汤泡七次，焙）、干姜（炮）等份。为末，汤服一钱。（《太平圣惠方》）

2. 胃病（萎缩性胃炎）

马山教授从事临床工作30余年，治疗近万例的胃病病人，他认为，诸多因素虽皆能引起胃之疾，如肝气犯胃、瘀血阻络、寒凝中阻等，但胃病病人十有九寒，这是从临床实践中摸索出来的规律和积累的经验。《本草经疏》说："凡脾胃之气，喜温而恶寒，寒则中气不能运化，或为冷实不消，或为腹内绞痛，或寒痰停积……"如慢性萎缩性胃炎，绝大多数病人胃脘疼痛时有得热则舒、遇冷痛重的现象。马教授治疗该病，吴茱萸为必用之药。因吴茱萸之性热，味辛苦，辛热能散能温，苦热能燥能坚，取其散寒温中燥湿之功，温暖脾胃而散寒邪，寒散则中州自温，上逆之气必自下行，气行血行，经络易通则痛自止，诸症可除。慢性萎缩性胃炎多属顽症痼疾，病程长久，久病多夹瘀，故马山教授提出用温中化瘀法治疗，化瘀可用当归、赤芍、丹参、莪术、水蛭等。关于吴茱萸的用量，一般少则9g，多则12g。其煎服法：诸药在容器内用温水或冷水浸泡1~2小时后，放火上煎煮30~40分钟，取药液200ml，连煎2次，早晚各服1次。马山教授在临床上运用吴萸的指征：①上腹隐痛微胀，嗳气，饭后为重，反复发作，遇冷或生气后加重，消化不良，大便时溏或干，肠鸣。②胃镜检查：胃黏膜充血水肿，红白相间，局部以白为主，或大片苍白区；病理组织呈萎缩性胃炎或伴有肠化生，或伴有腺体不典型增生。③舌象：舌淡，或胖大，或舌边缘有瘀斑，或舌下有黑而粗大的血管。④脉象：脉弦，或沉细，或弱。（马群《中医杂志》1995；2：70）

编者按：以上马教授不仅为学者们提供了以吴茱萸为主治疗慢性萎缩性胃炎的经验，而且从症状、病理及舌脉几个方面指出了应用本品的临床指征，使学者临证治疗本病时有规可寻，有据可依。

3. 多样脾泄 老人多此，谓之水土同化。吴茱萸三钱，泡过，煎汁，入盐少许，通口服。盖茱萸能暖膀胱，水道既清，大肠自固，他药虽热，不能分解清浊也。（《仁存堂经验方》）

4. 痞满 吴茱萸，有温胃散寒、疏肝燥脾、暖肾止痛之功，在历代成方中其效颇著。笔者亲身体验，单味应用，效亦不凡。1960年，余习医出师一载，仲夏患痞满月余。每午餐后，脘腹胀满，干噫食臭，腹中雷鸣，晚餐不知饥食，是夜胀满欲泻，泻后满减。翌晨稍能进食，午餐饥而欲食，食则胀满如前，如此反复不已。神疲体瘦，失眠多梦。舌淡红苔薄黄，脉虚弱。经县某医院检查，诊断为"慢性胃肠炎、消化不良、胃神经官能症"。药用合霉素、黄连素、干酵母、维生素 B$_1$ 等，其效不佳。先后曾用中药附子理中汤合保和丸、参苓白术散等方。因时值三年自然灾害，药源短缺，方药无法配齐，故病延逾月。一日午后，适遇一老药工加工吴茱萸。他说："该药吞服温中下气之功最速，脾肾虚寒者尤宜。"余思小恙，证属脾胃虚寒，肝肾不足，斯药甚是合拍。于是即购吴茱萸10g，立柜台旁用温开水送服。是日进晚餐，当夜胀满十去其七，安睡。次晨亦无便意，且知饥欲食。依量续服一次竟获痊愈。意外之获，刻骨铭心，以后多年临床工作中，痞满者屡试屡效。他证同一病机者，得心应手。（刘奉福《中医杂志》1995；5：263）

编者按：作者从"意外之获"深谙吴茱萸用药之妙。

5. 胃痛、腹痛、呕吐、泄泻 吴萸性热，味辛而苦。其功能以温中止痛、泄肝降逆著称。临床主要用于寒邪内阻及肝气横逆所致的胃痛、腹痛、呕吐、泄泻等症。作为主药，用量6~10g，水煎服。

（1）胃痛 肝气犯胃，胃痛反复发作，嗳气反酸，舌苔白者，当重用吴萸，并与白芍拌炒，取其泄肝中有柔肝之功。此证多见于消化性溃疡。若肝气郁滞明显，痛引两胁，胸闷，当加疏肝药如香附、青皮。若肝郁化热，胃痛有烧灼感，急躁易怒，舌苔黄，用吴萸配黄连、山栀、蒲公英。久痛必瘀，当胃痛如针刺、部位固定，舌紫暗时，用吴萸配蒲黄、五灵脂化瘀止痛。久痛必虚，胃痛日久，伴见脘胀，喜按，食减，舌淡者，为脾胃虚寒之象，治当温中有补，用吴萸配党参、白术、干姜。

（2）腹痛　吴萸所治的腹痛为寒滞肝脉之症。症见少腹冷痛、拘急，男子多牵引睾丸，脉沉弦。用药以吴萸为主，配肉桂、小茴香、乌药等。

（3）呕吐　平素胃寒，因肝气犯胃，胃气上逆而呕吐，是用吴萸的依据，此证临床多见于神经性呕吐，其呕吐物多为酸水、稀痰及食物，胁胀，胃痛，嗳气，舌苔白。用吴萸为主药，配以丁香、生姜、半夏。若食入即吐，可加代赭石。若兼郁热，出现心烦，舌红，脉弦数，用吴萸必配黄连、竹茹。这种呕吐，病程较久，多见中虚之象，呕吐时作时止，神疲力乏，食少，四肢欠温等，在泄肝和胃方中，当兼温补。

（4）泄泻　吴萸用于泄泻，多属慢性虚寒性证候。如病人脾胃素虚，因肝木乘脾，而致清浊不分之泄泻，大便水谷不化，时发时止，伴少腹冷痛，脉弦细者，在温运中土方中，当疏泄肝气，用吴萸配白芍、白术、党参、干姜。若久泻不止，由脾阳虚导致肾阳亦衰，每日早晨肠鸣泄泻者，除温补脾肾外，用赤石脂、五味子等涩肠止泻，并配以吴萸温中散寒，散敛结合，可收相反相成之功。若在夏秋季节，因寒暑湿滞交结肠胃，清浊混淆，升降悖逆，突然腹中绞痛，上吐下泻不止，体内阴液大伤，筋脉拘急，即所谓"霍乱转筋"者，在用芳香辟秽和针刺急救之后，用吴萸合黄连、木瓜、蚕沙等以辛开苦降，舒筋活络，多能使病情缓解。
（夏锦堂《中医杂志》1995；2：70）

编者按： 我院夏锦堂老教授用本品为主治疗多种疾病而取效，是抓住了"寒邪内阻及肝气横逆"所致的脾胃肠寒邪为患与肝郁或横逆犯胃为患之证候。治之以吴茱萸为主药及随证配合诸药之丰富经验，足供品味。了解之，必能提高运用专药与随证合理配伍之水平。先生已仙逝多年。读本文令笔者倍感亲切，并回忆起与先生相处之往事。先生治学严谨、为人谦和的品格，为良师之风范也。

6. 厥证（排尿性晕厥）　笔者单用本品6g，水煎温服，治疗排尿性晕厥6例皆愈，经20余年观察无1例复发。如病人郭某，于大雪之日置酒同朋友共饮，席间外出小便，排尿过程中突然前仆昏倒，不省人事，伴四肢厥冷。醒后自述两年内排尿时类似发病5次。以吴茱萸6g，水煎温服，每天1剂，连服3天。10余年来本病从未发作。

原按：本法为笔者曾祖父家传效方，谓治尿厥神验。排尿性晕厥系发作于排尿过程中或排尿结束时，以突然发生的短暂意识丧失为主症的一种疾病，属于中医"厥证"范畴。《类经·疾病类·厥逆》篇指出："厥者，逆也。气逆则乱，故为眩仆脱绝，是名为厥……最为急候。"故本病病机主要为气机逆乱，升降失常，阴阳不相顺接，神机失用所致。《本草衍义》谓："吴茱萸下气最速。"王好古曰："冲脉为病，逆气里急，宜以（吴茱萸）主之。"可见吴茱萸单味服用，便足以调理逆乱之气机，使升降复常而阴阳顺接，于是排尿性晕厥自愈。（郭传安《中医杂志》1995；3：137）

编者按：大凡厥证多因气机逆乱所致，且肝郁气逆则诸气皆逆。而吴茱萸善解肝郁又下气最急，故用于气机逆乱之晕厥，可取速效。本法用单味吴茱萸6g，方法简单，疗效确切，宜推广应用。

7. **脑积水**　笔者家传一方，治疗小儿脑积水，疗效颇佳。吴茱萸是方中药物之一，笔者初从医时，认为脑积水，利水乃是正治，吴茱萸温中散寒，下气止痛，既无利水之功，又无通窍之能，且有毒，不当用治脑积水，故临证时去吴茱萸加车前子等利水药，疗效反不及原方，不知其故，家父告之，此方秘在吴茱萸，人皆知吴茱萸温中散寒，下气止痛，而不知其有引痰下行之功，脑积水是顽痰聚于头，利水多则伤阴，少则无效，化痰虽可，但痰无出路，疗效自慢，吴茱萸引痰下行，温而化之，则顽痰得去，病得根治，不用吴茱萸，疗效自然不好。笔者依此，以吴茱萸为主治疗小儿脑水肿，每获良效，近年来用吴茱萸为主辨证治疗成人脑积水、脑水肿，疗效亦佳。治例：袁某某，男，51岁，干部，1992年9月在两人扶持下就诊。自诉半年前不明原因，时常头胀痛，服止痛药可缓解，继而时常走路无故摔倒，以致不敢走路，头胀头痛亦加重，1个月前来本院检查，磁共振诊为：脑积水（导水管狭窄）。予利尿药治疗。服药1个月，头胀痛稍见好转，但四肢活动不灵反而加重，走路需人扶持。闻此病不能根治而来中医就诊。以吴茱萸10g，茯苓15g，白术15g，陈皮15g，炮山甲10g，丹参15g，牛蒡子10g，半夏15g，葛根15g，天麻15g等加减，吴茱萸始终应用，煎汤口服，治疗3个月，病情逐渐好转，直至完全恢复，至今已1年半未见复发。（王德君《中医杂志》1995；2：69）

编者按：上述家传之方，说明了治病专方专药之特效。这是漫谈辨证论治起不到的效果。编著本书的目的之一就在于此。

（二）外用法

1. 阴囊湿痒、疮

（1）阴下湿痒生疮　吴茱萸一升，水三升，煮三五沸，去滓，以洗疮。诸疮

亦治之。(《古今录验方》)

（2）黄水疮　将吴茱萸研粉用凡士林调制成10%软膏，局部涂擦，每日1~2次。擦药前先用温水洗净患处。治疗12例，一般4~6次即愈。(《中级医刊》1965；7：455)

（3）疥疮　王某某，男，37岁。全身皮肤瘙痒，起丘疹五月余，尤以腹部、会阴、腿部为多。夜间瘙痒尤剧。皮肤上有脱屑、流水，曾用西药治疗仍反复发作。诊断为"疥疮"。经用10%吴茱萸泥膏外搽一次后痊愈，至今无复发。(刘世成《四川中医》1987；5：46)

（4）小儿瘭疮　小儿瘭疮（指天疱疮，类似西医学疱疹性皮肤病），一名火灼疮。茱萸煎酒，拭之良。(《本草纲目》第三十二卷"吴茱萸"引《兵部手集》)

编者按： 从上述记载来看，吴茱萸外用，无论是煎汤熏洗、煎酒外擦，还是用凡士林制成膏剂外涂，均能治疗多种湿疹、癣疥，且疗效确切。体现出本品外用可杀虫灭菌，消痛止痒，燥湿解毒之功效，是值得进一步研究开发其外用价值之药品。

2. 牙齿疼痛　茱萸煎酒，含嗽之。(《食疗本草》)

（三）神阙外敷疗法

1. 冷痢　吴茱萸二钱，黄酒适量。将吴茱萸研末，用黄酒调为糊状，填于脐中，外用布包扎，一天换药1次。(《理瀹骈文》吴萸糊)

2. 泄泻　取吴萸粉2.5~3g，用食醋5~6ml调成糊状，加温至40℃左右，摊于2层方纱布上（约0.5cm厚），将四周折起，贴于脐部，用胶布固定。12小时更换1次。初步观察，本法有调节胃肠功能、温里祛寒、止痛及帮助消化等作用。对胃肠功能紊乱所致的腹泻效果较好，对细菌感染所致的腹泻配合应用抗生素可产生协同作用。(济南军区卫生部《医学资料》1972；2：20)

3. 胃痛　吴萸为温中散寒之要药，对虚寒性胃痛效果尤为显著。笔者以吴萸（研末）加醋、凡士林少许，调成软膏，敷于中脘、神阙穴，隔日更换1次，10天为一疗程。将50例分为两组对照观察。两组病人的年龄、发病时间、症状等大致相同。治疗中，两组内服药完全相同，其中一组另加上述外用药，共观察治疗20天，结果加外用药的治疗组事半功倍，见效快，疗程明显比对照组缩短。

原按： 中脘穴为胃之募穴，系八会穴之一，是任脉、手太阳、手少阳、足阳明经的交会穴，配神阙以协同增效。内治与外敷并举，全身与局部兼顾，充分调动经络、气血之功能，故疗效较好。(管淑兰《中医杂志》1995；5：262)

4. 麻痹性肠梗阻　黄某，男，58岁，农民。于1986年2月18日下午3时许因十二指肠溃疡急性穿孔行胃空肠吻合术。次日晨呕吐，上腹胀痛，下午弥漫全腹，腹部膨胀，呈持续性胀痛，不排大便，也无矢气，肠鸣音减弱，腹部X线透视见多个杯状液平面，肠腔充气明显。西医诊为麻痹性肠梗阻。给抗生素、输液、肌内注射新斯的明及插胃管等治疗，效果欠佳。2月20日上午9时邀余会诊，诊见面色苍白，表情痛苦，额汗淋漓，腹部膨隆，叩诊呈鼓音，全腹压痛及反跳痛，舌淡红、苔薄腻，脉弦细滑。急用吴茱萸10g研末，淡盐水调成糊状，摊于2层方纱布上，将四边折起，长、宽约5cm，敷于脐部，胶布固定，12小时更换1次。约40分钟后肠鸣音增强，频频矢气，3小时后排少量咖啡样大便，腑气已通，呕吐停止，腹胀大减，疼痛缓解，后给调胃承气汤加党参、炒莱菔子调治，同时给抗生素、补液等。3月11日痊愈出院。

原按： 笔者在临床中应用上法治疗麻痹性肠梗阻疗效颇佳，肠道麻痹时间最短18小时，最长42小时，一般敷药1~2小时生效，起效最快40分钟，最慢2小时。（农远计《中医杂志》1995；3：136）

5. 阳痿、早泄

（1）邓某某，男，25岁。结婚2年余，阳事举而不坚，同房每每不能入巷，且不耐久举便有精液排出，甚为苦恼。余用右归丸加淫羊藿、巴戟天、阳起石、海龙、海马等，连服4月余，毫无进展。细思之，病人形寒肢冷，少腹拘急，阳事不举，遇寒更甚，证属阳虚，予温肾壮阳，何以不中？莫非是厥阴肝寒，宗筋失纵之阳痿？遂用吴茱萸、白胡椒等份研末，取适量，用唾液调成糊状，每晚睡前敷于神阙穴，移夜取去。10日后阳事大举，亦能入巷，且甚为娱。肾阳亏虚历来被认为是阳痿的主要病因，但与肝也有非常密切的关系。《灵枢》指出："肝足厥阴之脉……过阴器""肝者，筋之合也，筋者聚于阴器"。笔者临床对此病证常有从肾论治不效，而从肝论治用辛热温肝之吴茱萸外用而获效。

（2）刘某某，男，45岁。近3年来性欲减退，阳事举而不坚，同房一接触就泄精，其妻常为不满，自己亦甚为苦闷。诊其舌淡红、苔薄白，脉细弦。余嘱其用吴茱萸、五倍子等份为细末，醋调成糊状，每晚睡前敷于脐上，晨起则取去。每日1次，7日为1个疗程，用药期间忌房事。2个疗程后性欲增强，阳事大兴，已不早泄，夫妻感情融洽。（傅健《中医杂志》1995；3：137）

6. 癫痫 运用吴茱萸敷穴位治疗癫痫病19例，收效较为满意。将吴茱萸生用，研细，加冰片少许，取生面粉适量，用凡士林调为膏状，简称"吴萸膏"。贴敷时，先将吴萸膏敷在穴位上，覆盖纱布块，外用胶布固定（夏季纱布块宜小、透气好）。癫痫大发作病人，以吴萸膏贴敷神阙穴；小发作病人，以吴萸膏贴敷脾俞穴；精神运动性发作病人，以吴萸膏贴敷肝俞穴；其他或混合发作型以贴神阙穴为主，另可任选肝脾俞穴之一。并根据症状适当加穴：如痰多的加膻中穴，夜晚多发的加敷涌泉穴，热重的加大椎穴。隔日 1 次，每次 12 小时（从晚 8 时至早晨 8 时为佳）。治疗 1 个月为 1 疗程，要求治疗 12~16 个疗程。

治例：未某某，女，5 岁，1992 年 12 月 17 日初诊。反复出现昏倒，四肢抽搐 4 余年。病人于 4 余年前无明显诱因出现突然昏倒，不省人事，两目上视，面色青紫，口吐泡沫，四肢抽搐，约持续 20 分钟方醒，醒后头晕重。2~3 天大发作 1 次，无小发作。脑电图示中度异常。查舌淡、苔白腻，脉濡。给予吴萸膏贴敷神阙、膻中穴。隔日 1 次，每次 12 小时。治疗 1 个疗程后，症状明显减轻，12 个疗程后症状消失，脑电图显示正常，至 1994 年 12 月未复发。（王兆荣《中医杂志》1995；5：262）

7. 小儿腹泻　从长期的临床实践中观察到婴幼儿腹泻常伴有呕吐，服中药较为困难，笔者采用外治法，用吴萸研细面（干面或用醋调均可），一次 0.5~1g 外敷脐部，用胃安膏（或伤湿止痛膏）固定，1 日 1 换，3 日为一疗程。1992 年我们观察 50 例，治愈率为 85%，最短用 2 天痊愈，最长用 7 天痊愈，有效率为 92%。笔者体会：此法对秋季腹泻疗效好，一般一个疗程可愈。脾虚腹泻疗效亦较好，一般两个疗程可愈。对慢性肠炎疗效较差，但有明显的止痛作用，用一个疗程后腹痛消失或减轻。如患儿李某，男，1 岁。1991 年 9 月 5 日就诊。腹泻 3 天，蛋花样便日 10 余次，且伴有呕吐日 3~4 次。大便化验：脂肪球（＋）。精神差，有脱水征，舌质红、苔白干、口唇干燥。诊断为秋季腹泻并脱水。即给 5% 糖盐水加庆大霉素、维生素 C、维生素 B_6 静点 2 天，腹泻不减。第 3 天给吴萸面 3g，1 次 1g 外敷脐部，用胃安膏固定，1 日 1 换。3 日后再诊时，腹泻、呕吐均止，大便日 1 次，饮食欠佳，嘱山药米汤频服以善后。（孟宪兰《中医杂志》1995；4：201）

编者按：亦有用吴茱萸、灶心土用醋调成糊状，加温外敷神阙治疗小儿迁延性腹泻（张文华《新中医》1995；1：26）和以吴茱萸 30g，白胡椒 30 个，丁香 6g 共研末备用，用时以适量凡士林调膏敷脐部，主治小儿因受寒而致腹泻（《河南省秘验单方集锦》）的相关报道，与上述用法有异曲同工之妙。

8. 小儿痢疾　吴茱萸 6g，六一散 9g，水调敷脐部。（《古今脐疗良方集解》）

9. 小儿寒疝　患儿，男，4 岁。1993 年 2 月 1 日初诊。患儿腹痛阵作，便秘，烦躁不安，面色苍白，汗出，手足冷，脐部有一突出物如核桃大，疑为肠疝。取吴茱萸 20g，盐炒后布包裹，熨脐部，约 15 分钟后，忽听肠鸣辘辘，入厕便下，腹痛即止。（李淑萍《天津中医》1995；6：35）

10. 滞颐　以止涎散主治小儿流涎症。吴茱萸 20g，胆南星 10g。上药共研末。每次取药粉 1g，蜜调为膏敷脐部，外用纱布包扎。每天换药 1 次，连用 5 次为 1 个疗程。（《脐疗》）

11. 口疮（口腔溃疡） 5年前，一高血压病人，因顽固性口腔溃疡久治不愈，余以吴茱萸粉用陈醋调和，敷贴双侧涌泉穴，溃疡得愈，检查血压亦降至正常。这一治此愈彼的意外发现，使笔者受到启发，决定试用于治疗高血压病。考虑到敷贴涌泉穴对病人不太方便，又想到神阙穴特殊的生理解剖特点，改为单用吴茱萸粉直接敷贴于神阙，取得较好疗效。

原按： 神阙是位于任脉的一个重要腧穴，与督脉相表里，内连十二经脉、五脏六腑、四肢百骸，有转枢上下、承上接下的作用。西医学研究发现，脐在胚胎发育的过程中，为腹壁的最晚闭合处，皮下无脂肪组织，脐下分布有丰富的血管及大量淋巴管和神经，这一解剖生理特点，确不失为特殊通道。吴茱萸的降压作用，通过这一通道，作用于机体，相得益彰，使阴阳平衡，脏腑功能恢复，从而达到治疗的目的。临床实践证明，吴茱萸敷贴神阙穴治疗高血压病，方法简便，安全可靠，无不良反应，病人乐于接受。（李贯彻《中医杂志》1995；5：261）

（四）涌泉外敷疗法

内、妇、五官科

1. 厥逆 人病厥逆之症，不敢用药，以此治之。吴茱萸一两为末，以面半两，水调成糊，以布摊成膏，贴涌泉穴内，则手足不逆矣。（《串雅外编》）

编者按：《石室秘录》亦有此记录。吴茱萸功能温中，散寒，下气，贴涌泉穴能引热下行，从而使厥气上逆所致的阴阳失调，气血逆乱得到改善。这是中医"病在上，取之下"的一种治法。

2. 高血压病、鼻衄、咽喉病、口疮

（1）将吴茱萸研末，每次取18~30g，用醋调敷两足心（最好睡前敷，用布包裹）。一般敷12~24小时后血压即开始下降，自觉症状减轻。轻症敷1次，重症敷2~3次即显示降压效果。（山东医学院《新医学》1972；4：55）

（2）高血压病是临床常见病、多发病，笔者试用吴茱萸粉外敷涌泉穴治疗高血压病取得较满意的疗效：吴茱萸粉10g加适量醋调成糊状敷于涌泉穴，每日睡前敷上，晨起去之，15天为1个疗程。吴茱萸粉外敷涌泉穴治疗高血压病，总有效率72.2%，显效率22.2%，并且对头痛、头晕、失眠、面红、口干、乏力等症状有明显的改善作用。提示吴茱萸粉外敷涌泉穴有滋阴降火之功效，无任何不良反应。（吴学苏《南京中医药大学学报》1998；3：187）

3. 经行吐衄 此类病多因肝经郁火上冲或肺肾阴虚，虚火上炎，迫血妄行所致。对于此类病证，本人采用吴茱萸贴敷太冲、涌泉二穴，获满意疗效。取吴茱萸适量烘干研面备用。治疗时，于经前7天开始将吴茱萸用醋拌成糊状分别贴于太冲、涌泉穴上，外敷纱布固定。每日更换一次，双侧穴位交换使用，至月经过后即止。治例：赵某某，女，26岁，工人，已婚。1992年6月15日来诊。病人平素性情急躁，易怒，二年前月经将来之时因家务事大怒后致经期鼻衄，之后每至经期即鼻衄，伴心烦易怒，乳房胀疼，手足心热，舌质红，脉弦细数。此属肾阴亏虚，水不涵木，肝火扰动，阴血失藏，血随气逆致经行鼻衄。经用吴茱萸贴穴治疗2个疗程，经行鼻衄消失，其他诸症亦随之而消。随访1年，未复发。

原按：中医学认为，妇女经候如常，赖五脏安和，冲任调达，气血通畅，尤以肾、肝二脏的生理功能协调最为重要，其中任何一脏功能失调，均可影响冲任，导致月经的异常。据临床观察，倒经的病人多见心烦急躁，易怒，乳房胀疼，手足心热，头晕耳鸣，脉弦细数，舌质红等，显然与肝、肾的功能失调有关。太冲穴属足厥阴肝经的原穴，能疏肝理气、通络活血；涌泉穴为足少阴肾经之井穴。选此二穴，用辛温之吴茱萸外敷可刺激二穴，达到调补肝肾、引火归元之效，使血随气降，冲任安和，倒经自愈。（卢燕许《中医外治杂志》1997；1：13）

4. **鼻衄**　安某某，女，36岁。1982年6月起患鼻衄，服药无效，1989年3月来诊。证见形体消瘦，颜面潮红，鼻腔干燥，残存血痂，口干不饮，夜难入寐，双足不温，受凉腹痛，嗜食辛辣，唇舌干红，苔白不润，小便清长，大便稀溏，脉沉迟。此属上热下寒证。用吴茱萸50g，捣末，炒热，调醋为饼，外敷足心，24小时换药1次。4次后衄止，双足转温，唇舌口鼻已不见干，大便不溏，夜能入睡，精神好转告愈。1989年7月随访，鼻衄未再发作。（杨秀国《四川中医》1990；9：46）

编者按：涌泉穴属于足少阴经的起穴，位于足心部。吴茱萸研末调敷涌泉穴，具有引热下行及调节脏腑、经络、气血等多种作用，故对上述诸病有疗效。其机制即《灵枢·终始》篇所谓"病在上者下取之……病在头者取之足"。

5. **咽喉疾病**

（1）喉痹（慢性咽炎）　张某某，女，48岁。1980年5月初诊。病人自觉咽部有物堵塞3年，口腔科诊为慢性咽炎，近日加重遂来就诊。曾用中西药治疗，收益甚微，遂用吴茱萸60g，辗末分4份，盐水调敷于涌泉穴，4次而愈。（张连成《河北中医》1987；3：22）

（2）急喉风　张某之女，十五岁，得喉症，延医多人，越治越重，渐至滴水不入，痰声辘辘，人皆云死，脉搏紊乱无序，喘无定息，急针少商穴出血，继用吴茱萸生、炒各12g，共为细末，用好醋熬滚，与药末合匀，做成两个药饼，贴病人两脚心涌泉穴，很快奏效，次日能食，病虽愈，但精神困惫，又用养阴清火之剂，一服而安。（《中医验方汇选》）

（3）小儿咽痛（小儿咽炎）　吴茱萸粉贴敷涌泉穴治疗疾病，临床应用较广泛，属中医内病外治穴位敷贴法。笔者仅对吴茱萸粉贴敷涌泉穴治疗小儿咽炎略陈管见。咽炎临床上分为急性咽炎、溃疡性咽炎和慢性咽炎。由于小儿脏腑娇嫩，形气未充，腠理疏薄，表卫不固，易为外邪所伤，加之小儿"纯阳之体"，感邪之后易从热化，而出现高热、咽红疼痛、口渴、唇干、大便秘结，笔者在临床上多采用辛凉解表，清热解暑之银黄口服液（或冲剂），佐以吴茱萸粉醋调敷涌泉穴，24 小时内咽痛全部消失，48 小时退热者占 83.3%。

原按：溃疡性咽炎在儿科亦较为多见，主要表现为发热、咽部散在溃疡面、咽痛明显、拒食、口臭、流涎，笔者用吴茱萸粉醋调敷涌泉穴，24 小时咽痛、拒食消失，5 天痊愈者占 80%；慢性咽炎在儿科少见，其病因主要是急性咽炎反复发作，渐转为慢性，故临床上多为 6 岁以上小儿咽部异物感，刺激性咳嗽，咽后壁黏膜充血呈暗红色，且散在增生的淋巴滤泡，笔者在急性发作期对症处理，而后用吴茱萸粉贴敷涌泉穴，晚贴晨取，连用半月，75% 的患儿自觉症状消失，咽后壁色暗红及增生的淋巴滤泡大多消失。（葛湄菲《山东中医杂志》1995；8：358）

6. 口疮（口腔溃疡）

（1）口疮口疳　茱萸末，醋调贴足心。亦治咽喉作痛。（《濒湖集验方》）

编者按：口疳，指小儿疳积日久，阴液亏耗，虚火内炽所引起的口腔黏膜溃疡。

（2）口舌生疮　吴茱萸末醋调，贴两足心，过夜即愈。盖引热下行也。（《串雅内编》）

编者按：《幼幼集成》《寿世保元》《本草纲目》均有用吴茱萸涂足心治疗口疮的记载。

（3）口腔溃疡　将吴茱萸捣碎，取细末加适量好醋调成糊状，涂在纱布上，敷于双侧涌泉穴，治疗口腔溃疡，24 小时后取下。用量：1 岁以下用 1.5~6g，1~5岁用 6~9g，6~15 岁用 9~12g，15 岁以上用 12~15g。治疗口腔溃疡 256 例，有 247例治愈。一般敷药 1 次即有效。（《中级医刊》1965；7：455）

（4）口疮　近年来笔者用吴茱萸 15g，研细末，用醋调匀成糊状，敷于病人两足心治疗慢性复发性口疮 30 余例，均 1~3 次即愈，追访至今无 1 例复发。如治张某，女，5 岁，患口舌生疮 2 年余，经多方求治症状时轻时重，经久不愈。近来加重，邀余诊治。用吴茱萸 15g 研细末，醋调成糊状敷于两足心，2 次即愈，随访1 年未复发。（孙冠兰《山东中医杂志》1995；6：277）

编者按：《内经》曰"疮在上者，下取之"。师古圣大法，以上述简便法而有如此良效，为中医之专长。

（5）舌炎、舌裂、复发性口疮　以陈醋调吴茱萸末敷涌泉穴（先将吴茱萸研末装瓶盖严备用，临用时取药末 10g，以陈醋调成糊状涂敷于病人两侧涌泉穴，外盖一层塑料薄膜，再用直径约 10cm 大小的胶布或伤湿止痛膏固定，每天换药 1 次，连续敷药 4~7 次即可。）治疗口腔病 133 例，其中口舌炎 44 例，舌裂 29 例，复发性口疮 60 例。结果总有效率 98.5%（绝大部分病人于敷药的第二三天自觉疼痛等症状即有不同程度的减轻）。经随访，复发者为 12%，且复发者病情明显减轻。（李艳芳《湖南中医学院学报》1995；2：29）

小儿科

1. 小儿肺炎　小儿肺炎是儿科常见病，近年来由于广泛应用抗生素、激素，致使耐药菌株增加，造成部分肺炎患儿病程延长。1992~1995 年笔者采用吴茱萸穴位贴敷佐治小儿肺炎 126 例，取效良好。现报道如下。①临床资料：根据卫生部 1987 年颁布的小儿肺炎防治方案的诊断标准。随机分治疗组 126 例与对照组 120 例。②治疗方法：对照组应用抗生素、氨茶碱、强心苷等治疗。治疗组在上述治疗的基础上每天加用吴茱萸 10g（研碎醋调制）。贴敷双涌泉穴位，隔日换 1 次，6 日为 1 疗程。③结果：经穴位敷贴 1 个疗程后，1 周后复查 X 线胸片。显效（主要体征消失，X 线胸片示：肺部炎症明显吸收）：治疗组和对照组分别为 82 例和 36 例；好转（主要体征消失，X 线胸片示：肺部炎症吸收好转）：治疗组和对照组分别为 28 例和 42 例；无效（体征无改善，疗程超过 7 天）：治疗组和对照组分别为 16 例和 42 例。经统计学处理有显著差异。（X^2=12.45，$P < 0.01$），治疗组优于对照组。

原按：穴位敷药疗法是将药物施于体表腧穴，使药物通过穴位、经络系统而达脏腑，起到调阴阳治病的目的。吴茱萸有特异芳香性，味颇辛辣，有温中散寒、止痛、理气、止呕作用。可用于外敷，醋为溶媒，能够促进药物透皮吸收。所选涌泉穴属足少阴肾经，足少阴肾经从足小趾之下循经脉走向腹胸至肺部。通过药物吸收代谢，刺激穴位，穿透经络，产生局部与全身反应，使药力直达病所并刺激肺部有关理化感受器，直接或间接反射性调整大脑皮层及自主神经系统功能，改善机体反应性，中西医合用，使临床症状好转，缩短病程。（程正平《辽宁中医杂志》1996；3：133）

2. 小儿呕吐　张某，女，9 个月。患儿因感受风寒而引起呕吐，不能进食，呕吐物为清水乳食，查患儿精神欠佳，呕吐频繁，舌淡、苔薄白，指纹淡。此为虚寒之证，取吴茱萸末 9g，醋调外用，次日呕吐停止。（冯荣敏《中医杂志》1990；10：58）

编者按：本案小儿呕吐亦由风寒客邪所致。据患儿症状和体征看，当属虚寒之证。本案以吴茱萸末加醋调糊状，涂涌泉穴。涌泉属于足少阴肾经，吴茱萸辛温，归肝肾二经。双效和合，令一身阳气通，寒气去，引其下行，则呕吐止矣。

3. 小儿消化不良 王某某，男，8个月。1990年7月10日患儿开始恶心，呕吐，继而腹泻，一日达10余次不等。在乡卫生院进行补液及用抗生素治疗，4天后恶心、呕吐好转，但腹泻仍然不止。于15日来我院就诊。患儿轻度脱水，精神欠佳，血常规正常，大便镜检：大量脂肪球及少量黏液。经用吴茱萸敷双足涌泉穴后患儿精神好转，痊愈出院。治疗方法：单味吴茱萸研粉，放干净的茶碗或酒盅中，用食醋调成糊状，外敷双侧涌泉穴，然后用消毒纱布及绷带包好。24小时后取下，用量可根据患儿大小定。一般10~20g。（峦世亮《中国乡村医生》1991；7：37）

4. 鹅口疮 毛某某，8个月，受寒后发鹅口疮，多哭多叫，舌尖红，边起小刺，苔白腻，流涎，不能喂乳，用吴茱萸3g研末加米醋敷足涌泉穴，连敷3次即愈。（毛万富《浙江中医杂志》1977；1：14）

编者按： 如此简便外用法，最适合于小儿，应效法之，可发挥中医治病之专长。

5. 小儿滞颐 李某，男，3岁零4个月。1996年6月11日诊。半岁时开始流涎，口水渍流不断，涎液黏稠，味腥臭，口角及下颌赤烂，颈胸部布满皮疹，喜饮，大便秘结，舌红。母诉每天换衣2~3次，涎液仍渗透衣衫，曾在医院等多处就医，毫无疗效。用吴茱萸30g，胆南星10g，共碾细末。食醋或酒调糊，晚睡前外敷涌泉穴，男左女右，晨去掉，取药后密封保存待下次使用，连用3次，流涎停止。半年后访，未见复发。（杨忠厚《实用中医药杂志》1998；1：42）

6. 新生儿哮病 李某某，男，32天。患儿足月顺产，出生后呼吸音粗，后又受凉而引起喉鸣，鼻塞流涕，经治疗上述症状消失，但喉鸣音不断，曾服多种药物均不能取效而来就诊。查：患儿体质尚可，呼吸时有喉鸣音，舌淡，苔白，指纹淡红。此感受风寒所致。取吴茱末6g加水适量调成糊状涂足心，入夜糊上，次晨取下，每天1次，2天后症状减轻。嘱其续用，直至痊愈。（冯荣敏，等《中医杂志》1991；32：58）

7. 小儿先天性喉喘鸣 李某，男，1岁。1980年4月诊。患儿出生后吸气困难，伴有胸骨上窝下陷，经河北省某医院直接喉镜检查诊为"先天性喉喘鸣"。用吴茱萸10g，轧粉凉开水调之，涂敷双足涌泉穴，每天1次，5次而愈。（张连城《河北中医》1987；3：22）

结 语

吴茱萸与附子等辛热之品功效相似，但各有专长，同中有异。《本草经疏》分析得十分精辟，引述如下："据仲景之用吴茱萸，外则上至巅顶，下彻四肢，内则上治呕，下治利，其功几优于附子矣。不知附子、吴茱萸功力各有所在，焉得并论？附子之用以气，故能不假系属，于无阳处生阳；吴茱萸之用以味，故仅能拨开阴霾，使阳自伸阴自戢耳。"这就是说，附子辛热燥烈，为纯阳之品，善于治疗一切阳气衰微之证；吴茱萸虽同为辛热之药，而兼有苦味，长于调理一切阴阳阻隔之患。因此，凡胃肠凝滞与肝失疏泄所致的局部及全身许多病变，皆可以吴茱萸为主药治之。此外，本品外用可治疗多种皮肤病，如湿疹、疥疮、天疱疮、黄水疮、神经性皮炎等。

现代药理研究证实：吴茱萸对金黄色葡萄球菌及人型结核杆菌都有显著的抗菌作用。对致病皮肤真菌亦有不同程度的抑制作用。其在体外对猪蛔虫、蚯蚓及水蛭有显著的杀虫效力。动物实验证实吴茱萸有收缩子宫的作用，还起到一定的改善心肌缺血的作用，故可用以治疗心绞痛。

吴茱萸（为粉末，多用醋调，亦有用水调或酒调者）外敷脐部（神阙）与足心（涌泉），治病广泛，疗效显著，使用方便。

艾　叶

艾叶，苦辛而温，功能理气血，逐寒湿，温经，止血，安胎。"主灸百病"（《名医别录》）。"生温熟热，纯阳也。可以取太阳真火，可以回垂绝元阳。服之则走三阴而逐一切寒湿，转肃杀之气为融合；灸之则透诸经而治百种病邪，起沉疴之人为康泰，其功亦大矣……老人丹田气弱，脐腹畏冷者，以熟艾入布袋兜其脐腹，妙不可言。寒湿脚气，亦宜以此夹入袜内"（《本草纲目》）。"凡妇人血气虚滞者，最宜用之"（《本草正》）。

（一）内科病

1. **头痛**　张某某，女 42 岁。1985 年 3 月 30 日初诊。头痛发作 8 年，时轻时重，呈隐痛或重痛，部位不定，并有头晕、头沉和脑胀，气候变化、情绪波动、劳累时往往头痛加重，日轻夜重，伴有失眠、多梦、烦躁易怒和神疲肢软。嘱病人自制艾枕，代替日常睡枕，未用其他方法治疗，半个月后头痛明显减轻，其他症状也有好转，经随访 2 年疗效明显而巩固。（余宗南《光明中医》1989；5：23）

编者按：本案病人头痛日久，且受多种原因影响而变动，具多种伴随症状。单以艾枕代替日常睡枕，未用其他疗法，亦有明显疗效，有待研究。

2. **寒证**　赵三翁，名进，字从先。中牟县白沙镇人……有顿保义公濡者，苦冷疾二年矣，几至骨立，百药不效。一日方灼艾，翁过之，询其病源，顿以实告。

翁令彻去火艾，时方盛暑，俾就屋开 3 天窗，让日光下射，令顿仰卧，揉艾遍布腹上约十数斤，就日光灸下。移时觉热，透脐腹不可忍，俄而腹中雷鸣，余气下泄，口鼻间皆浓艾气为止，明日又复为之。如是一月疾愈，仍令为之一百二十日，自此病不作，壮健如初。且曰：此孙真人秘诀也，世人但知着艾炷，而不知点穴，虚忍痛楚，耗损气力。日者太阳真火，艾既遍腹，又且徐徐照射，功力极大。但近六七月为上，若秋冬间，当以艾十数斤铺腹，蒙以绵衣，熨斗盛炭火徐熨之，候闻浓艾气方止，亦其次也。(《历代笔记医事名医别录》)

编者按：本案为冷疾日久，百药不效。本案以"太阳真火"，艾叶铺于腹上的治疗方法，取得"百药不效"之奇妙良效，令人耳目一新，启发临床思路也。

3. 急性痢疾 用 20% 艾叶煎剂，日服 4 次，每次 40ml，观察 21 例，均获治愈，平均住院 5.5 天。治疗过程中同时补充维生素，个别病例给予输液。(《浙江中医学杂志》1960；3：142)

编者按：现代药理研究证实，艾叶对痢疾杆菌有显著的抑制作用。同时采取了频服的给药方法，使药力持续，故可有效治疗急性痢疾。艾叶性温，痢疾病因之因寒凉者宜之。

4. 痹证 孙某，男，28 岁。病人三四年来，经常两膝关节疼痛，最近因天冷发作，行动困难。经用艾叶汤熏洗后（艾叶三两，鲜、陈均可，用水 2000ml 煎至 1500ml 制成汤剂，温洗痛处），第二天即显著好转，下湖劳动如常，停药几天后，又稍疼痛，但比过去减轻。再用艾汤熏洗，疼痛又显著好转。(中医研究院山东医疗队《中医杂志》1966；3：39)

编者按：艾叶芳香温通，用以煎汤熏洗患处，可使热力透达经络，温煦气血，祛除寒邪，最宜于寒邪外侵或遇冷加重所致的肢体关节疼痛。

5. 鼻衄不止 艾灰吹之，亦可以艾叶煎服。(《圣惠方》)

编者按：艾叶有止血之功，但性温，故鼻衄因血热者不宜用。

（二）妇科、儿科病

1. 胎动不安 妊娠胎动，或腰痛，或抢心，或下血不止，或倒产子死腹中。艾叶一鸡子大，酒四升，煮二升，分二服。(《本草纲目》第十五卷"艾"引《肘后备急方》)

编者按：艾叶温中祛寒，具有温暖子宫、安胎之功能，可用治下元虚寒，胎动不安者。现代药理实验证明，本品能缩短出血时间和凝血时间。

2. 小产（习惯性流产）

（1）马某某，29 岁。连续流产 3 次，均在满 3 个月时无诱因自行坠胎。上级医院诊断：子宫畸形，无生育能力。因盼子心切，第 4 次怀孕已月余，欲求中医保胎。予艾叶 30g，水煎服，日 1 剂，连续服半年而止。足月顺产一男婴。

（2）齐某，女，30 岁，第一胎行人工流产术，尔后两年里 3 次怀孕 3 次流产，每次均不足两个月。第 4 次怀孕刚满 1 个月请吾保胎治疗，病人形体黄瘦，精神欠佳，脉弱。予艾叶 30g，水煎 20~30 分钟后去滓，再用此药水放入鸡子一枚，煮熟后放温饮食之。日服 1 次，连服 5 个月停服。足月顺产一女婴。（刘文汉治验）

编者按：艾叶对多种因素所致的流产均有疗效，推测其原理为：既能促进孕激素分泌，又能调节子宫血流量。艾叶味苦而温，有止血安胎之功。《药性论》云艾叶"止崩血，安胎止腹痛"。上述 2 个案例便是佐证。必须指出，如果病情突发，形势危急，务必结合现代医学急诊以保护生命。

3. 产后腹痛欲死　因感寒起者，陈蕲艾二斤，焙干，捣铺脐上，以绢覆住，熨斗熨之，待口中艾气出，则痛自止。（《杨诚经验方》）

编者按：产后体虚，感寒腹痛，艾温脐上，以"太阳真火"逐寒而止痛也。

4. 小儿痄腮　宋某某，男，2 岁。两侧腮腺肿痛 3 天，体温 39℃，不思饮食，曾用中药治疗未见好转，经用艾灸耳角，当天晚上热退，次日余症消失。治疗方法：取患侧耳朵，医者用手从耳背将耳朵摺，于耳顶摺角处做一标志，然后以米粒大小之艾绒贴于标记处灸之，或用灯心蘸油在标记处烧之，一壮即可。两侧发病则双侧均灸，如一壮未愈可加灸角孙穴一壮。（李任源《中医教学》1976；1：69）

编者按：艾灸之耳角即角孙穴，该穴为手少阳三焦经穴，灸角孙穴可以宣散三阳之邪，而达解表散风，消肿散结之功。此治疗方法还可以提高患儿的免疫、抗病能力，是一种行之有效的治疗方法。

5. 小儿烂疮（疱疹性皮肤病）　小儿烂疮（指天疱疮。类似现代医学疱疹性皮肤病）。艾叶烧灰傅之，良。（《本草纲目》第十五卷"艾"引《子母秘录》）

编者按：古人经验源于实践，应学以实用之。

（三）外科病

1. 臁疮溃烂　陈艾五钱，雄黄二钱，青布卷作大炷，点火熏之。热水流数次愈。（《本草纲目》第三十八卷"布"引邓笔峰《杂兴方》）

2. 压疮　用艾烟熏灸压疮，不仅有温经活血的作用，而且具有杀菌、排脓、减少渗出和收敛止痛的作用，并能促使肉芽新生，加速疮面愈合的功效。笔者用艾烟熏灸治疗压疮 10 例，取得较为满意的疗效。熏灸方法：熏治时病人暴露病灶部位，先用消毒镊子取生理盐水棉球，将疮口渗液或脓液拭去，如有痂必须除尽。然后将事先准备好的灶式上带弯管的熏灸器里加艾条点燃，待冒烟时将熏灸器盖上，让艾烟从熏灸器的上端弯管冒出，对准疮面熏灸，使灼热感向深层肌肉透入。每处熏 5~10 分钟。待疮面艾烟油晾干后，用消毒纱布覆盖疮面，胶布固定，以防再感染。每日熏治 1 次。（王立峰《中医杂志》1987；6：61）

编者按：用艾叶熏灸法治疗压疮，是化学疗法和物理疗法相结合的典范。一方面由于艾叶自身所具有的抗菌作用，另一方面熏灸创面使局部处于高温之下，既利于局部血液循环的改善，又利于灭菌，故治压疮疗效显著，值得推广。然在使用时必须做到两点：一是灸前彻底清创；二是灸后配合常规换药方法。

3. 溃疡 黄某，男，45 岁，于 1985 年 9 月被栏杆碰伤右小腿下 1/3 处，当时未做处理。因天气炎热，患处逐渐出现痒痛、红肿，继而渗出脓样分泌物，发展成溃疡。经用西药抗菌消炎及湿敷，稍有好转。因没有坚持治疗，加上又吃了狗肉，致伤口疼痛剧增，四周皮肤肌肉乌黑僵硬，中间流出污水，臭秽不堪，疮口愈腐愈深，不能行走，于 11 月 5 日求治。经用艾叶粉外敷（将艾叶一味洗净，晒干后烤干，以色变黄焦存性为准，然后碾末，装入瓶内备用。用时将伤口清洁后，将艾叶粉薄薄一层撒在疮口上，也可用生茶油调粉外涂，并用纱布遮盖好固定，每天一次）一次后，第二天疮口渗出物减少，疼痛减轻，炎症消退，行走方便。二次用药后伤口收敛愈合。（王汉昌《湖北中医杂志》1988；5：56）

4. 寻常疣 采鲜艾叶擦拭局部，每日数次，至疣自行脱落为止。治疗 12 例，最短 3 天，最长 10 天即行脱落。（《山东医药杂志》1972；8：66）

5. 鹅掌风 蕲艾真者四五两，水四五碗，煮五六滚，入大口瓶内盛之，用麻布二层缚之，将手心放瓶上熏之，如冷再热，如神。（《本草纲目》第十五卷"艾"引陆氏《积德堂方》）

编者按：艾叶具有抗菌、抗病毒、抗过敏、抑制皮肤真菌及抗炎等药理作用。将艾叶水煎后熏患处"如神"，有待验证。

结　语

艾叶具有温经止血、散寒止痛之功效。艾叶温经止血，主要用于虚寒性的出血病，如衄血、妊娠下血等。艾叶能温通经脉，逐寒湿止冷痛，以治疗寒证、痹证、菌痢等。艾叶可内服，但多种外用法确有神奇功效。外用法（详见内文与前概说）能使热气内注以温煦气血，透达经络，可治"百种病邪"。

现代药理研究证实，艾叶有兴奋血管收缩中枢和运动中枢的作用，可缩短出凝血时间以止血，同时具有抗菌、抗病毒、抗过敏、抑制皮肤真菌及抗炎等药理作用。

蜀 椒

蜀椒，又称川椒、花椒，其种子名椒目（详见利水一章）。椒辛温，有毒，功能温中散寒，除湿，止痛，杀虫，解鱼毒。为"纯阳之物，其味辛而麻，其气温以热。入肺散寒，治咳嗽；入脾除湿，治风寒湿痹，水肿泻痢；入右肾补火，治阳衰溲数，足弱，久痢诸证"（《本草纲目》）。"一切阴虚阳盛……等证，法所咸忌"（《本草经疏》）。仲景用之有发挥。

1. 阴汗湿痒　肾风囊痒。川椒、杏仁研膏，涂掌心合阴囊而卧，甚效。（《本草纲目》第三十二卷"蜀椒"引《仁斋直指方》）

编者按：花椒主产于四川，故名"川椒"，有局部麻醉作用，并可杀虫抗菌以止痒。据报道，用花椒、蒲公英、艾叶各15g，加水1500ml，煮沸2~3分钟，先熏后坐浴局部10~25分钟，日2~3次，治疗湿热型阴痒106例，显效93例，有效11例，无效2例，总有效率为98.1%。

2. 湿疮（似指寒湿脚气）　川椒一斤，盛粗布袋中，放火踏（生火取暖的用具）上，下用火烘，跣足（赤脚）踏其上。盖椒性热而散，加以火气上逼，寒湿自去而愈，甚妙。（《串雅外编》）

编者按：《奇效良方》有类似记载，但方名为"椒囊"，治脚气，当今可变通用之。现代药理研究，川椒对金黄色葡萄球菌、绿脓杆菌及某些皮肤真菌有抑制作用，故可治化脓性湿疮以及寒湿脚气或足癣。

3. 头上白秃　花椒末，猪脂调敷。（《普济方》）

4. 秃鬓发稀　川椒四两酒浸，日日搽之，自然长出。（《串雅内编》）

原按：《圣惠方》有此记载。凡由真菌侵犯表皮、毛发所致的"白秃疮"用酒浸泡川椒，取上清液涂局部，有杀虫止痒，促进毛发再生的功能。

5. 手足皲裂　花椒四合，水煮之，去滓，渍之半食顷，出令燥，须臾复浸，干涂羊、猪髓脑。（《僧深集方》）

编者按：手足皲裂多因皮肤真菌感染所致。用花椒水煮后浸渍患处十几分钟，后令干，再涂羊、猪髓脑，现今可涂润肤霜之类。

6. 齿痛　蜀椒醋煎含之。（《食疗本草》）

编者按：取之麻醉止痛也。

7. 脱肛　痔漏脱肛。每日空心嚼川椒一钱，凉水送下，三五次即收。（《本草纲目》第三十二卷"蜀椒"引《救急方》）

编者按：如此治脱肛之简便良方，可验证之。

8. 回乳　花椒 2~5 钱，加水 400~500ml，浸泡后煎煮浓缩成 250ml，然后加入红糖（白糖效果不佳）1~2 两，于断奶当天趁热 1 次服下，日服 1 次，1~3 次即可回乳。绝大多数于服药后 6 小时乳汁即显著减少，第 2 天乳胀消失或胀痛缓解。（《常州卫生资料选编》1972；3：190《中级医刊》1966；7：461）

第七章　平肝潜阳药方

本章 4 味药，代赭石、紫石英为矿石，龙骨为动物化石，牡蛎为江河动物贝壳。凡介石类药都有潜镇之功，但又各有特性，如代赭石长于降胃气止呕止血；龙骨长于收敛固涩，"且敛正气而不敛邪气"；牡蛎功同龙骨，又长于软坚；紫石英长于暖子宫，治宫寒不孕。

代赭石

代赭石，味苦甘而性寒凉（个别本草书记载性平，或气温），功能平肝镇逆、凉血止血。"降胃之药，实以赭石为最效"（张锡纯），但应辨寒热虚实而配合他药。

1. 呕吐

（1）妊娠呕吐　周姓妇，年三十许，连连呕吐，五六日间，勺水不存，大便亦不通行，自觉下脘之处疼而且结，凡药之有味者入口即吐，其无味者须臾亦复吐出，医者辞不治。后愚诊视其脉有滑象，上盛下虚，疑其有妊，询之月信不见者五十日矣。然结证不开，危在目前，《内经》谓"有故无殒，亦无殒也"。遂单用赭石二两，煎汤饮下，觉药至处不能下行，复返而吐出。继用赭石四两，又重罗出细末两许，将余三两煎汤，调细末服下，其结遂开，大便亦通，自此安然无恙，至期方产。或问：赭石，《名医别录》谓其坠胎，今治妊妇竟用赭石如此之多，即幸而奏效，岂非行险之道乎？答曰：愚生平治病，必熟筹其完全而后为疏方，初不敢为孤注一掷也。赭石质重，其镇坠之力原能下有形滞物，若胎至六七个月时，服之或有妨碍，至受妊之初，因恶阻而成结证，此时其胞室之中不过血液凝结，赭石毫无破血之弊，且有治赤沃与下血不止之效，重用之亦何妨乎？况此证五六日间，勺饮不能下行，其气机之上逆，气化之壅滞，已至极点，用赭石以降逆开壅，不过调脏腑之气化使之适得其平，又何至有他虞乎？

（2）外感呕吐　一室女，中秋节后，感冒风寒，三四日间，胸膈满闷，不受饮食，饮水一口亦吐出，剧时恒以手自挠其胸。脉象滑实，右部尤甚，遂单用生赭石细末两半，俾煎汤温饮下，顿饭顷仍吐出。盖其胃口皆为痰涎壅滞，药不胜病，下行不通复转而吐出也。遂更用赭石四两，煎汤一大碗，分三次陆续温饮下，胸次遂通，饮水不吐。翌日，脉象洪长，其舌苔从先微黄，忽变黑色，又重用白虎汤连进两大剂，每剂用生石膏四两，分数次温饮下，大便得通而愈。

（3）郁结呕吐　友人毛仙阁曾治一妇人，胸次郁结，饮食至胃不能下行，时作呕吐。毛仙阁用赭石细末六钱，浓煎人参汤送下，须臾腹中如爆竹之声，胸次胃中俱觉通豁，至此饮食如常。

原按： 历观以上诸治验案，赭石诚为救颠扶危之大药也。乃如此良药，今人罕用，间有用者，不过二三钱，药不胜病，用与不用同也。且愚放胆用至数两者，非鲁莽也。诚以临证既久，凡药之性情能力及宜轻宜重之际，研究数十年，心中皆有定见，而后敢如此放胆，百用不至一失。且赭石所以能镇逆气，能下有形瘀滞者，以其饶有重坠之力，于气分分毫无损。况气虚者，又佐以人参，尤为万全之策也。参、赭并用，不但能纳气归元也，设于逆气上干，填塞胸臆，或兼呕吐，其证之上盛下虚者，皆可参、赭并用以治之。（《医学衷中参西录》）

编者按： 张锡纯是我国近代著名的中医学家和中西医结合的倡导者。其论病辨证、立法处方乃至用药都有许多独创的经验。有学者（李清松《中国中医急症》1995；3：131）就《医学衷中参西录》一书用代赭石治疗急危重症的经验作了如下探讨、分析与归纳：①元气将脱，急用赭石配人参引而固之。②吐衄不止，用赭石降胃气以止之。③中风昏厥，急用赭石引气血下行。④肠结腹痛，急用赭石降而开之。⑤妊娠呕吐不止，急用赭石降逆止呕。⑥癫狂痫证，用赭石重坠开通引痰火下行。⑦膈食不下，用赭石以降胃安冲。总之，遍阅《医学衷中参西录》一书，凡一切气机上逆、气化壅滞、气血上亢、痰火上扰、虚阳浮越诸证，无不重用赭石为主以镇之、降之、开之、通之、引而下行之。本品煅用无效，必生用捣细煎服或研末吞服。

2. 奔豚气　赭石味苦、甘，性寒，入肝、胃、心包经，以降逆平肝、凉血止血而功著。余临床观察其有良好镇冲安神之效，用之治疗奔豚气32例，每获显效。（马金梅，刘爱国《中医杂志》2000；2：72）

3. 吐血（上消化道出血）　衄血　韩某，男，60岁，干部。1993年3月15日以吐血20日，加重1日就诊。始为日吐4~6口鲜红血液，量少。昨天下午大口吐血3次，昨晚2次，每次吐血300~500ml。曾口服维生素C、维生素K_4，静滴止血敏等。刻诊面黄神怯，自觉胸中烦热，时时欲呕，口苦口干，欲凉饮，舌质红，苔黄，脉弦，测血压24/15kPa（180/112mmHg）。辨证为肝火犯胃，胃气上逆，伤络吐血。治宜平肝降逆、凉血止血，急取生代赭石粉45g，分3次冲服，1小时内服尽。药后烦热除，欲呕息，吐血止。次日测血压22/14kPa（165/105mmHg）。继以芍药甘草汤加味善后，至今无复发。

原按： 本例夙疾为肝阳上亢，今逢肝木当令之春，肝阳暴张，横逆犯胃土，夹冲气上逆伤及胃络而发吐血。赭石色赤性凉，质重坠善降逆，故为凉血止血之品，尤对胃气之逆之吐血者其效更捷，一则凉血止血而治吐血，二则降逆平冲可疗肝阳上亢，此乃一举两得也。（刘昭坤《中国中医急症》1995；1：封三）

4. 崩漏　崩中淋沥不止，代赭石研为细末，醋汤调服。（《普济方》）

5. 胎漏　妊娠胎堕，下血不止，地黄汁和代赭末，服方寸匕。（《备急千金要方》）

编者按：《神农本草经》曰代赭石治"女子赤沃漏下"。《名医别录》曰"除五脏血脉中热"。可见上述妇人下血因血热者为宜。

龙　骨

龙骨，甘涩性平，功能镇惊安神，固精敛汗，止血涩肠，生肌敛疮。"龙骨最黏涩，能收敛正气，凡心神耗散，肠胃滑脱之疾，皆能已之。且敛正气而不敛邪气，所以仲景于伤寒之邪气未尽者亦用之"（《本草经百科录》）。"龙骨功与牡蛎相同，但牡蛎咸涩入肾，有软坚化痰清热之功，此属甘涩入肝，有收敛止脱镇惊安魄之妙"。（《本草求真》）

1. 久痢休息不止　龙骨四两（打碎），水五升，煮取二升半，分五服，冷饮。仍以米饮和丸，每服十丸。（《本草纲目》第四十三卷"龙"引《肘后备急方》）

编者按：龙骨甘涩而平，《日华子本草》谓其"健脾，涩肠胃，止泻痢"。

2. 遗精

（1）失精，暂睡即泄　白龙骨四分，韭子五合。上件为散子。空心，酒调方寸匕服。（《梅师集验方》）

（2）劳心梦泄　龙骨、远志等份，为末，炼蜜丸如梧子大。每服三十丸，莲子汤下。（《活人心统》）

3. 遗尿　周某，男，11 岁。1985 年 3 月 19 日就诊。夜间遗尿已 3 年余。虽经多处求治，始终未愈，时轻时重，甚则一夜可达 2~3 次。用下方治疗 1 个疗程后，病情大有好转，此间仅发生 2 次遗尿，量亦较少。经第 2 个疗程治疗后，病获痊愈。1 年后随访未复发。治疗方法：龙骨 50g，红皮鸡蛋 1 个。以龙骨煎汤做荷包蛋 1 个，吃蛋喝汤，每天 1 次，睡前服，10 天为 1 个疗程。一般治疗 1 个疗程，个别需要 2 个疗程。（王常勇《广西中医药》1987；102：27）

编者按：龙骨有收敛固涩之功效，临床可治疗遗尿、遗精、带下、虚汗、崩漏等症。本案以龙骨煎汤加入鸡蛋做成荷包蛋，吃蛋喝汤，既可治病，又能饱腹，将治病之道，寓于食疗之中。如此疗效，方法简便，切实可行，病人乐于接受。

4. 阴囊汗痒　龙骨、牡蛎粉扑之。（《医宗三法》）

5. 久痢脱肛 白龙骨粉，扑之。(《本草纲目》第四十三卷"龙"引《姚和众方》)

编者按： 龙骨味甘、涩，性平质重。《神农本草经》谓之主"泄痢脓血"；《珍珠囊》载"固大肠脱"；《本草纲目》言其"收湿气、脱肛"。故本品有涩肠固脱之功，对久痢脱肛，疗效甚佳。

6. 鼻衄

（1）鼻衄，眩冒欲死者，龙骨末吹之。(《本草纲目》第四十三卷"龙"引《梅师方》)

编者按： 龙骨甘涩收敛，《日华子本草》谓之"治鼻洪，吐血"。现代研究龙骨主要含有碳酸钙、磷酸钙等，因含有大量钙的成分，能促进血液凝固，故有止血作用。

（2）王某，男，62岁。左鼻孔出血约半小时，经用本法处理，约10分钟止血。治疗方法：取龙骨粉（生、煅均可）适量。令病人仰头，术者卷一个一端粗，一端细的纸筒，在粗的一端放龙骨粉少许，并将其置于病人鼻孔处，用力将药粉吹入鼻孔处。（史大曾《广西中医药》1981；3：37）

编者按： 龙骨粉收涩之性，对于鼻衄具有收涩止血的作用。本案是对《本草纲目》经验的验证。但是，对于鼻衄的原因，一定要查明缘由，以免耽误病情。

7. 小儿脐疮 龙骨，煅，研末，傅之。(《本草纲目》第四十三卷"龙"引《太平圣惠方》)。

编者按： 龙骨有生肌敛疮作用，可治疗溃疡久不收口。《名医别录》云其主"阴蚀"。李时珍谓其"收湿气、脱肛，生肌敛疮"。

8. 骨鲠 ①一般资料：共治疗83例，其中男56例，女27例；最大年龄65岁，最小年龄4岁；其中鱼骨鲠68例，鸡骨鲠12例，猪骨鲠3例；梗于咽部72例，梗于食道11例。②治疗方法：成人1次用生龙骨30g，温开水50~60ml冲服。小儿1次15g，用温开水30~40ml冲服。未愈者可立即重服1剂。③结果：服药1次治愈71例，2次治愈12例。总治愈率100%。此方来自民间，其治疗机制不详。④治例：姜某，男，6岁。因食鱼不慎，被鱼骨鲠入咽部，咽部疼痛，异物感，啼哭不安，咳吐不出，自服食醋效果不显。来院后，冲服生龙骨15g，约30ml，服后疼痛、异物感立即消失。（王文娟《山东中医杂志》1995；11：521）

编者按： 上述之神奇疗效，有待验证。若仓促之间无取骨鲠良法，可以试之。

牡　蛎

牡蛎，咸涩微寒，功能敛阴、潜阳、止汗、涩精、化痰、软坚。"软痞块……

为软坚散涩之剂"（《珍珠囊》）。"化痰软坚，清热除湿……消疝瘕积块，瘿疾结核"（《本草纲目》）。

1. 盗汗

（1）盗汗及阴汗　牡蛎研细粉，有汗处扑之。（《经验方》）

（2）卧即盗汗，风虚头痛　牡蛎、白术、防风各三两。治下筛，酒服方寸匕，日二。（《备急千金要方》牡蛎散）

（3）肺结核盗汗　取牡蛎 5 钱，加水 500ml，煎至 200ml 为 1 天量，早晚分服（可加糖调味），连服数天；汗止后再服 2~3 天，以巩固疗效。如服数剂后疗效不明显，可根据辨证施治原则，随症加减。共治 10 例，一般服药 2~3 剂后盗汗消失；3 例初期疗效不显，其中两例经加龙骨、酸枣仁服数剂后亦收到较好效果。治疗过程中未见不良反应。（《中药大辞典》）

2. 尿频　牡蛎五两（烧灰），童便三升。煎至二升，分三服。（《乾坤生意》）

3. 便溏　温病下后，大便溏甚，周十二时三四行，脉仍数者，生牡蛎二两，研细，水八杯，煎服三杯，分温三服。（《温病条辨》）一甲煎）

4. 瘰疬（淋巴结结核）

验方　①牡蛎（煅）四两，玄参三两。捣罗为末，以面糊丸如桐子大，早晚食后、临卧各服三十丸。酒下。（《经验方》）②牡蛎粉五钱，和鸡胆汁为膏贴之。（《脉因证治》）

案例　曾治一少年，项侧起一瘰疬，其大如茄，上连耳，下至缺盆。求医治疗，言服药百剂，亦不能保其必愈。而其人家贫佣力，为人芸田，不唯无钱买如许多药，即服之亦不暇。然其人甚强壮，饮食甚多，俾于一日三餐之时，先用饭汤送服煅牡蛎细末七八钱，一月之间消无芥蒂。

又治一妇人，在缺盆起一瘰疬，大如小橘。其人亦甚强壮无他病，俾煮海带汤，日日饮之，半月之间，用海带二斤而愈。若身体素虚弱者，即煮牡蛎、海带，但饮其汤，脾胃已暗受其伤。盖其咸寒之性，与脾胃不宜也。（《医学衷中参西录》）

编者按：以上名医经验可知，牡蛎是治瘰疬之专药，煅者为更宜。海带汤治瘰疬亦佳。

紫石英

《本草经疏》："紫石英，心属阳而本热，虚则阳气衰而寒邪得以乘之，或为上气咳逆，或为气结寒热、心腹痛，此药温能除寒，甘能补中，中气足，心得补，诸证无不瘳矣。惊悸属心虚，得镇坠之力，而心气有以镇慑，即重以去怯之义也。

其主女子风寒在子宫，绝孕无子者，盖女子系胎于肾及心包络，皆阴脏也，虚则风寒乘之而不孕，非得温暖之气，则无以去风寒而资化育之妙。此药填下焦，走肾及心包络，辛温能散风寒邪气，故为女子暖子宫之要药。补中气，益心肝，通血脉，镇坠虚火使之归元，故又能消渴，散痈肿。""紫石英其性镇而重，其气暖而补，故心神不安，肝血不足及女子血海虚寒不孕者，诚为要药。然止可暂用，不宜久服，凡系石类皆然，不独石英一物也。"

经方中仅风引汤一方用紫石英，但却舍其气味，而用其质重潜阳以祛肝风，反映了仲景大胆创新的精神。

第八章　安神药方

本章虽药仅 3 味，但代表了两大类安神药，即一为重镇安神药，朱砂为首选；一为养血安神药，酸枣仁、柏子仁为佳品。

朱　砂

朱砂，甘而微寒，有毒。"清镇少阴君火之药，安定神明"（《本草经疏》）乃其大体功用。

1. 霍乱

（1）壬寅秋月，霍乱流行。友人毛某某之侄，受此证至垂危，衣冠既毕，舁之床上。毛某某见其仍有微息，遂研朱砂钱许，和童便灌之，其病由此竟愈。（《医学衷中参西录》）

编者按：上述疗效不仅朱砂之功，童便救危症之功不可忽视。

（2）一女子得霍乱至垂危，医者辞不治，时愚充教员于其处，求为诊治，亦用药无效。适有摇铃卖药者，言能治此证，亦单重用朱砂钱许，治之而愈。愚从此知朱砂善化霍乱之毒菌。至己未在奉天拟得急救回生丹、卫生防疫宝丹两方，皆重用朱砂，治愈斯岁之患霍乱者不胜纪，传之他省亦救人甚夥，可征朱砂之功效神奇矣。然须用天产朱砂方效，若人工所造朱砂（色紫成大块作锭形者，为人工所造朱砂），只可作颜料用，不堪入药。（《医学衷中参西录》）

编者按：张锡纯"急救回生丹"方药：朱砂 4.5g，冰片 0.3g，薄荷冰 0.6g，甘草 3g。上药共研细。

2. 心虚遗精　猪心一个，批片相连，以飞过朱砂末掺入，线缚，白水煮熟食之。（《唐瑶经验方》）

3. 喉咽肿痛，咽物妨闷　丹砂一分（研，水飞），芒硝一两半（研）。上二味再同研匀，每用一字，时时吹入喉中。（《圣济总录》丹砂散）

4. 失眠　何某某，男，58 岁，1983 年 9 月 6 日诊。失眠 3 年，伴心悸、健忘。处方及用法：大枣 30 枚，朱砂 1.5g，加水 1 碗，将大枣煮熟后，去枣皮和核，用枣肉拌朱砂，每晚睡前用枣汤送服，一次服完。病人服此药 2 次而愈。随访 1 年未复发。（刘康平《大众中医药》1987；4：12）

编者按： 朱砂具有安神定惊之功，配大枣补养心血，使心血得补，心神能安，则失眠可愈。大枣30枚似乎太多了，但枣之大小差别很大。可将大枣适量掰开煎汤，送服朱砂。朱砂有毒，用量宜慎，本案之剂量只能暂用。一般内服入丸散剂以0.3~0.9g为宜。

酸枣仁

酸枣仁，甘平，功能滋养脾营、养血安神，并可敛汗。古有"睡多生使，不得睡炒熟"（《本草拾遗》）之说。亦有曰"其子肉味酸，食之使不思睡，核中仁服之疗不得眠。正如麻黄发汗，根节止汗也"（《开宝本草》）。

1. 失眠

（1）骨蒸，心烦不得眠卧　酸枣仁二两。以水二大盏半，研滤取汁，以米二合煮作粥，候临熟，入地黄汁一合，更微煮过，不计时候食之。（《太平圣惠方》酸枣仁粥）

编者按： 酸枣仁功用如前述，生地黄甘寒凉血养阴，二药煮粥食之，如此药食合用法，对阴虚血热性失眠很切实用。

（2）以酸枣仁与茶叶合用治疗失眠39例。治疗方法：每日清晨8时前将绿茶15g，用开水冲泡2次饮服。8时后忌饮茶水，晚上就寝前冲服酸枣仁粉10g。结果：3~10天病愈者30例。（《上海中医药杂志》1984；10：30）

编者按： 上述清晨与晚上分为"茶"与"药"两用法，切实可行。有的学者（许金俊《吉林中医药》1998；5：49）重用酸枣仁30~60g为主药，再辨证加味，治疗失眠88例取得较好疗效。笔者以枣仁打碎为粉末，晚睡前开水泡服15g，治失眠有效。

2. 盗汗

酸枣仁、人参、茯苓各等份。上为细末，米饮调下半盏。（《普济方》）

3. 痛证

在辨证论治各种痛证（头痛、胁痛、胃痛、四肢痛、腰痛）的处方中加入酸枣仁，发现其有很好的镇痛作用。同时发现酸枣仁治疗虚证痛优于实证痛，且以夜晚痛剧者效果更好。用量在15g以上才有镇痛效果，用20g以上效果明显。（《中国中药杂志》1986；4：60）

编者按： 现代研究表明，酸枣仁确能抑制中枢神经，具有镇静催眠、镇痛等多种药理作用，故治疗痛证有疗效。中医认为酸枣仁养血安神，故对虚性痛证标本兼治，疗效优于实证。

柏子仁

柏子仁（为柏科植物侧柏的种仁，侧柏的嫩枝与叶称侧柏叶），甘平，功能养心安神、润肠通便。其"香气透心，体润滋血……味甘亦能缓肝，补肝胆之不足，极其稳当，但性平力缓，宜多用之为妙"（《药品化义》）。

胁痛　曾治一少年，其肝脏素有伤损，左关脉独微弱，一日忽胁下作疼。俾单用柏子仁两许，煎汤服之立愈。观此，则柏子仁之善于养肝可知矣。（《医学衷中参西录》）

编者按：柏子仁味微甘微辛，能涵濡肝木。本案胁痛，左关脉弱，不荣则痛矣。柏子仁"体润滋血"，重用之，肝血得以滋养，故胁病"立愈"。

第九章　利水渗湿药方

本章利水渗湿药共13味，从其性味归类大略有二：一是味甘淡性平或偏寒凉，如茯苓、猪苓、泽泻、滑石、薏苡仁及冬葵子6味药；二是味苦性寒凉或兼甘、辛、酸味，即其他7味。13味药的共性是利水渗湿，但也各有个性。其个性分别为：茯苓又能健脾，利水而不伤正气；猪苓利水而久服易伤阴；泽泻既利水又泄热；滑石既利水泄热，又善清暑热、利诸窍；薏苡仁如同茯苓健脾利水，又清肺热；冬葵子如同滑石，药性体滑而利窍利水，又善通乳。而多以苦寒为主的其他7味药，除了清利湿热的共性之外，其个性分别为：通草（木通）、防己又能宣通气血；瞿麦、石韦又长于通淋；石韦、椒目又善于清肺治痰喘，特别是椒目，作为"劫药"平喘有专功；赤小豆又能消肿解毒；茵陈蒿则为治湿热之特效专药。

茯　苓

茯苓，甘淡平，功能利水渗湿、健脾宁心。"淡能利窍，甘以助阳，除湿之圣药"（《用药法象》）。"伐肾邪，小便多能止之，小便涩能利之，与车前子相似，虽利小便而不走气"（《汤液本草》）。"仲景利小便多用之"（《本草衍义补遗》）。

1. **䵟**　白蜜和茯苓涂上，满七日。（《补缺肘后方》）

编者按：䵟（gǎn 秆）同"䵟"：面黑气也。即茯苓外涂面部可美容。

2. **心悸**　友人竹芷熙曰："春间吴氏之媳病，盖产后月余，壮热口渴不引饮，汗出不止，心悸不寐，延余往治。病人面现红色，脉有滑象，急用甘草、麦冬、竹叶、柏子仁、浮小麦、大枣煎饮不效；继用酸枣仁汤，减川芎加浮小麦、大枣，亦不效；又用归脾汤加龙骨、牡蛎、萸肉则仍然如故。当此之时，余束手无策，忽一人进而言曰：'何不用补药以缓之。'余思此无稽之谈，所云补药者，心无见识也，姑漫应之。时已届晚寝之时，至次日早起，其翁奔告曰：'予媳之病昨夜用补药医痊矣。'余将信将疑，不识补药究系何物。乃翁持渣来见，钵中有茯苓四五两。噫，茯苓焉，胡为云补药哉？余半晌不能言。危坐思之，凡病有一线生机，皆可医治。茯苓固治心悸之要药，亦治汗出之主药。仲景治伤寒汗出而渴者五苓散，不渴者茯苓甘草汤。伤寒厥而心下悸者宜先治水，当服茯苓甘草汤。可知心悸者汗出过多，心液内涸，肾水上救入心则悸，余药不能治水，故用茯苓以镇之。

是证心悸不寐，其不寐由心悸而来，即心悸亦从汗出而来，其壮热口渴不引饮，脉滑，皆有水气之象，今幸遇种苓家，否则汗出不止，终当亡阳，水气凌心，必当灭火，是谁之过欤？余引咎而退。"观竹君此论，不惜暴己之失，以为医界说法，其疏解经文之处，能将仲景用茯苓之深意，彰彰表出，固其析理之精，亦见其居心之厚也。夫仁人之后必昌，君之哲嗣名余祥，青年英发，驰名医界，时与愚有鱼雁往来，其造就固未可量也。(《医学衷中参西录》)

编者按： 上述张锡纯先生友人竹芷熙之医话，言辞恳切，感人肺腑！其先述病人之病候，续说误治之经过，在"束手无策"之际。忽一人进言用茯苓治之，疗效立竿见影！妙在用"茯苓四五两"之重也。进而"危坐思之"，始悟用茯苓之良效，其理法于仲圣之书早已言明。由此令所有为中医者反思，若为良医，仲圣之书，岂能不读耶？

3. 眩晕　湖北天门县崔兰亭来函云：民国十九年，四十八师李团长夫人，头目眩晕，心中怔忡，呕吐涎沫，有时觉气上冲，昏愦不省人事。军医治以安神之药无效，继又延医十余人皆服药无效，危险以至极点。生诊其脉，浮而无力，视其形状无可下药，恍悟四期《衷中参西录》茯苓解中，所论重用茯苓之证，当可挽回此证。遂俾单用茯苓一两煎汤服之，服后甫五分钟，病即减轻，旋即煎渣再服，益神清气爽，连服数剂，病即痊愈。后每遇类此证者，投此方皆可奏效。(《医学衷中参西录》)

编者按： 眩晕一病为风、火、痰、瘀上扰清空，或精亏血少，清窍失养等多种原因引起的病变。若为痰饮内停所致，重用茯苓健脾化饮，痰饮去除，眩晕自止。

4. 子肿（妊娠水肿）　陈某，女，28岁。病人妊娠5个月。曾做B超检查，确诊为双胎，出现双下肢水肿，手按有凹陷，行步不便，纳呆，便溏，舌苔薄白，脉缓。诊为妊娠水肿（脾虚型）。给予红鲫鱼一条（260g），茯苓60g，水煎服，先把鲫鱼洗净去鳞，除掉鱼鳃和内脏。加入茯苓和清水1000ml，用文火煎成500ml，分2次温服。每天1剂。共服5剂而治愈。观察2个月未见复发。(张达旭《广西中医药》1990；3：7)

编者按： 鲫鱼性平味甘，功能健脾补虚，含有蛋白质、脂肪、A、B族维生素等，善治营养不良性水肿。本案以血肉有情之鲫鱼与甘淡健脾之茯苓，煎汤服之，既可口饱腹，又补虚消肿，彰显了中医治病之特色与疗效。

5. 脱发　一味茯苓饮治脱发有良效。如徐某，男性，21岁，于1974年7月6日来诊。病人系发秃症，头顶上如胡桃大圆圈，连结成片，渐成光秃。见者多说此症难愈，心情懊恼，忧郁得很。切其脉濡，舌稍白，无其他痛苦。为处一味茯苓饮，茯苓500~1000g，为细末，每服6g，白开水冲服，一日两次，要坚持服一个比较长的时期，以发根生出为度。约服两月余，来复诊，发已丛生，基本痊愈。忆及其父10余岁时，亦患发秃，脱去三五片，当时即曾投以一味茯苓饮，3月后发生。

原按： 张石顽说"茯苓得松之余气而成，甘淡而平，能守五脏真气，其性先升后降"。发秃的形成，多因水气上泛巅顶，侵蚀发根，使发根腐而枯落。茯苓能上行渗水湿，而导饮下降，湿去则发生，虽不是直接生发，但亦合乎"先其所因，伏其所主"的治疗法则。（《岳美中医案集》）

编者按： 茯苓甘淡平，无任何异味，服之可口，适合长期服用。有的学者（刘畅《湖北中医杂志》1996；1：封四）按照上述方法治疗脱发23例。其中全秃者5例，脱发占1/3面积者8例，如胡桃大圆圈连结成片者10例。1个月为1疗程。结果：20例痊愈，2例好转，1例无效。总有效率为95.65%。茯苓治脱发是否有上述之良效，有待临床验证。

结　语

茯苓性味甘、淡、平。上述治心悸、眩晕、子肿及脱发之经验，从不同方面证实了茯苓具有淡利水湿、补益心脾、宁心安神之功。茯苓外用敷面可美白润肤。

现代药理研究表明，茯苓有利尿作用，能增加尿钠、钾的排出量；还有降血糖、镇静作用；对金黄色葡萄球菌、大肠杆菌、变形杆菌有抑制作用。

茯苓有赤白之分，白茯苓偏于补心脾；赤茯苓偏于清利膀胱湿热而治淋。茯苓皮长于利水消肿。茯苓用于安神时可用朱砂拌，名朱茯苓。

猪　苓

猪苓，甘淡平，功能利水渗湿。"猪苓淡渗，气升而又能降，故能开腠理，利小便，与茯苓同功，但入补药不如茯苓也"（《本草纲目》）。由于其"行水之功多，久服必损肾气，昏人目"（《本草衍义》），故不可服之过久，久服易伤阴。

1.**子肿**　妊娠从脚上至腹肿，小便不利，微渴引饮。猪苓五两，末，以热水服方寸匕，日三服。（《子母秘录》）

2.**子淋**　猪苓五两，捣筛，以白汤三合，和方寸匕为一服，渐至二匕，日三夜二，不瘥，宜转下之，服甘遂散。（《小品方》）

泽　泻

泽泻，甘而寒，功能利水、渗湿、泄热。其"清润肺气，通调水道，下输膀

胱……又能除湿热，通淋沥，分消痞满，透三焦蓄热停水，此为利水第一良品"。（《药品化义》）

1. 眩晕 笔者采用大剂泽泻，辨证配伍，治疗多种顽固性眩晕，屡获奇效，体会有四：①泽泻配龙胆草治疗肝胆湿热性眩晕；②泽泻配石决明治疗肝阳上亢性眩晕；③泽泻配天南星治疗痰瘀互结性眩晕；④泽泻配鹿角胶治疗精髓亏虚性眩晕。总之，泽泻为利水行水之品，医者多视为泄肾伐肾而不敢重用。然而，《本草蒙筌》云："泽泻多服虽则昏目，暴服亦能明目，其义何也？盖味咸能泻伏水，则胞中留久陈积之物由之而去也。泻伏水，去留垢，故明目；小便利，肾气虚，故昏目。二者不可不知。"由是观之，妙在"暴服"二字。所谓"暴服"，一是剂量要大，二是中病即止。笔者用其治疗各型顽固型眩晕，视其病机，斟酌用之，小剂量30~40g，中剂量50~60g，大剂量80~100g左右，收效甚捷。只是不可服用过久，《本草纲目》指出："泽泻行水泻肾，久服且不可"。故笔者在初诊或二诊，服药3~6剂，病愈即止，符合"暴服"之意。（徐宗忠《浙江中医杂志》1996；10：470）

2. 强中 笔者二年前曾治张某，21岁，学生。入夜阴挺不倒，胀痛难眠，昼伏夜起，缠绵数月。曾服己烯雌酚等西药，历更数医罔效。来诊时，见面色苍白，神疲乏力，阴茎睾丸胀痛，头晕目眩，心烦少寐，舌红苔薄黄，脉弦数。此系相火亢进，肾阴亏损。投以知柏地黄汤加味，收效甚微。故试用泽泻15g煎汤代茶。一日1剂，一试即应，未尽10剂，诸症皆瘥。此后又遇相火亢进之强中症2例，均取泽泻煎汤代茶饮，恒多应手取效。（庄柏青《中医杂志》1987；10：65）

编者按：本案治强中与下列治遗精，皆相火妄动所致。皆一味泽泻治之而神效！机制为何？下面引述的文献已说明矣。

3. 遗精 韩某，男，19岁，农民，1982年1月14日来诊。主诉失眠、多梦、阳事易起，梦遗（一夜1~2次）已1年余，经多处医治无效，有时服药后梦遗反而加重（查阅处方均为补肾涩精之品），自觉身软无力，精神不振，有时自汗，脉虚数。因忆及前人云："梦而后遗火之强"（《医宗金鉴》），"梦遗此君火动而相火随之"（《增补寿世保元》）。又如《本草经》《本草备用》均载：泽泻"止泄精"。《药性赋》进而提出："肾火盛而滑精者，用之以泻肾火，热去则精自秘"。为此，根据病脉改用一味泽泻治之。嘱每日用泽泻10g，水煎，早晚分服。1月24日二诊：服药10剂，睡眠好转，梦少，起阳减少，10天共遗精一次，脉数有减，原方再服10剂。病人在外曾自购泽泻150g，按原法煎服。2月22日三诊：谓22天未遗精。脉仍有细数象。仍用一味泽泻，每日12g，10剂，以资巩固。追访至今，遗精未犯。（侯士林《中医杂志》1983；7：53）

编者按："治病必求于本"，此乃中医大法。对于本案遗精一病，补肾涩精之品反而遗精更为加重，是药之收涩将肾火聚而热势盛也。今以泽泻一味"消水"（《神农本草经》），以泄相火之亢，从而达到"止泄精"（《名医别录》）的目的。若肾气亏虚而滑精者，切莫用之。

结　语

泽泻性味甘、淡、寒。入肾、膀胱经。具有利水渗湿、清热泻火之功效。泽泻入药历史悠久，早在《内经》13 方中即有"泽泻散"。《神农本草经》《名医别录》及经方取用泽泻的 8 方中，均主要取其淡渗利水、泄浊的作用。现代临床广泛应用于小便不利、水肿、泄泻、淋浊、带下、痰饮等。上述治验以泽泻重用治疗饮邪上泛所致之眩晕应理解。一味泽泻治相火妄动所致强中、遗精的经验，体现了中医治病，不在用药多少，而在于用得巧妙。

现代药理研究证明，泽泻有显著的利尿作用，且有降压、降血糖、降血脂、抗脂肪肝及增加冠状动脉血流量等作用。

滑　石

滑石，甘淡而寒，功能清利、渗湿、利窍。"其体滑主利窍，味淡主渗热，能荡涤六腑而无克伐之弊"（《药品化义》）。"因热小便不利者，滑石最为要药。若寒温外感诸证，上焦燥热，下焦滑泻无度，最为危险之候，可用滑石与生山药各两许，煎汤服之，则上能清热，下能止泻，莫不随手奏效。外感大热已退而阴亏脉数不能自复者，可于大滋真阴药中（若熟地黄、生山药、枸杞之类）少加滑石，则外感余热不至为滋补之药逗留，仍可从小便泻出，则其病必易愈"（张锡纯）。"滑石利窍，不独小便也，上能利毛腠之窍，下能利精溺之窍"（《本草纲目》）。总之为"利窍除热，清三焦，凉六腑，化暑气"（《本草通玄》）之良药。

1. **热淋**　小便赤涩热痛，滑石四两，捣罗为散。每服二钱匕，煎木通汤调下，不拘时候。（《圣济总录》滑石散）

2. **小便不通**　滑石末一升，以车前汁和涂脐四畔，方四寸，热即易之，冬月水和亦得。（《产乳集验方》

3. **咳喘**　先父苏芝轩老中医诊务多年，常见其用滑石配以它药，治疗咳喘之疾，组方药少而精，其效甚佳，颇有独到之处。方药组成及用法：滑石50g，麻黄24g，甘草24g，茶叶40g。共研为细末，每次服6g，每日 2 次，用冰糖水送下。小儿用量酌减。病案举例：岳某，女，47岁。患咳嗽气喘 12 年，呈无定时、间断性发作，经常服中西药物治疗，效果不佳，各项理化检查未见明显异常。近两周因感冒旧疾复发，咳嗽气喘，胸闷憋气，痰多而白，喉中痰鸣，倦怠乏力，纳谷不香，舌淡苔白，脉弦滑。证属肺气不宣，痰浊内阻。服上方，每次 6g，每日 2次，服药 6 天，症状大减，20 天症状全部消失。

原按： 滑石具有通利肺窍、调理脾胃、除肠道之毒、生津解暑等功能，久服能有轻身健体的作用。据此，笔者认为滑石之所以能治咳喘，在于它能清化胃中湿浊，除其肠道积滞。同时，肺与大肠相表里，肺气宣通，可使上焦之宣化、中焦之运化、下焦之传导等功能正常，从而达到气机通畅，升降出入无阻。故不可轻视滑石所起的作用。（苏兆田《中医杂志》2000；5：265）

编者按： 滑石有清热利湿功效，医家多用于治疗小便淋痛、暑热、泄泻等症，很少见于治疗咳喘之论述。本案思路着眼于上焦病证与中下焦之关系，确有新意。

4. **反流性食管炎**　笔者以滑石为主，治疗反流性食管炎 16 例，取得了满意的疗效，介绍如下。16 例中，男 9 例，女 7 例；年龄 16~47 岁；病程 1 月 ~2 年。病人均有不同程度的胸骨后烧灼痛，时伴呃逆、呕吐，甚或吞咽困难。全部病例均经胃镜检查而确诊，镜下可见食管黏膜充血、水肿、糜烂，甚或溃疡。治法：滑石 30g，黄连 3g，枳壳 10g，赭石 12g，甘草 6g。水煎，早晚空腹服，每日 1 剂。10 天为 1 个疗程，连续用药 1~3 个疗程，16 例症状均消失。如治黄某某，女，32岁。胸骨后烧灼痛月余，伴恶心呕吐，尤以食后或平卧时为甚，曾服中西药无效。诊其舌质红，苔黄腻，脉濡数。胃镜检查：食管下段黏膜充血、水肿，有白斑样渗出物，诊为反流性食管炎。以前方治疗 10 天，症状消失，胃镜复查，未见异常。

原按： 反流性食管炎的病理改变是食管黏膜充血、水肿、糜烂，甚或溃疡，此乃胃中积热，胃气不降，湿热熏灼食管而成。滑石甘、淡、寒，归胃、膀胱经，能清热利湿，使湿热从下窍排出。如此，湿热得除，胃气得降，食管无湿热熏灼之患，从而使黏膜充血、水肿等病理改变逐步得到改善。这表明，滑石确有利尿消肿、保护黏膜的作用。（李保华《中医杂志》2000；5：265）

编者按：《神农本草经》谓滑石"荡胃中积聚寒热"，本案经验，是对先圣之言的发挥应用。

5. **病毒性肝炎**　滑石味甘淡而性寒凉，功能利尿通淋，清热解暑。笔者以此为主治疗病毒性肝炎取得了良好效果。所有病例均服用滑石保肝散。方药组成：滑石 15g，甘草 5g，青黛 5g，白矾 5g。上药共研细末，每次 3g，每日 2 次，早晚温开水冲服，10 天为 1 个疗程。经治 105 例中，治愈 93 例（症状、体征消失，各种化验、检查正常），好转 12 例（症状、体征消失，肝功检查仍有轻度异常），全部有效。

原按： 病毒性肝炎主要由于外感疫病恶毒或湿热搏结，蕴久成毒，深入血分，致成黄疸。药用六一散配青黛，名碧玉散，可清热解毒、凉血退黄；白矾配青黛，即青矾散，可化痰除湿退黄。药理研究证明，上述诸药，具有明显的抗炎、抗病毒、保肝、降转氨酶作用，值得推广使用。（朱树宽《中医杂志》2000；5：265）

编者按： 本案以滑石为主药治疗阳黄效果良好，因其有清热利湿之功效，本在情理之中，但也应看到方剂配伍的合理性与重要性，其中青黛可以泻肝经之火，而白矾更是源于《金匮要略》硝石矾石散治疗黑疸之法。更为重要的是，治黄疸以滑石为主药"利小便"（《神农本草经》）之法，符合医圣所曰"诸病黄家，但当利其小便"之大法。

6. 痛风 笔者在临床实践中，用单味滑石煎煮代茶饮，治疗痛风病，疗效显著，介绍如下。治疗方法：单味滑石40g（布包），加水500ml，浸泡30分钟后煮沸，频服代茶饮，每日1剂。用药期间逐渐停服秋水仙碱等药物。如治李某，男，52岁。1990年10月2日初诊。患痛风病2年。其症状表现为右足趾疼痛，常在夜间痛醒，伴发热，午后体温在37.3~37.8℃之间。10天前查血尿酸430μmol/L，24小时尿酸8.1mmol/L。服用秋水仙碱可缓解症状，但不能制止疼痛发作。形体较胖，舌苔腻微黄，脉弦滑。曾服中药多剂无明显效果。诊为痛风，证属湿热蕴结。以单味滑石40g（布包），水煎代茶饮，每日1剂。病人服药12天后，右足趾疼痛明显减轻。服20余日后，诸症消失。复查血尿酸及24小时尿酸正常。随访3年未复发。其间停服秋水仙碱，仍间断服用滑石以巩固。

原按： 痛风病是由于血尿酸增高而在组织内沉积引起组织损伤的疾病。现代药理实验证明，滑石能增加尿量，促进尿素、氯化物、尿酸等的排泄，故疗效显著。（兰友明《中医杂志》2000；5：266）

编者按： 当前由于人们生活方式的变化，代谢紊乱类疾病比较常见，痛风更有逐年增加之势，本案方法服用简便，很值得推广应用。

7. 产后病 王孟英说："暑令，产妇服生化汤、砂糖、酒，死者甚多，唯六一散既清暑热，又行瘀血，溽暑之令，诚为产后妙方。"（《回春录新诠》）

编者按： 生化汤为产后知名常用之方，王氏根据季节时令，指出"生化汤"在暑热之季不宜用也。因时制宜以选方用药，是中医学活学活用之思想。

8. 产后缺乳 笔者重用滑石治疗产后缺乳症68例，均有效。①一般资料：本组68例全为初产妇；年龄23~32岁；缺乳病程1周~3个月；属血气盛而壅闭者52例，血气虚而壅闭者16例。②治疗方法：治则应以盛当疏之，虚当疏而兼补之。主方：滑石粉60g（包、先煎），炒冬葵子30g（杵碎），每日1剂，水煎服。血虚加当归、熟地黄各20g，气虚加党参30g，黄芪60g。③疗效标准：药后下乳量多，婴儿服食有余者为显效；药后下乳量中等，仅够婴儿服食者为有效；药后下而不爽，不够婴儿食量者为无效。结果68例中获显效者52例，有效者16例。

服药 3 剂见效者 51 例，6 剂见效者 17 例。如治袁某，26 岁。1998 年 2 月 6 日初诊。分娩 1 周后，乳汁仍浓稠涩少，乳房胀硬，乳头痛，胸胁胃脘胀闷不舒，情志抑郁，食欲不振。舌质稍红、苔薄黄，脉弦数。处方：滑石粉 60g（包、先煎），炒冬葵子 30g（杵碎）。服药 3 剂，乳下渐多，余证均减，又服 3 剂，乳下正常，神爽纳增。

原按： 滑石味甘，性寒。有利尿、渗湿、清热之功，作用较和缓。笔者试用于临床，确有通络达乳之效。现代药理研究认为冬葵子含脂肪、蛋白质，并有催乳作用，两药合用，相得益彰。（王乃汉《中医杂志》2000；5：267）

编者按： 滑石下乳是受《医学衷中参西录》滑石"且滑善通窍络，故又主女子乳难"的启发，缺乳之偏实偏虚者皆可适用。一般来讲，产后应慎用淡渗之品，尤其乳汁的分泌往往随着利水药的使用而减少，本案重用滑石治疗产后缺乳，说明滑石与一般利水药有所不同，值得我们思考。

9. 口唇疱疹 笔者以滑石为主治疗口唇疱疹，效果良好，介绍如下。方法：滑石粉、甘草、朱砂以 6：1：0.3 比例混合为散剂，使用时以蜂蜜或水调涂于患处，每日 4~6 次，共治疗 23 例，均收到较满意效果。治疗后，症状缓解明显，病程缩短，其口唇疱疹患处瘙痒感、灼痛感于用药 2~3 小时后即可减轻。本病自然病程为 1~2 周，用药后 3~5 天常可痊愈。（黄国泰《中医杂志》2000；5：266）

编者按： 口唇疱疹属病毒感染性疾病，一般病程相对较长，使用本法不但可以缓解症状，还可缩短病程，很有临床实用价值。张志聪《本草崇原》说："滑石味甘属土，气寒属水，色白属金。主治身热泄澼者，禀水气而清外内之热也。热在外则身热，热在内则泄也。"故湿热内蕴所致的内外诸多病症，皆可以用善"利小便"的滑石治之。

结　语

经方用滑石者计 6 首，均取其清热利水、通淋止利之功。滑石质重而滑，淡能渗、寒能清、重能降、滑能利，故本品为清热滑降、利水通淋之要药。以其清热利水而有解暑之效，为临床所常用。研末外用，还能收湿敛疮。上述以滑石治咳喘、食道炎、肝炎、痛风、产后缺乳及疱疹等，皆活用滑石之功能而取效。

现代药理研究证明，滑石对皮肤、黏膜有保护作用。内服除保护发炎的胃肠黏膜而发挥镇吐、止泻作用外，还能阻止毒物的吸收。滑石粉撒布创面，有保护创面、吸收分泌物和促进结痂的作用。

滑石入煎多用布包。本品寒凉，故脾胃虚弱者慎用；滑石利窍伤阴滑胎，故热伤阴亏及孕妇慎用。

薏苡仁

薏苡仁，甘淡微寒，功能除脾湿、清肺热。其"最善利水，不至损耗真阴之气……故凡遇水湿之症，用薏苡一二两为君，而佐以健脾去湿之味，未有不速于奏效者也"（《本草新编》）。"此物力势和缓，须倍加用即见效"（《本草衍义》）。

（一）内科病

1.痹证

（1）久风湿痹，补正气，利肠胃，消水肿，除胸中邪气，治筋脉拘挛。薏苡仁为末，同粳米煮粥，日日食之。（《本草纲目》薏苡仁粥）

（2）临床中常遇到"痛风""肩周炎""风湿病"病人，以局部及肢体或关节疼痛为主要症状来诊，在中医辨证基础上，加入薏苡仁并重用至50~100g，对止痛能起到很好疗效。如治余某某，男，58岁。患双上下肢关节疼痛3月余，疼痛呈冷痛，得热则减轻，遇寒则加重，双手晨僵1~2小时，活动不灵，恶寒怕冷，神疲乏力，纳差，小便清长，大便溏，舌淡红苔薄白，脉弦。曾在某医院检查，类风湿因子阳性，诊断为"类风湿"，给予雷公藤皂苷等治疗。开始有效，但2个月后疗效欠佳。中医诊断：寒痹（类风湿关节炎）。辨证：气血虚，寒湿入络。治则：益气活血，除湿通络，投独活寄生汤加减处方：薏苡仁60g，黄芪30g，川芎12g，当归10g，生地黄10g，牛膝15g，木瓜12g，五加皮12g，伸筋草12g，桑枝12g，羌活12g，独活12g，附子10g，芍药12g，甘草6g。服药2剂后，双上下肢关节疼痛、双手晨僵稍有减轻，活动不灵、恶寒怕冷、神疲乏力明显好转，服至7剂后，疼痛及晨僵好转，加薏苡仁至80g，去附子，服2剂后，疼痛及晨僵等症状明显好转，稍感恶寒怕冷，上方去羌活、独活，加桂枝12g，防风10g，白术10g，服5剂。1周后病人诉病已愈，给独活寄生汤原方加薏苡仁100g，15剂。隔日服1剂。忌生冷，保暖防寒。随访半年类风湿性关节炎未复发。（王纪云《中医杂志》2006；8：573）

编者按：薏苡仁止痹痛已为大家所共知，本案给我们的启发有两点：其一，薏苡仁的用量要大，应在50~100g；其二，薏苡仁虽为清热利湿之品，不但可以用于热痹，通过不同的加减还可以用于偏寒、偏湿、偏虚、偏瘀等其他痹证。

2.肺痿唾脓血　薏苡仁十两，杵碎，以水三升，煎一升，入酒少许服之。（《梅师集验方》）

3.肺痈

（1）肺痈咳唾，心胸甲错　以醇苦酒煮薏苡仁令浓，微温顿服之。肺若有血，

当吐出愈。(《范汪方》)

（2）肺痈咯血　薏苡仁三合。捣烂，水二大盏，入酒少许，分二服。(《济生方》)

4. 消渴饮水　薏苡仁煮粥饮，并煮粥食之。(《本草纲目》)

5. 咯痰　1983 年 9 月末，我得了一次感冒，初愈后，每日清晨仍咯黄色浊痰，历时 1 周，有增无减，担心痰浊不清，引起他病。暗自思量，找一味善药来消除痰源，黄色浊痰是湿热酿成，我就选用薏苡仁清化。每日取薏苡仁 50g 煮粥，连吃 3 天。咯痰逐日减少，尿量增多，湿热从下泄去。我素来脾肾不足，苡仁淡渗寒滑，虽然有利于清化热痰，但却使我溲时余沥点滴，有时自流而难于约束。于是，在苡仁粥中加入 10 枚红枣，连吃 4 天，痰浊尽去。(《长江医话》)

6. 头痛　笔者多年来重用薏苡仁 50g，配合二陈汤加味，治疗痰湿型头痛，疗效较好。

原按："脾为生痰之源，肺为贮痰之器"，薏苡仁味甘、淡，既能健脾，又能祛痰湿，为治疗痰湿型头痛的首选药物。(王宗水《中医杂志》2011；5：432)

编者按：痰湿头痛临床一般首选半夏白术天麻汤，本案重用薏苡仁的方法又为我们提供了新的选择。

7. 失眠　我们在临床中常在辨证论治处方中加薏苡仁 60g，用于治疗顽固性失眠，取得疗效。

原按：《本草纲目》称："薏苡仁，阳明药也，能健脾益胃"。笔者在临床实践中针对肝气郁滞、肝气犯脾、胆热犯胃、胃失和降之病机，投《内经》之半夏秫米汤，并重用薏苡仁健脾和胃使痰化饮消，中焦通畅，心肾交泰，神志安和。薏苡仁药食俱佳，重用及长期服用，无毒性及不良反应，是治疗失眠的一味良药。(张洁《中医杂志》2008；3：247)

编者按：薏苡仁根据其功效应更适用于痰热失眠，本案作者通过不同配伍扩大了薏苡仁治疗失眠的使用范围。现代药理研究发现，薏苡仁中含有薏苡仁油、薏苡仁酯、植物固醇等多种成分，具有促进睡眠的作用。

8. 心绞痛　笔者治疗冠心病、心绞痛，在辨证处方中重用薏苡仁 45g 取得了良好效果。(王庆军《中医杂志》2008；4：341)

编者按：薏苡仁临床多用于肺痈、肠痈和湿滞经络的痹证，本案用于冠心病、心绞痛的治疗，应是受到《金匮要略》薏苡附子散的启发，且《神农本草经》言薏苡仁"主筋急拘挛"，确实适用于"胸痹缓急者"。

9. 肝硬化腹水　姜某，女，42 岁。乙型肝炎病史 5 年，曾反复发作，近半年纳差、胃脘痞闷、腹胀、大便黏滞、尿黄乏力，肝功能无明显改变，B 超显示：肝内回声增强、增粗、不均匀、肝肿大、肝前腹水 4.0cm、脾增大、脾静脉增粗、弯曲，门脉增粗。体格检查示巩膜轻度黄染，未见肝掌、蜘蛛痣，肝脾可触及，无明显触叩痛。西医诊断：肝硬化腹水。病人自觉腹胀，胁痛，乏力。舌质暗、苔黄腻，脉弦滑。证属疫毒热盛，痰湿中阻，气滞血瘀。先后服用云芝肝泰、肝泰乐、乙肝宁颗粒、安体舒通等药物，症状无明显改善。遂改用薏苡仁50g，赤小豆15g，水煎服，药进15剂，病人自觉纳差、胁痛明显缓解，腹痛、乏力减轻，尿色淡、大便通畅，B超显示肝前无腹水，体格检查巩膜无黄染，舌质淡红、苔白，脉弦。

原按： 肝硬化腹水其病因由于饮食不节，情志内伤，以及其他疾病转化而成。病机涉及肝、脾、肾三脏功能相互失调，形成气滞、血瘀、水停腹中。治当以行气活血、健脾利水。薏苡仁、赤小豆均有活血清热解毒、利水之功效。所以临证以薏苡仁为君药，治疗肝硬化腹水收到了良好的效果。（于相东《中医杂志》2006；8：573）

编者按： 肝硬化腹水属于临床难治病证，体质壮实者我们可以选择十枣汤之类的峻下逐水剂以祛邪，而体质虚弱者往往不可轻用。薏苡仁具有利水渗湿、健脾补肺之功效，为肝硬化腹水正气不足者之治疗提供了新的思路。

10. 胆囊息肉　笔者在临床中以薏苡仁为主配合其他药物治疗胆囊息肉，取得较好疗效，现举例介绍如下。病人刘某某，男，39岁。主诉右胁胀痛阵作，疼痛固定不移年余，曾在某医院B超检查，见胆囊息肉多枚，较大一枚为0.4cm×0.55cm，诊断为胆囊息肉、慢性胆囊炎。病人要求保守治疗。查病人形体肥胖，倦怠乏力，舌质暗红、苔黄腻，脉弦。治宜疏肝理气化痰，活血化瘀消癥。处方：生薏苡仁50g，当归10g，川芎10g，赤芍10g，生地黄10g，柴胡9g，枳壳10g，制香附10g，炙鳖甲20g，莪术10g，金钱草20g，僵蚕10g。用药10剂，胁下胀痛明显减轻，自觉有时口苦，纳少胃胀，守上方去生地黄，加炒山楂12g，白花蛇舌草20g，继服。嘱饮食清淡，调畅情志。半月后，胁痛已不明显，纳增口和。守方略有化裁，坚持服药3月后，诸症悉除。B超复查示：胆囊息肉消失，随访2年未见复发。

原按： 胆囊息肉属中医胁痛、积聚范畴。病机可概括为郁、痰、瘀。胆为中精之腑，腑宜通宜泄，运用中药利胆通腑，逐瘀消癥，疗效稳定可靠。笔者体会，湿热蕴结于肝胆，肝胆失于疏泄，影响脾胃健运功能，气机阻滞，痰浊凝聚，瘀滞络阻成积而形成胆囊息肉。薏苡仁，善于调理中宫，健脾而不滞气，和胃而不助邪，且能清热利湿除痹，长期大量服用无明显毒性及不良反应，临证视病人素体情况，随症化裁，配合活血化瘀散结之品，故而疗效满意。（胡雪桔《中医杂志》2006；8：574）

编者按： 薏苡仁功效健脾利湿，具软坚化痰消癥之功，既可入药祛疾，又为食疗佳品，尤其适用于需要长期服药者，徐徐图之。

11. 慢性疲劳综合征　笔者在临床上，以薏苡仁为主药治疗慢性疲劳综合征，取得疗效。（刘洋《中医杂志》2010；11：1015）

编者按：慢性疲劳综合征从其临床症状来看，类似虚证的特征，但实际上多为虚实夹杂证，固然有虚的一面，很多病人是由于痰、瘀等代谢产物的堆积而表现出沉重酸痛、疲惫无力，如果一味进补，往往事与愿违。薏苡仁健脾渗湿，利水通络，轻清郁热，攻补兼施，是针对这类病证的一味良药。

（二）妇科病

1. 慢性盆腔炎　笔者以薏苡仁30g为主药治疗慢性盆腔炎多例，取得满意效果。

原按：慢性盆腔炎发病率高，病情缠绵，易于复发，常损及肝、脾、肾诸脏功能，且呈湿热蕴滞，多虚、多瘀的复杂病理。由于本病始终有白带异常，所以笔者从湿论治。薏苡仁甘淡微寒，入脾经。有淡渗利湿、健脾、清热排脓之功。治疗本病祛邪能顾护脾气，使湿邪及瘀腐之物得以排除，瘀去新生，炎症病灶才能恢复。（姜志芳《中医杂志》2006；8：575）

编者按：本案治疗慢性盆腔炎重用薏苡仁，并配合败酱草等清热利湿排脓药，应该是取《金匮要略》薏苡附子败酱散治疗肠痈之意，同为下焦痈脓病证，当属异病同治之法。

2. 子宫腺肌病　子宫腺肌病是以痛经为主要临床症状的疾病。笔者体会，此病肾亏、脾虚、肝郁是主因，与子宫内膜损伤史有关（如上节育环，刮宫术等）。在辨证施治上重用薏苡仁取得了较为满意的效果。处方：生薏苡仁100g，莪术15g，橘核30g，天花粉15g，炮穿山甲片6g，海藻15g，皂角刺15g，菟丝子20g，浙贝母10g，生甘草5g，蜈蚣1条，在经前3天左右开始服药，用到经净。可加生牡蛎、赭石平肝顺冲散结；加蒲黄、鹿角霜补肾止血加速内膜修复。（高家伟《中医杂志》2008；1：59）

编者按：子宫腺肌病属于难治性疾病，本案重用薏苡仁的方法，不但缓解痛经这一临床主症，同时还起到消癥散结、排出包块的作用，确实值得我们借鉴。此外，针对一般痛经，辨证加用薏苡仁，"主筋急拘挛"（《神农本草经》），也很有启发意义。

3. 多囊卵巢综合征　多囊卵巢综合征是一种多起因、临床表现具有多态性的女性内分泌系统疾病。病人常常以不孕和月经失调就诊，以月经稀发或无排卵、多毛、痤疮、肥胖、B超显示卵巢多囊样改变等为临床特征。大多数多囊卵巢综合征病人为超重或肥胖，同时伴有高胰岛素血症。根据中医理论，多囊卵巢综合征的发病机制与脾、肾有密切关系，并有瘀血、痰浊病理产物的形成，导致肾－天癸－冲任－胞宫的功能紊乱。脾胃功能失常，水谷精微不能输布，蓄积体内而为痰湿脂浊，痰湿脂浊壅塞肌肤，发为肥胖、多毛、痤疮；痰湿脂浊壅塞胞宫，冲任阻滞，发为月经稀发、闭经、不孕、卵巢呈现多囊性改变。"脾虚不运，痰湿阻滞"是肥胖之根本，也是多囊卵巢综合征胰岛素抵抗所致能量代谢异常之根本，因此，健脾化湿是治疗脾虚不运、痰湿阻滞的关键，也是治疗胰岛素抵抗所致能量代谢异常及生殖功能障碍的关键。笔者在临床中，常要求病人在饮食限制、运动及行为疗法（纠正不良饮食行为和生活习惯）的同时，每日用薏苡仁 50~100g，炖烂服用。通过服用薏苡仁增加饱感、减少胃肠道消化液的分泌等以控制其他高热量食品的摄入，减轻体重。对有睡前进食习惯者，以薏苡仁粥代替，对有喝饮料习惯者，以薏苡仁汤代替，均不加调味品。近年来，有多位身体质量指数（BMI）> 25kg/m² 的多囊卵巢综合征病人通过这种综合治疗的方法，在半年左右时间里减体重 2.5~5kg，恢复排卵而妊娠。

原按： 薏苡仁归脾、肺、肾经。功效健脾，补肺，清热，利湿。《本草新编》云："薏苡仁最善利水，不至损耗真阴之气，凡湿盛在下身者，最宜用之，视病之轻重，准用药之多寡，则阴阳不伤，而湿病易去。故凡遇水湿之症，用薏苡仁一二两为君，而佐之健脾去湿之味，未有不速于奏效者也，倘薄其气味之平和而轻用之，无益也。"（王飞儿《中医杂志》2011；3：251）

编者按： 多囊卵巢综合征近年来有逐年增加的趋势，与现代人们生活方式的变化有关，也属于代谢异常类疾病。本案的可贵之处，在于为我们提供了一个食疗方法，操作可行，疗效可靠。

4. **恶露不绝** 笔者在冉瑞金教授指导下，于清热化湿、活血祛瘀、调理冲任法之处方中使用薏苡仁治疗人工流产后恶露不尽，疗效颇佳。

原按： 人工流产后子宫内膜炎症，或残留的组织不能尽快排出，均可造成子宫收缩不良引起恶露不绝。笔者认为，由于子宫内膜损伤致冲任虚损，外邪乘虚而入，湿热蕴结，与血相搏，瘀行不尽，血不归经，故发为本病。临床以四妙散清热燥湿，重用生薏苡仁利湿排脓，随症加减，祛瘀扶正，从而达到子宫复旧的目的。（左志雄《中医杂志》2008；3：248）

编者按： 湿热蕴结是产后恶露不绝的一个常见证型，四妙散为代表方剂。其主药薏苡仁甘淡微寒，功能除湿健脾、清热排脓，临床用于人流后或正产后恶露不尽，并辨证配合止血药物，疗效可期。

5. **乳头溢液** 乳头溢液从广义上讲，包括了所有伴有乳头溢液的乳房疾病；从狭义上讲，主要指乳头流出乳汁的疾病。乳溢只是一种症状，可见于多种疾病。笔者临床重用单味薏苡仁 60g，日 1 剂，水煎服，治疗乳头溢液多例，包括产后乳汁自涌、流产后双乳溢液、停止哺乳后仍有乳汁自行等病症，多在一二周后获良效。

原按：《经效产宝·产后乳汁自出方论》："产后乳汁自出，盖是身虚所致，宜服补药以止之。""中土虚、固涩无权"为乳头溢液的重要原因之一。薏苡仁归脾、胃经，具有健脾渗湿之功。且其可作为食疗，使用方便，可长期服用。（张董晓《中医杂志》2010；11：1015）

编者按：乳头溢液或乳汁自出，虚证多见，常用补中益气之法配合固涩药物治疗，多可奏效。本案重用薏苡仁利下焦之水而止上焦之乳，且利不伤正，止不留郁，实有新意

6.乳癖（乳腺增生）

（1）乳腺小叶增生　笔者在临床中以薏苡仁为主药，组成消癖散结汤（薏苡仁30g，当归、川芎、茯苓、延胡索、昆布、海藻、郁金、香附、王不留行各15g，荔枝核20g，乳香、没药各10g，水煎服，每日1剂，月经期停用），治疗乳腺小叶增生，多在一个月取得满意疗效。

原按：本病属于中医学"乳癖"范畴，与肝肾、脾胃及冲任等脉有密切关系，肝郁脾虚是病之本，痰凝阻络、不通则痛是病之标。重用薏苡仁健脾利湿、化痰消肿，配以疏肝理气活血之品，疗效颇佳。（徐树槐《中医杂志》2011；5：432）

编者按：乳腺增生的发生常与气滞、血瘀、痰凝相关，薏苡仁功能除湿健脾、化痰排脓、软坚散结，临床善治包块肿物类病证。重用薏苡仁配合疏肝理气、活血化瘀药物，多能缓解症状，保护乳腺。乳香、没药气味难闻，难以入口，一般不宜用之。

（2）乳腺囊性增生或乳腺纤维瘤　当代妇科名家《罗元恺妇科学讲稿》（人民卫生出版社，2011年4月第1版）记载治疗乳癖的经验方"乳腺散结汤"（柴胡、青皮、郁金、白芍、橘核、桃仁、浙贝、海藻、丹参、生牡蛎、麦芽、薏苡仁），取苡仁"清利小便而化肿块"之功。笔者近几年以来，用该方治乳癖多例，坚持服用约两个月，多能取得散结之良效，并扩大用于治甲状腺结节数例，亦取效。（吕志杰经验）

（三）儿科病

1.小儿咳嗽、疳积　重用薏苡仁治疗小儿咳嗽、厌食、疳积症多例，取得满意效果，举例介绍如下。

（1）王某，女，11岁。患咳喘病已2年，多在春秋季节发作，受凉、劳累后感冒，咳嗽，哮喘痰鸣，余尚可。嘱其用生薏苡仁30g，防风5g，煎汤送服山慈菇粉3g。首服1剂即效。故此常备家中，微感不适即服，发作频次明显减少。

（2）何某，男，6岁。食少形瘦，腹中痞块，久久不消，肚腹胀大，青筋绽露，头大骨出，发肤枯萎，喜饮冷，掌中热，啼哭少泪，睡中露睛，大便时干结、时溏泄，已年余。多方治疗欠效。采用生薏苡仁30g，生谷芽10g，炒麦芽15g，太子参9g。每日1剂，连服10剂，饮食渐增，形体渐壮。（辛文华《中医杂志》2008；3：248）

原按： 小儿久嗽、喘咳、哮喘痰鸣多为脾虚湿困，顽痰内结所致。方中生薏苡仁健脾渗湿，伍防风，祛风胜湿，补中有疏，益气散邪，散中寓补；山慈菇化痰散结，速去胸中内结之痰。使湿无所聚，痰无所生，气顺痰化，哮喘自愈。小儿疳积、厌食症多为脾虚不运，气血俱亏。故采用生薏苡仁健脾渗湿，少佐太子参益气和阴，麦芽、谷芽醒脾和胃，和中调脾，疳积得愈。

编者按： 本案小儿咳嗽与疳积，都与痰湿二字相关，虽咳嗽病位在肺，疳积病位在脾，但脾为生痰之源，肺为贮痰之器，《医宗必读》说："治痰不理脾胃非其治也。"故两病均从脾胃着手，健脾运脾，化痰除湿。

2. 小儿厌食 笔者在临床实践中，以薏苡仁为主药，自拟"薏苡良姜散"外敷神阙穴治疗小儿厌食，现简介如下。药物组成及用法：薏苡仁100g，高良姜50g。将上药研成细末，装瓶备用。用时取药末适量，填入神阙穴，以纱布、胶布固定，每日换药1次。7天为1个疗程。如治周某，女，7岁。患厌食症2年，每餐食量少且不喜油腻，消瘦明显，面色萎黄，舌淡苔白，脉细微。实验室：肝功能、微量元素、B超等检查均无异常。诊为小儿厌食症，予薏苡良姜散。用药7天后，食欲大增，续用药2周后食欲正常，体重增加3kg。随访1年未复发。（兰友明《中医杂志》2011；5：433）

编者按： 小儿服药相对困难，本案特色在于外治法解决厌食一病，值得推行。

3. 小儿腹泻 钱某，女，2岁，1998年10月3日就诊。腹泻2日，蛋花样便日六七次，食欲不振，舌淡红、苔薄白。大便常规检查脂肪球（++），大便培养阴性。诊为小儿腹泻。予薏苡五倍散（薏苡仁60g，五倍子30g，高良姜30g。将上药研成细末，装瓶备用）适量，填入神阙穴，以纱布、胶布固定，每日换药1次。用药3日，病告痊愈。（兰友明《中医杂志》2011；15：1334）

编者按： 上述疗效切合实用，应学以致用。

4. 小儿脱肛 杨某，男，1岁，人工喂养，每次大便时肛门随之脱出体外，均需用手回纳，已2个月。2005年10月6日来本科就诊，处方：党参6g，白术3g，茯苓5g，山药6g，甘草3g。3剂后症状改善不明显。守上方加入薏苡仁50g，3剂后症状已除，病得康复。随访1年未见复发。（吴日光《中医杂志》2008；5：342）

编者按： 小儿脱肛多属中气下陷，不能摄纳，临床常以补中益气汤加减治疗，本案没有选择黄芪为君，倒是重用薏苡仁而起效，值得深思。

5. 小儿遗尿　笔者采用家传验方，以薏苡仁为主治疗小儿遗尿，现介绍如下。方药组成：（炒）薏苡仁15g，益智仁6g，补骨脂6g，金樱子6g，太子参6g，五味子3g，鸡内金3g，（炙）麻黄3g。为4~6岁年龄患儿1日用量，水煎2次，饭后服。连服1周可痊愈。

　　原按：薏苡仁有上清肺热、下理脾湿之功效，炒用止泻利甚妙，是一味健脾除湿而不损阴之良药。配益智仁、补骨脂、金樱子、鸡内金诸药摄脾肾之气，开结滞之中而留其阴津之清，化其阴湿之浊。加五味子和太子参宁神益智，益气生津，酸涩缩尿而固脾，适量麻黄辛散配合收敛，调畅气机，通调肺肾，起到调节膀胱升降有序的作用，膀胱气化正常而排尿自能控制。（肖晓燕《中医杂志》2011；7：610）

　　编者按：小儿遗尿多属肾气亏虚，不能固摄，临床常以温肾固涩法为基础进行治疗，本案方药虽有益智仁、补骨脂、金樱子、五味子等补肾缩尿之品，但君药却以薏苡仁为主，实与小儿脾胃失调、寒热错杂、虚实并见之体有关，故脾肾双顾，涩利兼施，体现了中医治病的原则性与灵活性。更在用适量麻黄"调节"之功，本书第一章"麻黄"中即有取该药单味治遗尿经验。

（四）外科病

1. 痤疮、脂溢性脱发、多发性脂肪瘤　笔者常用薏苡仁治疗脂代谢异常类疾病，取得较好疗效，现简介如下。

（1）痤疮因青春期男女体内激素分泌失调致皮脂腺分泌异常而发。必须标本兼治，治本调脾肾，治标化痰湿，辅以活血解毒。以薏苡仁为君药化湿解毒，方用：薏苡仁60g，半夏10g，夏枯草12g，丹参15g，墨旱莲20g，女贞子20g，蒲公英15g，白花蛇舌草15g。

（2）脂溢性脱发并非精血亏虚，而是由于头皮分泌油脂过盛，阻断了毛囊的新陈代谢，不能正常吸收营养而脱落。治疗以调节头皮的油脂分泌为主。以薏苡仁为主，配合五苓散进行治疗，每获佳效。

（3）多发性脂肪瘤属中医"痰核"范畴。薏苡仁健脾化痰，故对因痰生核疗效卓著。商某，男，56岁。患脂肪瘤2年，查体见其四肢、腰、腹部大小不等的脂肪瘤11个，大者如核桃，小如蚕豆。除瘤体受压时有酸痛感外，余无不适。处方：生薏苡仁60g，水煎连渣早晚分服。10天后复诊，瘤体似无变化。考虑病重药轻，遂增至120g，服法同前。20天后，小的脂肪瘤已完全消失，大的去1/3。继服1个月后，大的脂肪瘤完全化解。在服药2个月的时间里未发现明显不良反应。后又用此法治疗同类疾病，亦获同样疗效。（刘长林《中医杂志》2008；4：341）

　　编者按：青春期痤疮、脂溢性脱发、多发性脂肪瘤的发生都与体内脂代谢异常有关，各种原因导致脂质分泌过盛及堆积，这种失调状态和中医所说的病理产物性病因痰湿蕴结相类似。而薏苡仁性味甘淡，微寒，入脾胃肺经，可利湿健脾、清热排脓、化痰散结，故治疗此类病证有效。

2. 阴囊湿疹 笔者临床治疗阴囊湿疹，采取清化湿热法，以薏苡仁为主药治之，取得疗效。

原按： 阴囊湿疹属中医学"肾囊风"范畴，病位主要责之于脾，涉及肺、肝、肾。属虚实夹杂证，实证为主，虚证其次。实为湿盛，虚乃脾虚。治有急缓，急则清热化湿去其实，可迅速祛除湿热邪气，但脾失健运，容易反复；缓则健脾助运补其虚，配合节制饮食，杜绝水湿来源，故不易复发。薏苡仁清热利湿为主，又助脾运，杜绝湿邪化生之源，还补肺气，气化则湿邪亦化，微寒清热，防治湿邪郁久化热。虚实兼顾，微寒而不伤胃，益脾而不滋腻，唯药力和缓，重症病人可加大剂量。（路杰云《中医杂志》2010；11：1014）

编者按： 阴囊湿疹多与肝经湿热下注相关，临床常用龙胆泻肝汤加减治疗。但本案并没有选择大队苦寒燥湿药清泻肝经湿热，而是主要着眼于脾，重用薏苡仁健脾助运，杜绝湿源。《素问·至真要大论》"诸湿肿满，皆属于脾"，久则蕴结化热。本病湿盛为标，脾虚为本，急则治其标，缓则治其本，明辨标本，使疾病不容易反复。

3. 疣

（1）传染性软疣 生薏苡仁60g，适量加水，煮成粥状，再加适量白糖，每日1剂作为早餐食用，亦可晚上睡前服用。结果：本组共132例，经5~20天治疗，全部治愈。服5剂治愈者86例；8剂治愈者42例；10剂治愈者3例；20剂治愈者1例。

原按： 传染性软疣是由疣病毒引起的一种传染性皮肤病。其临床表现为皮肤可见散在和簇集的球形或半球形丘疹，如米粒至豌豆大，乳白或正常肤色，表现蜡样光泽，中心微凹，可挤出白色乳酪样物质，有痒感。中医认为系风热毒邪搏于肌肤而成。薏苡仁有利水化湿，清肺排脓之效。肺主皮毛，故选薏苡仁治之，疗效显著。（贾海梅《山东中医杂志》1995；8：372）

（2）扁平疣 取新鲜生薏苡仁，成人每日50~60g，儿童酌减，水煎服，也可与大米混合煮粥口服。同时取薏苡仁粗粉用食醋调成糊状敷患处，每日1~2次。用药时间5~12日。在治疗中，我们将44例病人分为2组，第1组内服并外敷，第2组只采用外敷。结果：在我们采用的两种方法中，内服外敷组治愈时间平均6.5日，治愈率88.88%，总有效率96.29%。单纯外敷组治愈时间平均8.5日，治愈率47.06%，总有效率88.23%。经统计学处理 $P < 0.01$，差别有极显著意义。

原按： 在治疗中，多数病人用药后至扁平疣消失前有治疗反应，其反应为患处出现水疱，疣面增大，用药数天后渐趋干燥，结痂脱落，以至消退。以上两种方法比较，内服外敷并用法见效快，最短 5 日痊愈。但无论采用哪种方法，延长外敷时间或增加外敷次数都有利于提高治疗效果，并且外敷粗粉可以反复使用，不影响疗效。（于燕莉《山东中医药大学学报》1996；2：120）

编者按： 薏苡仁为治疣专药，上述两篇报道充分证实了其专药特效之功。

4. 阑尾炎术后盆腔积液 笔者近年来外科会诊，遇多例阑尾炎术后盆腔积液病人，皆重用薏苡仁治疗而愈。主方：薏苡仁 50g，败酱草 30g，蒲公英 30g，大黄 6g，桃仁 10g，牡丹皮 10g，厚朴 15g，当归 15g，黄芪 30g，水煎服，每日 1 剂，分 2 次服。

原按： 阑尾炎术后盆腔积液乃阑尾周围组织炎症性渗出所致，特别是阑尾化脓穿孔者更易发生。术后因免疫力下降或因产生耐药菌株，感染常不易控制。中医辨证按手术后气血两伤，湿热内蕴，脾虚不运论治。重用薏苡仁健脾、清热、利湿、排脓，合败酱草、蒲公英、大黄、牡丹皮、桃仁、厚朴清热解毒、活血化瘀、通腑泄热，当归、黄芪益气养血扶正托毒。全方可有效控制感染，消除炎症，积液能很快吸收。（史增友《中医杂志》2010；12：1110）

编者按： 上述方药，不但对阑尾炎术后盆腔积液有效，也为我们治疗其他原因所致盆腔积液开拓了思路。

5. 坐骨结节滑囊炎 取生薏苡仁 60g，加水 300ml，煎至 200ml，分 2 次口服。治疗老年缠足妇女之坐骨结节滑囊炎 25 例，服药最短 26 天，最长 45 天。局部囊肿均完全吸收，症状消失。（《黄继斗《中医杂志》1987；1：66）

6. 膝关节积液 笔者在临床上运用四妙散（苍术、黄柏、牛膝、薏苡仁）重用薏苡仁 100g，并加味治疗膝关节积液（水煎液内服，药渣布包外敷），取得满意的临床效果。（邹波《中医杂志》2008；1：59）

编者按：《神农本草经》云：薏苡仁"主筋急拘挛，不可屈伸，风湿痹"，《名医别录》谓之"消水肿"。现代药理研究发现，其有解热、抗炎、镇痛，促进细胞免疫和体液免疫，改善肾小球滤过膜的通透性等作用。因此，重用薏苡仁配合活血通络、祛风消肿等药物针对各种类型的膝关节积液，疗效可期。

（五）五官科病

1. 慢性鼻窦炎 杨某，男，49 岁。自诉鼻塞流涕时作时缓 3 年余，伴头晕、头痛，前额尤甚，乏力，食欲欠佳 1 年余。查：双鼻腔黏膜充血，下鼻甲肥大。鼻窦 X 线摄片示：鼻窦密度增高。舌质红、苔黄，脉滑数。西医诊断：慢性鼻窦炎。中医诊断：鼻渊，辨证为风热阻窍。治以清热解毒、利湿开窍。处方：薏苡仁 100g，辛夷 15g，野菊花 20g，白芷 15g，甘草 6g。水煎温服，每日 1 剂。服 6

剂后，病人鼻塞好转，头晕、头痛减轻，余症如前，续上方连服15剂后，诸症悉除。鼻窦X线摄片示窦眶阴影基本消失，随访1年未见复发。

原按： 中医认为，慢性鼻窦炎多因邪毒滞留鼻窦黏膜而致，多以祛邪毒为主。久病多虚，当以脾虚为主，故用大剂量薏苡仁起清热、健脾、渗湿、解毒功效，是慢性鼻窦炎之良药。（梅松政《中医杂志》2011；9：795）

2. 声带囊肿 笔者多年来治疗咽喉、声带疾病时，在辨证治疗基础上加用薏苡仁，取其清热利湿、消肿排脓之功而获效。

原按： 本病例单纯用中药治疗，声带囊肿于近期内消除，说明薏苡仁有很好的消肿排脓散结作用。《本草纲目》云："薏苡仁，阳明药也，能健脾益胃。虚则补其母，故肺痿、肺痈用之。"笔者多年临床体会，用薏苡仁配猫爪草，辨证施治运用于治疗咽喉、声带疾病能获满意疗效。（刘双穗《中医杂志》2010；12：1109）

结　语

薏苡仁具有利水渗湿、健脾止泻、祛湿除痹、清热排脓等多种功效。本品是一味很古老的药物，早在《内经》已多次提到。《神农本草经》载于上品。经方仅3方用及薏苡仁，但已尽其功，并对《神农本草经》所载有所发展。现代临床广泛以薏苡仁单用或为主药治疗内、妇、儿、外、五官科多种病症，治"疣"有特效。

现代药理研究证明，薏苡仁对癌细胞有抑制作用；对骨骼肌和运动神经末梢有调节作用；并有降压、镇静、解热、抑制肠蠕动等多种作用。

薏苡仁甘淡微寒而口味好，故除入汤、丸、散剂以治病之外，亦可作羹或与粳米煮粥食用，为食疗佳品。食疗可久服，量宜大，一般日量10~30g，多者60g。健脾宜炒用，余皆生用。

通　草

通草，苦而微寒，功能泻火利水、通利血脉。其"上能通心清肺，治头痛，利九窍，下能泄湿热，利小便，通大便，治遍身拘痛"（《本草纲目》）。"木通功用虽多，不出宣通气血四字"（李中梓）。需要说明的是，大体宋以前之木通称为通草，故经方及《神农本草经》《名医别录》所言之通草即今之木通。后世多用本品治疗膀胱湿热的淋证、产后乳汁不多及湿热痹证。

瞿　麦

瞿麦，苦寒，功能清热利水、破血通经。"其性阴寒，泄降利水，除导湿退热外，无他用"（《本草正义》）。瞿麦是一味利水通淋的良药，对尿频、尿急、尿血的治疗作用快而确实，一般在 30 分钟至 1 小时就出现作用。虽为利水通淋良药，但苦寒沉降，故孕妇、脾虚者忌用。

石 韦

石韦，甘苦微寒，功能利水通淋、清肺泄热。《长沙药解》云："石韦，清金泄热，利水开癃"，故后人用其治疗热淋、血淋及咳喘之证。"治痰火，同瘦肉蒸服"（《植物名实图考》）。现代药理研究发现，石韦有镇咳、祛痰、平喘作用。临床报道用单味石韦治疗支气管哮喘、慢性气管炎、急性与慢性肾炎及肾盂肾炎有较好疗效（《中药大辞典》）。近年来试用于白细胞减少证，对放射或化学药物引起的白细胞下降，能使部分病人得到恢复。

防 己

防己，苦辛而寒，功能行水、泻下焦湿热。"昔人谓其散风者，以轻能外达言之，实则疏泄而清利湿热是其专职，颇与木通之体用相近……古今主治，无不从湿热二字着想"。（《本草正义》）

1. 紫癜（血小板减少性紫癜、过敏性紫癜） 防己一般多用于水肿、脚气、小便不利及风湿痹痛。此外，治疗紫癜亦有奇效。诸本草但言利水消肿、祛风止痛，不言其行瘀止血消斑。笔者经验，治疗血小板减少性紫癜，取防己干燥根 300g，切成薄片，加水 2000ml，煎至 1000ml 后，去渣浓缩成 600ml，首次 50ml，以后每次 30ml，每日 3 次。用此煎剂治疗 25 例，除 2 例疗效不显外，其余均在 5~7 天内紫癜逐渐消失，鼻衄、齿龈出血好转或消失。有 15 例在服药后第 2 周左右血小板计数恢复到正常范围。此外，用防己 50g，水煎 150ml，每次服 50ml，每日 3 次，治疗过敏性紫癜，亦有良好效果。

原按： 脾统血则血循经脉运行不息，中焦湿热，脾不统血，则血从脉道渗溢肌肤为紫癜。防己苦能燥湿，寒能清热，故主之。心热迫血离经亦可致斑，防己苦能入心，寒则清热，心火去则血宁。其味兼辛，具有疏风散结行瘀之功，紫斑可消。（杨德明《中医杂志》2004；11：816）

2. 结节性红斑 王某，女，28 岁，于 2000 年 10 月 16 日初诊。近 2 个月双小腿起红色结节，灼热疼痛，伴膝踝关节酸痛，口干喜饮，舌质红、苔黄腻，脉弦滑。诊查：双小腿伸侧散在数个蚕豆至核桃大的红斑，稍隆起，其下可触及小结节，有触痛。西医诊为结节性红斑。中医辨证属湿热下注，气血瘀滞。治宜清热除湿、活血散结、通络止痛。处方：防己 15g，黄柏 10g，薏苡仁 15g，苍术 10g，川牛膝 15g，紫草 15g，丹参 15g，秦艽 10g，夏枯草 15g，赤芍 15g，水煎，早晚各服 1 次，每日 1 剂。服 7 剂后结节缩小，色转暗红，疼痛减轻，关节酸痛缓解，口不渴。于前方去紫草、赤芍，加桃仁 10g，豨莶草 15g，继服 14 剂，诸症消失。

原按： 结节性红斑是一种多发于小腿的以红斑、结节为主要特征的真皮血管及脂膜炎性皮肤病。类似中医文献记载的"湿毒流注""瓜藤缠"。中医学认为本病多与湿热内蕴、气血瘀滞有关。防己，性味苦辛寒，入脾、肾、膀胱经，具有清热除湿利水、祛风通络止痛之功效。现代药理研究证实，防己含有生物碱、黄酮苷、酚类、有机酸、挥发油等，有镇痛、抗炎及抗过敏作用。因此对结节性红斑有良好的治疗作用。（熊晓刚《中医杂志》2004；11：815）

编者按：《本草求真》谓防己"善走下行，长于除湿、通窍、利道，能泻下焦血分湿热"，其功效与结节性红斑病机吻合，清热利湿，活血化瘀，故疗效显著。

3. 慢性心力衰竭　近年来，余在临床工作中偶得一验，汉防己治疗肺心病、慢性冠心病伴心衰，疗效独到，兹介绍如下。李某，女，56 岁。心悸、浮肿、胸闷，西医诊断为"慢性冠心病"，连续治疗 2 年余，停药则发。刻诊：肥胖，面色㿠白，唇干，舌质绛红燥，无苔，中心裂缝，脉沉细数，双下肢呈可凹性浮肿，肢端发凉。心力衰竭Ⅲ～Ⅳ，证属气阴两虚。处方：汉防己 30g，丹参 20g，全瓜蒌 15g，薤白 12g，麦冬 15g，太子参 15g，水煎服。治疗 1 个疗程，重体力活动气急、心悸，下肢浮肿（±）。效不更方，继续治疗 2 个疗程告愈，随访 2 年未复发。

原按： 汉防己用量一般为 20~50g，肺心病加黄芪 30g、黄精 15g；冠心病加丹参 20g；心气虚加全瓜蒌 15g、薤白 12g；心阴虚加麦冬 15g、太子参 15g，水煎服。3 周为 1 个疗程。（张建明《中医杂志》2004；11：816）

编者按： 本案重用防己治疗慢性心衰与《金匮要略》木防己汤有异曲同工之妙。现代药理研究表明，防己有明显的利尿、降压、增加冠脉流量、松弛血管平滑肌作用，从而控制心衰。

4. 毒品戒断中诸痛　笔者在社区工作中接触了一些吸毒病人，他们有数年吸食海洛因、大麻的历史，都经过一次或数次的正规戒毒治疗，复吸后因经费等原因寻求中医治疗。疼痛是吸毒病人在戒断中最难以忍受的症状。表现为头痛、腹痛、四肢关节痛、周身疼痛。病人形容为"蚂蚁啃骨头"。中医学认为，阿片性味辛苦温燥，气香，通行十二经，发散走窜，提携元气，虽可使人一时精神振奋，但久之真气运行失度，耗损过多，气血运行无力，气滞血瘀，经络不通，出现诸般痛证。笔者采用汉防己结合辨证处方或以单味汉防己治疗戒断中疼痛疗效满意。

水煎汉防己 300g，分成 10 份，每 2 小时服 1 份，至疼痛可以耐受为止。有的病人单服汉防己至第 7 次时疼痛大减。单味治之与辨证复方治之并用疗效较好。

原按：汉防己，性味苦辛寒，归膀胱、肾、脾经，功效祛风湿止痹痛，通行经络，利水。现代药理分析汉防己中含生物碱约 1.2%，其中的汉防己总碱、甲素、乙素、丙素均有镇痛作用。有研究认为，汉防己总碱的镇痛效力为吗啡的 13%，且有消炎及抗过敏作用及松弛横纹肌和平滑肌的作用。临床偏于治疗下焦湿热引起的水肿，而止痛常用木防己。笔者体会，汉防己治疗毒品依赖引起的肌肉痛、胃痛等痛证效果亦佳。大剂量使用未见明显不良反应。（胡皓《中医杂志》2004；11：816）

编者按：本案体现了中医学诊治疾病的两大思路：一是辨证论治；二是专方专药治专病。二者结合，更能提高疗效。

椒　目

椒目（为花椒的种子），苦辛而寒，功能"去水"（陶弘景），"定痰喘"（《本草蒙鉴》）。"主水，腹胀满，利小便"（《唐本草》）。"治胀，定喘，及肾虚耳鸣"（《本草备要》）。"椒目治喘，似于水气之喘更为得宜，他如相火上逆之喘，反为禁药"（《本草述》）。对"诸喘不止者，用劫药……椒目一二钱，生姜汤调下止之"（《丹溪心法》）。古人以椒目作为"劫药"平喘治标的宝贵经验，已得到现今验证。

1.鼓胀　久水，腹肚如大鼓者。椒目（水沉者），取熬之，捣如膏，酒服方寸匕。（《备急千金要方》）

2.喘证

（1）诸喘不止　用劫药一二服则止。劫之后，因痰治痰，因火治火。劫药以椒目一二钱，生姜汤调下止之。（《丹溪心法》喘证门）

（2）慢性喘息性气管炎　将椒目研粉过筛，装胶囊或制成片剂内服，每日 2~3 次，每次量相当于生药 3~4.5g。观察 103 例气喘病人（绝大部分系慢性喘息性气管炎），以 3 天（38 例）或 10 天（65 例）为一疗程。结果平均有效率为 94.2%，显效以上占 40.8%。对咳、痰、喘的有效率分别为 82.8%、72.3%、93.2%，以平喘疗效最高，平均显效以上达 64.1%。10 天一疗程之疗效比 3 天一疗程明显增高。据 21 例观察，药效维持时间最短 3 小时，最长 24 小时。不良反应：少数有头晕、恶心、痰血、热感，但不影响服药。（上海市杨浦区中医医院：单味椒目制剂平喘作用的临床观察，1973）

（3）支气管哮喘　哮喘性支气管炎急性发作　我院在防治哮喘病的过程中，发现元代名医朱震亨医案中有应用椒目劫喘的记载。自 1972 年起，我院开始用椒目制剂进行治疗哮喘的临床观察，并在上海第十一制药厂、上海药物研究所等单位的协助下，进行剂型改革及实验研究。十余年来，共治疗哮喘病人958例，证明椒目确有很好的平喘效果。药物的制备和用法：对椒目的临床制剂，我们曾进行过一系列的探索。开始将椒目研粉，制成片剂、糖浆、冲剂；后又榨油，制成胶丸、注射液等。其中胶丸用量少，疗效好，病人乐于服用。其制备和用法：将椒目榨油，制成胶丸（含油量15%~30%），每丸含生药200mg，每次服600~1000mg，日服3次，儿童酌减。

原按： 哮喘病是严重危害人民健康的常见多发病之一，特别是一些老年病人，常伴有心血管疾病，使用某些平喘药常受到限制。为了挖掘既有效，又安全，且不良反应少，对心血管无明显影响的新的平喘药物，我们翻阅了大量中医文献，发现元代名医朱震亨在他的多本著作中，均有椒目劫喘的记载。《脉因证治》喘证门亦有关于劫药方的论述："劫药方，治喘不止，甚不可用苦寒药，可温劫之，椒目二钱，为末，姜汤下。"李时珍在《本草纲目》里亦有数处引述朱氏用椒目劫喘的经验。"劫"有"强取""截止"之意，亦即前人在临证中，遇各种喘证在急性发作时，急则治其标，先用椒目截止发作；缓则治其本，然后随痰火用药以善后。并明确指出劫喘宜用温性药，不可用苦寒药。这些宝贵经验，对我们在临床上治疗喘证有着重要的指导意义。（陈孝伯《中医杂志》1987；12：19）

3. **白带** 椒目末服之。（《金匮钩玄》）

4. **痔漏疮肿疼** 椒目一摄，碾细，空心白水调取三钱，甚效。（《太医院秘藏膏丹丸散方剂》）

赤小豆

赤小豆（又称红小豆），甘酸性平，功能利水除湿、和血排脓、消肿解毒。小豆为药食同源之品，可治疗水肿、疟腮、痔疮、丹毒、火丹、痈疮、外伤肿痛以及妇人吹奶等，有下乳汁之功用。

（一）内科、妇科、儿科病

1. 水肿

（1）水肿 坐卧不得，头面身体悉肿，桑枝烧灰、淋汁，煮赤小豆空心食令饱，饥即食尽，不得吃饭。（《梅师集验方》）

（2）卒大腹水病 白茅根一大把，小豆三升，煮取干，去茅根食豆，水随小便下。（《补缺肘后方》）

（3）水气肿胀 水肿从脚起，入腹则杀人。赤小豆一斗，煮极烂，取汁五升，

温渍足膝。若已入腹，但食小豆，勿杂食，亦愈。(《本草纲目》第二十四卷"赤小豆"引韦宙《独行方》)

编者按：本方所治为湿浊下注之脚气浮肿。方中赤小豆能通利水道，使水湿下泄而消肿，《神农本草经》载其能"下水"。

（4）赤小豆和鲤鱼煮烂食之，善治脚气及大腹水肿。(《食疗本草》)

（5）临床应用赤小豆治疗水肿时，个人体会，可用于下列情况。

肾脏性水肿：急、慢性肾炎及肾盂肾炎均可出现水肿，以赤小豆60g煮汤饮服，豆也食用。或以赤小豆60g，冬瓜100g，同煮汤饮食。也可用赤小豆50g，花生米30g同煮服。均有利尿消肿作用。肾病综合征水肿较甚时，可用赤豆鲤鱼汤，利尿效果较强。

心脏性水肿：多半由于心功能不全所致，以下肢水肿为明显，伴有胸闷、心悸、气短等症状。饮服浓赤小豆汤，能增强利尿作用。

肝脏性水肿：急、慢性肝炎，早、晚期肝硬化病人，均可出现水肿，有时可有腹水。可取赤小豆500g，活鲤鱼1条（500g以上），同放锅内，加水2000~3000ml清炖，至赤小豆烂透为止。将赤小豆、鱼和汤分数次服下。每日或隔日1剂。连续服用，以愈为止。曾治疗数例，服后均见尿量增加，腹围减少，精神改善，有一例经治后，白蛋白与球蛋白倒置现象也得到纠正，贫血得到改善。

营养不良性水肿：常由于慢性消耗性疾病及营养障碍性疾病引起。除了可用赤小豆煮汤饮服外，作者自制赤小豆、蚕豆、黄豆、白扁豆组成的"四豆饮"，效果明显。提高血浆白蛋白含量和血色素亦较快。在20世纪60年代治疗数十例，均有良效，消肿的效果持久、稳定。

炎症性水肿：属于感染中毒性水肿，局部明显。如血栓性静脉炎、丹毒、疖、痈、蜂窝组织炎及蛇、虫咬中毒等。每次用赤小豆30~60g煎服。或加绿豆30g同煎也可。

特发性水肿：女性多见。水肿与体位有关，直立或工作劳累后即出现，平卧后水肿可逐渐消退。可用赤小豆60g，按常规加水煮烂，再加红糖15g，稍煮后即可饮服。或以赤小豆烤干研末，每次以温开水调服15g，每日服2次。或以赤小豆鲤鱼汤也可。

经前期水肿：伴有食欲减退、倦怠无力、腹胀、腹部隐痛等脾气虚弱症状者，用赤小豆煮汤服，也有一定效果，取其健脾燥湿之效。若煮赤豆粥食用，消肿效果可更明显。有一病人，经前期总觉不适而伴两下肢水肿数年，服利尿药只能暂时消肿，后以此法坚持3个月，食欲增进，精神改善，水肿消失，未再复发。（窦国祥《中医杂志》1991；2：60）

编者按： 赤小豆"主下水"（《神农本草经》）而"利小便"之功能，可取之煮汤服食，用于治疗心、肝、肾病变以及营养不良、炎症与特发性多种成因导致的水肿。单用之60g，或与冬瓜同煮食，或与鲤鱼共炖食，或组成"四豆饮"，或佐红糖饮服，因人因病而宜也。如此食疗良方，再结合辨证以方药治之，至善至美之法矣。

2. 吹奶 赤小豆酒研，温服，以滓敷之。（《妇人良方补遗》）

编者按： 吹奶，为乳痈之早期证候。《诸病源候论》云："热食汗出，露乳伤风喜发乳肿，名吹乳，因喜作痈。"赤小豆粉末以酒细磨，取上清汁服，渣滓外敷。

3. 乳痈 张某某，女，23岁。1984年10月8日初诊。病人体素丰腴，产后1周，乳汁不行，乳房焮热肿痛而作脓，苔薄黄，脉沉弦。证属气滞血结。故拟赤小豆500g，煮粥食之。食尽，胀消痛止，乳汁下如涌泉。（陶政燮《江西中医药》1990；10：38）

编者按： 本案为气滞血结，乳汁不行。《神农本草经》云赤小豆主"排痈肿脓血"。如此功用，使乳房络脉通畅，继而乳汁自通矣。此法简便廉验，不妨一试。

4. 小儿火丹 治小儿天火丹，肉中有赤如丹色，大者如手，甚者遍身，或痛或痒或肿，赤小豆二升。末之，鸡子白和如薄泥敷之，干则易。一切丹并用此方。（《备急千金要方》）

编者按： 鸡子白即鸡蛋清也。其性清凉甘润，与赤小豆末调而敷患处，治"火丹"及后文说的"丹毒"等均佳。

5. 小儿重舌 赤小豆末，醋和涂舌上。（《备急千金要方》）

6. 痄腮（流行性腮腺炎）

（1）腮颊热肿 赤小豆末和蜜涂之，一夜即消。或加芙蓉叶末尤妙。（《本草纲目》第二十四卷"赤小豆"附方）

编者按： 赤小豆甘、酸、平，《药性论》谓其"消热毒痈肿，……捣薄涂痈肿上"。芙蓉叶辛、平，具凉血、解毒、消肿、止痛之力，《本草纲目》评曰："木芙蓉花并叶，气平而不寒不热，味微辛而性滑涎黏，其治痈肿之功，殊有神效。近时疡医，秘其名为清凉膏、清露散、铁箍散，皆此物也。其方治一切痈疽发背，乳痈恶疮，不拘已成未成，已穿未穿，并用芙蓉叶或根皮或花，或生研或干研末，以蜜调涂于肿处四周，中间留头，干则频换。初起时即觉清凉，痛止肿消，已成者则脓聚毒出，已穿者即脓出易敛，或加生赤小豆末尤妙。"

（2）流行性腮腺炎 李某，女，12岁，学生，1993年3月25日初诊。病已2日，第1天右耳下腮部肿胀疼痛，发热，头痛。咀嚼时疼痛加剧，局部压痛；第2天左耳下发现相同症状。诊为流行性腮腺炎。赤小豆200g，碾成细面，备用。每次用适量赤小豆面和鸡蛋清调敷患处，药物厚度0.6~0.8cm，每天换药1次，连

敷 3 日而愈。（贾天伟《国医论坛》1996；2：32）

编者按： 以上贾氏报道，《中药大辞典》中亦有相关类似经验的记载。

（二）外科病

1. 丹毒如火 赤小豆末，和鸡子白，时时涂之不已，逐手即消。（《本草纲目》第二十四卷"赤小豆"引《小品方》）

编者按：《药性论》记载："（赤小豆）末与鸡子白调涂热毒痈肿。"二者合用，消肿解毒，相得益彰。现代研究鸡子白对体表炎症，有止痛、消炎、防止化脓的作用；对已经开始化脓的也有控制炎症扩展、促进炎症局限的作用。

2. 痈疮

（1）**一切痈疽疮疥及赤肿** 赤小豆四十九粒为末，用水调涂，无不愈者。但其性黏，干则难捣，入苎根（苎麻之根。为苎麻之处方名）末少许，则不黏矣，此法尤佳。（《串雅内编》）

编者按： 赤小豆有清湿热，排脓毒的功效。历代医家多用于消水肿、疗痈疽。如《甄权药性》有"治热毒痈肿，赤小豆为末，鸡子白调涂。"本方佐以泄热、散瘀、疗丹毒疮疡的苎麻，更可增强消肿、止痛之力，并可减少赤小豆之黏性，易于捣合。《本草求真》综述：以赤小豆治恶疮、胁疽、发背如烂瓜，皆愈，"治之如神"。

（2）**疔疮** 邱某某，女，36 岁，农民，自述一周前臀部生蚕豆大疙瘩，作痒，手抓破后流黄水，伴恶寒，发热，疙瘩渐大且作痛，行动受限，在当地卫生室服消炎药片 8 粒，外敷黑色药膏。病势仍加剧。查右臀部臀中肌处有 16mm×16mm 凸起硬块、质硬、色红、灼热压痛，中间有少许脓液渗出。查：体温 38.5℃，化验白细胞 $14.8×10^9$/L，中性粒细胞 0.81，淋巴细胞 0.19。舌红、苔黄厚腻，脉滑数。诊断为湿热下注，恶毒内结。用赤小豆 300g 煎水内服，1 日 1 剂。外用赤小豆细末，与鸡蛋白调成糊状，外敷，1 日 2 次。连治 6 日肿消，生肌而愈。（李传兴《湖北中医杂志》1990；2：封三）

编者按： 上述治例重用赤小豆煎服，并外用增效之疗效，彰显了一味药食同源小豆治疮之可靠疗效。也提醒人们，不必追求什么抗生素与大方之中药也。

3. 痔疮便血

（1）**肠痔下血** 小豆二升，苦酒五升，煮熟晒干，再浸至酒尽乃止，为末。服一钱，日三服。（《本草纲目》第二十四卷"赤小豆"引《肘后备急方》）

编者按： 赤小豆甘酸性平，功能和血排脓、消肿解毒。《神农本草经》谓"排痈肿脓血"，《药性论》载"消热毒痈肿，散恶血不尽"。苦酒（醋）酸苦性温，有散瘀止血之功。《本草纲目》言其"散瘀血"。据《陕西新医药》报道：夏治平等以赤小豆60g，当归15g（炒），煎汤内服，每日早晚各1次，治疗肛裂及痔疮便血数例，均获良效。

（2）热毒下血，或因食热发动　赤小豆杵末，水调下方寸匕。（《梅师集验方》）

编者按： 痔疮常因食辛辣、油炸、肥腻及饮酒而诱发便血，应以赤小豆煮服之，或如上法研粉服用。

4. 外伤肿痛

（1）周某，男，60岁。骑车撞伤，左膝整个关节周围软组织高度肿胀青紫，经中西药内服外用治疗2周后，仍见青紫瘀肿硬结，运动障碍，将赤小豆粉，用凉水或蛋清调成糊，敷于患处或受伤部位，厚0.2~1.0cm，外用纱布包扎，24小时后解除，未愈者次日再重敷1次。上法涂敷1次，青紫硬结范围缩小，疼痛减轻，2日后再次涂敷后，青紫肿胀全消，疼痛亦无，行走自如。

原按： 以赤小豆外用治疮疡血肿及扭伤，功能散血消肿止痛。适应于外科疮疡红肿热痛和伤科闭合性软组织损伤、小关节扭伤或伴青紫肿痛功能障碍。（刘文贯《浙江中医杂志》1995；6：283）

（2）采用单味中药赤小豆外敷的方法治疗各类软组织损伤160例，取得良好效果。其中内外踝挫伤90例；腕部及上臂挫伤30例；膝关节周围软组织挫伤25例；小腿软组织挫伤10例；大腿内侧肌肉挫伤5例。按临床症状将本组分为重度、中度、轻度三类。本组重度损伤41例；中度48例；轻度71例。①治疗方法：将赤小豆磨成粉末，使用时将赤小豆粉用50%乙醇调成糊状，涂于四肢的挫伤肿胀部位，其上覆盖塑料纸，然后用纱布绷带包扎。一般2~3天换药1次。注意：在踝关节、肘关节等处，须用"8"字包扎法包裹，以免包扎过紧影响血液循环，引起不良后果。②结果：显效153例（其中重度34例，中度48例，轻度71例）；有效7例（为重度损伤）。总有效率为100%。经治疗观察，重度软组织损伤一般换药3~5次，中度损伤换药须2~4次，轻度损伤换药1~2次，临床症状如肿胀、疼痛可消失或明显减轻，功能障碍也有很大改善。如再进一步治疗，活动功能便可恢复。

原按： 以往对于软组织损伤的病人，一般用传统治法，即口服止痛活血药、外敷五虎丹或跌打丸等，有时也配合理疗，虽有疗效，但时间长，效果缓慢。用赤小豆（又名红小豆）粉外敷治疗各类软组织挫伤，不但疗效显著，而且可以缩短疗程，并且药源充足，治疗方法简单，很值得推广使用。（石爱敏《新疆中医药》1995；3：封三）

编者按： 赤小豆为家备之食物，可随时用之，有上述之可靠疗效，何必求医问药呢？

结　语

赤小豆具有利水消肿、解毒排脓之功效。本品首载于《神农本草经》中品。经方用赤小豆者有3方。赤小豆性善下行，使水湿下泄而消肿，故单用、食疗治疗多种原因引起的水肿。赤小豆外用解毒排脓，可用于乳痈、疔腮、丹毒、痈疮、痔血及外伤等多种病证。如此家备之食物，具有治疗上述诸多病证之疗效，怎能忽视之而不用呢？

冬葵子

冬葵子，甘寒，功能利水、滑肠、下乳。其"气味俱薄，淡滑为阳，故能利窍通乳，消肿滑胎也"（《本草纲目》），孕妇慎用。

1. 卒关格　大小便不通，支满欲死。葵子二升，水四升，煮取一升，顿服。纳猪脂如鸡子一丸则弥佳。（《肘后备急方》）

2. 便秘　大便不通十日至一月者，葵子末入乳汁等份，和服。（《太平圣惠方》）

3. 产后癃闭　葵子一合，朴消八分。水二升，煎八合，下消服之。（《姚僧坦集验方》）

4. 子淋　葵子一升，以水三升，煮取二升，分再服。（《备急千金要方》）

5. 乳痈　乳妇气脉壅塞，乳汁不行，及经络凝滞，奶房胀痛，留蓄作痈毒。葵菜子（炒香）、缩砂仁等份。为末，热酒服二钱。（《妇人大全良方》）

编者按：冬葵子又名葵菜子。《本草衍义》："患痈疖毒热内攻，未出脓者，水吞三五枚，遂作窍，脓出。"以其能"达诸窍"（《本草通玄》）。

茵陈蒿

茵陈蒿，苦辛微寒，功能清热利湿。"乃治脾、胃二家湿热之专药"（《本草正义》）。为"除湿散热结之要药也"（《本草经疏》）。"《神农本草经》谓其善治黄疸，仲景治疸证，亦多用之。为其禀少阳初生之气，是以善清肝胆之热，兼理肝胆之郁，热消郁开，胆汁入小肠之路毫无阻隔也。《名医别录》谓其具有利小便，除头热，亦清肝胆之功效也。其性颇近柴胡，实较柴胡之力柔和，凡欲提出少阳之邪，而其人身弱阴虚不任柴胡之升散者，皆可以茵陈代之"（张锡纯）。茵陈为治湿热黄疸、蛔厥专药，用之有特效。

1. 黄疸病（急性黄疸型肝炎）　康某，女，40岁。主诉眼睛皮肤发黄7~8天，逐渐加深，小便黄褐色，大便灰白色，检查体温、脉搏、呼吸、心肺均正常，肝肿、肋下二横指，并有压痛。诊断为传染性肝炎。用茵陈蒿 90g，水 300ml，煎至 150ml，一日 3 次分服。继续服药 4 天，大小便转正常，肝、脾（−），皮肤发黄亦渐消退而愈。（黄玉成《福建中医药》1959；7：42）

编者按：上述治例表明，茵陈为治疗湿热黄疸之特效良药。

2. 蛔厥（胆道蛔虫症） 肖某，女，34 岁，1990 年 11 月 20 日诊。病人因突然右上腹钻顶样阵发性绞痛而急来我院求诊。自诉疼痛剧烈时痛引右肩胛及背部，伴剧烈呕吐，在家曾呕出黄色苦水及蛔虫 2 条。望其形态，身体蜷缩一团，苦不堪言，舌质红、苔黄腻，脉弦。体检：墨菲征（+），血 WBC 9.8×10^9/L，中性粒细胞 0.75，淋巴细胞 0.25。临床诊断：胆道蛔虫症。先后用解痉镇痛，肌内注入阿托品 0.5mg；针刺迎香、足三里、中脘穴；抗感染，静脉滴注氨苄青霉素；口服肠溶阿司匹林片等治疗 3 小时之后，阵发剧痛仍然不止。后急煎茵陈 60g（两次煎取药液 300ml），嘱病人频频温服，约 35 分钟，剧痛渐止，仅右上腹隐痛。3 小时后再煎服以上方药 1 剂，蛔下痛止，之后使用驱虫剂而痊愈。

原按："蛔得酸则静，得辛则伏，得苦则下。"茵陈苦寒，具有利胆清热苦下之功。据药理研究，茵陈有利胆汁排泄、舒张胆道括约肌、麻痹蛔虫使蛔虫排出等作用。临床运用时，茵陈需用 60g 以上，并应煎水频服，方能奏效。（徐子华《中国中医急症》1998；5：223）

3. 肝火头痛 汤某某，男，46 岁。1995 年 11 月 23 日初诊。主诉 5 年来经常头痛头晕，头痛以两太阳穴为主，伴烦躁易怒、口渴咽干等症，舌红而干、苔黄，脉细弦。证属肝胆湿热，虚火上扰。嘱每日煎服茵陈 50g 当茶饮，服 1 剂头痛大减，5 剂后头痛若失。后每稍感烦躁、咽干即单煎本品当茶，头痛至今无复发。（吕仕钧《浙江中医杂志》1998；10：484）

4. 口疮（口腔溃疡）

万某，男，学生，12 岁。主诉：口疮 3 年余，反复发作，每月基本发作一次，每次数天才好。多数发生在唇颊内侧或舌面，呈白色椭圆形溃疡点 3~4 个，周围黏膜鲜红、大小不等，疼痛、流口水，食饭时疼痛加重，曾多次到医院诊治，大量口服维生素 B_{12} 和外搽"鬼子红粉"效果不佳。每天用茵陈 20g，加水 150ml 文火煮沸 10 分钟，过滤取药汁，代茶饮，连饮 3 天，口疮消失，局部无疼痛，食欲正常，随访 3 年未复发。（张彩琴《黑龙江中医药》1992；6：30）

宋某，女，27 岁，工人。因患系统性红斑狼疮（SLE）9 年，口腔黏膜及舌体溃疡已 9 年未愈，伴口干苦、疼痛，影响食欲，有时不能进食，不能入眠，口唇、口腔黏膜及舌体有多处溃疡形成。张口、伸舌明显受限。曾投激素和免疫抑制剂 77 天，口干苦、疼痛、口唇及口腔溃疡未见好转，严重影响食欲及睡眠。诊见舌苔黄腻、舌尖红赤，脉滑数略弦。证属肝胆湿热，给予茵陈，每日 30g，煎汤代茶，渴时饮用，不渴时漱口，次数不限。3天后口干苦、疼痛及溃疡面明显好转，5天痊愈。随访7个月未见复发。（李有华《中医杂志》1986；12：15）

编者按： 口疮之成因不同，若为心脾积热，湿与热结，循经熏蒸于上所致者，用茵陈治之，取其清利湿热可愈。

5. **口臭** 杨某某，男，43岁。1992年7月30日诊。诉口臭已10年余，多于情绪急躁时加重，伴大便干结，腰酸，舌红干、苔黄腻，脉滑数。证属湿热蕴结，胆火上扰。嘱用茵陈30g，煎水当茶饮，并漱口，坚持服用1月后症状消失，后加服杞菊地黄丸。随访3年未复发。

原按： 笔者曾单煎茵陈口尝服，本品具有辛苦之味，且口感极好，可作为天然饮料。本品能清肝胆之实热与虚火，又可利湿，故能治肝经郁热，胆火蕴结之头痛、眼眵增多、口臭等症，肝胆之郁火得散，则阳明腑气得通，故口臭、便结亦能得除。（吕仕钧《浙江中医杂志》1998；10：486）

6. **瘾疹、风瘙**

（1）遍身风痒生疥疮 茵陈不计多少，煮浓汁洗之。（《备急千金要方》）

（2）风瘙瘾疹，皮肤肿痒 茵陈蒿一两，荷叶半两。上二味捣罗为散。每服一钱匕，冷蜜水调下，食后服。（《圣济总录》茵陈蒿散）

编者按： 瘾疹之名见于《金匮要略》第五篇第3条，曰"身痒而瘾疹"，如此证候特点，颇似"荨麻疹"。

结　语

茵陈蒿具有清热利湿解毒的功用，退黄疸有专功。茵陈蒿首载于《神农本草经》上品，经方仅2首使用茵陈，均取茵陈清热利湿退黄之功用，给后人以明示。因此，现代临床广泛用之治疗病毒性肝炎、胆道蛔虫症、肝火头痛及口腔溃疡、口臭等病证。

现代药理研究证明，茵陈蒿具有显著的利胆作用，能促进胆汁分泌，对肝脏有保护作用；浸剂有强力退热作用，其挥发油对金黄色葡萄球菌有明显的抑制作用，对痢疾杆菌、溶血性链球菌、肺炎双球菌、白喉杆菌、结核杆菌以及皮肤真菌等也有一定抑制作用；对流感病毒有强力抑制作用；能降低血清胆固醇、β脂蛋白，防止血管壁脂质堆积。

本品多入煎剂，亦可入散剂内服，对湿疹瘙痒等外科病亦可煎汤外洗。

第十章　止血药方

本章止血药 5 味，功用皆能止血，而蒲黄、血余炭、茜草 3 味，既止血又行血，以止血不留瘀为特点；柏叶止血并凉血；伏龙肝温中而止血。

侧柏叶

侧柏叶，苦涩微寒，凉血止血，祛风湿，散肿毒。"凡吐血、衄血、崩血、便血，血热流溢于经络者，捣汁服之立止；凡历节风痹周身走注，痛极不能转动者，煮汁饮之即定"（《本草汇言》）。故"善清血凉血，去湿热湿痹，骨节疼痛。捣汁可敷火丹，散疬腮肿痛热毒"（《本草正》）。"亦治跌打"（《生草药性备要》）。现今发现其镇咳祛痰及治脱发之功。

1. 痢疾（急、慢性细菌性痢疾）

（1）蛊痢　大腹下黑血，茶脚色，或脓血如靛色，柏叶（焙干为末）、黄连。二味同煎为汁服之。（《本草图经》）

（2）小儿洞痢　柏叶煮汁，代茶饮之。（《经验方》）

（3）急、慢性细菌性痢疾　将侧柏叶晒干或焙干后研成粗末，加入 18% 的乙醇，以浸漫药粉为度，浸泡 4 昼夜，滤取浸液。每次 50ml（儿童酌减），日服 3 次，7~10 天为一疗程。共治急、慢性菌痢 114 例，治愈 100 例，治愈率 87.7%。实验证明，本浸剂有较好的抑菌或杀菌效果。如经煮沸、高压消毒，或加防腐剂，则会影响疗效。（江西药科学校《新医药资料》1971；6：11）

编者按： 药理研究表明，侧柏叶醇浸剂（1：180000）在试管中对结核杆菌的生长有抑制作用，较水煎剂强 1800 倍。由此可知，上述治菌痢用乙醇浸泡能增强疗效是有科学道理的。

2. 烧伤、烫伤　侧柏叶，入臼中湿捣令极烂如泥，冷水调作膏，涂敷于伤处，用帛子系定，三二日疮当敛，仍灭瘢。（《本草图经》）

编者按： 鲜侧柏叶具有清热止血生肌之功能，对多种细菌都有抑制作用，所含的大量鞣质和维生素 C 具有收敛、止血、保护皮肤黏膜的作用。本法治疗烧伤，取材方便，方法简单，止痛快，疗效佳，经济实惠，病人乐于接受。

3. 胃及十二指肠溃疡并发出血　剂型与服法：①煎剂：侧柏叶 15g，加水

300ml，煎成 150ml 为 1 次量，日服 3 次。②粉剂：以侧柏叶研末焙制而成，每次 3g，日服 3 次。除服药外，仍采用一般内科保守疗法，如静卧、保暖及流质饮食等。疗效：治疗胃及十二指肠溃疡出血 50 例，大便潜血平均 3.5 天转阴。对合并动脉硬化或高血压的病人，止血亦较迅速。除个别服药后有恶心外，一般无不良反应。对照组病例采用胃病饮食、补液、输血、镇静及凝血剂等，其大便潜血转阴时间平均为 4.5 天（《中华内科杂志》1960；3：249）。有人认为侧柏叶对溃疡病合并出血的疗效超过乌贼骨与白及粉。(《南京市医学科学研究资料汇编》1960；1：125）

编者按：《名医别录》首曰侧柏叶治数种出血证。单味侧柏叶治疗血证，疗效可靠。动物实验证明，侧柏叶有缩短出血时间和凝血时间的作用，生用比炒炭用止血效果好。这就从现代药理研究佐证了经方柏叶汤的止血作用。

4. 脱发　用鲜侧柏叶浸泡于 60% 乙醇中，7 天后滤取药液，涂擦毛发脱落部位，每日 3 次。观察 13 例（均为前额、头顶至后枕部脱发，斑秃不在此列），治后全部均见毛发生长，如能坚持连续涂擦并酌量增加药物浓度，则毛发生长可较密，同时也不易脱落。（中山医学院《新医学》1972；9：53）

编者按：编者采用上述"涂擦"法，内服通窍活血汤，治疗 1 例二十多岁脱发的病人，确有疗效，半个月后脱发减少。

5. 痄腮（流行性腮腺炎）　林某某，男，4 岁。1989 年 4 月 3 日诊。右腮部肿痛，发热，体温 39.8℃，诊为腮腺炎，服吗啉呱及中药治疗 4 天未效。症见右腮部红肿，舌红苔白，脉滑数。取鲜侧柏叶 250g，如下法外敷两天，肿消热退而告愈。治疗方法：取鲜侧柏叶 250g 左右，捣烂如泥，加入鸡蛋清一个调匀摊于纱布上，贴于病人肿胀部位，每日更换 1~2 次，多在 1~2 天内可肿消热退。（黄明《四川中医》1992；9：49）

编者按：痄腮病机为邪毒壅阻少阳经脉，与气血相搏，凝滞耳下。侧柏叶凉血清热；鸡子清凉润，善治伏热。两药外用，共奏清热散结之效，可谓简、便、廉、验之良方。

蒲　黄

蒲黄，甘平，有曰兼辛而偏凉，凉血止血，活血消瘀。"专入血分，以清香之气，兼行气分，故能导瘀结而治气血凝滞之痛"（《本草正义》)，其"性凉而利，能洁膀胱之原，清小肠之气，故小便不通，前人所必用也。至于治血之方，血之上者可清，血之下者可利，血之滞者可行，血之行者可止。凡生用则性凉，行血而兼消；炒用则味涩，调血而且止也"（《本草汇言》）。

（一）内科、男科、五官科病

1.拔牙术后出血 某冬夜，笔者偶遇一拔牙术后继发性出血之老者，以棉球压迫止血不效，适值身边有少许备作他用之炒蒲黄，乃思《本草纲目》谓其"生则能行，熟则能止"。方书均谓其能止各类出血，何不试用之？乃以棉球蘸炒蒲黄按压出血处，不意须臾即血止。后将此法介绍给口腔科医师，竟屡试屡验。据2年来统计的40余例以棉球和明胶海棉压迫止血不效者，改用此法后，大多能在10分钟内止血，对少数仍未效者，加大药量后改用直接吹药并加压止血法，全部在10分钟内止血。目前已将该药作为常规用药，用于拔牙术后出血。如程某，女，70岁，右下第8牙拔除后出血不止，初以明胶海棉填入牙槽窝内并以棉球咬压止血，一般应在15分钟内止血，然该例却3小时后血仍不止，一取下棉球和明胶海棉，便见牙槽窝内大量渗血，即刻满溢，于是改用棉球蘸炒蒲黄并用咬压止血法，10分钟后血仍不止，乃取一小纸条卷成圆筒状，内纳炒蒲黄，其量约为前蘸药量之2~3倍，于取下棉球之瞬间，不待渗血满溢，快速将炒蒲黄吹入拔牙槽内，并立即覆以棉球并咬压，5分钟后血渐止。

原按：拔牙术后出血是拔牙术后较常见的并发症，临床经对症处理后多可止血。但在拔除阻生齿和磨牙时，由于部位深，视野小，操作时间较长，组织损伤较大，不但容易引起出血，且给出血的处理，尤其是缝扎止血的操作带来一定的困难和麻烦，炒蒲黄外用加压止血，既经济简便，又有立竿见影之效，不失为一良法。（黄健戈《中医杂志》1994；10：583）

编者按：根据方书记载及现代医家经验，大多认为蒲黄甘缓不峻，性平而无寒热偏胜之弊，长于活血化瘀、收涩止血，对吐血、衄血、咳血、尿血、便血和妇女的经闭、痛经、崩漏下血及外伤出血等病，均有明显治疗作用。

2.胸痹、高血压病、高脂血症 近10年来笔者用蒲黄为主药治疗心血管疾病，获效满意。

（1）活血通脉治胸痹（冠心病、心绞痛） 生蒲黄善入血分行血、消瘀通脉，其特点是行血而不破血，祛瘀而不伤正气，这对于胸痹的治疗甚为合拍，因为胸痹病每多本虚标实，所以治法宜通而不峻，补而不滞。笔者每以生蒲黄15~30g为主药，随证配伍，有较好的缓解心绞痛、胸闷、心悸等症的作用。如治陈某，男，71岁。患心前区阵发性压榨性疼痛1年余，每天发作3~6次，每次持续3~5分钟。每因疲劳或情绪激动而发作，伴见胸闷，心悸，耳鸣，腰酸，夜尿增多，苔白舌暗，脉弦细。证属肾亏于下，阳痹于上，气虚血滞，治拟益肾活血通阳。药用：熟地、山萸肉、山药、丹皮、丹参、桂枝、茯苓、川芎、降香、桑寄生、红花、黄芪等。服7剂，腰酸、耳鸣、心悸等症改善，而心前区痛仍每日阵发2~3

次，继于前方中加生蒲黄 30g。服 7 剂，心痛 1 周内减至 3 次。再服 7 剂，痛未复作，体力转佳。服至 3 个月，复查心电图：由原来的心肌缺血变为正常心电图。可见蒲黄对消减冠脉粥样硬化斑块、增加冠脉血流、改善心肌供血有很好的作用。

（2）调畅血流降血压　高血压病的中后期（Ⅱ、Ⅲ期）往往伴有血液流变学指标的异常改变。由于血液浓、黏、凝、聚的改变，使血流阻力增加，易形成血瘀，这是血压持续升高的血液动力学因素。笔者治此常重用生蒲黄，取其活血散瘀、调畅血流的作用，伍以赤芍、丹皮、川芎、桃仁、红花、牛膝、地龙、代赭石、牡蛎等活血潜降之品，组成复方蒲黄汤，头痛甚者加服羚羊角粉 0.3g，用以治疗高血压病，有和缓的降压和稳压作用。

（3）降脂解凝防中风　蒲黄还有降血脂、降解过高的血小板聚集率等作用。笔者多年来曾用以生蒲黄为主药的抗栓冲剂或抗栓合剂治疗高胆固醇、高甘油三酯血症，以及 5 分钟血小板聚集率 78% 的高脂或高凝病人亦见初步疗效。（徐华元《中医杂志》1994；8：454）

编者按：临床和药理研究均已证实，生蒲黄能够显著降低人类和动物血清胆固醇和甘油三酯的浓度。

3. 前列腺炎、口腔溃疡　蒲黄为一切痛证和血证之常用中药。随着临床实践对药物认识的不断加深，及现代药理学的悉心研究，蒲黄的药用范围逐渐扩大。除上述功效外，笔者体会还具有以下作用，简述如下。

（1）消炎利尿作用　前列腺炎通常表现为小便涩痛，淋沥不畅，小腹憋胀。临床虽有寒热虚实之分，但消炎利尿是其基本治法。我的导师祝谌予教授常用萆薢分清饮加生蒲黄 15g 治疗，收效甚佳。记得有一病人，经本院泌尿科确诊为前列腺炎，因不愿服西药来中医科就诊。尿常规：可见大量白细胞，少许红细胞。主诉小便疼痛，排尿不畅。给予萆薢分清饮加清利湿热的中药治疗效果欠佳，请教于祝老，他仅在原方基础上加生蒲黄 15g，服用 3 剂，症状消除，尿常规正常。

（2）生肌敛疮作用　口腔溃疡反复发作，非常痛苦，中医认为其大多由于阴虚内热或心胃火旺所致。治疗多以清热泻火养阴为法。祝教授治疗口腔溃疡时，每方必用生蒲黄，取其活血消炎、生肌敛疮的功用而取效。对于偶尔发生少许口腔溃疡的病人，可将生蒲黄粉撒于溃疡面，既可减轻疼痛，又可促进愈合。（梁晓春《中医杂志》1994；10：581）

4. 不育症　男性不育多由精窍中某些附属腺炎症造成，精液常规检查，不但精子质量差，且同时见有红白细胞。过去单纯使用益肾填精、行气、化湿等法，后在辨证方中加用较大量蒲黄（20~30g），则疗效明显提高，一般服药 3~5 剂后复查精液常规，红白细胞即可消失，继之在 1~2 周内其他各项数值转为正常。经治 70 多例，总有效率在 87% 以上。（张云鸣《中医杂志》1994；9：518）

5. 舌体肿大　将蒲黄用温水调成糊状，含于口中治疗舌体肿大有奇效。曾治一病人，男性，53 岁，突然舌体肿大满口，强硬而痛，曾找诸医不能治，而邀余诊治。当时自发病已 3 日许，因其舌体青紫，肿大满口不能进食，病情较急，一时无所措，经再三思索，骤然想起李时珍曾治一妇舌胀满口，以蒲黄频撒乃愈之事，故以蒲黄调糊含服。每次含服 1 小时左右，让其慢慢咽下，每日数次。当含服第 1 次时，病人即感觉口中凉爽舒适，次日已消肿如常。以后又遇 3 例舌肿大病人，皆以蒲黄含服为主，根据病情酌加消炎止痛之药而收效。舌肿大一病，皆因气郁、痰湿上逆或热毒熏蒸所致。蒲黄一药，清香甘平，性滑而凉，清上利下，有清热凉血、消瘀止痛、利湿除秽之功，所以舌肿大一病得此清利之品自然而消。（于宝锋《中医杂志》1994；10：582）

编者按:《本草纲目》记载:"《本事方》云，有士人妻舌忽胀满口，不能出声，以蒲黄频掺，比晓乃愈。又《芝隐方》云，宋度宗，一夜忽舌肿满口，用蒲黄、干姜末等份，干搽而愈。据此二说，则蒲黄之凉血活血可证矣。"上述古今案例证实，蒲黄掺搽含服法治舌肿胀大有奇效。如此简便良法应铭记并用之。

6. 喉痛　先父徐荷章系浙江省湖州市"西阳喉科"第五代著名中医喉科专家。以单味生蒲黄末外搽治喉痛，或以生蒲黄为主配制的喉科吹药治疗多种喉科疾病，更是得心应手，具有独到之处，今辑录验案介绍如下。

施某，男，33 岁，1985 年 3 月 26 日初诊。右侧咽部焮红肿胀疼痛 3 天，肿势延及上腭，吞咽困难，痛引耳窍，言带鼻音，恶寒发热，头痛肢楚，舌苔薄黄腻，脉浮弦数。此乃阳明郁火上腾，少阳经气不利，气血凝聚不解，是属右外喉关痈。急用消毒棉签蘸生蒲黄末频频搽擦患处，或每小时搽擦一次，片刻疼痛减轻，化脓之势渐减，不配合其他药物，以生蒲黄末持续搽擦 2 天，红肿消退，吞咽顺利而痊愈。

原按:　蒲黄为香蒲之精华，性味甘、平，清香，入口中无异味，善走心、肝二经，功在凉血活血、行血化瘀，是一味血分中的动力药物。先父谓:"蒲黄入血分，咽喉肿痛，频频搽擦，无不效验，配入复方中更佳。"（徐颖《中医杂志》1994；8：454）

（二）妇科病

1. 产后心腹痛欲死　蒲黄（炒香）、五灵脂（酒研，淘去砂土）各等份。为末，先用酽醋，调二钱，熬成膏，入水一盏，煎七分，食前热服。（《太平惠民和剂局方》失笑散）

2. 痛经（原发性痛经）　采用蒲黄为主药的失笑胶囊治疗原发性痛经 86 例，效果满意。治疗方法：失笑胶囊由生蒲黄、炒蒲黄、五灵脂（醋炒）组成，是在

《太平惠民和剂局方》"失笑散"的基础上经剂型改革而成。从经期前 2 天开始口服，每天 2 次，1 次 3 粒，连服 7~10 天，经净停服。3 个月经周期为 1 个疗程。治疗期间停服其他治疗痛经的中西药物。并观察病人治疗前后全血黏度及外周血前列腺素 E$_2$（PGE$_2$）的变化。结果：痊愈 26 例，显效 30 例，有效 21 例，无效 9 例，总有效率为 89.5%。

原按：原发性痛经是青春期妇女或未生育年轻女性的常见病，发病率约为 13%。西医学认为其病因主要有子宫颈狭窄、子宫发育不良并发血管供血异常。近年来认为痛经尤其与盆腔局部前列腺素分泌失调关系密切。中医学认为痛经的主要病因病机是气血运行不畅，不通则痛。在临床观察中发现，该胶囊不仅能明显地缓解疼痛，缩短疼痛时间，还能较好地降低病人的全血黏度，提高外周血中 PGE$_2$ 水平，说明本品有较强的祛瘀止痛作用。（张丽君《湖北中医杂志》1997；4：18）

编者按：《局方》之失笑散本为产后腹痛而设。上述以失笑散治痛经亦取良效。可见凡因气血瘀滞"不通则痛"的多种痛证皆能治之。

3. 恶露不净

（1）产后血不下　蒲黄三两，水三升，煎取一升，顿服。（《梅师集验方》）

（2）收缩子宫　于产后开始口服生蒲黄末，每日 3 次，每次 3g，连续 3 天，以观察其对子宫的收缩作用。据 31 例产妇的服药结果，产后 3 日宫底平均下降 4.71cm，而对照组（未服药）30 例平均下降 3.64cm，同时服用生蒲黄后产妇的恶露亦渐减少。认为所谓"祛瘀"作用，其本质似在于收缩子宫，并有止血作用。此外，作者还根据蒲黄的作用及临床观察，对蒲黄"生用活血行血，炒黑止血"及"阴虚、无瘀忌用"的说法提出了不同意见，认为蒲黄无炒黑的必要，主张一律生用，临床应用除孕妇外，一般无所禁忌。（雷永仲《上海中医药杂志》1963；9：1）

编者按：动物实验证明，蒲黄对不同动物的离体子宫平滑肌，均有直接使其收缩或增强收缩的作用。故临床应用于产褥期有上述疗效。

4. 宫颈肥大、宫颈糜烂

以蒲黄、黄连粉按 6：1 比例研匀备用（合并宫颈糜烂者加枯矾、儿茶，四者比例依次为 6：1：2：1），窥器扩张阴道后，先用干棉球拭净宫颈，然后取药粉适量撒在带线圆棉片上，使其紧贴于宫颈。24 小时后让病人牵拉尾线自行取出，隔日 1 次，5 次为一疗程。大多数病人用药 1~2 个疗程后，肥大的宫颈即有不同程度的回缩，腰骶酸坠及白带多等症状亦随之改善或消失。经治 120 余例，最少用药 4 次，最多用药 15 次，治愈率为 52.5%，总有效率为 93.3%。此外，方书云本品生用活血，炒用止血，我们体会，无论活血或止血以及治疗上述疾病，均以生用为佳。（张云鸣《中医杂志》1994；9：518）

（三）外科病

1. 脱肛 蒲黄二两，以猪脂和敷肛上，纳之。(《备急千金要方》)

编者按： 动物实验证明，蒲黄提取物能使肠蠕动增强。

2. 跌打损伤 米某，男，14岁。玩耍时左额上部头发被同学猛力一拉，次日伤处出现4cm×5cm血肿，外按有明显波动感。当时手术抽出瘀血，加压包扎，并内服消炎止血药。2日后复诊，血肿未消，并向头顶部延伸。遂仿《古今医案按》以蒲黄治舌肿满口之意，取生蒲黄粉5g，直接撒在肿块上，日3次。次日血肿渐小，连续使用3日，平复如初。(沈绍英《浙江中医杂志》1984；6：257)

3. 湿疹、疮疡、口疮 蒲黄外用治疗湿疹、疮疡，尤对湿热蕴结肌肤而致的湿疹痒痛、破溃流水不止、久不封口者颇效。即以蒲黄粉撒于患处。

（1）治一2岁患儿，自出生后，即发现全身有散在的疱状丘疹，曾在某医院皮肤科诊断为湿疹，经用中西药治疗，时轻时重，反复迁延一年余。近来加重，而邀余诊治。当时患儿已两岁，遍体湿疹，已破溃流水，遂嘱患儿家属用蒲黄粉撒患处，每日数次，若蒲黄粉脱掉或黄水渗出再撒，以至痊愈。约用药两天湿疹渐消，破溃处已结痂，经治疗10余天而愈。可见该药既可敛疮除湿，又可止痒消肿。

编者按：《备急千金要方》治"丈夫阴下湿痒，蒲黄末敷之"。可知蒲黄对"遍身湿疹"及局部"湿痒"皆有疗效。

（2）用炼过的猪油或蜜同蒲黄粉调和成膏状敷于患处，治疗疮疡及口舌生疮。如用蒲黄膏治疗皮肤疮疡27例，其中臁疮（下肢静脉曲张引起的溃疡）5例，疖肿13例，皮肤感染化脓9例。每日用药2~3次，结果全部治愈。轻者用药3~5天即可痊愈，重者10余天而愈。在长期的医疗实践中，发现蒲黄膏外涂患处治疗口舌生疮颇效，经观察50例，每天用药3~4次，5天为一个疗程，一个疗程结束后有效率85%，二个疗程后基本都治愈。(于宝锋《中医杂志》1994；10：582)

4. 压疮 蒲黄为水生香蒲的花粉，临床主要功能为化瘀凉血止血，为内妇科常用之品。笔者近年用于防治压疮取得理想效果。本品似有收敛、生肌作用。压疮为长期卧床的病人身体局部长期受压，导致循环障碍，引起皮肤及皮下组织缺血而发生水疱、溃疡或坏死。临床治疗颇为棘手，如得不到合理治疗，严重者可直接危及病人生命。蒲黄体滑质轻，药源丰富。笔者初期试用本品替代滑石粉治疗早期压疮及小儿擦烂红斑，均获得理想效果，后来试用治疗各度压疮20余例（其中Ⅱ度9例，Ⅲ度2例，余为Ⅰ度）均获得一定效果。药房中蒲黄多含有碎屑样杂质，用时需进一步过筛。用于预防或治疗轻度浸渍糜烂的压疮病人，直接外扑患处或易受压部位，多能在3~5天内痊愈。对于Ⅱ度压疮配合黄柏、大黄等份，煎液湿敷后外扑本品，或蒲黄中加入少量九节菖蒲粉外扑，同时积极治疗原发病，勤翻身，皮损多能在 6~7 天内恢复正常。（张传弘《中医杂志》1994；10：583）

编者按：有报道（张陆峰《中医杂志》2002；5：366）采用蒲黄粉适量外敷患处，治疗尿布性皮炎获满意疗效。病虽有异，治法相似，异病同治也。

结 语

蒲黄具有活血化瘀、止血、止痛及通淋等多种功效。对内科、妇科及外伤等各种出血症均有明显的收涩止血之功效，且止血兼能化瘀，为治疗血证之良药。

汉代及唐代之前，蒲黄的药用一般为生用。宋代后则有生用与炒用之分。现代对蒲黄炮制品做了凝血时间及出血时间的实验比较，结果表明，生蒲黄、炒蒲黄的 12% 混悬液，均可明显缩短实验小鼠的凝血和出血时间，二者比较，无显著性差异（$P > 0.05$）。认为蒲黄如用于止血，似无炒炭的必要。有研究表明，蒲黄经制炭后，鞣质含量明显降低，而且随着炮制温度的增高或受热时间的延长，降低的幅度逐渐增加。

蒲黄的化学成分除含鞣质类外，还含有黄酮类物质（为蒲黄抗血小板聚集的主要有效成分）、糖、蛋白质及挥发油等。总之，蒲黄富含多种活性物质，具有多种药理作用，且药源丰富，有待进一步开发利用。

血余炭

血余炭，苦温（《神农本草经》），有曰苦涩（《饮片新参》）、小寒（《名医别录》），止血消瘀。具有"止血不留瘀，消瘀不伤阴之特点"。外用、内服，可治"诸窍出血"。

1. 小便不通 乱发如拳大，烧灰，细研。以温酒调下二钱。（《圣惠方》）

2. 石淋 发髲烧灰，水服之。（《肘后备急方》）

3. 黄疸 烧乱发，服一钱匕，日三服。（《补缺肘后方》）

4. 血证

（1）鼻衄 眩冒欲死，烧乱发，细研。水服方寸匕，须臾更吹鼻中。（《梅师集验方》）

（2）肌衄 血从毛孔而出，胎发热灰，罨之。（《证治要诀》）

（3）齿缝出血 头发，入铫内炒存性，研，掺之。（《中藏经》）

（4）诸窍出血 头发、败棕、陈莲蓬（并烧灰）等份。每服三钱，木香汤下。（《太平圣惠方》）

（5）溃疡病出血 血余炭、侧柏叶等量，共研粉。每日服 3 次，每次服 3g。

（北京《中草药制剂资料选编》）

（6）**各种出血**　取血余炭 2.5 两，干藕片 5 两，加水适量，煎煮 2 次，每次 1 小时，将两次煎液合并过滤，文火浓缩至 100ml。一般每次用 10ml，日服 2 次；重症每次 15~20ml，日服 3~4 次，必要时每 4 小时服 1 次，直至出血停止。遇有出血倾向，亦可先期服用预防出血。对于外伤出血、口鼻腔及齿龈出血，可配成软膏外用，或径将血余炭粉撒涂于患处。临床治疗各种出血（包括咯血、呕血、便血、尿血、阴道出血、口鼻腔衄血及紫癜等）共 100 余例，均收到比较显著的效果。认为较仙鹤草素及维生素 K 等一般止血剂效果还佳（《福建中医药杂志》1960；3：16。《中华耳鼻喉科杂志》1959；2：160）。又有用血余炭 1~3 钱，加入鲜藕汁 20~40ml 中口服，每日 3 次，治疗上消化道出血共 25 例，治愈 23 例（广东中医学院《新中医》1972；5：35）。此外，用血余炭细末与等量马勃粉或适量乌梅炭，蒸汽消毒后，涂于出血处治疗鼻衄，亦有效（《中华耳鼻喉科杂志》1966；3：191。《中级医刊》1966；7：464）。

编者按：《名医别录》曰乱发"止血，鼻衄，烧之吹内立已"。这是说乱发热灰存性有"止血"之功，鼻衄者吹之立止。古人朴实，绝无虚言。以上古今多处文献表明，不只鼻衄，"即齿血、便血与诸窍出血，烧灰送服，亦无不止"（《本草思辨录》）。

5. 崩漏

（1）崩中漏下，赤白不止，气虚竭，烧乱发，酒和服方寸匕，日三。（《千金要方》）

（2）崩漏可相互转化，崩久可变漏，漏久亦可变崩，故统称崩漏。崩漏病因尽管有血热、血瘀、脾虚和肾虚的不同，但主要病机是由冲任损伤不能制约经血所致。治疗虽有塞流、澄源、复旧三法，然调补冲任药物不能有丝毫疏忽，其中血余炭就是调补冲任最好的一味。功可补阴润脉、止血消瘀。具有止血不留瘀，消瘀不伤阴之特点。《医学衷中参西录》说："人之发原人心血所生，服之能自还原化，有以人补人之妙。"所谓"人补人"，即指本品具有大补元气，调补冲任之功。我治崩漏在辨证用药的同时，喜重用血余炭。本着崩漏"治法总以治脾为主"（《血证论》）的原则，将本品加入治脾调经的归脾汤中，治疗劳倦、思虑伤脾，脾虚不摄之崩漏；加入十全大补汤中治疗大虚之崩漏；加入胶艾四物汤中治疗脾虚夹瘀之崩漏等等，均能获得较好疗效。（雍履平《中医杂志》1996；12：755）

6. 疮口不合　乱发、露蜂房、蛇蜕皮各（烧灰存性）一钱，用温酒食前调服，神妙。（《本草纲目》第五十二卷"乱发"引《苏沈良方》）

编者按：《日华子本草》谓血余炭"煎膏长肉，消瘀血也"。露蜂房甘、平、有毒，《本草汇言》谓其"驱风攻毒，散疔肿恶毒"。蛇蜕皮甘、咸、平、有毒，《本草经疏》称之"善能杀虫，故主肠痔虫毒恶疮"。三药合用，有消瘀攻毒敛疮之功。

茜 草

茜草（《神农本草经》曰苦寒；《名医别录》曰咸平；《本草纲目》曰酸温）"治血，能行能止，余尝用酒制则行，醋炒则止。治气血，疏经络，治血郁血瘀诸症最妙，无损血气也。配归、芍用，大能有益妇人"（《本草汇言》）。另外，现今有的认为茜草"有强壮作用，适用于小儿及孕妇软骨病"（《现代实用中药》），这与《名医别录》所谓"茜根……久服益精气，轻身"之言有相通处，有待验证。

1. 吐血 茜草一两，生捣罗为散。每服二钱，水一中盏，煎至七分，放冷，食后服之。（《简要济众方》）

2. 闭经 茜草一两，黄酒煎，空心服。（《经验广集》）

编者按：《本草纲目》："俗方治女子经水不通，以（茜根）一两煎酒服之，一日即通，甚效。"茜草为茜草科植物的根及根茎。该药既凉血止血，又祛瘀通经。

3. 痹证 鲜茜草根四两，白酒一斤。将茜草根洗净捣烂，浸入酒内一周，取酒炖温，空腹饮。第一次要饮到八成醉，然后睡觉，覆被取汗，每天一次。服药后七天不能下水。（《江苏验方草药选编》）

编者按：《神农本草经》曰茜根治"寒湿风痹"。上述验证了《神农本草经》此说。然《本草正义》指出"茜根性寒"，痹证"唯血热痹着者宜之"。上述治痹证将茜草根浸入酒内，则酒佐制其寒也。

灶中黄土

灶中黄土（伏龙肝），辛而微温，温中止血而治多种出血证。其辛温散结之性，又可"消痈肿"（《名医别录》）。自古至今，农村家庭生活做饭以柴草取火为主，灶中釜下黄土，"系灶中心赤土，因其色赤如肝，故以肝名"（《本草求真》），取用方便。久经烧制"十余年者"为佳。

1. 吐血、鼻血不止 伏龙肝半斤，以新汲水一大升，淘取汁和蜜顿服。（《广利方》）

编者按：《名医别录》曰伏龙肝主"吐下血……止血"。《本草便读》说："凡诸血病，由脾胃阳虚而不能统摄者，皆可用之，《金匮要略》黄土汤即此意。"

2. 便血 吾友邹培之便血3年，脾土极虚，面浮足肿，色黄，胃气索然，精神极疲，稍服清剂则泻，稍服补剂则胀，稍服清利则口燥舌干，用药难于措手。丁雨亭先生曰，每日用黄土一斤，清河水五六碗，煎沸澄清，候冷去黄土。将此水煎茶煮粥，依法试行。一月，脾土稍旺，饮食稍增，便血亦减。再服二三月，诸恙大减，浮肿俱退。（《诊余集》）

3. **反胃** 灶中土，用十余年者，为细末，米饮调下三二钱许。（《是斋百一选方》）

4. **呕吐** 病人，男，诊所会计员。1957 年的夏天，患急性胃肠炎，剧吐剧泻一昼夜，已严重脱水。因为服药即吐，西医主张停用一切药物，让胃休息，听其自然恢复。我觉得西药不行，还有中药，大方不行，还有偏方。便到邻家，从土灶里掘取灶心土一块，有小鸡子大，放在碗内捣碎，冲入开水，搅了几下，等粗渣沉淀后，将带土黄色混水，倾入另一碗中，乘温喝下。一大碗混黄水，病人一口气喝下，竟未再吐。病愈后，病人追述说"那药真香"。伏龙肝味香，正常人是体会不到的，这只有在胃气大虚的情况下，才能觉出味香。（李克绍《山东中医杂志》1981；1：61）

编者按： 灶心黄土质重而温，长于温中和胃、降逆止呕，主治脾胃虚寒，胃气不降之呕吐。本案疗效佐证了上述功效。

5. **发背欲死** 伏龙肝末，酒调，厚傅之，干即易，平乃止。（《本草纲目》第七卷"伏龙肝"引《备急千金要方》）

6. **小儿丹毒** 多年灶下黄土末，和屋漏水傅之，新汲水亦可，鸡子白或油亦可，干即易。（《肘后备急方》）

7. **小儿脐疮** 久不瘥，伏龙肝，细研末敷之。（《太平圣惠方》）

8. **痈肿** 伏龙肝以大酢和作泥，涂布上贴之，干则易之。（《千金翼方》）

编者按： 以上所治四病，都佐证了《名医别录》谓伏龙肝"消痈肿毒气"之功。

9. **恶露不下** 产后血气攻心痛，恶物不下。灶中心土研末，酒服二钱，泻出恶物效。（《救急方》）

编者按： 上述恶露不下，若脾胃虚冷与产后受寒者宜之。

10. **小儿重舌** 灶月下黄土末，苦酒和涂舌上。（《备急千金要方》）

第十一章　活血逐瘀消癥药方

本章活血逐瘀消癥药 16 味，可分为两类，即草木类与虫类。先说草木类药：①川芎为根茎，温通气血，血中气药，善治头痛。②桃仁为种仁，破血逐瘀，并能润肠。③红花为花朵，活血通经，常用止痛。④紫葳的花名凌霄花，女科血瘀血热证常用之。⑤王不留行为种子，行血通经，且善下乳。⑥蒴藋细叶用的是全草，又名接骨草，长于接骨、消肿、止痛。⑦王瓜根为王瓜的根，泻瘀热而通经。⑧干漆为树脂之干品，消积滞，破瘀结。⑨煅灶下灰则为木炭之灰，主消癥破坚。上述 9 味，或为草木之根茎，或枝叶，或花朵，或种仁，或用全草，以及树干之流脂、木炭之余灰，皆能取之治病。

再说虫类药：①水蛭，潜于水中，善吸人血，破血逐瘀通经，用途广泛。②虻虫，飞于空中，叮吮牛马之血，常与水蛭同用治血结病证。③䗪虫，生活于阴湿松土之中，故又名土鳖虫，逐瘀破积通络，尤善疗损伤而续筋骨。④蛴螬，生活于土内，咬食作物根部之幼虫，故又名地蚕，亦逐瘀血，并能通乳。⑤鼠妇，常集居于朽木、枯叶、石块等下面，故又名湿生虫，功能破瘀、消癥、利水、解毒、定惊、止痛等。⑥蜣螂，俗名推粪虫、屎壳郎，破癥结，通二便等。⑦白鱼，生存于古旧房室的古书中，或经久不穿的衣服中之全虫，"其形稍似鱼，其尾又有二歧，世用以灭瘢"（《本草衍义》）。上述 7 味虫药，或潜于水，或飞上天，或生于土地之中，而白鱼则更为稀奇，如此"水、陆、空"之虫类，皆可治草木类药难治之病，两类药可相须并用，以增强疗效。

川　芎

芎䓖，主产于四川，故曰川芎，辛温，温通气血，善治头痛。其"上行头目，下调经水，中开郁结，血中气药"（《本草汇言》）。"《主治秘要》云，芎䓖其用有四：少阳引经，一也；诸头痛，二也；助清阳，三也；湿气在头，四也"（《医学启源》）。"头痛须用川芎，如不愈，加各引经药：太阳羌活，阳明白芷，少阳柴胡，太阴苍术，厥阴吴茱萸，少阴细辛"（李东垣）。"唯风寒之头痛，极宜用之。若三阳火壅于上而痛者，得升反甚，今人不明升降，而但知川芎治头痛，谬亦甚矣"（《本草正》）。川芎在"四物汤用之，以畅血中之元气，使血自生，非谓其能养血也。……又开郁行气……行气血而邪自散也"（朱丹溪）。川芎为当今治冠心病心绞痛常用药，取其"特异清香气"（《中药大辞典》）而行气活血通脉之功。

1. 头痛

（1）偏头痛　京芎细锉，酒浸服之。（《斗门方》）

（2）风热头痛　川芎劳一钱，茶叶二钱。水一钟，煎五分，食前热服。（《简便单方》）

（3）血虚、受风头痛　友人郭某某妻，产后头疼，或与一方当归、芎劳各一两煎服即愈。此盖产后血虚兼受风也。愚生平用芎劳治头疼不过二三钱。又治一人，因脑为风袭头疼，用川芎、菊花各三钱，煎汤服之立愈。（《医学衷中参西录》）

编者按：张锡纯说："芎劳味辛、微苦、微甘，气香窜，性温。温窜相并，其力上升、下降、外达、内透无所不至。故诸家本草，多谓其能走泄真气，然无论何药，皆有益有弊，亦视用之何如耳。其特长在能引人身轻清之气上至于脑，治脑为风袭头疼、脑为浮热上冲头疼、脑部充血头疼。"

2. 验胎方　经水三月不行，欲知是胎与否，以此验之。川芎末一匙，用蕲艾煎汤，空心调服。腹内微动是胎，不动者非也。（《串雅内编》）

编者按：《本草纲目》和《良朋汇集》均有此记载。此法近年有人试用有效验。现今经停3个月是否怀孕，B超已可确诊。验胎方虽有效验，但恐有动胎之虞，故不提倡。

桃 仁

桃仁，苦甘平，破血行瘀，润燥滑肠。"为血瘀血闭之专药"（《本经逢原》）。其"性善破血，散而不收，泻而无补，过用之及用之不得其当，能使血下不止，损伤真阴"。"凡经闭不通由于血枯，而不由于瘀滞；产后腹痛由于血虚，而不由于留血结块；大便不通由于津液不足，而不由于血燥秘结，法并忌之"（《本草经疏》）。桃仁有宜忌，诸药皆然。

（一）内科病

1. 咳嗽　上气咳嗽，胸膈痞满，气喘，桃仁三两，去皮、尖，以水一大升，研汁，和粳米二合，煮粥食。（《食医心镜》）

编者按：《名医别录》首曰桃仁"止咳逆上气"，上述以单味桃仁治之。《千金要方》苇茎汤治肺痈用桃仁。可见桃仁对肺病有特殊功用。现代研究发现桃仁有"镇咳"作用。

2. 咳喘 笔者在辨证的基础上加用桃仁治疗顽固性咳喘，收效满意。

原按： 现代药理研究表明，本品含有苦杏仁苷、脂肪油、维生素 B$_1$、挥发油等。其镇咳作用主要是苦杏仁苷水解后产生氢氰酸，少量应用即可镇咳，一般 10~12g 左右。大量内服可麻痹延髓呼吸中枢，引起中毒，故不宜多用。（杨德明《中医杂志》2003；3：170）

编者按：《千金要方》苇茎汤治肺痈，方中用桃仁必有深意。桃仁味苦性平，具活血祛瘀、润肠通便之功效，基于中医气与血、肺与肠的特殊关系，血行则气利，肠通则肺降，故咳喘遂平。然而桃仁毕竟为攻破之药，似乎应以实证咳喘为宜。

3. 外伤性胸痛 单味桃仁治疗外伤性胸痛 52 例取得良效。病程最短 1 日，最长 4 日，平均 2.5 日。本组病例均有外伤史，胸部拍片排除胸骨、肋骨骨折及肺部疾患。治疗方法：生桃仁适量，去皮，文火炒黄，研末。每次 3g，日 2 次，黄酒冲服。结果：治愈（服药 3 日胸痛消失）49 例，好转（服药 3 日胸痛减轻）3 例。治愈率 94.2%，总有效率 100%。

原按： 胸痛若为胸部外伤而损伤经脉气血者，桃仁具有活血祛瘀的功效。现代药理研究发现，桃仁含扁桃苷，有消炎、镇痛作用。黄酒冲服可加强桃仁的活血祛瘀功效，从而使胸部肿胀消退，瘀血消散吸收，筋骨舒展。（吴建平《山东中医杂志》1997；3：139）

编者按：《本草纲目》："桃仁行血，宜连皮尖生用；润燥活血，宜汤浸去皮尖炒黄用。"本草书多记载"行血连皮尖生用，润燥去皮尖炒用"。上述说"去皮"不知依据为何？

4. 慢性胃炎 笔者根据长期临床应用经验，体会到治疗慢性胃炎，在柴胡疏肝散的基础上加桃仁，其疗效明显提高。气滞明显者加木香、青皮、郁金；兼瘀血者加川楝子、延胡索以理气止痛。临床观察 45 例，结果治愈 32 例，有效 9 例，无效 4 例，总有效率为 91.1%。如治程某，男，56 岁，1998 年 2 月 2 日初诊。病人上腹部胀满疼痛，胸闷嗳气 1 年。现症：胃脘胀满，攻撑作痛，痛连两肋，胸闷嗳气善太息，形疲乏力，每因烦恼郁怒症状加重，苔多薄白，纤维胃镜示慢性萎缩性胃炎，证属肝气犯胃。处方：柴胡 9g，陈皮 9g，川芎 9g，枳壳 9g，白芍 15g，青皮 9g，甘草 6g。服药 1 月，临床症状减轻，但仍形瘦乏力，胃镜复查胃黏膜无明显改善。后思桃仁苦甘，善活血化瘀，中药药理研究能改善毛细血管微循环，遂于原方加桃仁 12g，再服 1 月，临床症状消失，复查胃镜胃黏膜萎缩病变消失。（马波《中医杂志》2003；3：170）

编者按： 慢性浅表性胃炎、慢性萎缩性胃炎发病较缓，病程较长，治愈较慢，从中医角度来看大多属于久病范畴，而久病则多瘀、久病易入络。桃仁功善活血，结合现代药理桃仁能改善毛细血管微循环，因此上述疾病在辨证的基础上加用桃仁可提高疗效。

5. **心绞痛** 笔者近年来用单味桃仁外敷胸部心脏对应区治疗心绞痛 10 余例，取效满意，现举例介绍如下。赵某，男，56 岁。有心绞痛史 2 年余，一直服用硝酸酯类药物、冠心苏合丸等药物。笔者用桃仁 30g 捣细，加适量蜂蜜调至成糊状，摊敷心前区对应皮肤上，布带束紧，每日更换 1 次，15 天为 1 个疗程，并嘱其递减口服药量，忌食厚腻过咸之品，3 个疗程后，已不需服用药物，心绞痛症状消失。（邵景新《中医杂志》2003；3：171）

编者按：桃仁化瘀，用于冠心病、心绞痛等症本不足为奇，本案特色在于桃仁外敷而非口服，操作方法简便，病人易于接受，值得我们借鉴。

6. **失眠** 桃仁常用于治疗气血瘀滞所致诸证，笔者临床应用时发现其对失眠多梦症亦有良效。

原按：笔者每于治疗他证时见失眠多梦症状，经多方医治无效时，加入桃仁一味，均获良效。桃仁治疗失眠多梦症状虽较少有医籍记载，但王清任《医林改错》血府逐瘀汤所治症中即有"夜睡梦多"的记载。现代研究证明，桃仁能改善微循环，软化血管，镇静安神，降低血压，从而起到健脑、安神的作用。（母庆宏《中医杂志》2003；3：171）

编者按：桃仁、丹参同为活血化瘀药，但据本案（医案较长，删去）描述，针对血瘀型失眠多梦似乎桃仁疗效优于丹参，这就提示我们在选择同类药物时应注意共性基础上的个性。血府逐瘀汤作为治疗血瘀失眠的"专方"已为大家所共知，方中用桃仁应重视。

（二）妇科、外科病

1. **产后血闭** 桃仁二十枚（去皮、尖），藕一块。水煎服之。（《唐瑶经验方》）

2. **产后尿潴留** 病人李某，女，23 岁。产后 5 天小便不通，导尿 4 次，经西医治疗无效，请中医会诊。用桃仁 20g，葱白 2 根，冰片 1.5g，捣成泥，蒸热填入脐部，用纱布条固定。2 小时后小便自行通畅。临证时待病人自觉有热气入腹，即有尿意，小便自通，若一次不通可再加热用一次。

原按：中医学认为产后尿潴留是"气机失调所致"。脐部的皮肤比较嫩，神经、血管比较丰富，用桃仁泥敷脐能调整机体自主神经功能，气机调畅，小便自通。本法简便，疗效好，无毒性及不良反应。（陈仁礼《中医杂志》2003；3：172）

编者按：血不利则气滞，气不调则水停。桃仁虽无治水之功，然而却有治水之妙。

3. **唇风、酒渣鼻** 郭某某，男，54 岁，1995 年 7 月初诊。上唇干裂、出血、结痂、脱皮 1 年半，轻度疼痛，有瘙痒、灼热感，大便干结，口干，影响进食及说话。曾在多家医院门诊及住院治疗，医院病理切片排除癌变，服中、西药无效，病人来我处求治。查上唇局部增厚、干燥，可见褐色痂皮，皲裂，脱屑，舌质暗、苔薄白，脉微弦。嘱病人取新鲜桃仁一枚，研碎，敷于唇部，1小时后取下，1日1次。病人敷2天即愈，随访2年余未发。用此法治疗酒渣鼻效果亦佳。

原按： 唇风亦称"口唇湿烂""紧唇"及"沈唇"，相当于西医学慢性唇炎及剥脱性唇炎，临床治疗多从脾胃火热论治。酒渣鼻大多责之肺胃积热，血瘀凝结，熏蒸鼻端。二病治疗单从血瘀入手，外用药物治疗少见。笔者考虑二病虽异但病理基础均为血液凝滞局部，失于营养。桃仁具有活血祛瘀、润燥滑肠之功，李杲指出本品治"皮肤血热燥痒，皮肤凝聚之血"。笔者受其启发，用之直接作用于病变局部，活络消瘀，则气血循行常道而愈。现代研究认为：瘀血产生的实质是循环障碍，活血化瘀药物具有促进机体新陈代谢，扩张血管，增强毛细血管通透性，明显改善循环障碍作用，促进局部出血的吸收，减轻软组织肿胀，有利病变组织修复。本法简便廉验，值得推广。（汪筱燕《四川中医》1998；6：53）

4. 荨麻疹 笔者在治疗过敏性疾病时，常用桃仁（捣如泥）为主药，每获良效。（公茂任《中医杂志》2003；3：171）

编者按： 中医有"治风先治血，血行风自灭"之说。本案以桃仁为主药辨证治疗过敏性疾病正是体现了这一理论。

5. 口疮 家父成九轩擅长应用单味药治疗常见病，每获良效，兹将其以桃仁为主外用治疗火毒热结所致口疮的经验介绍如下。取去皮尖桃仁40~50枚，盐酸黄连素片7~10片，共研细末，另取熬化的猪油20ml，香油10ml，将上药拌匀成糊状，贮瓶内备用，每日外涂2次，一般3~5天即愈。例：患儿，男，8岁。因口唇糜烂1周来诊，家长代诉：1周前口唇出现红肿微痒，患儿手抓舌舔，次日出现米粒样大水疱，伴口唇红肿疼痛，曾在社区卫生站予抗生素治疗1周未效，遂来门诊求治。刻诊：患儿面容痛苦，唇外侧红肿，创口处有黄色液体渗出，因口唇肿痛，每日以吸管进流质软食，小便略黄，大便干，舌质红、苔微黄，脉数，当即用生理盐水清洗后，外涂该药，次日即感疼痛明显减轻，且红肿基本已消，无渗出物，3天后告愈，随访未复发。

原按： 以上治例为火毒热结所致，经用桃仁为主治疗后疗效确切。桃仁具有破血行瘀、润燥滑肠之效。孟诜云："桃仁治小儿口生烂疮初起瞟浆似火疮……"家父从中受启发，以桃仁为主治疗口角炎、口腔溃疡、唇痒干裂等，都收到了满意的疗效。（成文尧《中医杂志》2003；3：172）

编者按： 火毒热结之疮痈一般都具有热、瘀两方面病机，热可壅滞气血，瘀则加重热结，二者常常同时并见，且互相影响，因此在治疗疮痈类病证时，无论内服还是外用，单纯清热往往效果不佳，应该注意活血化瘀药的配合。

结　语

桃仁味苦泄下降导以祛瘀活血，味甘和畅气血以生新血，故经方所载 8 方，均取桃仁"治瘀血"之功。本品为种仁类药，质润下行，有润肠通便之功。因桃仁活血降导之功颇著，故孕妇忌用。

临床应用如前述，其内服还可治疗恶性肿瘤、精神分裂症、非化脓性肋软骨炎、肠梗阻、视神经萎缩、球后视神经炎有佳效，外用对男女青年面部痤疮亦有较好效果。

桃仁含苦杏仁苷，在苦杏仁酶的分解下，可产生氢氰酸，临床报道 1 例成人因食炒桃仁数十枚而使呼吸中枢麻痹引起死亡者，应引以为戒。

现代研究表明，桃仁能抗凝、抗过敏、抗炎，并能镇咳、改善肿瘤病人的贫血及疼痛。

红蓝花

红蓝花，现名红花，辛温，活血通经，祛瘀止痛。其"善通利经脉，为血中气药，能泻而又能补，各有妙义。若多用三四钱，则过于辛温，使血走散……若少用七八分，以疏肝气，以助血海，大补血虚，此其调畅而和血也；若止用二三分，入心以配心血，解散心经邪火，令血调和，此其滋养而生血也；分量多寡之义，岂浅鲜哉"（《药品化义》）。总之，红花"多用则破血，少用则养血"（《本草衍义补遗》）。红花为活血止痛常用药，妇人胎孕产后诸血分病更常用，并为外伤瘀血肿痛所常用。

（一）内科病

1.眩晕（高血压病） 段某某，58 岁，患高血压病，经服红花泡酒一月之久，以后一年多未再来复诊。后病人因咳嗽频繁，又来求治，询问高血压病，他说："已经好了，服红花泡酒一年来血压正常。"我测血压，果尔如此。（《来春茂医话》）

编者按： 现代药理研究证实：红花的水提取液对血压无明显影响，而乙醇提取液能使血压下降。

2.肝硬化 李某，男，52 岁，工人。肝炎病史 10 余年，病程迁延，肤、目黄染，面颈部见赤缕、蜘蛛痣，朱砂掌阳性，苔薄、舌红，脉细弦。B 超提示肝硬化，门脉高压（门静脉直径 14mm），门脉血流速度减慢（14mm/s），肝功能检查 ALT、AST 轻度异常，TBIL（总胆红素）波动于 35~60μmol/L。曾使用茵栀黄、苦黄、亮菌甲素等多种治疗，效均不佳。嘱其用藏红花每日 1g，泡茶徐饮，佐以养阴清热之剂，坚持一月。复查肝功 TBIL 下降，因藏红花价格昂贵，改为每日 0.5g 继服。TBIL 下降至 30μmol/L，B 超门脉血流速度 16.5mm/s。

原按： 朱老在临床上遇有肝硬化长期残留黄疸不退，使用一般利胆退黄药物无效者，他在辨证处方时再给予藏红花 0.5~1.0g，每日晨起泡茶，徐徐饮之，坚持月余，往往能收到良好的效果。经 B 超检查发现此类病人经治疗后的门脉血流速度较治疗前有明显提高。这与藏红花兼有活血利胆双重功效密切相关。现代药理研究也证明，藏红花酸钠盐及藏红花酸酯具有利胆作用，通过改善微循环，促进胆汁的分泌和排泄，从而降低异常增高的球蛋白和总胆红素，可用于肝炎后肝硬化的治疗，并可以提高细胞中 TAD（还原型谷胱苷肽）的浓度，有利于肝脏的解毒功能。（《朱良春医集》第 280 页，陈淑范、朱彤整理）

（二）妇科病

1. **热病胎死**　红花酒煮汁，饮二三盏。（《妇人良方补遗》）
2. **胎衣不下**　红花酒煮汁，饮二三盏。（《产乳集验方》）
3. **难产**　刘复真遇府判女，产不利，已死，刘以红花浓煎，扶女于凳上，以绵帛蘸汤遏之，连以浇帛上，以器盛水，又暖又淋，久而醒，遂生男子。盖遇严冬，血冷凝滞不行，温则产，见亦神矣。（《古今医案按》）
4. **产后血晕**　新昌徐氏妇，病产晕已死，但胸膈微热。有名医陆氏曰："血闷也。得红花数十斤，乃可治。"遂亟购得，以大锅煮汤，盛三桶于窗格之下，异妇寝其上熏之，汤冷再加，有倾指动，半日乃苏。（《本草纲目》第十五卷"红蓝花"引《养疴漫笔》）
5. **产后脚痛**　病人朱某及孙竹匠之妻，茅店乡一妇人，均是产后脚疼痛，用川红花 30g，用水酒 1 碗煎汤，1 日服 2 次，3 剂愈。（《名老中医经验汇编》）
6. **产后腹痛**　韩某，28 岁。病人产后 27 天，腹痛当脐左右，窜痛不定，甚则如刺难忍，口渴不喜饮，胃呆纳滞，大便秘结，面色无华。病届半月，经医服药未能奏效。诊其脉沉细弦，舌淡苔腻而润。证属产后血虚，风邪侵入，阻滞经脉。因遵仲师明训，用红花 10g，以米酒 1 碗，煎减半，分 2 次温服。次日腹痛减半，纳增神振，大便得行，药已中病，效不更方，再予 2 剂，腹痛痊愈，诸症平息。（陈振智《浙江中医杂志》1986；7：302）

编者按： 本案乃以红蓝花酒变通应用于产后腹痛而取效。

7. **乳癖（慢性乳腺增生症）**　袁某某，29 岁，患乳癖（慢性乳腺增生）五年余，遇情志恼怒即肿大疼痛，病随喜怒消长，每次发作均需输青霉素十多天，加服"乳癖消"方能消除。病人于去年四月来诊，可见左侧乳房有如核桃状肿物四块，触之则疼剧，推之可移，舌红、苔白，脉弦紧。按中医辨证，不通则痛，痛则有瘀，遂予输青霉素 3 天，加用 150g 红花，分 3 次布包蒸熟，热敷患处，3 天后症状与肿块俱消。（张春青《中医外治杂志》1997；2：34）

（三）外科病

1. 肿痛　一切肿，红蓝花，熟揉捣取汁，服之。（《外台秘要》）

2. 扭伤、灼伤　红花酊：藏红花一两，75% 乙醇十两。制法：红花浸酒内七昼夜，去渣备用。功用：活血祛瘀，消肿止痛。主治：扭伤血肿，大面积灼伤，瘢痕。用法：外涂或用纱布蘸药罨包。（《赵炳南临床经验选》）

编者按： 早前有报道（《药学通报》1959；11：567）取干红花按 1% 的比例浸入 40% 的乙醇中 1 周，待红花呈黄白色沉于瓶底后，用纱布过滤。临用时加 1 倍蒸馏水稀释，以脱脂棉浸湿外敷，用绷带包扎。用以治疗砸伤、扭伤所致的皮下充血、肿胀等，以及腱鞘炎、疖肿初期，效果显著。赵老经验与其大同小异，临证之时均可参考。

3. 跌打损伤　王某，20 岁。打篮球时左脚严重扭伤，伴有皮下瘀血，疼痛、肿胀，睡不能寐，服镇痛药疼痛方能减轻。X 线拍片骨质无损坏，软组织损伤。用下述方法涂于患处，六小时后疼痛减轻，一日后不需服用镇痛药物，可以入眠。两天后患处肿胀明显消退，连用药四次，八天后自由行走，告愈。治疗方法：取红花、白酒等量，视受伤面积而定，用 50~60° 白酒将红花拌匀，以挤压红花时有酒渗出为宜，用火点燃，燃烧时搅拌均匀，见红花表面变黑，无红色为宜，盖灭，待温度适宜时涂于白布上，贴敷于患处。如皮肤破损先清创再贴；如有出血者，红花一部分可延长燃烧时间，先敷于出血处，再以剩余部分涂于患处。每日 3~5次，连续敷用二日。

原按： 红花系活血化瘀、消肿止痛的药物，应用颇广，如《金匮要略》红蓝花酒等。在前人的启示下，本人经过多年实践研究，采用单一用药以酒为引的方法，用红花炭防止渗出，用酒既能消肿引经，又能促进组织的血液循环，使红花更快起效。此方法简便、效验、易于应用，企同道验之。（胡旭升《中医杂志》1991；11：58）

编者按： 本案之红花与白酒合用治疗跌打损伤方法，确源于《金匮》红蓝花酒，具体用法有创意，且简便易行，值得效法。

4. 压疮

（1）红花适量，泡酒外治压疮。（《云南中草药》）

（2）用红花 500g 加水 7000ml，约煎 2 小时红花呈白色后过滤取液，再用文火煎 3~4 小时，使呈胶状。用时涂于纱布上贴患部，覆以消毒纱布，固定。隔日换药 1 次。据 20 例 24 处压疮治疗观察，5 次以内治愈者 8 处，10 次以内治愈者 11 处，10 次以上者 5 处（其中有 20~25 次治愈的 2 例，病程达 1~2 年）。(《中华外科》1961；8：560）

结　语

红花善于活血祛瘀，并能消肿止痛，为内、妇、外科常用药，但孕妇及月经过多者忌用。临床可用红花泡酒治疗高血压病，或加入复方治冠心病，亦可单用红花外敷疗乳癖、压疮，还善治产后诸疾瘀血内停者。此外，亦常用治急、慢性肌肉劳损，扭伤、灼伤、跌打损伤等。特别提醒，古今用红花，多与酒合用。

现代研究表明，红花酒煎剂有持久的降压作用，在增加冠脉血流量、降低冠脉阻力、抑制血小板凝集、增加纤维蛋白酶溶解活性、抑制体外血栓形成等方面有佳效。

紫　葳

紫葳，即凌霄花。酸而微寒，为女科血瘀血热病人 "必用之药"（《本草求真》）。此药可治 "崩中……血闭"（《神农本草经》）。

1. **便血**　凌霄花，浸酒饮服。(《浙江民间草药》)
2. **闭经**　凌霄花为末。每服二钱，食前温酒下。(《徐氏胎产方》)
3. **崩漏**　凌霄花末，温酒服方寸匕，日三。(《广利方》)
4. **身痒**　凌霄花为末，酒调服一钱。(《医学正传》)
5. **酒渣鼻**　①凌霄花、山栀子。上等份，为细末。每服二钱，食后茶调下，日进二服。(《百一选方》)②以凌霄花研末，和密陀僧末，调涂。(《岭南采药录》)

王不留行

王不留行，苦平，行血通经，催生下乳，消肿敛疮。其性善于通利，"行而不住"（《本草纲目》），"走而不守"（《本草述》），"下行而不上行者也"（《本草新编》）。

1. **淋证**　王执中《资生经》云：一妇人患淋卧久，诸药不效，用剪金花（编者按：此王不留行异名之一）十余叶（王不留行的枝叶）煎汤，遂令服之，明早来云，病减八分矣。（录自《本草纲目》）

编者按:《本草述》："王不留行……更司小水，故治淋不可少。"上述可知，王不留行及其枝叶皆可治淋证。

2. 痛证　近年来，笔者在治疗胸痛、胁肋痛、腹痛、胃脘痛等症时，于方剂中加入王不留行 15~20g，水煎服，止痛效果明显提高。所治案例，虽临床表现不同，但有两个共同点：病位都在足厥阴肝经经脉循行所过部位；都具有肝郁气滞作痛的病机。王不留行入肝胃二经，通经活血，疏导经脉，在他药的协同下，达到通则不痛之效。（乔瑞清《山东中医杂志》1995；8：361）

3. 缺乳、乳痈

（1）妇人因气，奶汁绝少　瞿麦穗、麦门冬（去心）、王不留行、紧龙骨、穿山甲（炮黄）各等份。上五味为末，每服一钱，热酒调下，后食猪蹄羹少许，投药，用木梳左右乳上梳三十来梳，一日三服，食前服，三次羹汤投，三次梳乳。（《卫生宝鉴》涌泉散）

编者按：上述经验着眼点有三：一是将二味通乳专药王不留行、穿山甲并用；二是服"猪蹄羹"食疗法；三是结合梳乳外治法。

（2）乳痈初起　王不留行一两，蒲公英、瓜蒌仁各五钱，当归梢三钱。酒煎服。（《本草汇言》）

（3）乳房诸疾　笔者应用黄酒冲服炮山甲、炒王不留行末（每次各 5~10g，日 2 次）为主，治疗乳房疾病取得良效。其组方宗旨是以疏经、散结、通络为主。方中炮山甲咸而微寒，入肝、胃经，咸能软坚，性善走窜，可透达经络，直达病所，功专消肿排脓，通经下乳，通络散风，为治妇女经络阻滞，乳汁不下，瘀血经闭，痈肿初起，瘰疬结核之良药。王不留行甘苦平，亦入肝、胃经，能走血分，为阳明、冲任之药，功专通利，上能通乳汁，下能通经闭，其特点为行而不住，走而不守，善利血脉，今多用作下乳专剂，以其消肿止痛，亦可用于痈疽肿毒，对乳痈尤为专用。温黄酒辛香走窜，温经通络，载药上行之力。（杨洪芝《山东中医杂志》1995；6：254）

4. 缠腰火丹（带状疱疹）

（1）将王不留行用文火炒黄直至少数开花，研碎，过筛，取细末。如患处疱疹未破溃，用麻油将药末调成糊状外涂；如疱疹已溃破，可将药末直接撒布于溃烂处。每日 2~3 次。治疗 16 例，一般用药后 10~20 分钟即可止痛，2~5 天痊愈。局部未见不良反应。

（2）刘某，男，33 岁，无为县徐岗人，1991 年 4 月 20 日诊。畏寒，肋间疱疹伴疼痛 4 日，经当地医治无效求治。查：体温 37℃，第 9 肋间沿乳中线及腋前线之间，呈现红斑，血性黄豆大的血疱，排列成带状，局部灼热感，压痛明显，腋下淋巴结肿大伴轻度疼痛，全身检查未见阳性体征，诊断为出血性带状疱疹。先行抗生素等对症治疗，局部涂擦炉甘石洗剂。经治 2 日后，水疱、丘疹继续呈现。停用炉甘石洗剂，改用王不留行糊剂（王不留行 60g，麻油 100ml，鹅毛管

1只。将王不留行置于瓦上用温火焙焦，冷却后研成细粉（过筛），加入麻油调成糊状，储瓶备用）局部涂擦，1日2次，当日下午疼痛消失，第2日热退，血疱相续萎缩，斑丘疹消退，第5日血疱干燥结痂痊愈。

原按： 带状疱疹，中医称作"缠腰火丹"，俗称"索葙疮"。该病是由于肝火或脾胃经湿热，循经外溢所致。药理研究表明，王不留行有明显镇痛作用，可预防和控制感染。（蒋其润《安徽中医临床杂志》1997；4：224）

蒴藋细叶

蒴藋细叶，又名接骨草、血满草、落得打等，酸甘而温，活血散瘀，祛风除湿。长于接骨、消肿、止痛。

土瓜根

土瓜根（王瓜根），性味苦寒，具有清热生津止渴、活血化瘀通经之功。

干 漆

张元素说：干漆"削年深坚结之积滞，破日久凝结之瘀血"，可谓要言不烦。

煆灶下灰

煆灶下灰，《神农本草经》不载，首载于《名医别录》，名"灶灰"。《中药大辞典》未收录。陶弘景云：本品"即今之煆铁灶中灰尔，兼得铁气，以疗暴癥大有效"。经方取其破癥坚积聚之功，以协助鳖甲煎丸中诸药行气化瘀、除痰消癥以治"疟母"。

水 蛭

水蛭，咸苦性平（有腥气），破血，逐瘀，通经。水蛭特性，"最喜食人之血，而性又迟缓善入，迟缓则生血不伤，善入则坚积易破，借其力以攻积久之滞，自有利而无害也"（《神农本草经百种录》）。由于其"善入血分……其气味与瘀血相感召，不与新血相感召，故但破瘀血而不伤新血"（张锡纯）。由于水蛭的上述功效特点，其适应证十分广泛，内、妇、男、外科凡瘀血所致的各种病证，皆可治之。

（一）内科病

1. 心痛（冠心病、心绞痛）　中医之真心痛、厥心痛、胸痹等病相当于西医冠心病、心绞痛，多因气滞不通，血脉瘀阻所致，故"活血化瘀"乃其重要治疗原则之一。但这仅是对实证而言，仍属治标，其本在心肝肾之气阴两虚。急则治标，缓则治本，或标本并治，应审证用药，不可偏执。如证属气滞血瘀，经脉挛急，血运不畅而致之心绞痛，甚则心肌梗死，而舌与口唇有明显瘀斑时，在一般活血化瘀、理气通阳之剂中，加用活血化瘀解凝之水蛭1g，每获佳效。（《虫类药的应用》）

编者按：有学者将水蛭胶囊用于冠心病的治疗（杨永华《辽宁中医杂志》1996；6：283），发现水蛭对大部分病人之临床症状、全血黏度、心功能、心电图等方面均有明显改善作用。

2. 流行性出血热伴急性肾功能衰竭或热入血室证　流行性出血热是我国常见、高发的急性传染病，发病率居世界首位。在治疗本病时，我习用《伤寒论》抵当汤合《温病条辨》桃仁承气汤，其中水蛭、虻虫用量均为10g，制成口服合剂（亦可灌肠用），每剂250ml，分两次口服或一次灌肠，据病情轻重，日1~2剂，少数极严重病人日夜进3~4剂。不拘病期，只要出现腹痛即用，尽早行瘀泄热，确有防止瘀证加重，减轻肾脏损害，提高越过少尿期和（或）多尿期率，促进早日康复的作用。

通过多年来数百例临床观察，体会到水蛭、虻虫不仅破血逐瘀力强，而且有较明显的"利水道"和"通利血脉及九窍"的作用。对瘀水互结的急性肾功能衰竭尤为对症。二者虽有小毒，而书中明训"孕妇忌服"，但证之临床，并无任何毒性及不良反应。曾用于7例孕期长短不等的孕妇病人，无1例堕胎，可见"有故无殒，亦无殒也"实属至理。至于用量，书中均为3~6g，似觉保守，事实证明，每剂10g，连婴幼儿均能接受，对瘀证严重的流行性出血热，实不为过。且可多剂连用，以大便由黑转黄、腹痛全止为停药指标，并无动血或令血出不止之弊。过早停药，有腹证再起的例子，故应掌握除恶务尽的原则。

值得一提的是，热入血室证，在流行性出血热过程中常可见到，表现为女性病人经期发病，经水即断，数日后少腹急结疼痛，暮则谵语，严重者白天亦间有谵语，西医往往难以诊断，或诊为"感染性精神病"。男性病人虽无经水适来适断之症，但腹痛便黑，暮则谵语，口燥但欲漱水不欲咽等热入血室证均在。西医无对症之治法，中医则易明确诊断，上述桃仁承气汤合抵当汤合剂，疗效甚为快捷稳妥，大多治疗1~2天即可令腹痛缓解，神志清楚，女性病人经水复至，诸症大减而获热随血解之效。（万兰清《中医杂志》1993；1：6）

编者按： 上述经验，既论方，又论药，方源于药，密不可分。水蛭治瘀证，热病与杂病，均为良药。《伤寒论》治热入血室证以小柴胡汤为主方。上述以水蛭为主的活血化瘀方药取得的效验，为辨证论治"热入血室"证开辟了新思路。

3. 肺气肿、肺心病 王某，男，61岁，1987年12月3日初诊。罹咳喘宿疾10余年，刻诊：背部畏寒，咳嗽气急，不能平卧，胸闷多痰，口唇发绀，面色黧黑，杵状指，下肢明显浮肿，舌淡暗，舌下络脉瘀滞，脉沉迟。予水蛭胶囊1g，日服2次，同时用苓桂术甘汤加葶苈子煎服。用药数天，胸闷气急，浮肿多痰等症明显减轻，守原方续用1周，病情得到控制。

原按： 治疗慢性阻塞性肺气肿、肺心病，凡见眼睑暗黑，口唇发绀，肢体浮肿，指端粗大，颈静脉怒张，舌下静脉迂曲等瘀血内停或瘀水互结的表现，即用水蛭胶囊配伍苓桂术甘汤加减治疗，既能活血祛瘀，又能利水消饮，对改善症状效果明显。（沈万生《中医杂志》1993；2：69）

编者按： 上述肺心同病者，初病在气，久病在血。以肺主气，心主血也。肺心病者，气虚为本，血瘀为标，"血不利则为水"也。其治方之功效，正体现了标本兼治之理念。

4. 久咳 民间有用水蛭治疗久咳的单方。方法：将水蛭放于豆腐上，置碗内，其上再扣一碗，于饭锅上蒸熟，然后弃水蛭，尽食其豆腐及汤。笔者受其启发，对临床久治难愈的咳嗽，常于方中加上水蛭3~6g，每能获意外之疗效。后又试用于跌打损伤、负重努伤、咯血残瘀等所致的瘀血咳嗽，同样亦建奇功。笔者近年来共收治此类咳嗽病人36例，皆以生水蛭合二味参苏饮加味煎服，有效率达94.4%。

原按： 水蛭治咳，全赖其祛瘀透络之功。而久咳肺失宣肃，必致气滞血瘀，瘀血咳嗽则更是瘀阻肺络所致。瘀血停留于肺，阻遏气道，又使肺气宣肃受碍，是以咳嗽久久难已。欲治其咳，须祛肺瘀而畅达肺气，方能得愈。但肺为娇脏，久咳又令肺气亏虚，难任猛烈之剂，轻剂又难建功，故选药颇为棘手。唯水蛭破瘀力宏，且性缓善入，长于透络，又专入血分，无伤肺气。因此，对久咳、瘀咳的祛瘀透络，水蛭确系佳品。（管济生《中医杂志》1993；3：134）

编者按： "久咳致瘀"者，治瘀即是治咳嗽之本，水蛭有良效。《千金要方》苇茎汤为"治咳"之方，方中用桃仁为何？治瘀也。

5. 水肿（慢性肾炎） 刘某某，男，28岁。1988年5月18日就诊。自诉腰痛，水肿伴蛋白尿1年余。曾在某省医院作肾活检，诊断为系膜增殖性肾炎，24小时尿蛋白定量2.68g，用雷公藤、潘生丁治疗1个月，出院时24小时尿蛋白定量为2.86g，定性（++~+++），遂转入我院中医治疗。刻诊：头晕乏力，面色少华，腰膝酸痛，双下肢浮肿，按之凹陷不起，口干不欲饮，纳差，舌红有瘀点，脉细涩。证属脾肾两虚兼有瘀血。处方：生黄芪、桑寄生各30g，山药、苡仁、牛膝、芡实、金樱子、地龙各15g，车前子、何首乌各12g，全蝎5g，甘草6g。水煎服，每日1剂。另配生水蛭粉3g，1日1次。半个月后诸症大减，水肿基本消退，继服上方1个月后复诊，尿蛋白微量，24小时尿蛋白定量0.42g，诸症消失。随访半年未复发。

原按： 临证以水蛭治肾炎水肿收效甚捷。据《本草从新》记载：水蛭"治水肿，败毒"。回顾本人用水蛭治疗慢性肾炎20例（含普通型、高血压型、肾病综合征型），均是用辨证方治疗1个月无效者，在原方基础上，再加服水蛭粉2~3g，1日2次。治疗后其24小时尿蛋白定量、水肿均显著减轻。其利尿、消蛋白尿作用一般在使用后7~10天最明显。（齐智勇《中医杂志》1993；4：197）

编者按： 慢性肾炎水肿者，"血不利则为水"（《金匮要略·水气病》篇）也。故在本方中加入水蛭，取其活血化瘀而利水。

6. 关格（慢性肾功能不全） 慢性肾功能不全临床证候繁多，病机错综复杂，治疗颇感棘手，系难治性疾病之一。笔者自1980年始，在益肾汤中重用水蛭治疗本病，并设益肾汤为对照组，收到了一定效果。益肾汤组成：黄芪50g，枸杞子30g，桑椹15g，山萸肉10g，附子10g，大黄10g，银花、白花蛇舌草各15g，车前子、益母草、丹参各30g。每日1剂，分3次温服。随症加用其他药物。如尿毒症症状明显，或呕吐严重不能进食者，用生大黄、半枝莲各30g，生牡蛎50g。水煎，取汁100ml，保留灌肠20分钟，每日1~2次，以每天排便3~4次为宜。其他对症处理，包括利尿、降压、纠正酸中毒等。水蛭益肾汤即在上述疗法的基础上，重用生水蛭30g，将其碾粉，过60目筛，分3次，用益肾汤冲服，少数病人服后有恶心呕吐，可装入胶囊吞服。结果显示，水蛭组对临床症状改善和对血尿素氮、血肌酐的疗效，均优于对照组。

原按： 水蛭治疗本病，时间宜早，剂量宜重，疗程宜长。所谓早，即不论是本病代偿期，或是原发病的急慢性期，不必悉具瘀血见证均可投之，愈早愈好。这对治疗原发病、延缓病情发展大有裨益。所谓重，即水蛭剂量要重，常用至30g，量小犹如杯水车薪，难以奏效，且宜生用，忌炙或入煎剂，否则疗效大减。所谓长，即治疗有效后，可长时间服用，乃至数年，不仅能延长存活期，尚能逆转肾功能。水蛭组病情稳定后，继用水蛭，平均存活37.4个月，最长达8年（现已恢复正常工作），而对照组平均存活29个月。水蛭组有效病例，治疗前肾功能属于中度损害范围，而对重度损害者无1例有效。（方新生《中医杂志》1993；4：198）

编者按： 上述对比观察结果表明，水蛭对肾衰竭确有良效。作者治该病用水蛭"时间宜早、剂量宜重、疗程宜长"的经验，应重视学以致用。对益肾汤可不必拘泥，应辨证选方用药为宜。

7. 心脑血管病 我们依据传统的中医理论和现代研究成果，用单味水蛭（取自然干燥水蛭研为细末，装入空心胶囊，每次 2.5g，日服 2 次，服 30 天）口服，治疗伴有血小板聚集率升高的心脑血管病（冠心病、脑梗死、短暂脑缺血发作、高血压等）病人，收到了良好的治疗效果，优于阿司匹林对照组。（高纪理《中医杂志》1993；5：261）

8. 噎膈（胃癌、食道癌） 刘某某，男，55 岁，铁路工人。确诊为胃癌 3 个月，进食日益困难，进流汁亦有梗阻，常呕吐白色痰涎，进行性消瘦，精力疲惫，因不愿手术，1988 年 4 月 19 日由其亲友陪同就诊。处方：①粉剂：水蛭 30g，壁虎 10g，生半夏 10g。上三药共碾极细末，用下方煎剂或浓米汤送服，每次服 0.3~0.5g，一天可服 5~10 次。②煎剂：黄芪 10g，沙参 15g，生赭石 30g，红枣 30g，白花蛇舌草 60g，王不留行 10g，甘草 6g。每剂药加水约 400ml，煎成约 250ml，两天分多次吞服前述药粉。服药 3 日，梗阻即开始减轻，约 3 周，梗阻之症十愈七八，每天能多次少量地顺利进食软食，病人是自费疗疾，见其病情好转，水蛭昂贵，复因缺货，故自行将水蛭减去。约 10 余天，梗阻又开始出现，且日甚一日。于是药粉中又增加水蛭，约 3 日，梗阻又开始减轻，半年后病人认为病情已得到控制，又自行减去水蛭，约 10 日，梗阻又复明显，且日益严重，药粉中再加水蛭，梗阻又渐次减轻。经此反复后，两年多来病人再不擅自减去水蛭。自 1992 年 1 月起，每天只服水蛭等药粉 1~2 次，多以浓米汤送服，煎剂药味亦略有加减。现梗阻已控制，进食顺利，精力日佳，能做轻微劳动。1992 年 12 月中旬复诊，病情稳定。据不完全统计，近 5 年来，我以水蛭为主，或为粉剂，或为蜜丸，或为煎剂，治疗胃癌和食道癌 30 余例（均为晚期危症）对改善症状、提高生存质量，疗效较好。

原按： 水蛭就是人们厌恶、恐惧、望而生畏的蚂蟥，其用量过大时有小毒。若利用其破瘀走血之力得当，又是一味能治疗多种疑难杂病及危急重症的有效良药。（朱曾柏《中医杂志》1993；5：261）

编者按： 上述治胃癌经验之"三味方"，经加减观察，其起到主要功效者是水蛭（浓米汤送服）。其他两味皆毒性大而难寻之药，故不必用之。

9. 中风（脑出血颅内血肿） 王为兰老师是北京市名老中医，行医 50 年，有丰富的临床经验。他擅用水蛭治多种瘀血证，如中风半身不遂等，均取得良好效果。经王老反复比较，从水蛭、虻虫、土鳖虫、大黄等药中进行筛选，观察到以水蛭攻破在经在络之瘀血最为理想。如朱某某，男，44 岁。内囊出血，在某医院行开颅术后，虽生命得救，但左半身不遂已 3 个月，左手肿胀，左侧手足不温，言语塞涩，口流涎沫，苔薄白、舌质暗，脉沉缓。辨证为气虚血瘀，经脉瘀阻。王老投以黄芪桂枝五物汤加水蛭粉 10g 冲服。连服 7 剂后手足温暖而灵活，服药

10 剂，言语渐清，服药 6 个月基本治愈。

原按： ①关于水蛭的用法、用量及禁忌方面，王老亦有其独到见解。首先，他强调以生用晒干研粉为佳，不可油炙，亦勿焙干，因水蛭为虫类，富含蛋白质，经高温加热后有效成分被破坏，则效力降低。在临床上王老发现，当水蛭入煎剂时，其破血通行之力不大，而改用水蛭粉冲服，或改用丸剂时，则其破血之力明显增强。临床证实，张锡纯有关水蛭的论述，确系经验之谈，值得重视。②在用量方面，历代医家皆以本品破血逐瘀力强，且有毒性，主张用量不宜大，1990 年《中华人民共和国药典》规定汤剂用量每次为 1.5~3g，研粉吞服在 0.5g 以下。而王老有个人的经验，临证时因人而异，从小剂量开始，如每次 1.5g、3g、5g、10g、12g、20g，直至增到 30g，均未见任何不良反应。因此他认为，水蛭破血祛瘀之力平和，可根据病情需要，在 1.5~30g 之间选择运用。③历代本草皆载水蛭堕胎，孕妇忌用。如《名医别录》明确水蛭"主堕胎"，《中华人民共和国药典》规定"孕妇禁用"。而王老则认为水蛭无堕胎之弊。他曾治孕妇数人，妊娠 6~9 周不等，要求服药堕胎，王老用水蛭粉 30g，让病人一次冲服，连服 3 日不见胎下，只有少许血水流出，之后又无动静，最终还是做了人工流产手术。故王老认为，如孕妇确有瘀血者，亦可酌情使用水蛭，即所谓"有故无殒亦无殒也"。④王老应用水蛭的指征有四点：一是久病舌质暗，或无身热而舌绛，或舌有瘀斑、瘀点者；二是疼痛日久，为阵发性刺痛或拒按，或触之有硬块，或昼轻夜重者；三是妇女经闭，或经血不断、色紫黑有血块者；四是风湿性关节炎，发生结节性红斑，此起彼伏不绝者。（李文芳《中医杂志》1993；6：343）

编者按： 水蛭对中风之脑出血颅内血肿的治疗时有见诸报端，用法以口服生水蛭粉，一日 3 次，每次 3g，15~30 天为一疗程。水蛭能化瘀以促进血肿吸收，且不会导致再出血。如此既活血化瘀，又能止血以"防止再出血"的双向调治之神奇功效，是西药难与相比也是西医难以理解的。但如此降低死亡率、致残率的事实，必须面对而承认、学习、应用之，以提高治疗水平，不愧于病人。王老先生从实践中摸索出来的应用水蛭的经验诚为可贵，但有两点需要注意：水蛭的剂量大小问题应因人因病而定；水蛭破血"堕胎"不可不知，孕妇应慎用。

10. 高脂血症　用单味水蛭粉治疗单纯性高脂血症、高血压及冠心病伴血脂偏高者。水蛭干燥后研末，装入胶囊内吞服，每粒胶囊内含水蛭粉 0.25g。每次服 3 粒，1 日 3 次。服药 4 周为 1 疗程，2 个疗程后，评定疗效。结果显示：水蛭粉对降低血脂有较好的疗效，能使血胆固醇及低密度脂蛋白下降，而对血甘油三酯及高密度脂蛋白的影响不明显。

原按： 大量临床及实验研究证明，高脂血症与动脉粥样硬化及冠心病的发生有很密切的关系。其主要病因在于浊（属于血瘀、痰湿范畴），其病变的主要机制为血瘀、痰湿或痰热，久病还伴肝肾阴虚，治疗原则主要为活血化瘀、健脾化痰、滋补肝肾。水蛭活血通络而达到治疗作用。（胡细庭《湖南中医杂志》1997；3：16）

编者按：现代研究认为水蛭含有水蛭素，水蛭素是目前最强的凝血酶抑制剂，有阻止凝血酶及纤维蛋白原的作用，从而延缓或阻碍体内和体外的血液瘀结，降低血液黏稠度，起到活血作用。有学者报道（薛凤《上海中医药杂志》1997；9：23），生水蛭与炙水蛭疗效对比观察表明，水蛭生用比炙用更为显著改善血液高凝状态，并改善心脑血管疾病临床症状。

（二）妇科病

1. 崩漏　水蛭炒为末，酒服一钱，日二服。恶血消即愈。（《本草纲目》第四十卷"水蛭"引《备急千金要方》）

编者按：水蛭功能破血，逐瘀，通经。近代医家张锡纯谓："水蛭破瘀血不伤新血……于气分丝毫无损……而瘀血默消于无形，真良药也。"本方以水蛭治疗漏血不止，应为瘀血所致者。

2. 癥瘕积聚、闭经　孟广璧室人，小腹癥瘕，月经不通已数月，畏针灸及汤药。先生治以水蛭（微炒）轧面，每日6g，加白糖冲服。服至90g，月经通，癥块消。张锡纯先生言，水蛭宜生用，疗效优于制熟者。轧面也宜生用。（《医林锥指》）

编者按：《神农本草经百种录》：水蛭"迟缓善入，迟缓则生血不伤，善入则坚积易破，借其力以攻积久之滞，自有利无害也"。此徐洄溪阐发水蛭之功用。凡积证肿块、积水、闭经等因瘀血者，可放胆应用水蛭，不必顾虑重重也。

另有三家报道：单用生水蛭粉治输卵管、卵巢肿块（刘天峰《新中医》1975；5：27）及盆腔炎性包块（杨希仁《中医杂志》1993；2：71），或用血府逐瘀汤原方加水蛭粉治输卵管积水（马凤友《河南中医》1995；2：32），皆取得疗效。

3. 癥积瘀血病（不孕症）

（1）癥积而不孕　张锡纯说："近世方书，多谓水蛭必须炙透方可用，不然则在人腹中，能生殖若干水蛭害人，诚属无稽之谈。曾治一妇人，经血调和，竟不产育。细询之，少腹有癥瘕一块。遂单用水蛭一两，香油炙透，为末。每服五分，日两次，服完无效。后改用生者，如前服法。一两犹未服完，癥瘕尽消，逾年即生男矣。唯气血亏损者，宜用补助气血之药佐之。或问，同一水蛭也，炙用与生用，其功效何如此悬殊？答曰：此物生于水中，而色黑（水色）味咸（水味）气腐（水气），原得水之精气而生。炙之，则伤水之精气，故用之无效。水族之性，如龙骨、牡蛎、龟板大抵皆然。故王洪绪《外科证治全生集》谓用龙骨者，宜悬于井中，经宿而后用之，其忌火可知，而在水蛭为尤甚。特别是水蛭不炙，为末甚难，若轧之不细，晒干再轧或纸包置炉台上令干亦可。此须亲自检点，若委之药坊，至轧不细时，必须火焙矣。西人治火热肿疼，用活水蛭数条，置患处，覆以玻璃杯，使吮人毒血，亦良法也。"（《医学衷中参西录》）

编者按： 张锡纯引录《神农本草经》云水蛭主妇人"无子"。进而解析说："因无子者多系冲任瘀血，瘀血去自能有子也。"张氏以上述论与治例，皆经验之谈，甚是可贵。

（2）癥积5年不孕　　1935年我在故乡行医时，曾为井儿里25岁徐姓女治其少腹瘀血已成癥块症。女结婚5年从未受孕，小腹左侧有一癥如鸭卵大，经常作痛，行经时尤甚，推之不移动，大便畅通，不似有燥屎，断为瘀血日久成积，非桃仁承气汤所能荡下，亦非少腹逐瘀汤轻剂所能温化。因先用针刺，再投以有力之祛瘀化积剂常服之。处方：生水蛭60g，生山药240g，共为细末，每服9g，开水冲，早晚各1次。病人在服药期间，行经有黑血块，服完一料后，癥块消失，次年即生1女。

原按： 山药能养正补气，用以促成水蛭啮血逐瘀之功，是补而不滞，攻而不伤，攻补兼施法。张锡纯《医学衷中参西录》倡用生水蛭攻瘀，于人无损，破除前人"水蛭见水复能化生啮人脏腑"之谬说。我在初学医时，对峻烈药尝作口服试验，虽曾遇毒而无悔。拿干水蛭为末置水中七日，见无化生复活之事，乃根据张氏之说放胆用之。（《岳美中医案》）

编者按： 岳老先生治癥积日久所致5年不孕者，以攻瘀之水蛭与补虚之山药并用，既能攻补兼施，又能矫味，良善之法也。

（3）输卵管不通而不孕　　林某某，女，28岁，1986年5月因不孕就诊。诉婚后3年余未孕，月经30~50天一行，量少色暗，少腹刺痛，腰骶重坠，面色苍白，纳少便溏，舌淡边有齿痕，苔薄白，脉沉缓。妇科检查：双附件增厚，压痛（＋）。输卵管通液试验提示：双侧输卵管不通。辨证为脾肾阳虚，寒瘀阻络。予生水蛭200g，鹿角霜100g，桂枝50g，白术50g。共研细末，每服6g，日2次。4个月后停经，妊娠试验阳性，翌年6月足月顺产一女婴。

原按： 家父尝以生水蛭一味研末治疗胁腹癥积，效果颇佳。受此启迪，近10年笔者以生水蛭末为主，结合辨证配伍用药，治疗妇女附件炎性包块、子宫肌瘤等病近百例，收效较满意。（张云鸣《中医杂志》1993；3：135）

编者按： 上述治例更突显了辨证论治与专方特药相结合之疗效，理应效法。

（4）血阻胞宫而数年不孕　　杨某，女，26岁。1979年3月11日诊。婚后5年未孕。月经15岁初潮，周期25~40天，经期2~4天不等，量少、色紫暗而稠、夹有大量血块，每逢月经来潮之前，少腹坠胀疼痛，兼头痛乳胀，直至经行排出血块则痛减。刻见：病人情绪急躁，站立不安，环口黧黑。苔薄微黄，脉弦细兼涩。妇检：子宫输卵管碘油造影未见异常。曾用女性激素、胎盘组织液、定坤丹及中草药医治多次，但数年仍未能孕育。据四诊合参，辨证为肝郁血滞，冲任失调，血阻胞宫造成不孕症。拟活血化瘀为主，兼疏肝理气为辅。处方：生水蛭粉800g，每日早晚各服4g，用柴胡9g煎汤冲服，为两次服用量。后病人写信告之，自服此药后，月经调畅，按期而至，经量增多无血块，色鲜红，亦无痛经之苦，更可喜的是，服药之后月余即怀孕，足月产一男婴。（杨希仁《中医杂志》1993；2：71）

编者按： 上述4篇个案治不孕经验，皆切实可信。其成因不同，但皆为瘀血癥积所致则相同。皆以水蛭为末为主治之而怀孕。具体而言，张氏只取水蛭单用，而岳氏配伍山药；张氏辨证配伍补脾肾之药；杨氏所治为曾用中药与西药皆无效，以水蛭为主，以柴胡为引治之而一个月怀孕。上述名医与医者之经验足以表明，水蛭用之得当，治不孕有专功特效也。

4. 流产后出血不止 何某，妊娠40天流产，阴道流血不止，经清宫并迭用多种止血药和中药桃红四物汤后，出血有增无减，乃决定切除子宫。因无血源，无法手术，邀余会诊。其时病人面色惨白，双目紧闭，奄奄一息，呼之不应，四肢厥冷，脉微欲绝。余细查少腹正中一包块，大如儿拳，重按尚知蹙眉。乃断为败血瘀阻，气随血脱之血崩重证。处以水蛭10g，烘干研末，分3次撬开口腔以桃红四物汤灌下。另用红参20g炖浓汁频灌，以救急。服药1剂，下大量污黑血，内夹细肉丝样物，出血渐止。再剂神清，手足温和，腹部包块消失，调养而愈。

原按： 水蛭祛瘀而不伤正，可治流产。不少临床医生畏水蛭性猛而用之甚慎。余临床体会，水蛭药性平和，祛瘀之力甚宏，而几无伤正之弊。故凡病机系瘀血阻滞者，不论新疾沉疴，亦不论体质强弱，均可酌情配伍，放胆使用。这在救治急危重证时，尤显殊功。（刘方柏《中医杂志》1993；1：7）

编者按： 上述治例，为流产后出血不止，此血脱也。气血互根，血脱者必然气随血失，大虚证也。但少腹包块为有形之淤积，必须去之，瘀不去则血难止。治之方药，治瘀以水蛭为主将，桃红四物汤送服则效力益增，大剂红参炖服，补虚防脱也。如此学验俱丰者，彰显了中医之神功！

5. 宫腔粘连综合征、子宫卒中综合征

（1）宫腔粘连综合征 水蛭治疗人工流产、引产或足月分娩后所致宫腔广泛粘连效果较好。宫腔粘连常致闭经、子宫内膜异位、继发性不孕及再次妊娠引起流产等一系列证候，谓之宫腔粘连综合征。水蛭化瘀作用很强，优于一般活血化瘀药物。对瘀血病灶有较强的吸收功效。宫腔粘连常常导致子宫萎缩和（或）子宫颈内口瘢痕形成，且有瘀血阻滞脉证，我们在临床研究中证实，化瘀剂有良好疗效，凡难治者，均可以本品治之。经期本品可适当加大剂量，特别是月经量少、色暗、有块者，水蛭在复方中一般可用 6~10g，经后期则以 3~5g 为宜。伴有出血性疾病者则应慎用。

（2）子宫卒中综合征　本病又名老年性子宫内膜出血性坏死，其病因系动脉硬化所致，发病均在绝经后，无子宫增大及盆腔包块的体征，诊断性刮宫为子宫内膜坏死性出血，病理检查提示子宫动脉硬化，且伴有心脏功能失调，与瘀血阻滞、血不归经有关。笔者以活血化瘀、安宫止血法治之效佳。因本病出血停止并非痊愈，为治疗动脉硬化，除去其病之根，我常以水蛭配大黄等份，共研细末冲服治之，一般每日服生药 1~3g，初步观察，对防止病情复作有良好的效果。笔者曾治疗多例，疗效均佳。（王忠民《中医杂志》1993；3：134）

6. 恶露不绝（子宫复旧不全）　产后月内恶露排出，本是正常现象，但若产后两个半月仍恶露不绝，且腹痛拒按，少腹坠胀，血色紫黑有块，就不属正常现象了，乃为瘀血之征，王老（**编者按：**王老指北京中医医院王为兰先生，擅用水蛭治多种病导致的瘀血证）依通因通用之法，只用一味水蛭攻逐瘀血，药精力专，取效快捷。如孔某，女，29 岁，产后阴道出血 2 月余。一直恶露不净，血量时多时少，色紫黑有小血块，少腹坠胀疼痛，拒按，每次流出血块后腹痛稍缓，纳食尚可，大便通畅，舌苔薄白、质暗红，脉弦细涩。经某妇产医院诊为"子宫复旧不全"。曾服益母草膏、生化汤及少腹逐瘀汤等，治疗数周不效而来我院求治于王老。脉症合参，诊为产后瘀血内停，恶露不绝，用水蛭粉 30g，1 次冲服，日 2 次，日总量达 60g。服药 1 天即有烂肉样物从阴道排出，出血量反而增多，但腹痛明显减轻。次日再服，血量较前减少。第 3 天恶露停止，腹痛若失，少腹坠胀亦消，未见任何不良反应，遂停止服药。（李文芳《中医杂志》1993；6：343）

编者按：治例以一味水蛭重用治之，药专力宏，"一战成功"！非有胆有识之良医，岂能取得如此"良将"之战绩耶！

7. 陈旧性宫外孕　殷某，女，27 岁，1998 年因宫外孕在本院附属医院行天花粉保守治疗。出院时 B 超检查提示：右侧下腹有 5.7cm×4.7cm 左右的包块，且有性交痛及肛门坠胀感。病人由于多种原因，不愿再服中药煎剂，邀余诊治。处方：单味水蛭，碾细末，装于胶囊，每日 2 次，每次 2 粒（相当于每日 4g），连续服用 1 个月经周期后复查 B 超，包块为 3.7cm×3.2cm 大小，肛门坠胀及性交疼痛消失。嘱其继续按此法治疗，以促进陈旧性包块的彻底吸收。

原按：药理研究证明，水蛭所含水蛭素能阻止凝血酶对纤维蛋白原的作用，阻碍血液凝固，水蛭醇提取物的抑制血液凝固作用强于虻虫、桃仁。单味用治陈旧性宫外孕，用药简捷方便，疗效确切。（张丽君《中医杂志》2002；5：377）

编者按：《神农本草经》曰："水蛭，治恶血、瘀血、月闭、破癥瘕积聚。"本案将单味水蛭用治陈旧性宫外孕，促进包块吸收，可谓是对经典记载的真实印证。

（三）男科病

1. 遗精　水蛭化癥瘕，消积聚，本草称其为化瘀行血之妙品。我姨兄李瑞东得一铃医传授，用之治滑精，则非本草所载也。其法，取生水蛭用炒热之滑石粉烫（不能炒黑），轧面。加朱砂、琥珀。处方为水蛭 3g，朱砂、琥珀各 0.3g，合研，白水送服，每日一至二次。治愈多人。遗精滑精者，有阴茎勃起者，水蛭可抑制之。亦不引起阳痿。相火旺盛者宜之。（《医林锥指》）

2. 阳痿　曹某某，男，26 岁，1976 年 9 月 10 日就诊。一年前因挑土过重而扭伤腰部，经治疗，腰伤愈。但自此之后，渐觉阳事不举，迭经医治不愈，遂投以水蛭 30g，雄鸡一只（去杂肠）同煮，喝汤吃鸡肉，隔 3 天一剂，5 剂病愈。1977年底结婚，1978 年底得一男孩。（曹是褒《四川中医》1985；12：37）

编者按： 上述治方颇有巧思，为治瘀与补虚并用之法。

3. 阴茎外伤异常勃起症　用单味水蛭胶囊治愈一例外伤后阴茎异常勃起病人。病人谢某某，男，28 岁，已婚，1990 年 8 月 11 日初诊。诉昨天从二楼不慎摔下，会阴部撞击在坚硬物体上，造成骑跨伤。症见会阴部剧烈疼痛，尿道口渗血，排尿灼痛。经西药抗炎止血治疗后好转，但次日阴茎持续勃起，尾骶部酸胀明显。此系阴部骑跨伤，瘀血阻滞海绵体所致。用单味水蛭胶囊，每次 2g，日服 2 次，并嘱其卧床休息。药后第 2 天阴茎有转软之势，尾骶酸胀减轻。连用 5 天后，阴茎勃起恢复正常，无其他不适。（沈万生《中医杂志》1993；2：69）

编者按： 上述负重腰伤而阳痿不举与骑跨伤而阴茎勃起，两例皆为伤后致瘀，皆用水蛭逐瘀取效。

4. 不育症　男性不育，近年来中医同道争相研讨，或补肾疏肝，或健脾祛湿，或活血化瘀，或涤痰通窍，见仁见智，各有所得。我们在临床中曾遇到多例，采用以上诸法，或效或不效，殊为蹙眉。后来在辨证选方中，加入水蛭一味，效果立竿见影，试用数例，只要女方妇检正常，男方属于精子活动度低下，成活率在40% 以下，没有其他器质性病变者，每能应手取效。如秦某某，职工，28 岁，因结婚 5 年，妻子不孕而四处求医。经某医学院检查，女方一切正常。该病人精子成活率在 40% 以下。服中药百余剂而无效，转来我处诊治。病人正当英年，体格健壮。询其以往，时有口干便干，余无不适，检索其以往所服中药处方，皆宗知柏地黄汤加减。遂为其处方：生熟地各 15g，山药、山茱萸各 30g，云苓、泽泻、丹皮各 12g，淫羊藿、女贞子各 30g，巴戟天 15g，菟丝子 30g，柴胡、红花各12g。共服药 30 余剂，赴原化验单位化验，效果不佳。后思水蛭治妇女无子，移花接木于男性或可奏效。遂于上方加水蛭 15g 冲服，服药 8 剂，再次化验，精子成活率上升至 70%，后因水蛭缺货，以土鳖虫代之，精子活动度旋即下降至 40%，推敲再三，考虑水蛭在本方中实有东风化雨之妙，再加 15g 水蛭冲服，精子活动度遂上升。后化裁其方，以求药精力专，用淫羊藿 500g，配水蛭 100g，研末冲服，每日 3 次，每次 10g，一料药未尽，其妻喜怀身孕。后用此方稍事增损，淫羊藿、水蛭两药配伍不变，治疗病因精子成活率低于 40% 之男性不育或阳痿，均获佳效。

原按：水蛭活血化瘀而推陈致新，更兼淫羊藿补肾，不燥不腻，冲和大度，肾中真阴真阳盎然萌动，又得水蛭去污涤陈之力，两药配合，共奏阴平阳秘之功。后世多认为水蛭有毒，使其不能广泛应用。根据我们临床所见，生水蛭虽有小毒，但研末冲服未见不良反应。曾用于脑溢血的早、中、晚三期，尤其在早期用水蛭也从未出现过大出血现象。（王尽圄《中医杂志》1993；2：70）

编者按：上述治例说明了四点：①夫妻不能"生子"，要明确其责任是女方"不孕"，不是男方"不育"。②水蛭是治疗男子不育之特效良药，上述加减之过程足以说明。③淫羊藿为治男子阳虚不育之良药。④《神农本草经》曰水蛭治"无子"，古圣之说言无虚发也。

另有报道（张文灿《中医杂志》1993；5：263），单用水蛭粉，每次 3g，温开水送下，每日 2 次。治疗精凝，即精液不化症，屡用屡效，液化时间均＜30 分钟。

5. 癃闭（前列腺肥大） 黄某某，男，61 岁。1987 年底因小便不通，隔月则发，先后 3 次住院治疗，均采用导尿术、雌激素和抗生素等药物治疗，尿闭虽解，但滴沥不已难尽，故要求中药治疗，以冀治本除根。方用知柏地黄汤，加水蛭 2g 研末，分冲口服，10 剂后排尿淋沥显著减轻。后因水蛭药源短缺，一时无法服用，其尿闭复而剧作，再用水蛭配合原方治之，病情又减，治疗达 4 个月，诸恙皆除，随访 1 年半，未见复发。水蛭使用总量达 200g，经观察未发现出血等毒性及不良反应。得此启发，后来临床上遇到中老年前列腺肥大者，常以单味水蛭治疗，水蛭研末分装胶囊，每次 1g，每日 2 次，20 天为一疗程，停用 1 周后行第 2 个疗程。使用方便，收效亦佳。水蛭总用量少则 120g，最多达 360g，均未发现任何毒性及不良反应，年龄越大、病程越长，取效越慢，这可能与前列腺增生纤维化程度有关。因此临床治疗要有恒心，同时让病人不要憋尿，保持大便通畅。

原按：前列腺肥大症乃缘于老年肾虚，水液气化无力，导致瘀血败精阻塞溺窍而然。水蛭祛瘀散结，软化增生之前列腺。其优点是，破瘀之功强而不伤血，散结之力胜而不耗气，不仅是妇科通经之要药，亦确为男科消癥通淋之良药。（魏世超《中医杂志》1993；4：198）

（四）外科病

1. 折伤 水蛭，新瓦上焙干，为细末，热酒调下一钱，食顷，痛可，更一服，

痛止。便将折骨药封，以物夹定之。（《经验方》）

2. **跌打损伤**

（1）金疮，打损及从高坠下、木石所压，内损瘀血，心腹疼痛，大小便不通，气绝欲死。红蛭（用石灰慢火炒令焦黄色）半两，大黄二两，黑牵牛二两。上各为细末，每服三钱，用热酒调下，如人行四五里，再用热酒调牵牛末二钱催之，须脏腑转下恶血，成块或成片，恶血尽即愈。（《济生方》夺命散）

（2）凡跌打损伤而内有瘀血凝阻，心腹胀痛，二便不通者，用《济生方》"夺命散"（水蛭1.2g，生大黄、牵牛各6g），能化瘀解凝，通利二便，消散瘀血。（《虫类药的应用》）

3. **阑尾包块** 锦州医学院用水蛭粉冲服，治阑尾包块甚效。（《虫类药的应用》）

4. **颈淋巴结核、流行性腮腺炎** 无锡解放公社中草药研究小组用"水蛭散"（《无锡医药》1975；5）治疗颈淋巴结核方法简便，效果较好，值得采用。处方：水蛭、冰片等量。方法：①将水蛭放瓦上焙干研细末，加冰片等量共研细末，调于凡士林中，外敷未溃的淋巴结肿及腮腺炎。②将水蛭放瓦上焙干后加冰片少许，研细末外撒于已溃或久溃的淋巴结核创面上。③将水蛭放瓦上焙干后研末，内服每次4.5g，日2次，治已溃、未溃的淋巴结核。这也是破瘀散结的效果。但体虚者宜适当减量，或配补益软坚之品为宜。（《虫类药的应用》）

5. **血瘤、筋瘤（静脉性血管瘤）** 王某，女，19岁。病人出生后左手背即有一粒红痣，并日趋增大，肿势蔓延至手指及前臂。X线片示：左前臂及手背血管瘤，尺骨中下段增粗，尺桡远端关节脱位。诊断为静脉性血管瘤（巨肢症），外科会诊建议截肢。查左前臂周径39cm，手背周径28cm，局部肤色紫暗，青筋暴露，疼痛剧烈难忍，舌暗红苔薄，脉弦细。证属瘀热阻络，血结成瘤，予以清热活血软坚之剂，服药半月，病人肢痛势虽减，但肿胀如故，故加用水蛭粉1.5g，分2次吞服，10天后患肢肿势略消，活动亦较灵活，于是将水蛭粉加到3g，分2次吞服。至1978年1月复查左前臂周径缩小至26cm，左手背周径缩小至24cm，疼痛缓解，活动较自如，随访2年，病人已工作，病情稳定。本例先后服药1年多，水蛭粉总量达1000g以上，未发现任何不良反应，病人脸色反较以往红润，月经来潮并不因之而增多。嗣后，为了验证水蛭的药效，颜老选用水蛭、延胡索、生牡蛎等3味研末泛丸，取名为消瘤丸，先后治疗各种类型的血管瘤50例，结果显效30例，有效19例，无效1例，总有效率98%，证实水蛭对血管瘤确有疗效。

原按： 血管瘤属良性肿瘤，国内外对此尚无有效良法。颜德馨老中医擅用水蛭治疗血管瘤，疗效满意。颜老认为血管瘤属中医"血瘤""筋瘤"范畴，其病因或因胎毒热盛，或外感火毒，或内生热邪，火热毒邪煎熬血液，以致血凝瘀积成瘤，由于病程年久，邪深入络，胶结不散，故非一般药物所能攻逐。水蛭为噬血之物，专入血分，善于搜剔瘀血，寄居阴湿之处，故性寒凉，功能凉血破瘀、消癥散结，张锡纯氏谓其攻力虽猛，但不伤正气，能使瘀血默消于无形，故治疗久病癥积不散的血管瘤，有破瘀而不伤新血，散结而不损正气之效。水蛭须生用，若加热炮制，其效大减，用量每日 1~3g，分 2 次服，由于其腥味甚浓，入煎剂往往令人作呕，故宜研末装入胶囊，或泛丸吞服。（颜乾麟《中医杂志》1993；3：133）

6. 静脉炎、脑血栓　水蛭具有活血化瘀、破血散结之效。据现代药理研究，水蛭含有水蛭素，水蛭素能延缓和阻碍血液凝固，从而具有抗凝作用。在这一理论启示下，近几年来，我们在辨证论治的基础上每日加水蛭粉 10g 治疗深浅部静脉炎和脑血栓形成，其中，深浅静脉炎 48 例，有效率为 91.6%；脑血栓形成 159 例，有效率为 88.7%。效果较为满意。（李树凯《中医杂志》1993；4：199）

7. 颜面损伤性血肿　用水蛭内外兼治治疗颜面损伤性血肿 140 例，收效较好，报道如下。①治疗方法：采用内服外敷给药，以破血逐瘀、通经消癥为治疗原则。内服：水蛭研末冲服或装入空心胶囊内吞服，每日 2 次，每次 1g，连服 5 天。女性病人月经期禁服，小孩减半量服之。外敷：水蛭粉 30g 用生理盐水调糊敷于血肿部位，一天一换，连用 5 天。②效果：治愈 128 例，好转 12 例，治愈好转率达 100%。

原按：颜面血肿是因外伤致血溢脉外，局部有离经之血停滞而致，治疗取水蛭破血逐瘀、通经消癥之功，内服外敷并用取得满意疗效。（杨定芳《云南中医杂志》1996；5：28）

8. 结节性红斑　病人祁某某，女性，30 岁，因高热后，四肢起红色结节，两下肢甚多、压痛、结节根底坚硬。某医院诊断为风湿性结节性红斑。给予清热凉血解毒药加水蛭粉 12g 冲服，日 2 次，3 剂药后，结节明显消退，5 剂药后病告痊愈。

原按：结节性红斑因热毒迫血妄行，离经溢于皮下瘀滞而成。用清热凉血解毒药加水蛭治之，有活血祛瘀、软坚散结之效。如果只用清热解毒凉血散瘀药，疗效虽佳，但复发率较高。若在原方基础上加用水蛭粉，则少有复发。（李文芳《中医杂志》1993；6：343）

9. 直肠脱垂　直肠脱垂是肛肠科常见病，笔者经临床治疗发现，水蛭对直肠脱垂有确切的疗效，现介绍如下。①药物制备及用法：以砂烫法将水蛭炙黄微焦，研极细粉末备用。每次于大便终了，将药末撒布于脱出肛门外的直肠黏膜上，要求均匀全部覆盖后还纳复位。②适应证及疗程：本疗法对Ⅰ、Ⅱ度直肠脱垂均有良好疗效，尤以小儿、青少年及老年初发者为著。每疗程20天，疗程间隔1周，亦可连续用药。对Ⅱ度脱垂或老年体虚及病程长者一般可用3个疗程，个别无明显效果者可用至5个疗程。

原按： 水蛭药末对局部无刺激性，故无任何不适感，因直肠黏膜组织吸收该药极少，故对全身无毒性及不良反应。在应用本法治疗直肠脱垂的同时应尽量消除或减少诸如长期便秘、腹泻、咳嗽等能引起或加重直肠脱垂的病因，对体虚者要积极改善体质，以期减少疗程。（尹朝显《中医杂志》2000；3：189）

编者按： 临床应用水蛭多为内服，本案采用局部外敷的方法治疗直肠脱垂，尚不多见，这一经验简捷方便，疗效确切，值得参考。

结　语

水蛭为水生伤人之虫，而古圣"神农"以超人的智慧，变害为宝，发现了水蛭功能"逐恶血、瘀血、月闭，破血痕、积聚，无子，利水道"。这诸多功用，在长达2000多年的临床实践中得到证实，乃至发挥应用。仅上述引录的治疗内、外、妇科及男科许多疑难杂病与危急病症的良效，足以令人兴奋！

水蛭咸能走血，苦善降泄，入肝经血分，功善破血逐瘀。张锡纯认为本品"破瘀血而不伤新血……专入血分"。经方用水蛭治干血劳及蓄血、月水不利者。现代临床开发应用甚广。在心血管疾病方面，水蛭能逆转内皮功能障碍，抗动脉粥样硬化，还能降血压、降血脂，治疗中风（脑出血颅内血肿）。在治疗瘀血导致的各种急病、杂症观察中，水蛭能治流产后出血不止、中风及外伤偏瘫、肺心病、输卵管积水、精液不化症等，祛瘀而不伤正。在恶性肿瘤治疗中，水蛭对胃癌、肝癌、食道癌的近期治疗能改善症状，但癌肿难以消失。此外，水蛭治疗冠心病、心绞痛、脑梗死等已有详述，不再罗列。

需要强调的是其用法：只宜生用（自然阴干、晒干，或焙干），切忌火炙（高热处理后会变性、分解，失去生物活性），多为研末（或装入胶囊）服用。这是近代名医张锡纯及几十年来善用水蛭的许多临床医家的共识。用量：近几十年来，临床各家用量悬殊很大：少者1~3g，多者5~10g，分日2~3次服，最大一次用量达30g（详见内文治中风、关格之内容）。当然，水蛭用量之多少，以切中病情为宜，不可盲目用量过大。有医者治不孕症一人服用的总量最多至800g。尚须说明，《名医别录》明确曰水蛭"主堕胎"，但有的医者通过实践检验提出质疑，如孕妇一次服30g水蛭粉并未"堕胎"（见中风内容李氏"原按"）。还有的说"用于7例……孕妇病人，无1例堕胎"（见"流行性出血热"内容）。

虻 虫

虻虫，味苦微寒，虻虫与水蛭，一飞于天空，一潜于水中，皆吮血之虫。经方二味联用"逐瘀破积"（《本经疏证》）治"一切血结为病"（《本草经疏》）。

1. 腕折瘀血　虻虫二十枚，牡丹一两。上二味，治下筛，酒服方寸匕，血化为水。（《备急千金要方》）

3. 肿毒　虻虫、松香等份。为末，置膏药中贴患部。（《现代实用中药》）

䗪 虫

䗪虫又名土鳖虫、土元等，咸（气腥臭）寒，逐瘀，破积，通络，理伤。"治跌打损伤，续筋骨有奇效"（《本草经疏》）。其特点是"破而不峻，能行能和"（《虫类药的应用》），"善化瘀血，最补损伤"（《长沙药解》），故虚者血瘀经闭、跌打损伤证最宜用之。另有谓䗪虫治"风湿筋骨病，消肿"（《分类草药性》），故风湿、类风湿关节肿痛当用之。

（一）内科病

1. 腰痛　将土鳖虫焙黄，以酥为度，研末，开水（黄酒更佳）送服，每晚一次，每次三只，对外伤性及肾虚腰痛，均有显效。孕妇忌服。另，鲜土鳖虫，每取大的七八只，小的约十四五只，用温开水洗净，捣烂、绞汁去渣，以白酒冲服，每日1~2次，对急性腰扭伤有显效。（《虫类药的应用》）

2. 坐骨神经痛　民间单方取活土鳖虫二三十只，冷开水洗净，捣取白汁饮，对坐骨神经痛有显效。服后翌日痛即瘥。此亦取其活血通络、疗伤定痛之功，而取其生汁，疗效更好。（《虫类药的应用》）

3. 慢性肝炎　早期肝硬化　对慢性肝炎或早期肝硬化，肝肿久而不消，胁隐痛时作时休、时轻时剧者，作者曾根据"久痛多瘀，久痛多虚"及肝郁气滞，血瘀癖积的机制，拟订了以土鳖虫为主的"复肝散"。一般连续用一月以上，可获效机。本方不仅能缓解胁痛，并可缩小肝肿，促使肝功能恢复正常，升高血浆蛋白总量，调整白、球蛋白的倒置。处方：炙土鳖虫、太子参各30g，紫河车24g，广姜黄、广郁金、参三七、鸡内金各18g，共研细末。每服3g，一日二次，食前服。或另用虎杖、石见穿、糯稻根各120g，煎取浓汁，与上药粉泛丸如绿豆大分服。本方寓攻于补，攻不伤正，补不壅中，可使虚弱、胁痛、癥癖等证逐渐减轻或消失。自1963年报道后，各地采用治疗慢性肝炎及早期肝硬化，均称收效满意。治例：赵某某，男，35岁，教师。患肝炎一年半，肝肿肋下4厘米（质中等），胁肋刺痛时轻时剧，稍事活动即疲惫不堪，而胁痛更甚。肝功不正常。夜寐不实，恶梦纷纭。纳谷欠香，食后腹胀，矢气频频。舌苔薄白、质衬紫，脉弦细。此正虚邪恋，肝郁气滞，血瘀癖积，脾失健运之候。治宜活血化瘀，益气运脾，疏肝解郁，以"复肝散"消息之。服完一料后，胁痛消失，肝肿缩减2cm（质稍软），知饥欲食，精神较振，体重增加。乃续服一料，肝肿缩至肋下1cm，肝功正常。后以培益肝肾之品巩固善后。(《虫类药的应用》)

4. 肝肿大　肝肿大为临床之常见症。多见于急慢性肝炎、肝硬化等，尚有一些原因不明者。有的病人在治疗上颇为棘手，而且长久肝肿大不消亦为病人一大精神负担。余在临证遇有此类病人时，恒于辨证的基础上，汲取已故上海名医章次公氏之经验，以土鳖虫研末，每次1.5g，红参3g煎汤送服，每收卓效。尝治一李某，男性，年届不惑。体检时B超发现肝肿大在右肋下5cm，没有明显病征，一时也查不出病因。适余巡诊至此，而来求诊。视病人身强力壮，右胁无所苦，唯夜寐恶梦纷纭，口苦，舌红苔黄腻，脉弦，即处予龙胆泻肝汤合失笑散治之。服六剂后，恶梦、口苦均减，脉舌如前，仍以原方略加减，并嘱以配服章氏地鳖红参方，连续服用10余剂。余再次巡诊时，嘱做B超复查，肝肿大明显缩小，在右肋下1.5cm，余处予一贯煎配章氏方，嘱以常服。后因病人工作繁忙，未能连续服药，两年后，因感右胁胀闷，再做B超检查：肝肿大4cm，肝功能检查：白、球蛋白比例倒置，转氨酶、麝絮均异常，诊为慢性肝炎、肝硬化，再次求诊。余依上次经验，如法施治，再投章氏方加汤药，又服20余剂，复查时，肝肿大消失，白、球蛋白比例及肝功能均正常。余嘱间服章氏地鳖红参方，每周1~2次，随访二年，肝未再肿大，病告瘥。

原按：土鳖虫一名䗪虫，《神农本草经》言其"主血瘀癥瘕，破坚"。《金匮要略》治瘀血方，如大黄䗪虫丸、下瘀血汤等皆用之，乃取其逐瘀破积之功。余得章氏此良方，乃读章氏给孙砚孚医师谈虫类药的两封信中所获得。(原文载于《中医百家言》)章氏曰：对于慢性肝炎一病，我过去亦用丹栀逍遥治疗，效力不著。自从运用虫类药物土鳖虫与红参为粉剂口服，每能获效。余将之用于治疗肝肿大病人，每著效应。深感章氏之言不谬。(柯联才《中医杂志》1990；11：58)

5. 肺结核　芜湖市第一人民医院使用下方治疗浸润型肺结核、慢性纤维空洞型肺结核、肺结核咯血，效果良好，已由芜湖中药厂生产供应。处方：土鳖虫120g，制首乌、白及各450g，混合研粉，炼蜜为丸。每服9g，日3次，开水送下。(《虫类药的应用》)

（二）外科病

1. 骨折

（1）①土鳖焙存性，为末，每服二三钱。(《医方摘要》) ②蚵蚾六钱（隔纸，砂锅内焙干），自然铜二两（火煅醋淬七次），为末。每服二钱，温酒调下，病在上，食后服；病在下，食前服。(《袖珍方》)

编者按： 蚵蚾虫为䗪虫异名之一。

（2）土鳖虫善治骨折损伤，能接续筋骨，促进骨痂生长，已被大量临床资料所证实。1976 年 7 月 28 日河北省唐山、丰南地区发生地震，8 月上旬有部分伤员来南通治疗。我院亦收治了肋骨、骨盆及四肢骨折的病员，除给整复固定外，均配合服用"接骨续筋合剂"。处方：炙土鳖虫 9g，自然铜、骨碎补各 15g，当归、川芎各 4.5g，续断 12g，红花、赤芍各 9g，甘草 4.5g。每日 1 剂。其效能活血散瘀，消肿止痛，接骨续筋，加速骨痂形成。经治病人，多数在 3~4 周即骨痂增生而愈合。(《虫类药的应用》)

2. 急性腰扭伤

（1）王某某，男，32 岁，因搬运重物不慎，扭闪腰部，疼痛剧烈。用䗪虫 4 个，焙黄，研细粉，黄酒送服。每日早晚各服一次。服药一天，症状明显减轻，两天后症状消失而愈。(梁兆松《河南中医学院学报》1976；2：48)

（2）罗某某，在军事演习中不慎扭伤腰，疼痛难忍，活动受限，经局部封闭、理疗、贴膏药及服跌打丸治疗七天而疼痛未解，行动仍困难。即用䗪虫散治疗 5 次痊愈。治疗方法：䗪虫若干个，研为细末，备用。取䗪虫末 1.5g，用红花酒或白酒 15~30g 送服，一日一次。一般 3~5 次痊愈。注意每次用量不宜超过 1.5g；孕妇忌用。(陈友宏《四川中医》1987；3：34)

编者按： 上述治例，皆以䗪虫单用为末，以黄酒、红花酒或白酒送服而数日治愈腰伤，如此简、便、灵、验，彰显中医学专药治专病之奇特疗效。如此经验，古已有之。如早在《神农本草经》曰䗪虫主"血积"。《本草通玄》以䗪虫"破一切血积，跌打重伤，接骨"。《本草经疏》说"䗪虫治跌扑损伤，续筋骨有奇效"。《长沙药解》说"䗪虫善化瘀血，最补损伤"。上述各家古圣先贤之论述与现代治例，皆不可争辩地说明，䗪虫是治跌打损伤与骨折的特效良药也。若弃之不用而失传，则令祖先所悲哀！

3. 腰肌劳损、肌腱慢性损伤

（1）刘某某，男，40 岁。腰部扭伤 1 年，常感腰部酸痛，弯腰和负重加重。诊断："腰肌劳损"。予䗪虫适量焙干为末，每次 10g，日服 2 次，黄酒冲服。连服半月愈。

（2）赵某某，女，60岁。左膝内侧痛月余。查：局部压痛。诊断：股四头肌腱慢性损伤。䗪虫用量用法同前。1周愈。（刘文汉治验）

4. 外痔　活土鳖虫摘去头，擦搽外痔，每日1次。3~4次可消。此亦消肿散瘀之功。（《虫类药的应用》）

5. 疯犬咬伤　狂犬病病人每多出现如疯如狂的精神症状。近人乃从仲景之"瘀热在里，其人如狂"悟出，而倡用"下瘀血汤"，意在去瘀生新，泄化邪毒。临床观察，确有一定疗效。处方：土鳖虫7只（去足炒），生大黄9g，桃仁七粒（去皮尖），加白蜜9g，黄酒一碗，煎至七分服。如不饮酒者，用水煎服亦可。小儿减半，孕妇不忌。服后必下恶垢如鱼肠、猪肝状，小便红赤，连续服至二便恢复正常为度。或改为丸剂亦可：生大黄、生桃仁各15g，土鳖虫21只，研细蜜丸如梧子大。每服9g，每日1次，黄酒送下。（《虫类药的应用》）

6. 重舌

（1）重舌满口，不得语　䗪虫七枚（微炒），盐一两半。以水一大盏，同煎五七沸。含令吐，勿咽，日三五上。（《圣惠方》煎含䗪虫汤）

（2）重舌塞痛　土鳖虫和生薄荷研汁，帛包捻舌下肿处。（《鲍氏小儿方》）

结　语

上述以单味䗪虫治腰痛、肝病、骨折、腰伤、外痔等取得的良效，应学以致用。现代名医朱良春先生善用虫类药，著有《虫类药的应用》一书。他指出：䗪虫功能活血散瘀、消癥破坚、疗伤定痛。凡血瘀经闭，癥瘕积聚，跌打损伤，瘀血凝痛，用之均有良效。其特点是破而不峻，能行能和，《长沙药解》说它"善化瘀血，最补损伤"，故虚人亦可用之。如经方治内有干血的大黄䗪虫丸、产后腹痛的下瘀血汤与土瓜根散以及疟母痞块的鳖甲煎丸均用之。以其善治跌打损伤，具有接续筋骨的作用，故伤科方多用之。《本草从新》谓其"煎含而木舌冰消，水服而乳浆立至"，可知本品有兼治重舌、木舌及催乳之功。治木舌肿强，可用本品6g与食盐3g研末吞服。治经闭腹胀痛，可与大黄、桃仁、红花同用。如治腰部扭伤，经久不愈，其痛如刺者，可与当归、刘寄奴、川续断等同用。

黄酒浸炒，可增强其效。一般煎剂用6~12g，丸、散用1~2g。外用则取活者捣如泥，敷患部。凡无瘀滞者及孕妇，均应慎用。

蛴　螬

蛴螬又名地蚕、土蚕等，味咸微温，破血，行瘀，散结。治目病有专功。"长于化瘀消癥"。现今擅用虫类药的朱良春先生用之多验。其内服、外用可治多种急症杂病。

1. 丹毒 丹毒浸淫，走串皮中，名火丹。以蛴螬捣烂涂之。(《本草纲目》第四十一卷"蛴螬"引《删繁方》)

编者按：蛴螬有破血、行瘀、散结之功。《日华子本草》谓"可敷恶疮"。《子母秘录》用蛴螬研末外敷，治疗痈疽痔漏恶疮及小儿丹毒之证。可知古代医家以本品外敷治病积累了丰富的经验。

2. 失明 晋书盛彦母氏失明，躬自侍养，母食必自哺之。母病既久，至于婢使，数见捶鞭。婢愤恨，伺彦暂行，取蛴螬炙饴之，母食以为美，然疑是异物，密藏以示彦。彦见之，抱母恸哭，绝而复苏。母目豁然，从此遂愈。

原按：蛴螬生粪土中，形状如蚕（俗名地蚕），遍处皆有。《神农本草经》谓：主目中淫肤、青翳、白膜。其善治目翳可知。内障宜油炙服之，外障宜取其汁，滴目中。(《医学衷中参西录》)

编者按：《本草纲目》综述诸家应用蛴螬治目病之说如下："陈氏《经验方》云：盛冲母失明，取蛴螬蒸熟食，目即开。与《神农本草经》治目中青翳白膜，《药性论》汁滴目中去翳障之说相合。"《本经疏证》说："仲景所用通瘀药不下一二十味，独于两目暗黑之干血证用蛴螬，后人循此而识之，蛴螬可无误用矣。"上述引录可知，蛴螬治目病有专功特效，有待深入研究。

3. 破伤风

（1）蛴螬虫一个，将脊背捏住，俟它口中吐水，就擦抹在疮口上，觉麻，身上汗出。(《婴童百问》)

（2）今人由《婴童百问》启示而用蛴螬治疗破伤风，获得较好的疗效。经治14例，结果痊愈11例，死亡3例。有效病例均在15~30分钟张口自如，喉痉挛消失或减轻，口腔分泌物显著减少，能吞咽食物和药物。服药后抽搐虽能减轻，但尚不能制止，仍需配合其他方法治疗。3例死亡者均因年老体弱，并有心肺功能不良。方法：将蛴螬头向下，让其自然吐出黄水（如急用，可剪去其尾部，黄水随即流出）。取黄水搽在伤口上，可使伤口麻木，身上出汗；牙关紧闭者，可用蛴螬水涂牙龈。亦可将蛴螬捣烂如泥，外敷伤口，干后即换；或以蛴螬10个，焙干为末，分2次用黄酒送服（小儿酌减）。上述方法每多合并使用。(《山东医药》1972；4：49)。

原按：以蛴螬内服外敷治疗破伤风，有活血散瘀，解毒定痉的作用。但其痉搐不能迅速控制时，即应加蝎尾4枚，蜈蚣1条，防风9g，天麻12g，共研细末，每服6g，陈酒送下，日3次，奏效较速。凡重症均应及早配合使用，以提高疗效。

4. 病毒性肝炎 俞某某，男，36岁，干部。患无黄疸型肝炎已五月余，面色晦滞，神疲纳呆，肝脾肿大，两胁刺痛，有时撑胀，舌质衬紫、边有瘀斑、苔薄腻，脉沉涩。肝脾郁滞，血瘀癖积，治宜疏肝化瘀而消癥癖。处方：蛴螬60g（洗净、晒干）研细末，装胶囊，每服1粒，一日二次。一周后胁痛定，纳谷增，精神振，2周肿大之肝脾逐步缩小，舌质紫瘀渐化，脉涩渐利，调理善后之。

原按：肝炎在临床上的证型较多，一般可分湿热内蕴、肝郁脾虚、肝血瘀阻、肝肾两虚等型，当随证施治。如呈现肝血瘀阻者，当活血化瘀、软坚散结。蛴螬长于化瘀消癥，对此最为合拍。1960~1962年肝炎流行期间，曾用此观察数十例，具有化瘀消癥、缩小肝脾肿大、制止胁痛之功，获效较佳。(《虫类药的应用》)

5. **历节病** 汪某某，男，47岁，工人。患历节风已四五载，关节肿痛，游走不定，时轻时剧，入暮为甚。舌苔薄腻质衬紫，脉弦细。风寒湿邪袭踞经隧，夹有瘀滞，治宜祛风寒，通痹着，化瘀滞，以《圣济总录》蛴螬散（蛴螬7枚，炙甘草15g，制没药、滴乳香各3g，同研烂，分2次服，煎黄酒一盏，调下，日2次）消肿止痛。药后疼痛显减，肿热亦消，舌之紫色略化，此佳象也，前方续进，基本趋于稳定，以汤剂随症调理而愈。(《虫类药的应用》)

6. **喉痹** 徐某某，男，39岁，农民。两日前寒热，喉痛面肿，继则肿势加剧，今日有窒塞之感，乃嘱其速觅活蛴螬数条，捣取汁滴入喉中，须臾流涎甚多，频吐之，喉肿渐消退而愈。(《虫类药的应用》)

7. **口疮（口腔溃疡）** 刘某某，男，40岁。口腔疼痛3天。查：舌阜、舌尖、舌边各有1处溃疡。令用活蛴螬去头和腹内容物，将皮内面贴溃疡面上摩擦数分钟。3~4小时重复1次，连用2日愈。（刘文汉治验）

8. **经闭** 冯某某，女，28岁，工人。经闭4个月，少腹胀痛，腰酸带多，舌苔薄、质衬紫，脉涩。此实证经闭，治宜和瘀通经。处方：蛴螬20g，川芎60g，共研细末，装胶囊，每服4粒，日2次，黄酒送下。连服8日，腹部胀痛加剧，继服之，2日后经事即行，色紫成块，腹之痛胀消失，再以逍遥丸早晚各服8g，调理而安。(《虫类药的应用》)

编者按：蛴螬功效，《神农本草经》曰治"月闭"；《名医别录》曰主"血结"，故可治经闭。实证经闭，少腹胀痛，舌质紫暗或边有瘀斑者，均选用蛴螬治之，单用或配伍以调经活血之品，均有佳效。

9. **跌仆损伤疼痛** 金某，男，47岁，工人。因工作中不慎由高处跌下，两侧肩臂及大腿外侧青紫肿痛，经检查未见骨折。舌苔薄腻，脉弦。跌仆损伤络脉，致使瘀血内滞，可予活血消瘀、疗伤止痛之品。处方：蛴螬30g，三七30g，共研细末，装胶囊，每服3粒，日2次，温陈酒送下。药服3日，疼痛渐定，青紫趋消。(《虫类药的应用》)

编者按：《神农本草经》曰蛴螬治"血瘀"，《名医别录》曰其主"破骨踒折"，故有上述治验功效。

鼠 妇

鼠妇又名湿生虫、地鸡等，酸而微寒，"功擅破瘀血，消癥瘕，通经闭，利水道，解热毒，截疟疾，定惊痛，止疼痛"（朱良春）。

1. 久疟 薛某，男，42岁，农民。间日疟反复发作，左肋下癥癖质硬，疟母已成，先予鼠妇、豆豉各14枚，捣丸如芡实大。未发前日服二丸，将发前二小时再服二丸，疟即控制。随后每日早晚各服鳖甲煎丸6g，两周癥癖缩小。（《虫类药的应用》）

编者按：《补缺肘后方》治疟病用"鼠妇、豆豉二七枚，合捣，令相和，未发时服二丸，欲发时服一丸"。《金匮要略》治疟病方蜀漆散要求在"未发前"服药。可见上述治验之医者朱良春先生学有源本。

2. 小便不利 凡因气阻及血，湿热内壅，而致小便不利者，均可用鼠妇治之。如《备急千金要方》用鼠妇7枚，研细，黄酒送服。治产后小便不利，甚效。一般可以本品5g，配合车前子、泽泻各12g，煎服，利尿之功颇著。（《虫类药的应用》）

3. 咳喘（慢性气管炎） 商某某，女，60岁，1999年3月21日就诊，咳喘50余年，近5年气短乏力，稍活动即加重。查：呼吸音极弱，未闻及明显啰音。诊断：慢性支气管炎合并肺气肿。予鼠妇粉3g，日3次口服。2周气喘好转，1个月后明显好转，再查能听到呼吸音和少量干鸣音。（刘文汉治验）

4. 痛证（乳腺癌） 张某某，女，40岁。1999年3月15日就诊。乳腺癌术后1年，髋、膝、踝关节痛3个月，原位红肿破溃2个月。西医检查诊断为：乳腺癌术后原位复发；骨转移。处理：①化疗；②对症治疗：予鼠妇粉3g，日3次服，次日疼减。维持治疗2个月基本无疼痛。（刘文汉治验）

编者按：鼠妇含蚁酸，具有止痛和镇静作用。

5. 术后疼痛 赵某某，男，54岁，工人。因肠梗阻而施行手术，术后腹部疼痛，乃予鼠妇胶囊（鼠妇洗净，温水杀死，干燥，研细，加入淀粉和糖，使成10%散剂，装胶囊，每粒含鼠妇0.1g），每服4粒，1小时后疼痛趋缓，4小时续服1次，疼痛即定。（《虫类药的应用》）

编者按：术后腹部疼痛，多因瘀血阻络，气血失荣所致。鼠妇性凉而味酸，有破血利水、解毒止痛之功。治例应用鼠妇使瘀血散而气血荣，气血荣则疼痛止矣。

6. 口腔炎、扁桃体炎、鹅口疮、牙龈炎 徐某某，男，28 岁，工人。宿有慢性扁桃体炎，受寒即作，扁桃体肿大，疼痛，微有白腐，已作四日。因发热不甚，乃径予上药末（取活鼠妇 30g，洗净，置瓦上焙干研细，加冰片少许，装瓶密封。用时取药粉吹患处，不宜咽下，可随口涎唾出，每日 2~3 次）外吹，一日见效，三日悉复。（《虫类药的应用》）

编者按： 据文献记载，《寿域神方》"治鹅口白疮：地鸡（鼠妇异名）研水涂之"。《圣惠方》"治牙齿被虫蚀，有蛀孔疼痛：湿生虫（亦鼠妇异名）一枚，绵裹于蛀疼处咬之"。《经验济世良方》"治风牙疼痛：湿生虫、巴豆仁、胡椒各一枚，研匀，饭丸绿豆大，绵裹一丸咬之，良久涎出吐去"。以上引录可知，今人经验传承于古人。

蜣 螂

蜣螂，俗名推粪虫、屎壳郎，咸寒，有毒，"功擅破癥结，通二便，定惊痫，拔毒生肌"（朱良春）。

1. 历节病 叶天士喜用蜣螂配合其他虫类药治疗数十年不愈之"周痹"，以其能走窜脉络，散结通阳，故奏效甚著。凡关节僵肿变形，屈伸不利者，可与蜂房合用。（《虫类药的应用》）

2. 顽固性大便不通 蜣螂治疗肠梗阻及术后肠粘连之腹痛便秘有殊功。即用蜣螂虫 9g 为主药，借其攻窜性能，促使梗阻松解，屡获捷效。但以急性发作之不全性肠梗阻为最适合，并宜辨证施治，佐以他药。倘肠套叠或梗阻时间已长，形成肠道局部坏死者，必须立即施行手术，不宜因循拖延。（《虫类药的应用》）

编者按： 蜣螂治疗大便不通，方书早有记载，如《太平圣惠方》治大肠闭塞，用本品一味，研末热酒冲服；龚廷贤《万病回春》中治大便不通，列有"蜣螂散"（大便闭用上截，小便闭用下截），《本草纲目》也指出："治大小便不通，下痢赤白。"清代王孟英最善使用本品。他尝用之治便秘吐粪、热毒便秘不通及气结津枯之便秘不通等症，均获佳效。

3. 小儿疳积 民间单方：蜣螂虫一只，洗净晒干，以土包裹，煨熟，去翅足，研细拌糖食之。每日一只，连服数日，即见效机。这是推陈致新，促使胃肠功能恢复，从而转羸弱为健硕之结果。（《虫类药的应用》）

4. 多骨、死骨 凡顽疮恶疽，溃之不敛，内有多骨、死骨者，可用林屋山人"推车散"（蜣螂虫炙研细末，每 30g 加干姜 1.5g，再研极细）掺患处，数日可促使多骨、死骨排出，然后再上生肌散以收口。（《虫类药的应用》）

白 鱼

白鱼（衣鱼），《本草纲目》："衣鱼乃太阳经药，故所主中风项强、惊痫、天吊、目翳、口歪、淋闭，皆手足太阳经病也。"古代文献以衣鱼单味药治病，《本草纲目》有记载。

第十二章　补益药方

本章补益药涉及 23 味，是本书最多的一类药。这类药根据功效划分，又可分为补气为主与补血（阴）为主两部分。

前 13 味虽然都可归属补气类，但每味药又功效有别，区别为：①人参为补气主药，特点是既补气，又补血，为补气生血，大补元气之第一要药。若气虚不甚者，用党参即可。②黄芪为补气诸药之最，特点是秉性纯阳，专于补气，更善于补肌表之气。③术之补气专补脾气，非如参、芪并补脾肺之气。之所以补脾气，亦非纯甘补脾，而是甘苦温以健脾燥湿补气。术又分白术与苍术，二术都能健脾燥湿，但白术健脾为主，苍术燥湿为长。④薯蓣（山药）补气又益阴，不似黄芪纯阳善补肺气，白术甘而苦专补脾气，而为平补肺脾肾三脏之良品。⑤甘草味至甘，得中和之性，有调和诸药而"纠偏"之功。其本来功用，生甘草偏凉，清热泻火而功效平缓；蜜炙甘草偏温，补中益气，甘令中满，不可多用。⑥大枣甘甜可口，补血以化气为其特点，与人参补气以生血不同，常与生姜相配，调营卫，和百药。⑦蜂蜜极甜，芳香可口，与甘草至甘而味特异不同，其甘润补中润燥，和百药为丸且防腐为其专长。⑧粳米补脾胃而充养周身。⑨小麦补心脾而养诸脏。⑩大麦功用与小麦相似，性偏凉而滑腻，和胃下气是其特点。⑪胶饴（饴糖）甘温濡润，功似蜂蜜。⑫热粥为米面煮熬而成，糜粥养胃，以助药力。⑬羊肉为温补良品，可比人参，但人参善于补气，羊肉长于补血。上述 13 味，前 5 味为补气主药，特别是人参、黄芪，更为补气必用之药。后 8 味为药食同用之品，皆味甘补中，常食之能充养周身，药用之能强身祛病。

随后 10 味补血或养阴为主的药，其功效区别为：当归既补血，又行血，为和血良药，血中气药。芍药当分赤白，白芍养血柔肝，缓中止痛；赤芍行瘀止痛，且能凉血。阿胶为补血第一要药，且能止血。天门冬与麦门冬皆甘寒滋润益阴，而天冬清肺金并滋肾水，但寒凉滑肠；麦冬微寒不苦，清心润肺养胃，补益洵良。百合柔滑，善清心肺余热，乃以清为补之良品。葳蕤（玉竹）养阴，功类百合，百合清补而葳蕤滋润。鳖甲养阴，又能攻坚，为肝病血闭邪结专药。鸡子黄与鸡子白，补养极品，中医治病，加以区分。上述 10 味，归、芍、阿胶为养血主药；二冬、百合、玉竹皆甘寒养阴；鳖甲味咸攻坚，又能养阴；鸡子区分黄与白治内外之病，中医经验，道法自然也。

人 参

人参，味甘微苦，性微寒或微温，大补元气，补脾益肺，安神益智。"乃气中之血药也"（《张氏医按》）。为"补气生血，助精养神之药也"（《本草汇言》）。人参对"气虚、血虚俱能补，阳气虚竭者，此能回之于无何有之乡；阴血崩溃者，此能障之于已决裂之后。唯其气壮而不辛，所以能固气；唯其味甘而纯正，所以能补血……第欲以气血相较，则人参气味颇轻而属阳者多，所以得气分者六，得血分者四，总之不失为气分之药。而血分之所以不可缺者，而未有气不至而血能自至者也"（《本草正》）。人参补气"能补肺中之气，肺气旺则四脏之气皆旺，肺主诸气故也。仲景以人参为补血者，盖血不自生，须得生阳气之药乃生，阳生则阴长，血乃旺矣"（李东垣）。故凡气虚、血虚及气血两虚所致诸多证候，凡"脉之浮而芤濡虚大、迟缓无力，沉而迟涩弱细、结代无力者，皆虚而不足，可用之；若弦长紧实、滑数有力者，皆火郁内实，不可用也"（《月池人参传》）。临证之时，"人参宜同诸药共用，始易成功……然而人参亦有单用一味而成功者，如独参汤，乃一时权宜，非可恃为常服也。盖人气脱于一时，血失于顷刻，精走于须臾，阳绝于旦夕，他药缓不济事，必须用人参一二两，或四五两，作一剂煎服以救之，否则阳气遽散而死矣"（《本草新编》）。总之，人参应用，总为虚证。暴虚者可起死回生；久虚者能助弱康复；外感正虚者有扶正驱邪之功。用之得当，实为仙草。

（一）内科病

1. 伤寒坏证　凡伤寒时疫，不问阴阳，老幼妊妇，误服药饵，困重垂死，脉沉伏，不省人事，七日以后，皆可服之，百不失一，此名夺命散，又名复脉汤。人参一两，水二盏，紧火煎一盏，以井水浸冷服之，少顷鼻梁有汗出，脉复立瘥。苏韬光侍郎云：用此救数十人。予作清流宰，县倅申屠行辅之子妇患时疫三十余日，已成坏病，令服此药而安。（《本草纲目》第十二卷"人参"引王璆《百一选方》）

编者按：伤寒时疫，因失治误治，致病情加重，元气欲脱。症见困重垂死，不省人事，脉沉伏微弱之危象。方用人参一味，以大补元气、复脉固脱。为治元气虚衰而致虚极欲脱，脉微欲绝证之要药。《本草新编》曰："人参，宜同诸药共用，始易成功……然而人参亦有单用一味而成功者，如独参汤，乃一时权宜，非可恃为常服也……一至阳回气转，急以他药佐之……相济成功，未可专恃一味，期于必胜也。"此论颇有见地，临证可资参考。

2. 阳虚发热证　夏大儿，年友苏中陈雒喈，身热谵语，不甚辨人。太守菪溪陆祝三因赴补在京，邀柴诊视，其脉大而无力，此阳虚发热，拟用人参。陆惊而咋舌，以为断不可用，柴乃力任方从。1剂后身和，3剂热全退。调理月余而瘳。（《续名医类案·卷十·内伤》）

编者按： 本案病人虽身热谵语，因其脉大而无力，故辨证属阳虚发热，法当"甘温除热"。人参甘而微温，具有补气温阳之功，元气恢复，身热自退。若不加辨证，热则寒之，犹如雪上加霜，其命危矣！

3. 慢性咳喘证

（1）一男子五十余，病伤寒咳嗽，喉中声如鼾。与独参汤一服而轻，再服而鼾声除，至三四服，咳嗽亦渐退，凡服参三斛而愈。（《续名医类案·卷三·咳嗽》）

（2）内人年已花甲，素患痰咳，入冬又发，喘咳难止。遂投二陈汤煎服则洞泄不止，余思良久，素体虚弱，元气亏损，复泄泻伤阴，又亏其气，急投红人参30g，水煎急服，泄止喘平。（王杰《河北中医》1990；1：46）

编者按： 上述古今医案表明，外感内伤病候，正气虚衰者，扶助正气为当务之急，或可扶正与祛邪兼顾。

4. 癫狂 妇科郑青山，因治病不顺，沉思彻夜，兼受他医讽言，心甚怀愤。天明病者霍然，愤喜交集。病家设酌（酒饭之义）酬之，而讽者已遁，愤无从泄，忽然大叫发狂，同道治罔效。一日目科王道来往候，索已服未服等方视之，一并毁弃，曰：此神不守舍之虚证，岂豁痰理气清火药所克效哉！遂令觅上好人参二两，一味煎汤，服之顿安，三啜而病如失。更与归脾汤调理而愈。（《续名医类案·卷二十一·癫狂》）

编者按： 本案病人"沉思彻夜"，伤心神而耗心气；又"愤喜交集"，心君失其主持，神明错乱，故"大叫发狂"。王氏重用人参治之者，《神农本草经》曰人参"主补五脏，安精神，定魂魄……开心益智"。如此功效，正切合病人之病情，故"服之顿安"。不读《神农本草经》，岂能领悟本草用人参思路？

5. 噤口痢 吴又可治张德甫，年二十，患噤口痢，昼夜无度，肢体仅有皮骨，痢虽减，毫不进谷食，以人参二钱煎汤，入口不一时，身忽浮肿如吹气球，自后饮食渐进，浮肿渐消，肿间已生肌肉矣。（《续名医类案·卷八·痢》）

编者按： 本案病人之噤口痢，既痢下无度，又难进谷食，后天脾胃之气损伤至极！以独参汤补虚治本，挽回垂绝之阳气，则脾气得补，饮食渐进，趋于康复矣。

6. 消渴

（1）消渴引饮无度 人参、栝楼根各等份。生为末，炼蜜为丸，梧桐子大，每服三十丸，麦冬汤送下。（《仁斋直指方》玉壶丸）

（2）消渴引饮 人参为末，鸡子清调服一钱，日三四服。（《本草纲目》）

7. 吐血 安（次）武（清）两县合并时，卫协开会。安次孙姓老医谈，伊以人参一两煎汤，治愈一吐血重症病人。吐血已数日，倾碗盈盆，止血药如棕炭、军炭……服之无效，奄奄待毙。孙君以人参煎汤饮之而止。听者疑信相半，予则谓孙君乃深得唐容川止血治气之邃旨者。又人参补气，为水中之阳，甘寒滋润，大生津液，津液足而肺金濡润。肺生气，其叶下垂以纳气，此又纳气之旨也。（《医林锥指》）

编者按： 人参大补元气，本案用人参治吐血取效，其病机当属气不摄血证。

8. 水肿 钟耀辉，年逾花甲，在都（指京都）患肿，起自肾囊。气逆便溏，诸治不效。急买车返杭，托所亲谢金堂邀孟英治之。切其脉，微且弱；询其溺，清且长。因问曰：都中所服，其五苓（散）、八正（散）耶？抑肾气（汤）、五皮（饮）也？钟云：诚如君言，遍尝之矣，而病反日剧者何？孟英曰：此土虚不制水也。通利无功，滋阴亦谬。补土胜湿，与大剂（人）参（白）术，果即向安。越八载，以他疾终。（《回春录新诠》）

编者按： 夫年迈之人，肾元亏馁，其肿起自肾囊，是病从下焦而始。究其脉搏微弱，小便清长，更兼气逆便溏，显是火衰不能煨土，脾虚而水失堤防。病虽在肾，而治疗则应重点补脾阳之虚。以其肿在肌肉也。夫小便既然清长，则五苓、八正等通利之剂，已非所宜，肿不在皮里膜外，五皮亦不能奏效。而肾气一方，柔多刚少，重点在肾，且终是益阴之药。故诸方遍尝不能奏效者，无怪其然。盖此病乃元阳衰惫，理宜扶阳抑阴，煨脾厚土，兼以化饮为治，如此才为得法。大剂参、术，性偏守补，缺少辛温流动之品，于义似有未尽。依景岳"理中加附子、茯苓"方意更为周全。

9. 脱证 一人久病滞下，又犯房事，忽发昏晕，不知人事，手撒目暗，自汗如雨，喉中痰鸣，如拽锯声，小便遗失，脉大无伦。丹溪曰：此阴虚阳暴绝也。令煎人参膏饮之，手动。又饮之，唇动。半夜后尽三盏，眼能动。尽三斤，方能言而索粥矣。尽五斤而痢止，至十斤而全愈。（《顾松园医镜》）

编者按： 脱证为阴阳气血严重耗损的综合表现。主要症状为汗出淋漓、四肢厥冷、口开目合、手撒遗尿、脉微欲绝等。当遵"有形之血不能速生，无形之气所当急固"之训，以人参甘温大补元气，使气充脱固，诸症得解。

10. 大气下陷 经医者调治，大热已退，精神益惫，医者诿为不治。病家亦以为气息奄奄，待时而已。乃迟旬日而病状如故，始转念或可挽回。迎愚诊视，其两目清白无火，竟昏愦不省人事，舌干如磋，却无舌苔，问之亦不能言，抚其周身皆凉，共五六呼吸之顷，必长出气一口，其脉左右皆微弱，至数稍迟，知其胸中大气因服开破降下药太过而下陷也。盖大气不达于脑中则神昏，大气不潮于舌本则舌干。神昏舌干，故问之不能言也；其周身皆凉者，大气陷后不能宣布营卫也；其五六呼吸之顷必长出气者，大气陷后胸中必觉短气，故太息以舒其气也。遂用野台参一两，柴胡二钱，煎汤灌之，一剂见轻，两剂全愈。（《医学衷中参西录》）

11. 急性心肌梗死并发心源性休克 陈某某，男，60岁。因脑动脉硬化头痛3个月，呕吐10多天于1978年7月22日住院，入院时血压105/95mmHg。经西药治疗头痛呕吐基本消失。7月24日晨7点10分左右病人突然面色苍白，出汗，心跳停止，心音消失，脉搏测不到，即予心脏按压，肌内注射络贝林、尼可刹米，使心脏复跳，血压回升到70/60mmHg。后经心电图检查证实心跳停止的原因为急性广泛前壁及下壁心肌梗死。此后因心源性休克每天给予西药抗休克治疗。至8月8日心肌梗死后已半月，病人心电图复查虽有明显好转，但心源性休克反而加重，8日上午在以西药抗休克药物维持的情况下，血压降至45/30mmHg，病人感到一阵阵胸闷，心悸，出汗多，四肢冷，心音弱脉搏微，即给予生晒参9g，当日下午服下参汤后，病情逐渐好转。至次日上午查房时，病人出汗已止，四肢转温，精神稍比前好，血压升至80/60mmHg左右，脉较前有力。8月9日又给生晒参9g，并加淡附子6g、炙草6g。服后晚上睡不着觉。第2天头晕，胸闷，心率加快至120次/分，血压升至130/90mmHg，考虑加用附子后兴奋太过，且心率太快，血压偏高会使心脏负担加重，心肌耗氧量增加，不利于心肌梗死的恢复，因此10日后仅用单味生晒参并减量，以巩固治疗。因加用生晒参后休克日见好转，故8月9日起西药抗休克药物逐渐减少，至14日停用。病人血压稳定在正常水平100/80mmHg，临床症状消失，8月2日心电图复查显著好转，仅提示为低血压，慢性冠脉供血不足。至8月26日出院，共住院34天。

原按：无论是感染性休克，或是心源性休克，或其他类型休克，治不及时，常危及生命。人参具有抗休克作用，实验说明人参抗休克作用是通过强心，增加心输出量，升高血压，同时改善微循环，增加血液灌流量实现的。休克属于中医"脱证"范畴，从中发现人参对于稳定休克病人的血压确有良好作用。（占爱菊《绍兴中医药》1984；1：封3-封4）

12. 厥证（颈动脉窦晕厥） 王某，女，21岁。1988年2月13日诊。诉自前年冬季开始，穿一种硬质高领衬衫。此后，每因转头、偏头、抬头而头晕目眩，面色苍白，四肢无力，汗出，眼前如飞蚊，随即倒地，瞳孔扩大，脉搏变慢。1987年10月在某医院诊为"颈动脉窦晕厥"，发作时用阿托品可缓解。此次因仰头稍久，晕厥复发，旁人呼余临场救治。上述诸症悉在，撬开双唇，见舌淡无血色，脉弱，重按脉止，血压45/15mmHg，即刻刺人中、涌泉，三四分钟神苏，用独参汤（生晒参30g）频频灌服，2小时后如常。嘱用生晒参切片，口含嚼3~5g。3个月后，颈动脉窦压迫试验阴性，无复发。（倪冰《四川中医》1992；

5：18）

13. **心悸（窦性心动过缓）** 潘某，女，32岁，工人。病人心悸胸闷，眩晕欲脱，呕吐频作已达3月。曾在家乡医院治疗鲜效。今急诊来院，证见心悸胸闷，气短难以接续，畏寒身体颤抖，眩晕呕吐欲脱。查心音低弱难以听清，血压16.6/14kPa（80/60mmHg）。心电图显示：窦性心动过缓。血色素7g。腹软，无压痛。辨证属气血亏虚，心失所养。当即用葡萄糖、维生素等静脉给药，先救其急，同时用人参15g水煎服。第二天停止输液，单用人参15g煎服。5天后寒战消失，心悸眩晕改善。嘱其每日嚼服人参5g，以善其后。（陈耀兴《江苏中医》1992；10：40）

编者按： 《本草汇言》云："人参，补气生血，助精养神之药也。"本案取用人参，切中病机，故获良效。

（二）妇科、儿科病

1. **崩漏** 邹某，14岁，学生。1991年8月12日由其母伴诊。病人11岁月经初潮，前后无定期，最短21日，最长4个月一潮，3~7日净，色淡而稀，无血块，轻微腹痛，腰酸，四肢倦怠。今闭经半年。11日下午在校参加长跑比赛，当晚8时许突然腰酸而痛，小腹下坠，随即阴道流血不止，一夜用卫生纸3卷。刻诊：面色蜡黄，心悸气短，声低音微，四肢无力，仍流血不止，舌淡苔薄白，脉微。综其脉症，诊为血虚气脱，急用补气固脱法。处方：人参30g，三七粉3g（冲服），急煎顿服。1剂血少，2剂血止，精神转佳，脉沉细弱。继以滋肾补肝，固冲养任法善后。经随访至今无恙。

原按： 病人11岁月经初潮，色淡而稀，腰酸体倦，前后无定期。显然是肾气未充，冲任未固，适逢参加赛跑，好胜心切，耗气过度，气不摄血，卒然崩中。《医学心悟·妇人门》说："凡血证……若大吐大下，毋以脉论，当急用独参汤救之。"所以投重剂独参汤，冲服三七粉以补气固脱，摄血而不留瘀，故收1剂病轻，2剂病愈之良效。（刘昭坤《中国中医急症》1995；1：封三）

编者按： 人参不仅补气摄血以治崩漏、月经过多，并且可用于出血者血止后补益之。《十药神书》独参汤即用于"止血后此药补之：大人参（去芦）二两，枣五枚，每服水二盏，煎一盏。细呷之，服后熟睡一觉，诸病除根"。

2. **妊娠下血** 召翁夫人，怀孕三月，胎动血崩发晕，促往视之。乃告翁曰："妊娠胎下血晕，已为重险，今胎未下而晕先见，倘胎下晕脱奈何？"翁嘱立方，予曰："血脱益气，舍独参汤，别无良药。"翁问："所需若干？"予曰："数非一两不可。"翁出取参，予闻房内雇妇私语："胎产服参不宜。"急呼之出，语曰："尔何知？勿妄言以乱人意。"少顷，翁持参至，予欲辞回，思适才内雇妇所言，恐病人闻之疑而不服，岂不偾事，只得俟之。翁持参汤，予随入房，病人果不肯服，翁无如何。予正色言曰："性命安危，在此一举，今若不服此汤，胎下晕脱莫救，俗见胎产忌服人参，无非恐其补住恶露，在胎下后，犹或可言，今胎未下，与平常临产无异，岂平常临产可服参，今昏晕欲脱，反不可服乎？予治此证颇多，勿为旁言所惑。"病人释疑，一饮而罄。予曰："有此砥柱中流，大势可守，尚防胎下复晕，其参再煎与服为妙。"诘朝复诊，翁云："昨遵谕，仍将参煎服，薄暮胎下，恶露无多，晕亦未作。"（《杏轩医案》）

编者按：案中所谓"怀孕三月，胎动血崩"等症，即《金匮要略·妇人妊娠病》篇"妊娠下血"之谓也。后世称之为"胞漏""胎漏"，西医学称之为"先兆流产"。以人参益气固脱，以防止"胎下暴脱"之危。

3. 产后暴盲 李某某，女，23岁。四天前足月顺产一男婴，二天后开始哺乳，今日二目视力急剧下降，明暗不分，视无所见，瞳孔扩大，对光反应消失，伴见面色苍白，神疲乏力，自汗，舌淡、苔薄白，脉虚弱。诊为暴盲。嘱用红参5g，煎汤频服，最后嚼食红参，日1剂，并嘱其加强营养。2剂后精神好转，自汗减轻，继服4剂，视力基本恢复正常，左1.0，右0.9，一星期出院。多次随访，未复发。（王林静《四川中医》1992；9：49）

编者按：产后气血大虚，目不得以濡养而成暴盲，人参大补元气，以生气血，气血得复，目有所养，其证自愈。

4. 产后血崩 于某，女，32岁，1986年12月3日14时。足月产，分娩后阴道出血4小时，冷汗出，面白肢冷，心悸气短，头晕神昏，唇舌色淡，脉不应指，血压5.3/2kPa（40/15mmHg）。诊断：产后血崩。证属气随血脱，气不摄血。急刺人中，并以红人参30g切细，急煎浓汤灌服。服药后50分钟，阴道出血停止，肢体转温，神清脉复，转危为安，测血压16/10kPa（120/85mmHg）。3天后，阴道排出胎膜约10cm×2cm块。2个月后追访，病人体健。（刘志卿《河北中医》1992；4：20）

编者按：本案为产后大出血，血出不止，气随血脱，气越虚衰，血出越多矣！急刺人中以醒神，急服大剂人参以峻补元气，气壮才能摄血，血止气复，转危为安。自古以独参汤重剂（30~60g）急煎频服，活人无数。现今对危急重症，几乎皆托命于西医。必须知道，中医学自古有救急良方。从治病救人，维护苍生出发，中医不可失传！中医与西医优势互补，才是救治病人的最佳选择。

5. 婴幼儿腹泻 一孩孟秋泄泻，昼夜十数度，医用五苓散、香薷饮、胃苓加肉蔻，罔效。汪（石山）曰：此儿形色娇嫩，外邪易入，且精神倦怠，明是胃气不足，而为暑热所中。胃虚夹暑，安能分别水谷？今专治暑而不补胃，则胃愈虚，邪亦著而不出。经曰，壮者气行则愈，怯者著而成病是也。令浓煎人参汤饮

之，初服三四匙，精神稍回，再服半盏，泄泻稍减，由是继服数次，乳进而病愈。（《续名医类案》·卷四·泻）

编者按： 本案病人在先天不足（形色娇嫩）而"胃虚夹暑"的情况下，指出补虚治本之重要性。其疗效亦证明之。

结　语

人参性味甘、微苦，微温。入肺、脾经。具有大补元气、补脾益肺、安神益智等功效。仲景善用人参，用其组成的经方达37首之多，主要用于治疗气阴两伤证（益气生津），中虚升降失调证（协调升降），气虚痰饮证以及气血亏虚所致的各种痛证。现代临床根据《神农本草经》所论及仲景所用又有新的发挥，广泛应用于内外妇儿各科因正气虚衰所致的多种病证。

现代药理研究证明：人参对中枢神经系统具有兴奋作用；对心肌和血管有直接作用，一般小剂量时表现为兴奋，大剂量时则抑制；有抗过敏、抗休克、强心作用；能兴奋垂体—肾上腺皮质系统，提高机体对外界不良条件刺激的抵抗力；能降低血糖，并与胰岛素有协同作用；有促进性腺激素样作用，能增强性功能；促进造血，改善贫血；改善消化吸收和代谢功能，促进蛋白合成；降低胆固醇；具有利尿作用。鉴于上述人参的药理作用，现代临床辨证以人参治疗心血管系统（高血压病、心肌营养不良、冠心病、心绞痛等）、胃和肝脏疾病、糖尿病、神经衰弱、阳痿等均有较好的治疗作用。通过剂型改革，肌内或静脉注射，现代亦广泛地用于急救，如心源性休克或其他一时极端垂危病人的抢救。

人参入药的剂型有丸、散、汤剂。入煎宜文火另煎，饮汁嚼渣。为节省药源亦可研末吞服。若救虚脱，当大剂量、煎汁分数次灌服或制成注射液，肌内注射或静脉滴注。《本草新编》指出："人气脱于一时，血失于顷刻，精走于须臾，阳绝于旦夕，他药缓不济事，必须用人参一二两，或四五两，作一剂煎服以济之，否则阳气遽散而死矣。此时未尝不可杂之他药，共相挽回，诚恐牵制其手，反致功效之缓，不能返之于无何有之乡。"

本品对实证、热证而正气不虚者忌服。人参反藜芦，畏五灵脂，恶皂荚。服人参时不宜饮茶和吃萝卜，以免影响疗效。

黄　芪

黄芪，甘而微温，生用能益气固表、利水消肿、托毒排脓而生肌；炙用则补中益气。其"入肺补气，入表实卫，为补气诸药之最，是以有耆之称。与人参相较，则参气味甘平，阳兼有阴；耆则秉性纯阳，而阴气绝少。盖一宜于中虚……

一更宜于表虚"(《本草求真》)。故"肌表之气，补宜黄芪；五内之气，补宜人参"（《得配本草》）。黄芪与人参功用之分，大略如上。但这是相对而言，就黄芪而言，既能补内，又能补外，其对内能"补益中土，温养脾胃，凡中气不振，脾土虚弱，清气下陷者最宜。其皮直达人之肤表肌肉，固护卫阳，充实表分，是其专长，所以表虚诸病，最为神剂"（《本草正义》）。之所以内外诸病兼治者，为何？"因其味轻，故专于气分而达表，所以能补元阳，充腠理，治劳伤，长肌肉，气虚而难汗者可发，表疏而多汗者可止。其所以止血崩、血淋者，以气固而血自止也，故曰血脱益气。其所以治泻痢、带浊者，以气固而陷自除也，故曰陷者举之"（《本草正》）。总之，"黄芪直入中土而行三焦，故能内补中气……中行营气……下行卫气"（《本经疏证》）。"是上中下内外三焦之药"（《汤液本草》）。"能补五脏诸虚……通调血脉，流行经络"（《本经逢原》）。黄芪配伍之道："黄芪同人参则益气，同当归则补血，同白术、防风则运脾湿，同防己、防风则祛风湿，同桂枝、附子则治卫虚亡阳汗不止，为腠理开阖之总司"（《本经逢原》）。又"防风能制黄芪，黄芪得防风其功愈大，乃相畏而相使也"（李东垣）。

（一）内科病

1. 大气下陷 一人年四十八，大汗淋漓，数日不止，衾褥皆湿，势近垂危，询方于愚。俾用净萸肉二两，煎汤饮之，汗遂止。翌晨，迎愚诊视，其脉沉迟细弱，而右部之沉细尤甚，虽无大汗，遍体犹湿。疑其胸中大气下陷，询之，果觉胸中气不上升，有类巨石相压，乃恍悟前次之大汗淋漓，实系大气陷后，卫气无所统摄而外泄也，遂用生黄芪一两，萸肉、知母各三钱，一剂胸次豁然，汗亦尽止，又服数剂以善其后。（《医学衷中参西录》）

编者按： 本案黄芪为君补气升阳，佐山萸肉、知母以加强敛汗固阴，气阴兼顾，为量少而精之方也。

2. 气虚发热

（1）肌热燥热，困渴引饮，目赤面红，昼夜不息，其脉洪大而虚，重按全无，证象白虎，唯脉不长，误服白虎汤必死，此病得之于饥困劳役。黄芪一两，当归（酒洗）二钱。上细切，都作一服，水二盏，煎至一盏，去渣温服，空心食前。（《内外伤辨惑论》当归补血汤）

（2）某些原因不明的发热，病程较长，体温一般在38℃以下，此多属非感染性发热，所以用抗生素治疗无效。症状可见：少气懒言，神倦乏力，时或口干，纳减，大便软溏，舌淡苔黄，脉虚或虚数等。服养阴清热药无效或热反加甚，此即李东垣所说的"阴火"。张海峰教授多以甘温除热法治疗，取东垣升阳益胃汤之意。以黄芪30g配柴胡为主药，柴胡本可退热，但治此类发热，不配黄芪则少效，

常加葛根、陈皮、郁金、苍术、白术、当归等。（张小萍《山东中医杂志》1996；8：373）

编者按：上述文献，一则当归补血汤所治"证象白虎"，但凭脉辨证乃气虚为本；二则提示：对发热病程较长者，辨证为气虚证候，黄芪为主治之药。

3. 肿胀 海宁许珊林观察，精医理。官平度州时，幕友杜某之戚王某，山阴人。夏秋间，忽患肿胀，自顶至踵，大倍常时，气喘声嘶，大小便不通，危在旦夕，因求观察诊之。令以生黄芪120g，秫米一酒盅，煎一大碗，用小匙逐渐呷服，至盏许，气喘稍平，即于一日间服尽，移时小便大通，溺器易三次，肿亦随消，唯脚面消不及半。自后仍服此方。黄芪自120g至30g，随服随减，佐以祛湿平胃之品。两月复元，独脚面有钱大一块不消。恐次年复发，劝其归，届期果患前证，延绍城医士诊治，痛诋前方，以为不死乃是大幸。遂用除湿猛剂，十数服而气绝，次日，将及盖棺，其妻见两目微动，呼集众人环视，连动数次，复用芪米汤灌救，至满口不能下，少顷眼忽一睁，汤俱下咽，从此便出声矣。服黄芪至数斤，并脚面之肿全消而愈……盖黄芪实表，表虚则水聚皮里膜外，而成肿胀，得黄芪以开通水道，水被祛逐，胀自消矣。"（陆定圃《冷庐医话》）

编者按：本案述说病情及诊治经过，如行云流水，言辞恳切。其正治与误治以及起死回生之情景，如侍师侧，令人印象深刻。

4. 慢性腹泻 张某，患慢性腹泻5年，每因感寒或进食油腻而复发，大便稀液，或黏滞不爽，每天7~8次，肠鸣隐痛，胃纳不佳，苔薄，脉虚弱。此为中气虚损，不能运化水谷而致腹泻。予炙黄芪200g，煎服代茶饮。连服10剂腹泻止，大便正常。（李树铭《辽宁中医杂志》1984；10：9）

编者按：本案治病求本，重用黄芪水煎代茶饮而腹泻止。黄芪性温味微甘，清香可口。中医治病，以辨证准确，用药、用量得当为宜。临证用大剂量黄芪应注意，不可以甘温补之太过而上火。

5. 胃痛（上消化道溃疡） 林某某，男，29岁。病人胃脘反复闷痛已3余年，经上消化道钡餐透视拟诊为：十二指肠球部溃疡伴慢性胃炎。服过大量复方氢氧化铝、胃得乐、胃仙U、乐得胃等西药，症状虽能缓解，但不能根除。1986年10月5日证见：胃脘不时闷痛，嗳气，伴胀满，饥饿时痛甚，喜按喜暖，神疲乏力，夜寐欠佳，舌质淡红苔薄白，脉细缓，中医辨证属于脾胃虚寒证。治宜健脾温中。方用"黄芪羊肉汤"，每天1剂，停服其他中西药，治疗3个疗程。症状明显好转，胃脘疼痛消失，食欲增进，夜寐转佳，面色红润。以后每年入冬时，连服黄芪羊肉汤1个疗程，巩固疗效，至今病人胃痛未曾复发。治疗方法：以黄芪30g，羊肉150g。将羊肉洗净，切小块，加黄芪置于蒸锅内，蒸熟或炖熟，1天1罐，1次或分2次吃肉喝汤，1个疗程7天，连服2个疗程。以此治疗虚寒型胃脘痛或

水肿病。（傅莲清《福建中医药》1992；5：36）

编者按： 本案之经验，在于辨证选药的前提下，采取药膳治之。如此则既治病，又饱腹，在享受美食的同时，亦治愈了胃病，病人乐于接受，此良善之策也。

6. **心悸（病毒性心肌炎所致持续频发室性早搏）** 应用黄芪治疗病毒性心肌炎所致持续频发室性早搏（黄芪30g，煎服，1日3次），同心律平（普罗帕酮）治疗组进行对比观察。结果发现中药黄芪具有明显抗毒性，增强机体细胞免疫及体液免疫功能，促进抗体合成，提高白细胞诱生干扰素的能力。治疗前后心电图描记，以及心功能的测定均有明显改善。可以肯定黄芪具有保护心肌、改善心功能的作用。因此，我们认为病毒性心肌炎致持续频发室性早搏，治疗上除应用促进心肌代谢药物之外，尚应首选黄芪进行治疗。（赫萍《吉林中医药》1995；2：7）

7. **缺血性心脏病** 应用黄芪（每日50g，水煎分3次服）治疗92例缺血性心脏病，并分别与心痛定和丹参片作对照。结果表明，黄芪组取得比较好的疗效。用药后不仅心绞痛等症状明显缓解，而且能改善心电图、心阻抗图等临床多种客观指标，尤其对心电图改变比较明显，心电图总有效率为82.6%。疗效显著高于对照组（$P < 0.05$）。本文观察结果表明，黄芪治疗冠心病的疗效确切可靠，特别具有远期疗效，而且还具有无毒无不良反应、资源丰富、价格低廉等优点，故认为黄芪是治疗缺血性心脏病比较理想的一种药物，值得临床广泛应用和推广。（李树青《黑龙江中医药》1995；2：77）

8. **心力衰竭等** 黄芪，甘，微温，入脾、肺经，为补气而兼化瘀通滞之佳品。笔者在重用本品治疗久治不愈或常法疗效不佳之内科顽难重症方面有一定经验体会，现结合病例介绍如下。

（1）难治性心衰 黄芪补益心气，兼能化瘀利水，药理研究则证实其有强心、利尿、扩血管作用，故对以常法治疗疗效较差的难治性心衰，能产生多方面的治疗效应，但其效必须在大剂量使用且合用大剂益母草时才显著。笔者临床习以黄芪、益母草各60~90g，配以温阳化瘀之剂治之，病人常在服药2~3剂后即尿量著增，浮肿喘急缓解，精神转佳，纳量增加，倘坚持服药1~2个月，则远期疗效亦甚满意。

（2）病窦综合征 大剂量黄芪峻补宗气，益心复脉，兼通瘀滞，对因心气不足，心阳不振而鼓动血脉乏力所致的以窦性心动过缓或快—慢综合征等为基本表现之病窦综合征有较突出的疗效。笔者常以本品60~75g配合温阳化瘀通脉之品治之，获得较佳疗效。

（3）系统性红斑狼疮 黄芪有免疫调节作用，保护心肌细胞、改善肾实质细胞代谢、促进骨髓造血功能等多种药理作用，故对本病常见之免疫调节障碍、心肌及肾脏损害、贫血及白细胞减少等病变能产生较为广泛的治疗作用。笔者据本病多见气虚血瘀证之特点，以大剂黄芪为主辨证用药治之，取得较好疗效。

（4）中风　黄芪补气活血，化瘀通络，大剂使用，有显著的疗瘫振废之功。对本病属气虚血瘀证者，宗王清任之旨，以补阳还五汤加减治疗，确有卓效。但欲提高本方治疗效应，宜同时配用马钱子散（0.5~1g/d），虫类药如蜈蚣、全蝎、水蛭等，以及大剂量稀莶草（90~120g）。笔者近年来曾以此治疗40余例中风病人，皆获较好疗效。

（5）肠激惹综合征　本病多因长期精神抑郁，胃肠气机郁滞，肠腑传导失常而成。黄芪对本病的治疗作用有三：其一，补中气，恢复脾胃之运化功能；其二，"利卫气""行营气"（《本草经疏》），能令郁滞消散，气血畅达；其三，升阳止泻，而对久泻顽症有直接治疗作用。笔者治疗本病，常以补中益气汤为主方，黄芪用量45g以上。

（6）肝硬化腹水　气虚血瘀、湿热蕴结、脉络闭阻是本病常见之病理变化，三者互为因果实系导致本病顽痼难愈之重要原因。黄芪重用，则其补气之力大增，逐瘀散结、利水泄浊之功亦更显著，而对上述病理变化皆可发挥较强的治疗效应，配合清热利湿、化瘀利水、软坚散结之品治疗本病，针对性强，且全面兼顾，疗效渐进发挥而稳定，病情较少反复。

原按：黄芪功擅补气化瘀，又兼备利水、升阳止泻之效，而其化瘀、利水等又皆与其补气作用密切相关，亦即补气之力愈增，则化瘀利水诸功效愈著，故大剂量使用，同时具有较强的补益和攻伐作用，且攻而不伤正，补而不碍邪，宗气大虚瘀阻水停之重症，以及沉疴顽疾属气虚而瘀顽痰胶结不化者，非此不能除。笔者治疗此类病证，习惯以本品45~120g融入辨证复方中使用，兼水湿停聚者合用重剂益母草60~90g。疗程最短者1周，最长者1年，疗效甚著且无明显毒副反应出现，个别病人用至60g以上时出现腹胀腹泻，佐用陈皮、芡实、莲米后即缓解。大剂量使用黄芪应注意三点：一要注意配伍，对重症险候，用药宜精炼，以令药力专注集中，充分发挥本品拯危救险之独特效应，对沉疴瘤症，则须数法并施，药味可多，以达多向调节，各个击破之目的；二宜从较小剂量如45~60g开始，逐步增量，使病人能够随药力而不致出现不良反应；三是服用时间长者可采用间断服药或1剂2日服等方法。（况时祥《四川中医》1997；7：24）

编者按：上述个别病人用黄芪至60g以上时出现气壅"腹胀"可以理解，而出现"腹泻"难以解释。编者治疗高血压病气虚血瘀者常重用60~90g，从无出现腹泻现象。

9. 喘证（肺心病心衰）　自1995年11月至1997年12月，我们用黄芪注射液治疗肺心病心衰病人，取得满意疗效。在给予吸氧、抗感染、止咳平喘等常规治疗，并加用黄芪注射液（上海福达制药有限公司生产）20ml加入5%葡萄糖注射液 250ml 中静滴，每日 1 次，12 天为一疗程。结果显示黄芪注射液具有良好的强心作用，是治疗肺心病心衰的有效药物之一，值得推广。

原按：肺心病心衰病人，由于低氧血症、酸碱失衡、电解质紊乱等，使西药强心、利尿、扩血管剂在本病的应用中受到限制，寻找替代药物已成为共识。依据中医对其病机的认识，心肺之气虚、阳虚是肺心病心衰的基本病机，故治疗以温阳益气、补养心肺为主，临床上黄芪为首选药物。药理研究证实黄芪有增强心肌收缩力的作用，同时有扩张血管和利尿作用。黄芪提取出多种有效成分，而黄芪苷 IV 的正性肌力作用最强，其为非洋地黄类的有效正性肌力药物，连续应用一段时间后可改善心衰病人的心室构型和射血能力。黄芪具有扩张血管、降低外周血管阻力作用，在改善心功能上亦起一定作用。另外，还能降低血液黏稠度及改善异常的血液流变学指标的功能，主要是对红细胞的变形能力有激活和恢复的功能。（孙琼《中国中医急症》1998；5：206）

编者按：有研究表明（王世伟《时珍国药研究》1998；1：22）黄芪注射液对老年慢性心力衰竭有确切疗效，可明显改善病人心功能。还有的学者（刘群《中国中医急症》1998；4：190）对老年性咳喘，在常规西药抗炎治疗效果不佳时，应用黄芪注射液治疗，可取得满意疗效。

10. 震颤麻痹服药所致低血压　王某，男，70 岁。7 年前无明显诱因出现右侧肢体不自主抖动，上肢重于下肢，静止时明显，睡眠时消失，诊为震颤麻痹，给予安坦 2mg，每日 3 次。3 年前左侧肢体也出现震颤，症状渐加重，加用美多巴 1 片，每日 3 次。震颤基本控制，但出现低血压，血压波动于 75/52mmHg 左右，病人形体消瘦，面色㿠白，舌质淡苔薄白，脉细，诊为中气不足，用黄芪15g，加水 500ml，浸泡 40 分钟后煮沸，频频代茶饮，每日 1 剂。血压逐渐回升至97/75mmHg，且震颤症状亦较前好转。

原按：震颤麻痹是一种常见的锥体外系疾病，西医用美多巴、安坦治疗效果虽可，但易并发严重低血压，临床治疗较为困难。震颤麻痹病人多因病久食纳欠佳，形体偏瘦，中气不足，用黄芪正好切中其病机。现代药理研究表明，黄芪可以增加心肌收缩力，使心率加快，心输出量增加，而达升血压之功。（张合红《中医杂志》2000；6：329）

11. 低血压伴窦性心动过缓、肾性高血压

（1）低血压伴窦性心动过缓　吴某，男，62 岁。1996 年 6 月 5 日初诊。主诉：眩晕欲倒、胸闷疲乏 1 月，加剧 1 周。患心动过缓及低血压年余，经用能量合剂、丹参制剂、阿托品等药能改善症状，近月来经用上药疗效不明显。症见面色苍白，舌胖质淡，脉迟。心电图报告：窦性心动过缓，心率 48 次／分，T 波轻度改变。血压 82/52mmHg。此乃心气不足，气血两虚之候。治宜益气升阳、养血化瘀。处方：黄芪 60g，当归 12g，淡附子 10g，桂枝 5g，丹参 30g，白术 12g，茯苓 12g，炙甘草 6g，柴胡 5g，升麻 5g，赤芍 10g，熟地黄 10g，党参 30g，陈皮 6g。水煎服，5 剂。二诊：眩晕胸闷减，血压 12/7kPa，前方加减续服 10 剂。三诊：症状消失，心率 62 次 / 分，血压 13/8kPa。以后随症加减连服 50 余剂，血压及心电图恢复正常，诸恙告愈。

（2）肾性高血压 王某，男，32 岁。1996 年 3 月 2 日初诊。患慢性肾小球肾炎 5 年，伴高血压 3 年。用一般降压药能控制，近半年来应用多种降压药效果不理想。自觉头痛眩晕，纳差不眠，腰膝酸软，尿频。舌胖质淡，脉弦数。血压 23/15kPa，肾功能在正常范围，尿蛋白（++）。此属脾肾两虚，肝阳上亢。治当补脾益肾，平肝潜阳。处方：黄芪 60g，当归 12g，桂枝 5g，丹参 30g，熟地黄 12g，山药 12g，山茱萸 12g，茯苓 30g，牡丹皮 12g，地龙 12g，益母草 30g，红花 6g，大黄 6g。水煎服，7 剂。二诊：眩晕头痛减，血压 20/15kPa，尿蛋白（+），前方出入 10 剂。三诊：症状好转，血压 19/12kPa，尿蛋白少量。宗前旨随症加减续服 2 个月，血压恢复正常，尿蛋白转阴。后又调理半年，血压稳定，尿蛋白持续转阴。

原按： 黄芪对血压具有双相调节的作用。黄芪功能补气升阳，益卫固表，利尿消肿，托毒生肌。现代药理研究证明，黄芪具有强壮作用，能提高机体免疫功能，恢复细胞活力，增加人体总蛋白和白蛋白，降低尿蛋白，强心，增加心搏量，扩张血管和降低血压等作用。又能通过强心和增加心搏出量提升血压。所以黄芪对气虚型的血压变化，通过补气的功能，具有双相调节的作用。（查益中《中医杂志》2000；6：329）

编者按： 以黄芪为主药的补阳还五汤对高血压气虚血瘀证的调治，笔者有几十年的研究与经验。并撰写《补阳还五汤'治未病'探讨》（《中医杂志》2009；5：473）与《补阳还五汤在治疗高血压病中的应用》（《浙江中医学院学报》1999；5：30）。该方重用黄芪 60g，辨证治疗高血压，确可缓解症状，调控血压，延缓中风的发生。

12. **痼疾、血证** 清代名医王清任所著《医林改错》，对后世医学影响颇大。是书虽以活血化瘀著称，但亦善用黄芪，现将其用黄芪的基本规律探析如下。

（1）沉疴痼疾，用黄芪别出心裁 王清任善用活血化瘀法治疗各种疑难病症。通窍活血汤、血府逐瘀汤、膈下逐瘀汤、少腹逐瘀汤、补阳还五汤等均系其著名的代表方剂。鉴于"元气既虚，必不能达于血管，血管无气，必停留而瘀"的观点，王氏用补气药黄芪助活血药治疗沉疴痼疾，确有别出心裁之处。

（2）益气化瘀，取黄芪独辟蹊径 《医林改错》虽以活血化瘀著称，但对瘀血的形成及其治疗无不顾及气虚的一面。从补阳还五汤的药物组合可窥端倪。该方之所以成为一首名方，不但因其组方法度严谨，关键在于王氏将大剂量的补气药黄芪同活血化瘀药联用，将益气和化瘀两个治疗法则熔为一炉，增强活血化瘀药的功效。余如治疗难产的古方开骨散，原由当归、川芎、龟板、血余四味药组成，前人只想到活血开骨，到了王氏手里，他考虑到产程过长，产妇气力衰微而致胎儿不出亦是难产一端，故在开骨散基础上重加黄芪四两，鼓舞元气，助血运胎，故能取得服之"不过一时胎即下"的较高疗效。

（3）血病治气，唯黄芪桴鼓相应　王清任认为，气是人体生命之源，目视、耳听、头转、身摇、掌握、足步等都是气所支配的，于是治血莫如先治气，气血调和百病瘥的医疗思想充分体现在《医林改错》中。王氏治气擅长用黄芪补气，书中载方33首，其中用黄芪的方剂有15首，用黄芪命名或以黄芪为君的方有10首，黄芪最大用量为八两，最小用量为五钱。综观全书用黄芪的基本规律可归纳为3个方面：①无瘀用芪取其补：如治疗小儿因伤寒诸疾而至抽风，昏沉不省人事的可保立苏汤；治疗老年溺尿玉茎痛的黄芪甘草汤；治疗脱肛不收的黄芪防风汤，3方中均无一味活血化瘀药，用黄芪专为补虚而设。②痘毒用芪顾元气：鉴于痘之顺逆与人体正气盛衰相关，故王氏治痘所立通经逐瘀汤、止泻调中汤、保元化滞汤、助阳止痒汤、足卫和荣汤等方剂除将解毒和活血化瘀药联用外，重加黄芪照顾机体元气虚的一面，另一面取黄芪"补气之中有外达之性"的特点，引血分热毒达表，扶正之中寓有祛邪。③血实用芪存乎运：治产后抽风昏沉不省人事的黄芪桃红汤，治疗痹痛的身痛逐瘀汤、黄芪赤风汤，以及前面提到的补阳还五汤、古方开骨散等无一不是从补气化瘀、调畅气血入手。血靠气运，气足则血能在脉管中畅行，而补气运血要数黄芪独占鳌头。黄芪伍活血化瘀药，能使周身之气通而不滞，血活而不瘀，气通血活则效如桴鼓。总之，王清任在《医林改错》中浓墨重彩谈黄芪，认为黄芪"不论何处所产，药力总是一样，皆可用"。一语破的，《医林改错》用黄芪，内有奥窍，务须细心探究。（严忠《江苏中医》1996；4：40）

13. 慢性粒细胞减少症（白细胞减少症）　应用黄芪浓缩液治疗40例慢性粒细胞减少症病人，采取以气虚、阴虚为主的辨证分型，并作治疗前后的对比，发现黄芪浓缩液治疗白细胞减少症，对气虚、阴虚均有效，且以气虚组效果更为明显。病程在6个月以上，白细胞计数低于4.0×10^9/L以下，曾用过其他升白细胞药物效果不显著，作为观察对象。①治疗方法：黄芪浓缩液每毫升含生药1g，每日服用30g，服药期间不用其他升白细胞药物，每周随访1次，作白细胞计数及分类，以1个月为1个疗程。治疗过程中，根据辨证特点，气虚为主21例，其症状表现为心悸、头晕、乏力、纳呆、舌淡红、脉细濡等；阴虚为主19例，其症状表现为低热、头晕、心悸、舌偏红、脉弦滑等。②结果：两组病例，均在治疗前后进行对比，治疗后，每周进行白细胞计数的检测，其结果说明，治疗前，两组病例白细胞计数无明显差异，气虚组白细胞计数略高于阴虚组，治疗后，两组均有疗效，但气虚组更优于阴虚组。阴虚组治疗前平均白细胞数为 $2.925 \times 10^9/L$，治疗后则上升至 $4.592 \times 10^9/L$（$P < 0.01$），气虚组则由 $3.006 \times 10^9/L$ 上升至 $5.790 \times 10^9/L$（$P < 0.01$）。

原按：黄芪主要功效为补气升阳、固表止汗、托毒排脓、利水消肿。通过临床及实验研究，黄芪对白细胞总数及多核细胞的增多有明显的作用。对慢性白细胞减少的机制观察，从 24 例骨髓涂片来看，骨髓中粒细胞增生正常以及增多占多数，而在血循环中白细胞则减少，肾上腺素试验有 60% 阳性，可能为假性白细胞减少症，应用黄芪治疗以后，能使边缘池白细胞回流到血液中，使血液中白细胞得到重新分布。但也有少数病例，骨髓中白细胞计数减少，则可能由于骨髓功能低下，免疫功能障碍引起。经黄芪浓缩液治疗后周围血液中白细胞上升，是由于黄芪的补气作用，使周围血液中边缘池白细胞回流到血液中，血液中白细胞得到重新分布结果，同时对促进骨髓细胞的再生以及免疫功能的恢复等也具有一定的作用。（何宗健《辽宁中医杂志》1997；8：356）

14. 顽固性老年瘙痒症　袁某，男，64 岁。于 1997 年 10 月 12 日就诊。患瘙痒症近 3 年，表现为四肢、胸背瘙痒难忍，饮酒及食辛辣之物加重，初无皮疹，每必搔抓流血或热水烫洗方舒，皮肤干燥，胸背四肢皮肤散见抓痕血痂及色素沉着，入秋尤甚。口干心烦，舌淡红欠润，脉和缓。辨证属血虚风燥，当益气养血、和营润燥。处方：黄芪 60g，当归 10g，白芍 10g，甘草 6g，熟地黄 20g，制首乌 20g，丹参 10g，蝉蜕 10g，白蒺藜 10g，麦冬 10g，7 剂内服。复诊，瘙痒稍减轻，原方黄芪增量至 80g 再进 7 剂。再诊，瘙痒明显减轻，入睡时仍较重，原方黄芪增至 100g 再进 7 剂。又诊，瘙痒基本缓解，原方黄芪减量为 60g 调治半月告愈。

原按：老年皮肤瘙痒症病机多为阴血不足，风燥内生。究其原因，或老年人本身阴血生化不足，或气虚血滞不能运达于表以濡养肌肤。重用黄芪于养血和营方中，即仿当归补血汤之义，有形之血生于无形之气；又仿补阳还五汤之义大补元气，使气旺助血行以通肌表；况且黄芪能益卫气，"卫气和，则分肉解利，皮肤润柔，腠理致密也"（《灵枢·本脏》）。故重用黄芪治疗老年瘙痒症能收到较好疗效。（陈富山《中医杂志》2000；6：331）

编者按：黄芪善达皮腠，为补气要药，《神农本草经》云治"大风癞疾"。黄芪对气虚血亏、气虚血瘀等皮肤类疾患的治疗作用应予充分重视。

15. 慢性肾炎蛋白尿　黄芪为治慢性肾炎蛋白尿的良药。用法：以黄芪为主药，重用 60~120g。证型不同，适当配伍治疗。如气虚水肿明显者，配汉防己；伴血尿者配仙鹤草；脾虚证明显者，配补中益气汤；肾阳虚明显者，配济生肾气丸；

对肾炎后的蛋白尿，须配益智仁、五倍子。

原按： 肾炎迁延日久转为慢性，其尿蛋白难以消除。黄芪治慢性肾炎蛋白尿不减者，对属于脾气虚和脾肾阳虚型，用之确有良效。黄芪能消除"慢肾"蛋白尿，实验研究亦得到证实。（孟景春《江苏中医》1995；7：28）

16. 吃黄芪蒸鸭，防肾病复发 我父亲患有肾病综合征，服过很多昂贵的药物，可就是断不了根，稍不小心便复发。作为女儿，我心里焦急万分。有一次，我在单位里跟一位同事闲聊，说起我父亲的病情。这位同事听了，怪我为什么不早说。原来，他父亲也得过此病，后来吃黄芪蒸鸭治好了。于是，我连忙根据他介绍的方法，做给父亲吃：取活鸭一只（约 1kg），黄芪 60g，以及生姜、葱白、胡椒粉适量。先宰杀活鸭，拔毛、去内脏和脚爪，入沸水中氽透后捞出，用凉水洗净、沥干。然后将黄芪、生姜切片，葱白剖开，与胡椒粉一齐纳入鸭腹腔内，并注入适量清汤，用棉线缝合好。再把鸭装在盆里放入蒸笼蒸 2 小时，取出后去掉黄芪、生姜和葱白，吃鸭喝汤，一只鸭可分 3 天吃。（《大众医学》1999 年第 4 期）

编者按： 肾病复发由外感者为多，黄芪功能补气固表以扶正。《本草纲目》中云："鸭，水禽也，治水利小便。"可见上述食疗方法标本兼顾，既可健体，又可防病治病。

17. 鹤膝风 陆某某，女，34 岁，农民。1981 年 4 月 26 日初诊。病人双下肢酸痛数年，近两月始见双膝肿大，股、胫骨肌肉萎缩、曾用抗生素、激素、糜蛋白酶等治疗，均未见效。又于膝关节囊处每天抽液 150ml（一侧）左右，已抽 10余次，症状未见减轻，以至步履艰难，不能站立，双膝肿大，形如鹤膝，按之绵软，皮色不红，局部微热，二便正常。舌质淡红苔薄白，脉弦细。伴头晕心悸，口淡食少，神疲乏力。双侧膝围均 41.5cm。血红蛋白 11.5g%，红细胞 4.1×10^9/L，白细胞 5.3×10^9/L，中性粒细胞 0.62，淋巴细胞 0.37，单核细胞 0.01，血沉 5mm/h，体温 37℃，血压 116/70mmHg（15.4/9.3kPa）。膝部 X 线摄片见软组织肿胀，关节间隙增宽。中医诊为鹤膝风，用四神煎治疗。处方：黄芪 240g，川牛膝 90g，远志肉 90g，石斛 120g，银花（包）30g。先煎前四味，用水 1500ml，煎至 300ml时，再入银花，继续煎至 150ml，弃渣，顿服。一日一剂。服八剂，膝肿基本消失，膝围为 37.5cm，饮食增加，并能行走 5 华里，唯膝部有轻微酸痛。将原方改为丸剂，早、午各服 15g，晚服肾气丸 10g，调治一月，膝围为 36cm，股、胫骨肌肉已渐丰满，诸症痊愈如常人。追访半年，未见复发。（单会府《中医杂志》1984；7：80）

编者按： 中医不传之秘在于剂量。药精而量大，药专而效宏，四神煎重用黄芪治疗鹤膝风可见一斑。

18. 痹病（格林－巴利综合征） 病人主诉发热 7 天不退，继现全身四肢痛，痿软无力，不能站立，不能持碗进餐。西医诊断为格林－巴利综合征。住院治疗 2 月中西药迭进罔效。因经济原因出院。病人神志清，语言利，唯语声低微，面色苍白，形体消瘦，乏力，气息奄奄，四肢肌肉对称性萎缩、松弛，需人搀扶方可缓行。舌质淡红，少苔，脉沉细无力。症属大病之后正气虚衰，肝阴不足，木少滋荣之痹病也。拟用单味生黄芪 100g 水煎代茶饮之。3 日病人手心、手背、手指均有汗出。坚持服 3 个月，诸症悉愈。唯行走动作缓慢。

原按：《灵枢·热病》篇曰："痹之为病也，身无痛者，四肢不收……"痹病与痿证不同，痿证以双下肢痿软无力为特点，痹病则以四肢痿软乏力为主症。该病人主要抓住病后荣卫之气俱衰，加上病后调理不当，经济条件有限，长期缺乏营养，筋肉失营，不得温煦而致痿软无力，故取黄芪补气之专长，独生用、重用，以益卫气，养营气而获满意疗效。（增长楼《中医杂志》2000；6：329）

19. 脊髓损伤性截瘫 笔者以黄芪为主药，治疗脊髓损伤引起的截瘫，取得满意疗效，兹举例如下。王某，男，29 岁。1995 年 10 月 5 日初诊。病人半年前因患纵隔淋巴瘤而行放射治疗，1 个月后出现双下肢无力，感觉迟钝。初未在意，后日趋严重，渐至不能站立及行走。当地医院诊为脊髓损伤（胸 10 节段），经住院给予激素、抗生素及营养支持疗法，治疗 3 个多月，未见明显效果。病人胸部（胸 10）以下完全瘫痪，二便失禁，常自汗出，舌淡稍胖边齿印、苔薄润，脉沉细无力，诊为气虚络阻，精血亏损，予黄芪桂枝五物汤加味。处方：黄芪 60g，桂枝 15g，赤芍、白芍各 15g，当归 15g，杜仲 10g，桑寄生 24g，续断 24g，地龙 10g，土鳖虫 10g。姜枣为引，水煎温服，日 1 剂。服上方 10 剂后，下肢可徐徐抖动；二诊上方黄芪改为 90g，继服 10 剂，下肢可有曲屈动作；上方黄芪加至 120g，继服 10 剂，下肢可有屈伸动作；将黄芪加至 150g，继服 10 剂，下肢可勉强抬离床面。效不更方，继服 2 月余，下肢能站立，并可在人的搀扶下缓慢行走。遂嘱上方制成水丸，长期服用，以资巩固。1 年后随访，病人已康复如常。

原按： 脊髓损伤出现肢体截瘫，是由于脊髓水肿、变性、坏死等病理变化，从而导致脊髓功能的丧失，出现损伤平面以下的肢体运动、反射、感觉、括约肌功能及皮肤营养障碍，大致属于中医学"痿证"的范畴，证属气虚络阻、血瘀，兼肝肾精血的亏损。黄芪，味甘性温，气薄味厚，既能补气升阳以启动下焦之阳气，又能补气活血以促进经络之通畅。药理实验证明，黄芪可兴奋中枢神经，有显著的扩血管作用，可改善皮肤的血液循环。在临床使用时，用量须大，宜 90~120g，甚至 150g，方能取得疗效。（朱树宽《中医杂志》2000；6：330）

编者按： 上述痿、痹两案均以肢体无力、肌肉松弛为特征。《素问·太阴阳明论》曰："四肢皆禀气于胃……今脾病不能为胃行其津液，四肢不得禀水谷气，气日以衰，脉道不利，筋骨肌肉皆无气以生，故不用焉。"由此可见，虚为本，滞为标，虚是因，滞是果，虚、滞两个基本病机贯穿此类病证的始终。临床报道重用黄芪为主药治疗者不在少数，黄芪用量在几十克与几百克之间不等，大补脾胃之元气，使气足以助血生，气旺以促血行，祛瘀通络而不伤正，故疗效显著。

（二）妇科病

1. 血崩　陈姓妇，54 岁。因提重过累，忽然腹痛一阵，鲜血大下，头晕眼黑欲仆。时值 6 月，病人面色苍白，唇舌淡嫩，口干无津，精神萎靡，诊其脉浮芤无力，是血室空虚，法宜急救无形之气，以生有形之血，否则气难统血。方用黄芪为主，当归为辅，服 2 剂。翌日复诊：血已不下。唯手足无力，面色㿠白，脉仍芤虚，用归脾汤加鹿角胶、续断、侧柏炭等，体渐复常。（《湖南省名老中医医案选·刘天鉴医案》）

编者按： 本案以黄芪为主补气摄血。归脾汤则有健脾养血之效。

2. 产后肿胀　一妇人，产后肿胀，腹大如鼓。云初起于腹，后渐及遍体，按之而软，诸医以为是水胀也；皮不起亮光，以为是气胀也；而皮不过急，以为是血鼓也。云产下后，恶露极旺，上法治之皆无效果，反而气紧加甚。今气喘，舌淡红，脉近芤，初按之急甚，重按极虚。余思之良久无法，后忆及《冷庐医话》有治产后肿胀，用生黄芪 30g 煎汁，煮糯米半杯，成粥，淡食。依法治之，五日霍然若失。（《范文甫专辑》）

编者按： 脉症合参，本案系气血两虚无疑，理气活血利水更伤正气，故令喘急。取黄芪煎汁煮糯米服之，既调和脾胃，顾护中州，又大补其气，补气生血，故病去矣。

3. 乳痈　张某，女，36 岁。左乳房红肿胀痛，按之硬，肿块如鹅卵大，局部灼热。舌苔略黄，脉虚大而数。予生黄芪 200g，水煎服，连服 2 剂后，灼热疼痛明显减轻，包块见软，又服 5 剂痊愈。（李树铭《辽宁中医杂志》1984；10：9）

编者按： 本案之乳痈，其局部症状为实证，而脉象为虚证。治之舍症从脉，以重剂黄芪而取效。历代医家对痈疽、疮疡，凡辨证为气虚者，多以黄芪为主药，具有益气托毒消肿之功。本案取效之关键，在于用大量黄芪，发挥药专效宏之作用。但治疗剂量，应灵活把握，以中病为宜。

4. 乳泣　笔者根据黄芪擅长补气固摄的特点，在临床中每遇乳泣病人重用黄芪加入辨证方药中，均能获得满意疗效。如治毕某，女，33 岁，5 年前生一男孩，自哺乳，断奶后两乳头经常溢水，量不多，色清淡，无异味，经西医诊断已排除乳房肿瘤。用西药治疗无显效，遂于 1995 年 2 月来本院中医治疗。症见神情紧张，面色少华，形瘦。查乳房软，无压痛，无肿块扪及。挤压乳房后可见乳头湿润，舌胖嫩苔薄腻，脉小弦重按无力。予炙黄芪 15g，当归 10g，白芍 10g，茯苓 12g，升麻炭 6g，玫瑰花 6g，生麦芽 30g，每日 1 剂，分 2 次服。用药 1 周后精神明显好转，溢乳减少。此病人患病日久，气虚已甚，当加重黄芪量至 30g。又半个月，溢乳已止，嘱服补中益气丸合逍遥丸调治 2 个月而愈，随访 1 年，未见复发。

原按： 乳泣一证常发生在妊娠期或产后，未经婴儿吸吮而自行流出，此亦称"乳汁自出"。上例病人发生在哺乳期过后，时间又长达 5 年，较为少见。笔者曾在临床中重用黄芪辅以他药共治乳泣证 12 例，其中妊娠期 4 例，哺乳期 6 例，非妊娠哺乳期 2 例。结果治愈 8 例，有效 4 例。在治疗中体会黄芪用量在 30~50g 之间。此外，传统用药认为大量黄芪恐有补气助火之弊，但笔者在实践中观察到，只要配合适当的辅助药以及灵活掌握好剂量，未见不良反应。（谈娴娴《中医杂志》2000；6：330）

编者按： 乳泣究其病因多为中气虚弱，不能固涩乳汁所致，治病求本，故重用黄芪为主组方，常能奏效。

（三）儿科病

1. 小儿小便不通 绵黄芪为末，每服一钱，水一盏，煎至五分，温服无时。（《小儿卫生总微论方》）

编者按： 以方测证，其小便不通，必因气虚所致。以黄芪补气，肾及膀胱的气化功能恢复，则小便通也。

2. 水肿 小儿慢性肾炎后期以黄芪粥治疗有良效。……本着陆以湉《冷庐医话》中所载黄芪粥加味成一方：生黄芪 30g，生苡仁 30g，赤小豆 15g，鸡内金（为细末）9g，金橘饼 2 枚，糯米 30g。先以水 600ml，煮黄芪 20 分钟，捞去渣，次入薏苡仁、赤小豆，煮 30 分钟，再次入鸡内金、糯米，煮熟成粥。作 1 日量，分 2 次服之，食后嚼服金橘饼 1 枚。每日服 1 剂。本方用黄芪，取《神农本草经》主"久败疮，排脓止痛"，《名医别录》主"益气，利阴气"之功用，以治肾脏伤损，恢复其功能。用薏苡仁，取《名医别录》消水肿，甄权治积脓血，以渗湿消肿排脓。唯此物力缓，须多用方效。用赤小豆，取《神农本草经》主下水肿。《名医别录》主下腹胀满。以紧小似绿豆状的紫色种脐为白色状呈窄长线形者为良，不可用半红半黑之相思子，亦不可用色红赤粒大圆形之红饭豆。金橘饼，能下气开膈消胀，其功效捷于砂仁、豆蔻，并可防止黄芪服后起壅胀的不良反应。若无金橘饼，可用广陈皮 3g 与黄芪同煮，去渣。鸡内金，能助消化，恽铁樵谓其能补内膜之破坏。糯米能温中益气。此方对于慢性肾炎、肾盂肾炎残存的浮肿疗效较高，消除尿蛋白亦有效。在服用此方之前，要检查肾功能和尿蛋白等。服过 1 个月后，再事检查，若肾功能有所改善，蛋白尿有所消失，则持续服用 1~2 个月，待肾功能完全恢复，尿蛋白完全消失后，仍继续服用 3 个月，以巩固疗效。并应当安排休养，以免复发。此方在肾阳虚肾气衰弱的情况下使用最为适宜。肾阴虚，脉细数，舌质红绛者，不宜用。我用此方曾治愈小儿慢性肾炎迁延不愈者数例，内有尿毒症前期症 2 例。成人服此，在掌握了辨证论治的法则下，使用得当，亦能收到满意疗效。（《岳美中医案集》）

（四）外科病

1. 脱肛 不论十年、八年，皆有奇效。生黄芪四两，防风一钱，水煎服。小儿减半。（《医林改错》黄芪防风汤）

2. 阴疽（下肢溃疡、鱼鳞癣） 黄芪膏。制法：黄芪十斤加净水一百斤，煎煮 6~7 小时后，过滤取汁，再煎煮浓缩成膏五十两，加入等量蜂蜜，混匀贮存备用。功用：补中益气，托毒生肌。主治：疮面久不愈合，阴疽脓毒未尽，下肢顽固性溃疡、鱼鳞癣（蛇皮症）。用法：每次服二钱，日服二次。（《赵炳南临床经验集》）

3. 肛肠病术后加快伤口愈合 口服生黄芪粉促进肛肠病（肛裂、肛瘘、混合痔）术后伤口愈合……术后即冲服生黄芪粉 9g，每日 2 次。开放伤口，经过伤口收缩和肉芽组织增生填平伤口，表皮增生覆盖而愈合。伤口愈合时间明显提前。

原按： 痔瘘手术伤口为感染性伤口，由于感染因素可使肉芽组织生长不良，颜色苍白，颗粒不明显，分泌物增多及生长缓慢，迟迟不能填平伤口，或发生水肿、瘀血而高于皮肤表面。《神农本草经》说黄芪"治痈疽，久败疮，排脓止痛……五痔鼠瘘"。黄芪的补益之力能生肌肉使溃脓自出。现代研究认为黄芪可加强毛细血管抵抗力，扩张血管，改善血液循环，使久坏之肌细胞恢复活力，并有抑菌等作用，生黄芪口服对各种伤口都有促进愈合效果，宜于临床广泛应用。（王和平《新疆中医药》1997；3：11）

4. 内痔 陈某某，男，59 岁。1987 年 11 月 3 日初诊。患内痔已经 10 年，便后痔核脱出，须用手托，方可复位。肛门下坠感，少气懒言，神疲乏力，舌淡脉弱。3 个月来，每次大便痔疮出血，出血量近 100ml，大便软，经中西医治疗，均未见效。用黄芪 30g，嘱煎汤去渣煮粳米粥空腹服，服粥 1 剂后，血止，药尽 3 剂，一月未见出血。（陈振智《四川中医》1989；2：12）

编者按： 本案为痔疮出血，选用一味益气升阳之黄芪煎汤去渣，与米共煮成粥服用，既治病，又饱腹，良善之治法。

（五）五官科病

1. 鼻鼽（过敏性鼻炎） 以黄芪为主药制成的鼻敏灵口服液，是导师熊大经教授根据多年临床经验研制而成的一种防治变应性鼻炎的药物，经反复临床验证，疗效颇佳，有效率达92%。从实验研究对其作用机制探讨的结果表明，鼻敏灵口服液能明显抑制小鼠同种被动皮肤过敏反应，具有较强的抗Ⅰ型变态反应作用，并能有效地减少变应性鼻炎大鼠模型鼻黏膜肥大细胞数目，以及防止其脱颗粒，且作用明显优于阳性对照药抗敏口服液。

原按：变应性鼻炎，又称过敏性鼻炎，为临床常见多发鼻科疾病，其病程反复，难以治愈。就其临床表现当属中医学中的"鼻鼽""鼽嚏"范畴。历代医家对本病认识不一，就其病机有认为肺、脾、肾俱虚，或认为肝胆之气不足，或气滞血瘀，其治法有调理肺卫、健脾补肾、活血化瘀、温阳利水等，常用玉屏风散、小青龙汤加减，虽均有一定疗效，但尚令人难以满意。我们认为本病发生主要是由于肺气虚弱，邪犯鼻窍所致，与脾肾不足也有一定关系。针对这一病机特点，拟四君子汤和玉屏风散加减，以黄芪、党参补益肺气，防风祛风散邪，细辛、山药、五味子等兼顾脾肾，诸药合用，使肺气充足，脾肾得补，其症自愈，在临床上取得了较好的疗效。（唐代屹《中国中医基础医学杂志》1998；3：21）

2. 耳前瘘管感染　张某，女，17岁，学生，1992年8月13日诊。左耳疼痛，左耳前瘘管处略肿，可从瘘管中挤出脓液。西医治疗（每日换药并常规量口服麦迪霉素片）5天，病情无明显缓解。诊断：左耳耳前瘘管感染。嘱停服抗生素，仍每日换药，另服生黄芪100g，煎汤频饮，每日1剂。第2天，排脓量即明显减少，第3天脓液基本排净，症状消失。为根治，又予生黄芪60g巩固疗效，至今未复发。

原按：患有耳前瘘管的病人并不罕见，但合并感染者则为数不多。本病多见于青春期的女性，其原因尚不明确。由于瘘管部位不适而经常用手搔痒揉按瘘管部位，这大概是引起感染的一个诱因。目前西医保守治疗本病的方法就是消炎和引流，其治疗时间长，效果一般；手术治疗由于瘘管的枝叉常根植于耳廓的软骨之中，很难将其清除干净，故复发率较高。我们采用中药治疗，重用生黄芪一味，托毒排脓，药少而力专，同时保留了西医常规消毒、引流等方法的长处……使用生黄芪治疗本病，用量不能过小，否则效果不佳，每剂宜在60g以上才能明显发挥其托毒外出，排脓消肿，敛疮生肌的功能。（张学义《内蒙古中医药》1998；1：40）

3. 声带水肿　病人，女，68岁。1995年4月。因春节期间受凉后发热，体温39.1℃，咽痛，咽充血（+++），在就近医院诊治4天，热退，但咽痒、咳嗽不止，声嘶，曾在多家医院就诊，胸透双肺未见异常，诊断为"过敏性咳嗽。"先后服用清音丸、止嗽散、六味地黄丸以及先锋Ⅵ、安必先胶囊。症状未见减轻，声嘶渐重以至音哑。转我院五官科就诊。喉部检查：咽喉充血（+++），声带水肿。经抗炎、激素、止咳治疗后，咽喉痒好转，而咳嗽音哑不愈。经人介绍邀余诊治。病人说话欠清楚，吃力，伴气短，乏力，纳差，动则汗出不止。舌淡边带齿痕，苔薄白，脉细缓。辨证属肺气虚。以单味黄芪35g，蜜枣15g。水煎代茶饮，每日1剂。服用3天后，声音清亮，再服3天，诸症尽除。

原按： 该患年久病体弱，再加上2个月不断进服清热解毒、抗生素类药物，进一步导致正气虚衰。重用黄芪收效显著，是取其性平、补气升阳利水消肿功能，以固正气而达到祛邪的目的。（文少芳《中医杂志》2000；6：332）

编者按： 辨证论治是中医主要特征之一，因此，中医治病不能完全套用西医术语，如果一见所谓"充血炎症"之病名即治用清热解毒之方药，那就完全失去中医的基本精髓了。本例病人说话吃力、气短纳差、动则汗出、舌淡脉缓，显系虚损，而非实热，故取黄芪水煎代茶，终获显效，充分体现了辨证论治的精神。

附文：现代名医岳美中论黄芪

黄芪是今日应用最广泛的一种补药，因为它应用最广泛，所以有的人在临床上应用得漫无标准，超出了它的应用范围，这是不能发挥黄芪本来的长处的。现在我根据古代翔实可信的文献记载，结合临床实践，归纳其适应证，非敢云必当，不过是启其端绪，愿与大家共同商讨，因为中医学术蕴藏实多，极待发掘，提出黄芪的应用问题供参考。

1. 张仲景对黄芪的应用　①治疗慢性衰弱症：在张仲景《伤寒论》中从没有用过黄芪，这一个问题，已很久没有得到解决。要说仲景不用黄芪？何以《金匮要略》中凡七见，而在《伤寒论》虽属三阴症，亦绝对不用？这必有它的理由，后来读邹澍的《本经疏证》谓《伤寒论》绝不用黄芪，假如汗出亡阳，一用黄芪，也是"闭门逐贼"。所谓"闭门逐贼"，是以实表说黄芪，亦未能惬理餍心（说详后）。自后反复研究《伤寒论》《金匮要略》，发现《金匮要略》治虚寒证，除《呕吐哕下利病》篇治急遽性呕吐及下利病证两用四逆汤外，则概不使用。仲景在《伤寒》则绝不用黄芪，在《金匮要略》则罕用四逆，是因为黄芪必须多服久服，才能有效，不像附子干姜，才下咽则其效立显呢？到现在还未敢妄下断语。可是就仲景的用药趋向上看，可以肯定说，黄芪对于急性衰弱病，绝无救亡于顷刻像附子那种慓悍捷疾的力量，而对衰弱性病则有它一定的疗效。②治衰弱性肌表病：《金匮要略》中用黄芪的七方，除黄芪建中汤治里虚外，其余六方（如黄芪桂枝五物汤、防己黄芪汤、防己茯苓汤、乌头汤、黄芪芍药桂枝苦酒汤、桂枝加黄芪汤），皆治肌表水湿之证，且日本人浅田宗伯亦谓黄芪建中汤："黄芪大抵为托表止汗祛水之用，此方可知亦以外体不足为目的也。"黄芪建中汤主治"虚劳里急诸不足"，而"虚劳里急"小建中汤也有主治之文，则黄芪是主治"诸不足者"，颇为明显。又仲景治虚劳方首推薯蓣丸，而方中并无黄芪，足证黄芪非专治里虚之品……盖黄芪治肌表衰弱，是从仲景用黄芪诸方归纳出来的。肌表组织之能力恢复，则停水自去，汗出止，水去汗止，是其结果，并非其因，东洞谓主治肌表之水，乃倒果为因，未能说明黄芪真实功用。观《神农本草经》黄芪主治大风，《金匮·血痹病》篇黄芪五物汤主治外症身体不仁如风痹状。结合中医之言风，及风痹之用黄芪，实开后人以黄芪治瘫痪之成法。《千金翼方·中风篇》之大八风汤，主治毒风顽痹，手足不遂，身体偏枯，半身不遂不仁；又三黄汤主治中风手足拘挛，百节疼痛；又黄芪酒主治偏枯；黄芪酒主治八风十二痹，皆是黄芪治瘫痪之明证。黄芪于神经系统疾患之瘫痪、麻木、肌肉消瘦等确有效，且大症必须以数钱至数两，为一日量，持久服之，其效乃显。

2. 历代医家对黄芪的发挥应用 ①治中气下陷。②治痈疽久败疮。③黄芪的禁忌：阴虚身热者勿用；表实有热，积滞痞满者忌；上焦热甚，下焦虚寒，及病人多怒，肝气不和，痘疹血分热甚者，均忌。(《岳美中论医集》)

现代名医邓铁涛谈黄芪之妙用

编者按：该文收录在《仲景方药古今应用》(第2版)，于此仅摘录小标题与要点。

清代王清任善用黄芪，我师其法，用之得当，确有奇效，试作归纳，介绍如下。

1. 陷者举之 重用黄芪以升陷，其适应证为脏器下垂(如胃下垂、子宫下垂、脱肛、肾下垂等等)、重症肌无力、肌肉萎软、呼吸困难、眩晕等属气虚下陷者。

2. 升者平之 此处言"升"，血压升高也。高血压一病，肝阳上亢者为多，临床上多使用平肝潜阳、降逆息风之品，但亦有不然者。我治疗气虚痰浊型之高血压病人，则重用黄芪合温胆汤以治之。

3. 攻可补之 张锡纯认为，黄芪之升补，尤善治流产崩带。但重用黄芪可下死胎，这是我的经验。

4. 瘫者行之 对于偏瘫、截瘫等属于气虚有瘀者，补阳还五汤是一张特别著名的效方。

5. 表虚固之 李东垣认为，黄芪能补三焦之外又能实卫气。卫气者，温分肉而充皮肤，肥腠理而司开合者也。"实卫"就是"固表"。

6. 证须审之 我虽喜用黄芪，但黄芪到底是药，不是粮，用之对证则效，用之不当则害人。(《邓铁涛临床经验辑要》)

结　语

　　黄芪味甘，微温。入肺、脾经，具有补气升阳、固表止汗、托毒生肌、利水消肿等功效。黄芪首载于《神农本草经》上品。仲景有 7 方用及黄芪，主要治疗虚劳、风湿历节、血痹、汗证、黄疸、水肿病等。黄芪为临床常用之补气药，生黄芪偏于走表，故固表止汗、托毒生肌多生用；炙黄芪偏于走里，故补气升阳、利水消肿宜炙用。现代名医岳美中、邓铁涛及诸位学者运用黄芪的经验，值得认真学习，用于临床。

　　现代药理研究证明，本品对心脏有正肌力作用，使心排出量与每搏量增加，对中毒或疲劳而衰竭的心脏其强心作用更为显著；有扩张血管、抗缺氧、降低肺动脉高压的作用，可调节血压；有抗疲劳、增强免疫功能的作用，对白细胞与巨噬细胞吞噬能力和细胞免疫及体液免疫均可增强，从而提高抗病能力。口服或注射黄芪均有显著的利尿作用，大白鼠口服大剂量黄芪粉对血清性肾炎的发病有阻抑作用，并能延迟蛋白尿与高胆固醇血症的发生，能保护肝脏，有防止肝糖原减少的作用。黄芪能降低血黏度，促进红细胞携氧能力增加，血液流速增加，从而促使脑部灌注量增加，极利于老年人脑部的新陈代谢，延缓大脑衰老退化，故有显著的抗衰老作用。对痢疾杆菌、溶血性链球菌、肺炎双球菌、金黄色葡萄球菌等有抗菌作用。故此现代临床常辨证采用黄芪治疗心（心肌炎、冠心病、心力衰竭等）、肺（肺心病、支气管哮喘等）、胃（胃炎、胃溃疡）、肝（肝硬化）、肾（肾炎）、脊髓损伤、白细胞减少症、格林－巴利综合征以及妇科血症、外科疮疡等病。

　　黄芪可用于汤、丸、散、膏等各种剂型。由于本品升阳而易于助火，因此实证及阴虚阳亢者忌用。

术

　　术，古人不分苍术、白术，《神农本草经》与《名医别录》均记载为"术"。故仲景书中白术之白字，显系后人所加。我们在使用经方时，不应拘泥于书中之白术，而应据具体情况，分别选用白术或苍术。盖"苍术苦辛气烈，白术苦甘气和"（《本草纲目》）。"白术守而不走，苍术走而不守，故白术善补，苍术善行"（《玉楸药解》）。由于苍术苦温而辛，辛烈开腠，则燥湿发汗之功胜于白术；白术苦温而甘，甘缓健脾，则补中除湿之力胜于苍术。以下就白术与苍术之古今应用分别论述。

白术治验录

白术"既能燥湿实脾，复能缓脾生津……为脾脏补气第一要药"（《本草求真》），"安脾胃之神品"（《本草经疏》）。经方有30首方证以白术健脾而益气、而运脾、而化饮、而安胎、而发汗祛湿，以调治诸病。其中有的方证显然适宜用苍术（详见后文专列之苍术）。

（一）内科病

1. 虚羸 虚弱枯瘦，食而不化。于术（酒浸，九蒸九晒）一斤，菟丝子（酒煮吐丝，晒干）一斤。共为末，蜜丸，梧子大。每服二三钱。（《纲目拾遗》）

编者按：白术以浙江於潜所产品质最佳，特称为"於术"。上方以优质白术适当炮制健脾，补益后天之本，"补不足，益气力，肥健人"（《神农本草经》），"补而不峻，温而不燥"（《本草汇言》），与"补脾肾肝三经要药"之菟丝子相配伍，药仅两味，少而精之方也。

2. 痞满

（1）脾虚胀满 白术二两，橘皮四两。为末，酒糊丸，梧子大。每食前木香汤送下三十丸。（《全生指迷方》宽中丸）

（2）治痞，消食强胃 枳实（麸炒黄色）一两，白术二两。上为极细末，荷叶裹烧饭为丸，如绿豆一倍大。每服五十丸，白汤下，不拘时候，量所伤多少，加减服之。（《兰室秘藏》枳术丸）

3. 泄泻

（1）服食滋补，止久泄痢 上好白术十两，切片，入瓦锅内，水淹过二寸，文武火煎至一半，倾汁入器内，以渣再煎，如此三次，乃取前后汁同熬成膏，入器中一夜，倾去上面清水，收之。每服二三匙，蜜汤调下。（《千金良方》白术膏）

（2）脾虚泄泻 白术一两，芍药半两（冬月不用芍药，加肉豆蔻，泄者炒）。上为末，粥丸。（《丹溪心法》白术丸）

（3）湿泻暑泻 白术、车前子等份，炒为末，白汤下二三钱。（《简便单方》）

编者按：上述五则文献，皆以白术健脾治脾虚：脾虚痞满，配橘皮或枳实行气消痞除满；脾虚湿泻，配车前子利湿止泻。方虽小，都体现了辨证处方遣药的原则。根据季节不同而用药，也是不可忽视的。

（4）一妇人年三十许，泄泻半载，百药不效，脉象濡弱，右关尤甚，知其脾胃虚也，俾用生白术轧细焙熟，再用熟枣肉六两，和为小饼，炉上炙干，当点心服之，细细嚼咽，未尽剂而愈。（《医学衷中参西录》）

编者按：炒白术补气健脾以止泻，大枣更为补益脾胃之佳品，二药相和制饼而细细嚼咽的食疗方法，值得习用。

4. **便秘** 胡某，女，23岁，便秘已有2~3年，需7~8日方解一次，干结如球状。平素自觉腹胀，纳食欠佳。月经不调，一月两行，脉细弦，苔薄白。证属脾胃虚弱，津液不足，运化失职所致。予生白术适量，研成极细末，每次10g，每日3次。服药10日，排便改善为1~2日一解，便质变软，腹胀已消，纳谷增香，继服10日，大便正常，每日一行，余症皆除。更予10日量，以资巩固。（董自强《浙江中医杂志》1990；8：378）

编者按： 据现代药理研究，生白术可使胃肠分泌旺盛，蠕动增加，从而促进排便。据文献报道及笔者经验，以大量生白术40~100g为主治疗虚性便秘，疗效满意。

5. **成人嗜食黄土症** 张某某，男，38岁，工人，1963年4月10日就诊。主诉去年得食土症，不思食，逐渐消瘦，四肢酸重无力，每天必吃黄土块（火炕、灶堂黄土块）三次，每次吃一碗，如果不吃心里难受，口甜，身沉，口出异味。颜面苍白，精神倦怠，舌质淡、苔白厚而滑，脉弦而有力，寸尺弱。病属脾运失职，不能制湿，湿郁中焦之故。治以强脾燥湿法。处方：黄土炒白术500g，轧成细面，每次服6g，日3次，白开水送下。忌食瓜果腥冷食物，服完500g而愈。（《老中医经验汇编》）

编者按： 黄土"味甘而气和，能安和脾胃"（《本草经疏》）。黄土炒白术同气相求，更增强入脾补土之力，则疗效更佳。

6. **汗证**

（1）自汗不止 白术末，饮服方寸匕，日二服。（《备急千金要方》）

（2）盗汗 白术四两，分作四份，一份用黄芪同炒，一份用石斛同炒，一份用牡蛎同炒，一份用麸皮同炒。上各微炒黄色，去余药，只用白术，研细。每服二钱，粟米汤调下，尽四两。（《丹溪心法》）

（3）老少虚汗 白术五钱，小麦一撮，水煮干，去麦为末，用黄芪汤下一钱。（《全幼心鉴》）

编者按： 上述三则文献表明，单味白术适当炮制可治汗证。汗证成因各异，白术不可能治所有汗证。辨证论治，脾虚而汗出者用白术为宜。

7. **腰痛** 一妇人苦腰痛，数年不愈，薛立斋用白术一味大剂服，不三日而痊，乃胃气虚之症，故用白术也。（《续名医类案》）

编者按：《名医别录》记载，白术"利腰脐间血"，此说有待研究。

（二）其他疾病

1. **带下、崩漏、胎动不安** 《傅青主女科》重用白术，健脾胃以定中州。《傅青主女科》所载100余首方剂中，应用白术达60多处，使用频率之高，占全书所载药物之冠，且用量较重，又强调土炒。白术为补气健脾之要药。土炒后同气相求，更增强入脾补土之力。傅氏在《傅青主女科》中频频重用白术，意在健脾益胃、安定中州。妇人体禀阴性，以血为用。经、孕、产、乳皆赖阴血，又数伤阴血。若脾胃失健，生化无源，则阴血益亏，可见经少经闭。或脾气不足，失于统摄，则血行无常，易致崩中漏下。若中气虚陷而升举无力，湿注于下则为带病，胞宫垂于下则为阴挺。其他诸如经行泄泻、妊娠恶阻、胎萎不长、子肿子满、产后缺乳等病，莫不与脾胃虚弱有关。傅氏在治疗以上诸疾时，抓住要点，重用白术，健运脾胃，以助气血生化之源；燥湿利水，以除带下肿满之因。如完带汤，即重用白术 30g，健脾燥湿为方中主药，以治疗脾虚湿浊下注之带下病。固本止崩汤用土炒白术 30g，培补中气，固摄血行，以治疗脾虚型崩漏证。温脐化湿汤用白术 30g 为君，"以利腰脐之气"，治疗下焦寒湿之痛经。安奠二天汤用白术 30g 配熟地，治疗脾肾两虚，带脉无力之胎动不安。还有治疗经前泄水的健固汤，治疗妊娠浮肿的加减补中益气汤，治疗脾胃虚弱、妊娠吐泻之援土固胎汤，以及治疗产后肉线出的两收汤等，均重用白术补土健脾，使中州安定，则五脏安和、冲、任、督、带各有所守，气充血足循行有序，诸症自然消除。（周念兴《中医杂志》1992；7：57）

2. 产后呕逆不食　白术五钱，姜六钱。水煎，徐徐温服。（《妇人大全良方》）

3. 滞颐

（1）儿童流涎　生白术捣碎，加水和食糖，放锅上蒸汁，分次口服，每天用三钱。（《江苏中医》1965；12）

（2）汪某某，男，4岁，患儿周岁后常流口水，近年加重，不思饮食，虽经多方求医，无明显好转，观其口角流涎不断，渍湿胸前衣襟，下嘴唇溃烂。此属脾胃虚寒。投生白术 10g，切细放碗中加水至半碗，蒸后常饮。服 1 剂患儿小便增多，食欲增强，4 剂痊愈。（郭剑华《辽宁中医杂志》1986；8：42）

编者按：脾在液为涎，涎液过多，当责之于脾。若脾胃虚寒或脾胃湿热，均可致流涎不止。白术甘苦性温专入脾胃，既可补气健脾，又善燥湿利水，对于脾胃虚寒，不能固摄津液，涎液自流者，最为有效。

（3）小儿流涎　将土炒白术 40g，益智仁 30g 碾细过箩，取药粉加白面粉 400g，食盐、炒芝麻各 10g，水适量和面，烙焦饼 40 个。用前放火上烤焦后再食。1~2 岁者，一日 2 次，每次半个；3~4 岁者，一日 2 次，每次一个；5 岁以上者，一日 3 次，每次一个。治例：一 5 岁男孩，流涎两年余，下嘴巴经常水湿，并伴纳呆、畏寒等脾肾阳虚见症。给予此饼，一料服完，口涎大减，再服一料，病愈。

原按：流涎多责之于脾肾，如脾肾阳虚，脾不能运化水湿，肾无以蒸化水液，故涎液过盛外溢。白术健脾助运，益智仁补肾气摄涎唾，二药同伍，相得益彰；少量食盐，芝麻起调味之用，故对脾肾阳虚之小儿流涎有效。（王心好《中医杂志》1987；4：53）

编者按： 以上治例将白术蒸后常饮、作焦饼法，皆可效法。

4. 风疹

（1）风瘙瘾疹　白术为末，酒服方寸匕，日二服。（《纲目》第十二卷"术"引《备急千金要方》）

编者按： 白术，其气芳烈，其味甘浓，其性纯阳，为除风痹之上药。《名医别录》谓："主治大风在身面……逐皮间风水结肿。"加之酒引，祛风除湿功效益彰。

（2）清·陈修园《时方歌括》云"治伤湿身尽痛，即白术一两，酒煎服。不能饮者以水代之"。我在广灵的时候，有一位四十多岁男性病人，小腿瘙痒非常严重，并有较多的小红疹，已3年余。我曾给予祛风、利湿等数剂药而效不显。后来，我就用了这剂"一味白术酒"：白术八钱，半水半酒（二两水二两酒）煎，煎后一次服下。一付药后，症状就明显减轻，连续服用半月后就痊愈了（这是半月后病人亲自前来告诉我的）。这个方子就是用一味白术燥湿利湿，用酒引药走表、入血分。此病人症状较重，故白术用到了八钱，一般白术用五钱。（《门纯德中医临证要录》第54页）

5. 顽湿疡（慢性湿疹）、臁疮（下肢慢性溃疡）、田螺疮（手足汗疱疹）　白术或苍术膏：白术或苍术十斤。制法：将净水一百斤煮白术十斤，煎煮6~7小时，过滤浓缩成膏五十两，加蜂蜜五十两备用。功用：健脾祛湿。用法：每次服二钱，日服二次。（《赵炳南临床经验集》）

编者按： 上述诸病之病机同属于湿，故取用燥湿佳品苍、白术。脾虚生湿者宜用白术，湿困脾土者则以苍术为宜。

结　语

白术味甘、苦，性温。入脾、胃经。具有补气健脾、燥湿利水、固表止汗、安胎等功效。白术主要用于脾胃虚弱，运化失常所致的内科病之虚羸痞满、泄泻、便秘、汗证、腰痛，妇科崩漏、带下、胎动不安以及儿科、外科等多种疾病。

现代药理研究证明，白术有明显而持久的利尿作用，还能促进电解质特别是钠的排出；有轻度降血糖作用；可保护肝脏，防止肝糖原减少；其挥发油小剂量有镇静作用；可抑制肿瘤生长，并对化疗、放疗引起的白细胞减少有升高作用；有抗血凝及抗菌等多方面作用。

白术可煎汤，或入丸、散、膏。燥湿利水、通便宜生用；补气健脾宜炒用；健脾止泻宜炒焦用。

苍术治验录

苍术辛苦而温，"气味辛烈"（《本草衍义》），功能燥湿、健脾、解郁、辟秽。其详细功用主治特点，引录三家论述如下。朱丹溪说"苍术治湿，上、中、下皆有可用"。《药品化义》具体论述说："苍术……统治三部之湿，若湿在上焦，易生湿痰，以此燥湿行痰；湿在中焦，滞气作泻，以此宽中健脾；湿在下部，足膝痿软，以此同黄柏治痿，能令足膝有力。取其辛散气雄，用之散邪发汗，极其畅快。"《本草正义》更详细解析说："苍术，气味雄厚，较白术愈猛，能彻上彻下，燥湿而宣化痰饮，芳香辟秽，胜四时不正之气，故时疫之病多用之。最能驱除秽浊恶气，阴霾之域，久旷之屋，宜焚此物而后居人，亦此意也。凡湿困脾阳，倦怠嗜卧，肢体酸软，胸膈满闷，甚至腹胀而舌浊厚腻者，非茅术芳香猛烈，不能开泄，而痰饮弥漫，亦非此不化。夏秋之交，暑湿交蒸，湿温病寒热头胀如裹，或胸痞呕恶，皆须茅术、藿香、佩兰叶等香燥醒脾，其应如响。而脾家郁湿，或为腹胀，或为肿满，或为泻泄疟痢，或下流而足重跗肿，或积滞而二便不利，及湿热郁蒸，发为疮疡流注，或寒湿互结，发为阴疽酸痛，但有舌浊不渴见症，茅术一味，最为必需之品。是合内外各病，皆有大用者。"

（一）内科病

1. 痞证（胃下垂）

（1）孙某，男，33岁，干部。1979年1月25日来诊。宿有胃疾，形体瘦长，肢乏神疲，得食脘痛，且感坠胀，辘辘有声，平卧稍舒。消化道钡餐透视：胃下垂，胃小弯在髂嵴连线下11cm。苔薄舌淡，脉象细软。证属脾气虚弱，中气下陷。治宜健脾益气、升阳举陷。处方：①苍术20g，10包，每日1包，泡茶饮服。②炙黄芪20g，怀山药30g，炒白术15g，陈皮6g，炙升麻、柴胡各5g，茯苓、炒白芍各12g，炙草5g。7剂。二诊（2月1日）：药后自觉脘部稍舒，精神亦振，纳谷渐馨，余无特殊，苔薄脉细。药既获效，率由旧章。上方继服10剂，嗣即单服苍术50剂后，诸恙均除，消化道钡餐透视：胃小弯在髂嵴连线下3cm。

原按： 朱老受许叔微用苍术丸治"膈中停饮……已成癖囊"之启示，遂用苍术饮治胃下垂，竟效如桴鼓。朱老认为，《本事方》所云"脾土也，恶湿，而水则流湿，莫若燥脾以胜湿，崇土以填科臼，则疾当去矣。于是悉屏诸药，一味服苍术，三月而疾除"，确有至理。盖脾虚之证，运化失健，势必夹湿，湿浊不得泄化，清气岂能上升。而胃下垂多属脾虚中气下陷之候，故恒嘱病人每日以苍术20g泡茶饮服。服后并无伤阴化燥之弊，盖以其能助脾散精也。（《朱良春医集》，朱婉华整理）

（2）单味苍术治疗胃下垂，是上海市第六人民医院原中医科主任金明渊老中医的宝贵经验之一。笔者效金氏之法，临床用苍术 10~15g，加水武火煮沸 3 分钟，再文火缓煎 20 分钟，煎成药汁约 300ml，亦可用沸水浸泡，服时如喝香茗，少量频饮，不宜一饮尽杯，每日一剂，连服 3 个月为一疗程。自 1990 年以来，共治疗胃下垂 32 例，并嘱饮食调养，坚持锻炼，获良效。（汪益清《中医杂志》1997；2：72）

编者按： 西医学认为，胃下垂是胃支持韧带的松弛或胃壁的弛缓所致。它与中医学者所说的脾胃虚弱，中气下陷，升举无力而成虚损的认识是一致的。朱良春先生经验与金氏之法，异曲同工，开拓思路，辨证与辨病相结合以治今病，值得效法。

2. 感冒、痹证、胃痛、泄泻、腰痛、郁证、风疹 苍术，又名赤术，其味辛苦，性温无毒。入足太阴、阳明经。功能燥湿健脾、祛风除湿。临床应用范围较广，它不仅用于内科脾胃、郁证诸病，还可用于外科湿疮等疾患。只要配伍得当，则效若桴鼓。现将临床应用简介如下。

（1）感冒 苍术能祛风除湿、解表发汗，如《用药法象》谓"苍术能除湿发汗"。余在临床常以苍术配羌活、防风、菊花、甘草等，治疗外感风寒夹湿的头痛、身疼，恶寒无汗等症，有相得益彰的效果，尤以无汗者更宜之。此方四季均可应用，既无麻桂发汗易多之虑，又无银翘伤胃之弊。据现代药理研究，苍术有抗菌、抗病毒之效。《医方集解》中的神术散，即苍术伍防风、甘草治"内伤冷饮外感风寒之邪而无汗者"，可见苍术治无汗感冒，古亦习用。

（2）痹证 苍术有散湿除痹，通利关节之效。凡对风寒湿邪留滞皮肉筋脉的痹痛，无论疼痛性质属寒属热，均可用之。如《神农本草经》谓：苍术"治风寒湿痹，死肌"。痹证多由正气不足，感受风寒湿热之邪，痹阻肌肉骨节经络之间，气血运行失畅而出现痹痛。笔者常以苍术配伍，治疗风寒湿三气杂至的痹证，根据三气的孰多孰少，加减化裁而施，效果令人满意。苍术配附子、桂枝、甘草治寒湿痛痹；配石膏、秦艽、苡仁治热痹关节红肿；配羌独活、防风、威灵仙治风寒湿痹；时逸人在《中国药物学》谓苍术挥发油"影响中枢神经，呈麻痹作用"。可见苍术止痛效果是肯定的。

（3）胃痛 苍术入太阳、阳明经，长于健脾调胃，能治疗多种原因导致的胃痛。《名医别录》谓苍术"除心下急满，暖胃消谷嗜食"。《用药法象》又谓"苍术健胃安脾"。胃为水谷之海，主受纳腐熟水谷，宜通而不宜滞。若饮食不节，忧思恼怒，或素体阳虚，脾不健运，而使胃气郁滞，失于和降，则胃痛乃作。笔者常用苍术配木香、陈皮、半夏、砂仁、苏梗等治疗胃痛，有较好的效果。如阴虚胃痛加沙参、麦冬、石斛；胃热胃痛加丹皮、山栀、黄连；血瘀胃痛加丹参、赤芍、延胡索等。

（4）泄泻　苍术燥湿，芳香辟秽，具有除湿止泻之功，为暑夏常用之妙品，善止暑月水泻。《本草备要》谓"苍术止吐泻"。暑夏湿盛，"湿盛则濡泄"。夏感湿邪，乱于肠胃，出现发热，呕吐，腹痛泄泻等症。用苍术配藿香、紫苏、半夏、六一散、鲜扁豆花等，治疗暑泻，能应手取效。如见里急后重，便下脓血者，用苍术配木香、黄连、赤白芍、马齿苋等，临床应用，其效颇佳。热重者加白头翁、黄芩；食滞者加槟榔、焦三仙；有表证者加葛根。

（5）腰痛　苍术辛温而燥，能疗腰部冷痛。腰痛病位在肾，多由寒湿之邪入侵肾府，经脉受阻，气血运行不畅，发为腰痛。笔者根据腰痛的性质，常以苍术配干姜、茯苓、甘草等药，如《金匮要略》肾着汤，治疗湿邪伤肾的腰部冷痛、身重如坐水中，活动转侧不利等症，用之每能应手取效。考肾着汤组成，并无治肾之药，而是温脾祛湿之品。腰为肾之府，痛在腰部，称为肾病。实非肾病，乃湿邪伤肾，用此方治疗腰痛重坠，疗效极为满意。余认为，得效之机在于苍术，辨证要点在于"身重"和"腰重"两个"重"字上。

（6）郁证　苍术入太阴、阳明二经，气味辛香，功能强胃健脾，发水谷之气，能径入诸经，疏泄阳明之湿，通行湿滞，解诸郁。常用于胸膈痞闷、脘腹胀痛、嗳腐吞酸、恶心呕吐等症。《丹溪心法》谓："苍术总解诸郁，随证加入诸药。"《本草图解》又云："苍术宽中，其功胜于白术。"如越鞠丸以苍术等药相伍，治疗气、血、痰、火、湿、食所致的六郁。余在此方的基础上加入绿萼梅、佛手花，其效更著。如胀者加厚朴；痞满加枳实；呕吐加半夏、生姜。

（7）风疹　苍术辛苦温燥，芳香气烈，既能内化湿浊，又能外祛风湿，为常用治湿的要药。丹溪谓："苍术治湿，上中下皆有可用。"《丹溪心法》二妙丸、《医学正传》三妙丸、《成方便读》四妙丸，均配伍苍术，治疗湿邪下注所引起的诸病。笔者常用苍术配苦参、生地、防风、木通、牛蒡子、蝉蜕等，治疗皮肤风疹块，用之颇有特效。如用苍术配黄柏、槟榔、花椒、枯矾，各等份，为末，菜油调敷患处，功能清热除湿、止痒杀菌。治疗皮肤湿疮、坐板疮、阴囊湿疮、一切黄水疮等破溃流黄水者，瘙痒无度，屡用屡验，其效非凡。（谢兆丰《中医杂志》1997；1：5）

3. 消渴病（糖尿病）

（1）在治疗糖尿病的长期临床实践中，以苍术10~15g，配入黄芪、沙参、天麦冬、玄参、生地、山萸肉、山药、五味子等滋肺益肾，大补气阴剂中，明显地提高了降血糖的协同作用，取其方名为"金水相生饮"。近年来余用此对52例Ⅱ型糖尿病的治疗观察，疗效满意。余曾任选12例病人，特意在该方中抽去苍术，其他药味、剂量不变，令同一病人服用，则降血糖效果明显降低，加有苍术的原方，降糖效果好，速度快。

原按：《本草纲目》谓：苍术"治湿痰留饮或夹瘀血成窠囊"。痰浊瘀血为糖尿病的病理产物，始终影响着血糖的生化和代谢，苍术不仅能健脾启中，使诸滋阴凉药不伤脾胃，而其主要功力在于使痰瘀分消，助血糖下降。（金美亚《中医杂志》1997；2：70）

（2）苍术具有健脾燥湿之功效。临床治疗消渴病的各组方中苍术较多见。为进一步探讨苍术在治疗糖尿病中的应用，本实验研究了单味苍术水煎剂22g/kg连续给药30日，不同时段时糖尿病病人血糖、胰岛素、糖化白蛋白无影响，胰岛素分泌量高低无规律性变化。研究发现，其在治疗糖尿病中的作用可能由于其与其他中药伍用后而起了积极作用。施今墨云："用苍术治糖尿病是取其'敛脾精，止漏浊'的作用，苍术虽燥但伍元参之润，可展其长制其短。"达到健脾固肾，扶正培本，降低血、尿糖的作用。对于苍术在治疗糖尿病中的功用及机制尚有待于今后进一步的研究。（高斌《中国中医药科技》1998；3：162）

编者按：苍术的降糖作用，主要源于其对消渴病的治疗功效所得出的经验，用否苍术其疗效不同，然现代药理研究证实苍术本身无降糖作用，说明其降糖疗效是与其他药物相伍后出现的协同作用。这就提醒医者在临床遣方用药时，还应以中医理论为依据，临床疗效为标准，参考现代药理研究，筛选出精确的方药。

4. 水肿（心肌病　心力衰竭）　用苍术治疗顽固性水肿乃为临证偶得。1991年6月4日收治一"扩张型心肌病并心功能Ⅳ级、心衰Ⅲ度、心律不齐"的男性病人，年近花甲，发病11天。症见：心悸气喘，动辄尤甚，咳嗽倚息不能平卧，全身浮肿，小便短少。辨证为肺脾气虚，痰湿内阻。经西药强心利尿，中药益气健脾理气，泻肺利水消肿等综合治疗1周后，心功能转为代偿期，心衰纠正，心悸气喘咳嗽缓解，膝以上浮肿消退，唯有下肢浮肿不能除。用上法停用强心药，继续治疗4天后，下肢浮肿仍如故。思之病人已有该病史5年余，经治疗仅下肢水肿不除，虑为原证未变，但重心为脾阳衰惫。根据许公岩名老中医治湿当以"温运利化"之经验，非大剂苍术莫属。于是撤去所用西药，在原中药处方中加苍术18g，服3剂后，居然浮肿逐渐消退，继服5剂浮肿消失出院。为何使用益气健脾理气，泻肺利水消肿合西药利尿剂，肿不见消退，而在中药原方的基础上重用苍术燥湿健脾，肿却自消？《玉楸药解》有云：苍术"燥土利水，泄饮消痰……"又曰："白术守而不走，苍术走而不守，故白术善补，苍术善行。其消食纳谷，止呕止泄亦同白术，而泄水开郁，苍术独长。"此为重用苍术妙处之一。还有，泻肺利水消肿之品及西药利尿剂，皆为寒凉剂，虽有益气健脾理气药物，亦不能抵御其克伐阳气之弊。重用苍术脾阳得以助，阳足则脾得以运，水肿能有不消之理乎！

（熊常庆《中医杂志》1997；2：71）

编者按：苍术的利水消肿作用，在现代药理研究中未被证实，然其临床疗效却是有目共睹。这说明，单味中药的研究结论，不能机械地解释其在复方中的作用，也不能拘泥于现代研究的结论去选用药物。

5. **眩晕** 李士材曰："苍术下气而消痰食水，开郁有神功……除诸病吐泻。"余据此作用，运用治疗内耳眩晕病，故阐发之。眩晕一病，其病因病机有四：一曰肝阳上亢；二曰气血亏虚；三曰肾虚不足；四曰痰湿中阻。针对本病的病机，对痰浊中阻的内耳眩晕病在组方用药时选用具有芳香燥湿、开郁降浊的苍术每获良效。临证拟方多宗半夏白术天麻汤之意。考其苍白二术，均有燥湿健脾的功能，然白术偏于补脾，苍术优于燥湿，凡见舌体中部及根部有黄腻苔者，选用苍术尤为合拍，若为薄白苔可选白术。而苍术用量较重，宜掌握在15~20g。（刘树华《中医杂志》1997；2：69）

编者按：内耳眩晕病的病因之一由恣食肥甘，脾被伤而运化失职，湿聚痰生，痰浊壅盛，土壅木郁，肝风夹痰上扰清窍而成。用苍术燥湿健脾，芳香降浊，消痰开郁，正中病机，故效如桴鼓。

6. **苍术误用案** 病人60岁，女性，主诉：口眼发干，头痛，便秘，多饮半年。舌偏红苔薄黄腻，脉弦略滑。辨证为阳明燥热夹湿。处方以白虎加苍术汤加减（生石膏30g，知母15g，山药20g，生甘草10g，苍术40g，天花粉10g，葛根10g，陈皮10g）。服上方3剂期间，不但本来病情无改善，而且咽中干燥，胃脘发胀，小便不利，大便不通。自行停药来门诊质询。按脉望舌，舌苔由薄黄腻变为苔黄少津。反思处方得失：经验是观察到苍术燥湿功效之速；教训是急于求功，重用了苍术，引发上述不良反应。由于苔腻已退，脾湿消除，守上方去苍术，辨证治之，病情趋于改善。（吕志杰医案）

（二）儿科病

1. **小儿泄泻、疳积、厌食、贫血** 由于脾胃失和而引起的小儿泄泻、疳积、贫血等常见病证，余常喜用运脾升清的苍术作为主要治疗药物，随证配伍使用。

（1）婴幼儿泄泻 以湿热证多见，湿为氤氲之气，清阳被困，导致脾胃升降失司，水谷不分，杂流而下，产生机体阴阳内在的失调。其湿胜者易伤脾阳，热甚者易耗胃阴。祛湿通阳，首选苍术，即以炒苍术粉每次1~2g，开水冲调，日服3~6次；热重于湿者，加寒水石、滑石各3g煎汤冲服苍术粉，亦可代茶饮用。频繁呕吐者，酌量滴入生姜汁；夹有积滞，另加山楂粉等量。泄利较久，损及脾阳者，加入炮姜炭等量。

（2）疳积 其主要症状为面黄肌瘦，肚腹膨胀，性情急躁，或食不消化。证属脾虚失运，肝火内尢，用苍术2份，胡黄连1份，磨粉匀和，每次1~2g，日服3次，酌加蜂蜜少许调服，连续服用1~2周，忌食生冷、油煎类食物。

（3）厌食 常为脾运失健所引起。本病多发生在缺乏卫生保健知识，尤其独生子女的家庭中，盲目增添过多的所谓高营养食物，超越了脾运正常的负荷。可用苍术、山楂、鸡内金等份制成散剂，消运兼施，以助脾运。

（4）贫血 本病在婴幼儿中颇不少见，与脾运不健，不能化生血脉有关。方用苍术9份，皂矾1份，研细和匀，每次1~1.5g，一日3次，饭后用大枣汤送服。

治疗上述病证使用苍术，如正确掌握苍术的适应证，则不致发生伤阴劫津之弊。此外，该药早有治疗青盲、雀目的记载。近代报道其含有大量A、D两种维生素，故对夜盲症及角膜软化症也有一定的治疗效果。（江育仁《中医杂志》1986；8：65）

编者按： 苍术能治疗多种儿科疾病，均缘于其具有健脾燥湿、开郁醒胃之功效。而小儿每易饮食不节，致脾胃功能紊乱，引起多种疾病。故对小儿疾病的治疗多从脾胃入手，可有立竿见影之效。

2. **脐疮** 罗某某，男，3岁。1976年5月25日初诊。患儿半岁时患脐疮，已有2年半时间，常用龙胆紫药水、滑石粉、炉甘石、消炎膏、消炎粉等外治无效。检查：肚脐有水湿，脐周有1cm×2cm溃疡面，即用苍术30g煎服，1周后痊愈。2年后随访未复发。（杨德政《四川中医》1985；33：46）

编者按： 本案3岁幼儿重"用苍术30g煎服，1周后痊愈"，此乃经验之谈。苍术辛温，有祛风燥湿健脾之功，善于祛除风湿邪气，可单用，亦可配伍益气实卫、化湿消肿之品。

（三）眼科病

1. **夜盲** 曹某某，男，8岁。每到天黑两眼视物不明，1965年4月18日来诊。用苍术每次9~15g，加水300~500ml，文火煎至70~100ml，于上午1次或2次服下，1次即见效，2~3次可痊愈。（刘学勤《浙江中医杂志》1966；4：11）

编者按： 夜盲一症，俗称"雀盲"，即入暮时分或于暗处视物不清。自古以苍术治疗夜盲为特效之专药。现代药理研究表明，苍术煎剂中维生素A样物质可治疗夜盲及角膜软化症。

2. **睑缘赤烂（睑缘炎）、湿翳（真菌性角膜炎）、黄斑部肿胀**

（1）睑缘赤烂是睑缘红肿溃烂、刺痒灼痛的眼病，农村多发，常顽固难愈。西医学认为是感染金黄色葡萄球菌，或摩一阿双杆菌为多，称为"睑缘炎"。中医学认为此属风湿浸淫之病，治以祛风化湿为主，吾常用"苍术熏洗汤"得效。苍术10g，明矾1g，食盐2g，生姜3片，煎汤熏洗，1日2次，7天见效，30天痊愈。

该方有强烈抑菌作用。临床药理实验：苍术抑制绿脓杆菌作用在实验的 302 种中药里居突出地位。

（2）湿翳、黄斑部肿胀是角膜溃疡面呈"苔垢"或"牙膏"样的特征，面积小的仅在前房内有尘样、点样混浊，面积大的都伴有真菌菌丝，真菌培养以曲霉菌最常见，镰刀菌、念珠菌、青霉菌次之，西医学称为"真菌性角膜炎"，是一种致盲率很高的化脓性角膜炎。病人舌苔白或白腻，或白中带黄、带灰、重者呈毛苔。中医学认为是"湿火酿毒煮青睛"，清化湿火为主。吾善用"苍术白虎汤"内服，外点"虎液膏"（生姜汁制炉甘石、冰片、牛黄、熊胆、月石、蜂蜜煎成膏）而得效。吾常用苍术组方治疗黄斑部肿胀达到消退的目的。明·王肯堂《证治准绳·眼目集》除单用苍术治雀盲的二张药方外，专立了一则"单服苍术法"补下元、明目、治内外障的处方。

原按： 历代医家用苍术治眼病的方药不胜枚举，现代实验证明，苍术所含挥发油有镇静作用；煎剂对家兔实验性糖尿病有降低血糖作用；对大鼠有明显排钠、钾、氯作用。对肝细胞有保护作用。苍术内含多量维生素 A、维生素 D，故可治夜盲症及软骨病、皮肤角化等。这说明了苍术治眼病的疗效是古今眼科专家一致公认的。（柏超然《中医杂志》1997；1：7）

结　语

苍术是一味芳香化湿之要药。其气味浓香雄厚，内能燥湿健脾，外能解肌表之湿，并泄水开郁。历代医家在大量临床实践中总结出苍术对许多疑难杂病的疗效。其主要功用可归纳为如下三个方面：①用于湿阻中焦证。凡湿阻中焦，运化失职而致脘腹胀满，食欲不振，恶心呕吐，倦怠乏力，舌苔浊腻者，本品实为要药。对于痰饮、水肿等脾湿偏盛者亦须用本品。②用于风寒湿痹，脚膝肿痛，痿软无力等。本品辛散温燥，能祛风湿治痹证，因其兼能发汗，故亦可用于外感表证之肢体酸痛较甚者。③本品为历代医治目疾常用之药。

现代药理研究证明苍术含有挥发油，有镇静作用，具有降低血糖，排除钾、钠、氯的作用，对肝脏有保护作用，故可用于各种痛证、水肿病及糖尿病的治疗。苍术含有多量维生素 A、D，故可治疗夜盲证、软骨病、皮肤角化等疾病。

综上所述，可见苍术的治疗功效之广，药用价值之高，有待进一步研究及开发应用。

山　药

薯蓣（山药），甘平，健脾，补肺，益肾，为脾肺肾三脏平补之良品。本品可为常食之物，故补虚治病为主药者，用量宜大，或为补剂之辅助药。该药可"健脾补虚，滋精固肾，治诸虚百损，疗五劳七伤"（《本草正》）。山药气微，微甘微酸而液浓，嚼之发黏，长于"补脾肺之阴，是以能润皮毛，长肌肉，不似黄芪性温能补肺阳，白术苦燥能补脾阳也……入滋阴药中宜生用，入补脾内宜炒黄用"（《本草求真》）。山药列入《神农本草经》上品，"凡上品之药，法宜久服，多则终身，少则数年，与五谷之养人相佐，以臻寿考"（《本草经读》）。

（一）内科病

1. 虚劳病 法库万某某之母，自三十余岁时，即患痰喘咳嗽，历三十年百药不效，且年愈高，病亦愈进，至1921年春，又添发热、咽干、头汗出、食不下等证。延医诊视，云是痰盛有火，与人参清肺汤加生地、丹皮等味，非特无效，反发热如火，更添泄泻，有不可终日之势。后忽见《医学衷中参西录》一味薯蓣饮（按：详见附文），遂用生怀山药四两，加玄参三钱，煎汤一大碗，分数次徐徐温服，一剂即见效，至三剂病愈强半，遂改用生怀山药细末一两，煮作粥服之，日两次，间用开胃药，旬余而安，宿病亦大见轻。大约久服宿病亦可除根。又：万某某妻，大便泄泻数年不愈，亦服山药粥而愈。（《医学衷中参西录》）

2. 咳嗽 肺痨咳嗽，最为难治之症。愚向治此症，唯用生怀山药条（泡片者，皆经水泡，不如用条），轧细过罗，每用两许，煮作茶汤，调以糖，令适口，以之送服川贝细末。每日两次，当点心服之。若其脾胃消化不良或服后微觉满闷者，可将黄色生鸡内金，轧成细末，每用二三分与川贝同送服。若觉热时，可嚼服天冬。此方曾治愈肺痨作喘者若干人，且能令人健壮。（《医学衷中参西录》）

3. 肺痨（急性粟粒性肺结核合并肺部感染） 兰某某，男，27岁。1988年2月8日初诊。三个月来感觉疲劳，气短，无力，20多天前始出现全身不适，畏寒发热，午后为甚，伴咳嗽少痰，胸痛，食欲不振，身倦无力，消瘦，某医院按"肺部感染"给予青霉素注射多日未见好转，发热，咳嗽，胸痛加剧，午后热甚，后经西医检查诊断为"急性粟粒性肺结核合并肺部感染"，拟抗痨、抗感染、对症支持疗法，并应用清热养阴之中药17天，未见寸效。经用生山药120g煎水当茶频服，一日一剂，并常规应用抗痨药，停用抗生素，用药第二天体温开始下降，三天后正常，精神转佳，续用八天，症情好转，诸症消失，一月后随访，病情稳定，已能参加体力劳动。（黄东平《四川中医》，1990；6：26）

编者按：《医学衷中参西录》谓"一味薯蓣饮"能治痨瘵发热。山药甘平，补而不滞，为平补阴阳的佳品，故气阴两伤的痨瘵，大剂量服用山药（60~250g）可获良效，量少则不易见功。

4. 哮喘 山药半夏粥：山药60g，半夏15g。先将半夏煎汁，去渣，再与山药同煮为粥。酌量缓缓食用。此粥有健脾化痰之功用，主治哮喘。症见：平素痰多，喉间有哮鸣，面色暗黑，食少脘痞，倦怠无力，便溏，四肢浮肿，苔白滑腻，脉缓无力。（魏永泉《中药材》1995；11：588）

5. 便秘 杨某，女，31 岁。2006 年 9 月 26 日初诊。患便秘 2 年余，2 年前分娩后渐感大便秘结，症状逐渐加重，大便 2~3 天 1 次，干结难解，如羊屎状，伴心烦不欲食，食后脘腹胀满，常自服果导片缓解症状。近 1 个月来心烦寐差、纳差，神疲乏力，面色暗淡，月经量少，舌质淡、苔薄，脉细。2006 年 6月，曾于某医院做纤维结肠镜提示：直肠、乙状结肠黏膜充血水肿，局部浅表糜烂。诊断为便秘，证属气阴不足，脾失健运，肠道功能失常。治宜益气养血、补阴润肠，处方：生山药 200g，炙黄芪、当归、黑芝麻各 15g。每日 1 剂，水煎服，并将药渣山药、黑芝麻嚼服，5 剂后复诊，大便 1~2 天 1 次，质软滑润，较易排出。方药得效，守上方再服 3 剂，病人大便每天 1 次，大便润畅，继续用原方调养，巩固疗效。3 个月后随访，治疗后未见便秘，大便 1~2 天 1 次，通畅，月事正常，睡眠可、精神佳，面色红润光泽。（胡俊杰《中医杂志》2009；4：379）

编者按：山药既可以治疗泄泻，也可以治疗便秘，充分体现了中药的双向调节作用。针对不同病证，临床使用山药时掌握其剂量大小以及炮制方法应是关键。本案强调重用生用，值得注意。

（二）妇科、儿科病

1. 闭经 一室女，月信年余未见，已成劳瘵，卧床不起。治以拙拟资生汤，复俾（使）日用生山药四两，煮汁以茶饮之。一个月之后，体渐复初，月信亦通。见者以此证可愈，讶为异事。（《医学衷中参西录》）

编者按：本案病人虽以闭经为主症，而证候属中医虚劳范畴。先贤云"因虚成损，因损成劳"，故可知虚劳一病，有轻重不同之病程。遣方用药，总以中病为宜。山药甘平，入肾可滋养先天之气，入脾可培补后天之气，入肺可补一身之气。本案疗效之经验，在于辨证选用资生汤（山药、白术、生鸡内金、玄参、牛蒡子）的同时，并用山药单方重剂补之，连服月余，体虚得补，月信亦通。

2. 乳癖结块 治乳癖结块及诸痛日久，坚硬不溃：鲜山药和苎麻、白糖霜共捣烂涂患处。涂上后奇痒不可忍，忍之良久渐止。（《本经逢原》）

编者按：编者看过上述文献不久（2014 年 10 月），门诊有一位 70 岁的女性蔡氏，患右侧乳腺癌手术后，手术伤痕周围大如花生米、小如黄豆的硬结疙瘩二十几个，隐隐皱痛并瘙痒，且右胸紫红。曾采取内服与外敷方法，效果不佳。效法上方（川芎研细末，自备鲜山药、白糖，三味各取适量合成糊状），依法外敷，日

2 次，七日后复诊：患部紫红变得红润，硬结有的变小，有的自然破溃流血后又愈合。连续用上法及内服汤剂 1 个多月，逐渐改善。可见上述验方确有软坚散结功效，应继续研究、验证。

3. 小儿滑泻 赵某某，男，9 个月。1988 年 5 月 27 日就诊，出生以来缺乳，而以奶粉喂养为主。自 3 个月后，阴雨天则腹泻，日 3~4 次至 7~8 次，至今 6 个月不愈，曾用西药抗菌、消炎治疗，效果不好。患儿体质较消瘦，精神尚可，舌偏红苔薄白，脉细偏数。处方：炒山药 500g，研细末。每次服 15g，白糖少许，用水调和，煎开数分钟，煮成糊状，即为药，又代食。每日 3 次服食。约 10 日服完 500g 炒山药，阴雨天未再发生腹泻。随访 4 个月未复发。（吕志杰治验）

编者按：《神农本草经》谓山药"治伤中，补虚羸"。本案乃效法近代名医张锡纯用山药治小儿滑泻之经验。

附文：近代名医张锡纯对山药的临床应用

1. 一味薯蓣饮 治劳瘵发热，或喘或嗽，或自汗，或心中怔忡，或因小便不利，致大便滑泻，及一切阴分亏损之证。生怀山药四两（切片）。煮汁两大碗，以之当茶，徐徐温饮之。山药之性，能滋阴又能利湿，能滑润又能收涩。是以能补肺补肾补脾胃。且其含蛋白质最多，在滋补药中诚为无上之品，特性甚和平，宜多服常服耳。陈修园谓：山药为寻常服食之物，不能治大病。非也。若果不治大病，何以《金匮》治劳瘵有薯蓣丸？尝治一室女，温病痰喘，投以小青龙加石膏汤，又遵《伤寒论》加减法，去麻黄加杏仁，喘遂定。时已近暮，一夜安稳。至黎明喘大作，脉散乱如水上浮麻，不分至数，此将脱之候也。取药不及，适有生山药两许，急煮汁饮之，喘稍定，脉稍敛，可容取药，方中仍重用山药而愈。

2. 薯蓣粥 治阴虚劳热，或喘，或嗽，或大便滑泻，小便不利，一切羸弱虚损之证。生怀山药一斤（轧细过罗）。上药一味，每服用药七八钱，或至一两。和凉水调入锅内，置炉上，不住以箸搅之，两三沸即成粥服之。若小儿服，或少调以白糖亦可。此粥多服久服间有发闷者，掺以西药百布圣一瓦同服，则无此弊，且更多进饮食。一妇人，年三十余。泄泻数月不止，病势垂危。请人送信于其父母，其父将往瞻视，询方于愚。言从前屡次延医治疗，百药不效。因授以山药煮粥方，日服三次，两日全愈。又服数日，身亦康健。

3. 薯蓣鸡子黄粥 治泄泻久，而肠滑不固者。即前薯蓣粥，加熟鸡子黄三枚。一人，年近五旬。泄泻半载不愈，羸弱已甚。遣人来询方，言屡次延医服药，皆分毫无效。授以薯蓣粥方，数日又来言，服之虽有效验，泻仍不止。遂俾用鸡子数枚煮熟，取其黄捏碎，调粥中服之，两次而愈。盖鸡子黄，有固涩大肠之功，且较鸡子白，易消化也。以后此方用过数次，皆随手奏效。

4. 薯蓣苤苣汤 治阴虚肾燥，小便不利，大便滑泻，兼治虚劳有痰作嗽。生山药一两轧细，生车前子四钱。上二味，同煮作稠粥服之，一日连服三次，小便自利，大便自固。盖山药能固大便，而阴虚小便不利者服之，又能利小便。车前子能利小便，而性兼滋阴，可为补肾药之佐使（五子衍宗丸中用之），又能助山药以止大便。况二药皆汁浆稠黏，同作粥服之，大能留恋肠胃，是以效也。

5. 加味天水散 治暑日泄泻不止，肌肤烧热，心中燥渴，小便不利，或兼喘促。小儿尤多此证，用此方更佳。生山药一两，滑石六钱，粉甘草三钱，作汤服。此久下亡阴，又兼暑热之证也。

6. 珠玉二宝粥 治脾肺阴分亏损，饮食懒进，虚热劳嗽，并治一切阴虚之证。生山药二两，生薏米二两，柿霜饼八钱。上三味，先将山药、薏米捣成粗渣，煮至烂熟，再将柿霜饼切碎，调入融化，随意服之。山药、薏米皆清补脾肺之药。然单用山药，久则失于黏腻，单用薏米，久则失于淡渗，唯等份并用，乃可久服无弊。又用柿霜之凉可润肺、甘能归脾者，以为之佐使。病人服之不但疗病，并可充饥，不但充饥，更可适口。（《医学衷中参西录》）

编者按： 从以上所述可知，张锡纯真乃善用薯蓣（即山药）之名医也。所拟六方（内容与病案有删减），一味薯蓣饮与薯蓣粥皆用山药一味，但饮与粥有所不同，张氏谓："诚以山药汁本稠黏，若更以之为粥，则稠黏之力愈增，大有留恋肠胃之功也。"故治疗大便滑泻则"粥"比"饮"更宜。其他四方，辨证配伍辅助药一二味，皆经验之精简小方也。张氏在山药解中总结说："山药色白入肺，味甘归脾，液浓益肾。能滋润血脉，固摄气化，宁嗽定喘，强志育神，性平可以常服多服。宜用生者煮汁饮之，不可炒用，以其含蛋白质甚多，炒之则其蛋白质焦枯，服之无效。若作丸散，可轧细蒸熟用之。"

结　语

山药味甘性平。入肺、脾、肾经，具有补脾、益肺、固肾的功效。本品首载于《神农本草经》上品。仲景善用此药治疗虚劳、消渴及小便不利证。现代临床广泛应用于脾胃虚弱之食少、泄泻、痢疾、便秘；肺虚喘咳；肾虚遗精、小便频数、带下、消渴，以及因虚所致的妇人闭经、儿科滑泻等证。山药的特点在于既能补气，又可养阴，补而不滞，滋而不腻，为平补肺、脾、肾之常用之品。

现代药理研究：山药含黏液质、皂苷、胆碱、精氨酸、淀粉酶、淀粉及碘等。若与碱性药物混合，或煎煮时间过长，能使所含淀粉酶失效。

甘 草

甘草，性味甘平，"味至甘，得中和之性，有调补之功，故毒药得之解其毒，刚药得之和其性，表药得之助其外（按：此说不确），下药得之缓其速……随气药入气，随血药入血，无往不可，故称国老"（《本草正》）。上述国老之功尚未尽焉，经方（共252首）约半数（124方）用甘草，调和诸药之用可谓周详，诸如"散剂，外而不内者；攻剂，下而不上者；温剂，燥而不濡者；清剂，冽而不和者；杂剂，清而不群者；毒剂，暴而无制者"，皆用"甘草调剂其间……诚决胜之道"（《本经疏证》）也。甘草不仅具备"国老"之能调和诸药，并且用之为主药可治多病。其调剂、治病之功用，详见本丛书《经方祖药通释》与后文。尚须明确的是，经方用甘草，有生用、炙用之分。《药品化义》说："甘草生用，凉而泻火，主散表邪，消痈肿，利咽痛，解百药毒，除胃积热，去尿管痛，此甘凉除热之力也。炙用温而补中，主脾虚滑泻，胃虚口渴，寒热咳嗽，气短困倦，劳役虚损，此甘温助脾之功也。但味厚而太甜，补药中不宜多用，恐恋膈不思食也。"

（一）内科病

1. 解毒

（1）乌头、半夏中毒 《南唐书》云丞相冯延已苦脑痛不已。太医吴廷诏曰：公多食山鸡鹧鸪，其毒发也，投以甘草汤而愈。此物多食乌头、半夏苗，故以此解毒耳。（《本草纲目》）

（2）农药（1059、1605、4049 等有机磷制剂）中毒 甘草四两，滑石粉五钱。用时将甘草煎汤，冷后冲滑石粉顿服。一日连服三次。（徐州市《单方验方新医疗法选编》）

（3）铅中毒 生甘草9g，杏仁（去皮、尖）12g。二味煎服，一日两次，可连服三至五天。（《健康报》1956 年 10 月）

编者按：甘草在《神农本草经》《名医别录》有"解毒""解百药毒"之记载，至今临床仍广泛地应用于食物中毒、药物中毒、农药中毒等，可单用或配伍使用。

2. 心悸

（1）伤寒心悸，脉结代 甘草二两，水三升，煮一半，服七合，日一服。（《纲目》第十二卷"甘草"引《伤寒类要》）

（2）以甘草为主治室性早搏 生甘草30g，炙甘草30g，泽泻30g，每日1剂水煎，分早晚2次服。治疗经心电图确诊的室性早搏23例，服用此方3~12剂，

全部病例症状消失，心电图复查正常。（李艳《长春中医学院学报》1998；3：封三）

编者按： 现代学者陈汝兴等（中国·北京《国际中医心病学术会议论文集》1992：36）从《伤寒论》炙甘草汤治疗"脉结代，心动悸"得到启发，摸索出重用炙甘草30~40g治疗室早、房早获得较好疗效，并将炙甘草研制成针剂，通过动物实验发现，炙甘草注射液对肾上腺素、毒K、乌头碱等诱发的动物心律失常模型均有一定的对抗作用。由此可知，炙甘草汤以炙甘草为主药及上文《伤寒类要》以单味甘草治疗心律失常具有科学根据。

3. 水肿

（1）门生李某某言，曾有一孺子患腹疼，用暖脐膏贴之，后其贴处溃烂，医者谓多饮甘草水可愈。复因饮甘草水过多，小便不利，身肿腹胀，再延他医治之，服药无效。其地近火车站，火车恒装卸甘草，其姊携之拾甘草嚼之，日以为常，其肿胀竟由此而消。观此，则知甘草生用、熟用，其性竟若是悬殊，用甘草者，可不于生、熟之间加之意乎？（《医学衷中参西录》）

编者按： 本案说"饮甘草水过多，小便不利，身肿腹胀"，此说乃临证之纪实。经验教训表明，大量服甘草后留湿生肿；现代研究说明，甘草可造成水钠潴留。上述不良反应之解说，详见最后之附文。

（2）铁岭友人魏某某，其地多甘草，魏某某日以甘草置茶壶中当茶叶冲水饮之，旬日其大小便皆较勤，遂不敢饮。后与愚觌面，为述其事，且问甘草原有补性，何以通利二便？答曰："甘草熟用则补，生用则通，以之置茶壶中虽冲以开水，其性未熟，仍与生用相近故能通也。"（《医学衷中参西录》）

编者按： 张锡纯说："甘草，性微温，其味至甘。能解一切毒性。甘者主和，故有调和脾胃之功，甘者主缓，故虽补脾胃而实非峻补。炙用则补力较大，是以方书谓胀满证忌之。若轧末生服，转能通利二便，消胀除满……"上述张氏所讲案例及所论生甘草与炙甘草不同功用，说明生甘草生食能利小便，这有待研究。

4. 尿崩症　以甘草粉5g，日服4次，试治2例病史已4~9年的尿崩症，收到一定效果。病人入院时水的出入量在8000ml左右，服药后尿量显著减少，维持在3000~4000ml，1例最少尿量曾低于2000ml。（《中华内科》1959；12：1169）

编者按： 前述案例所述生甘草能利尿消肿，本案又说生甘草能治尿崩症。甘草这种双向调节作用，体现了中药疗效之神奇！

5. 痹证

（1）血栓性静脉炎　甘草流浸膏每日12~20ml，或甘草50g水煎，均分3次饭前服。经治8例，除2例显著好转后因故出院外，其余均痊愈，局部疼痛、浮肿及条索状物均消失。认为甘草治疗本病有消炎、止痛、增加机体抵抗力及制止肉

芽组织增生之作用。个别病例治疗过程中出现轻微浮肿及血压升高，减量后即消失。(《中华外科》1959；7：656)

（2）腓肠肌痉挛　甘草流浸膏成人10~15ml，日服3次。经治254例，有显著疗效的241例，占94.8%。疗程最短3天，最长6天。(《中华外科》1960；4：354)

（3）腰腿痛　在痛点局部注入甘草注射液4ml，隔日1次，4~7次为一疗程。一般急性者注射1个疗程，慢性者注射2个疗程。治疗腰腿痛27例，治后20例自觉症状消失，运动随意；7例症状基本消失或减轻，治疗期间无不良反应。(李艳《长春中医学院学报》1998；3：封三)

编者按： 上述三种病证均属中医血痹之范畴。痹者，闭也，是指经脉气血闭阻而不通。而甘草具有"通血脉，利血气"(《名医别录》)，"坚筋骨，长肌肉，倍力"(《神农本草经》)的作用，故此对于血脉、肌肉、筋骨、关节所出现的疼痛、麻木、拘挛等病证均有治疗作用。

6. 血证

（1）肌衄（血小板减少性紫癜）　何某某，男，12岁。10天前齿龈出血，第三天开始四肢皮肤出现瘀点，伴少量鼻衄，头晕乏力，时有心悸，唇舌淡红，脉细缓。检血色素11.5g%，白细胞7.8×10^9/L，血小板24×10^{12}/L，出血时间7.6分钟，凝血时间2分钟。血块退缩不良，束臂试验（+），骨髓穿刺诊断：血小板减少性紫癜。予甘草6g，水煎服，早晚各服1剂，连服34天，血小板计数升至114×10^{12}/L，瘀斑吸收，诸症消失。停药2个月后，血小板复降为57×10^{12}/L，又服甘草汤，从第三天起血小板上升至10.2×10^{12}/L，连服21天，病愈。随访5年未见复发。(钱伯琦《浙江中医杂志》1988；2：78)

编者按： 现代研究甘草中含甘草甜素、甘草次酸等成分，有免疫抑制作用，能抑制脾脏中巨噬细胞对血小板的吞噬作用，使血小板生存时间延长，从而使循环血小板量增加，故治血小板减少性紫癜有一定疗效。

（2）吐血（消化性溃疡所致上消化道出血）　①治疗方法：生甘草60g，红参30g。将红参切片加水约800ml先煎20分钟，再入生甘草，煎沸20分钟，过滤取汁，再加水重复煎熬2次，每次煮沸20分钟，即可过滤取汁，每剂总量约1000ml备用。每小时1次，每次温服100ml，重者频频饮之，不受时间、剂量的限制，一日可服用2~3剂。直到血压稳定（收缩压＞90mmHg，舒张压＞60mmHg，脉压＞30mmHg），心率＜100次/分，肠鸣音＜5次/分，血红蛋白上升，大便质变硬，色转黄或变浅，出血停止，可改为每4小时服用150ml；到大便隐血连续3天均为阴性，出血伴随症状明显改善，改为每次服用150ml，每日4次，再连续服用3~5天。②适应证：发病时的中医四诊多表现为神疲乏力，焦虑不安，颜面萎黄，唇甲色淡，头晕，心悸，气短，大便状如胶漆，舌质淡、苔薄，脉细数无力；甚者突然昏厥，面色苍白，冷汗淋漓，神情淡漠，四肢厥冷，脉沉细数无力或芤。辨证均属脾虚失摄，甚者出现气随血脱之危候。③注意事项：在治疗中，均应绝对卧床休息，可适当补液治疗，血红蛋白＜70g/L的病人可输血，休克和老年病人应予吸氧，出血期可进食牛奶或藕粉等无渣流汁，但必须置冷至常温后方可食用，出血停止7天后可酌情进普通软食，但禁食辛辣厚味和冷硬食物。

原按： 在11年临床观察中发现消化性溃疡所致的上消化道大出血，按照中医辨证大多属于脾不统血，气随血脱的虚寒证。甘草人参汤有可靠的中医理论基础，并经现代药理研究证实其有止血作用，在多年临床实践中又得以验证，其疗效肯定，痊愈显效率高，未发现任何不良反应，使用安全，扩大了内科保守治疗范围，且经济价廉，服用方便，口感舒适，易于及时抢救，药源广泛易得，适宜在城乡推广应用。（陈天慧《中国中医急症》1998；5：215）

编者按：《金匮》治疗吐血有温中止血的柏叶汤与泻火止血的泻心汤，即辨证论治以止血。上述以甘草人参汤治之取得良效，但必须是脾气虚寒证方可应用。

（二）外科、妇科病

1. 疮 甘草一两，香油十两。制法：甘草浸入油内一昼夜，文火将药炸至焦黄，去渣备用。功用：解毒，润肤。主治：清洁疮面，或作赋形剂用。用法：涂敷患处。（《赵炳南临床经验选》）

2. 赘瘤 缩赘瘤（包括疣，俗称瘊子、皮肤瘤、肉瘤等）：甘草煎膏，笔妆之四围（按：《本草纲目》作"笔妆瘤之四围"。笔妆，用笔沾药膏涂抹），上（上药、用药）三次。乃用芫花、大戟、甘遂等份为末，醋调，别以笔（另外用一支笔）妆其中，勿近甘草。次日缩小，又以甘草膏妆小晕（圆圈）三次如前，仍上此药，自然焦缩（干枯萎缩）。（《串雅外编》）

编者按： 元·危亦林《世医得效方》有此记载。中药"十八反"中，芫花、大戟、甘遂俱反甘草。上述文献即使用了相反药，可能是利用它们之间相互对抗、相互激发的性能，而发生疗效。

3. 阴头生疮 蜜煎甘草末，频频涂之，神效。（《本草纲目》第十二卷"甘草"引《备急千金要方》）

编者按：《神农本草经》谓甘草治"金疮"，蜂蜜外用有止痛解毒之功。合用之，可减轻疮口疼痛，促进疮面的愈合。

4. 阴下湿痒 甘草一尺，并切，以水五升，煮取三升，渍洗之，日三五度。（《养生必用方》）

5. 痈疽诸毒 治一切痈疽诸毒，预期服之，能消肿逐毒，使毒不内攻，功效甚大。大横纹粉草（即甘草）二斤捶碎，河水浸二宿，揉取浓汁。再以密绢绞过，入银石器内，慢火熬成膏，以瓷罐收入。每服一二匙，无灰酒或白滚汤下。平日服丹药以致毒发者，亦可解。（《串雅内编》）

编者按： 上述验方名"国老膏"。《外科精要》有此记载。甘草气味甘平，无毒，有清热解毒疗疮之效。凡疮疡肿毒，内服、外敷均宜。据药理研究证明，甘草解毒的有效成分为甘草甜素，这种甘草甜素能解某些药物、食物、体内代谢产物的中毒以及细菌毒素如破伤风、白喉毒素、蛇毒素等。

6. 汤火灼疮 甘草煎蜜涂。（《纲目》第十二卷"甘草"引李楼《怪证奇方》）

编者按： 现代药理研究证明，甘草具有肾上腺皮质激素样作用，并能调节免疫功能。有一定抗炎、镇痛和抑菌的功能。

7. 皮肤炎症 以 2% 甘草水局部湿敷，2 小时 1 次，每次 15~20 分钟。治疗接触性皮炎 12 例，一般 1~4 天即见红肿消退，渗液停止，糜烂面愈合，继以氧化锌糊剂或炉甘石洗剂外敷数日即愈。用甘草 1 两，煎水洗患处，每日 1 次，对过敏性皮炎亦有效果。甘草次酸对湿疹、牛皮癣也有治疗作用。（《中级医刊》1966；2：133。《天津医药杂志》1959；5：406）

8. 冻伤 取甘草、芫花各 9g，加水 2000ml 煎后浴洗冻伤部位，每日 3 次（每剂可洗 3~5 次），有破溃及坏死之创面洗后用黄连纱条换药。治疗手、足冻伤共 76 例，经用药 1~3 剂后，58 例痊愈，其余结果不明。实践证明，对单纯红肿者效果最佳，半数以上用药 1 剂浴洗 3~5 次即愈；对红肿加皮肤坏死的创面，洗后肿痛消失，继之坏死组织脱落，创面呈现新鲜肉芽组织，用黄连换药后创面即迅速愈合；对冻裂伤疗效稍逊，但经几次浴洗后可使患部由干燥发硬变为滑润柔软而渐痊愈；对三度冻伤胶体坏死者，洗后可使疼痛迅速消失，坏死组织分离，有利于早期外科治疗。（《中华外科杂志》1959；10：1029）

9. 手足皲裂 取甘草 1 两切片，浸于 75% 乙醇 100ml 内，24 小时滤出浸液，加入等量的甘油和水混合后涂搽患处。随访 17 例重症病人，效果均满意。（《中华外科杂志》1965；11：1006）

编者按： 手足皲裂、冻疮使用甘草治疗而获效，与《名医别录》所述"通血脉，利血气"，以改善局部血液循环密切相关。

10. 无菌性炎症（输液、输血引发局部红肿而痛） 笔者用乙醇甘草外敷治疗因静脉给药和输血漏出血管外引起的局部组织无菌性炎症 20 例，取得了满意效果，现报告如下：全部病例开始均表现局部刺痛，继而红肿范围逐渐向周边扩展，伴疼痛加剧。范围最小面积为 2.5cm×1.5cm，最大达上肢中下段。①治疗方法：取生甘草 50g 研成细末，用 75% 乙醇 20ml 浸透拌匀备用。如病变范围大再适量增加生甘草和乙醇用量。先将病变部位用温水洗净，将已配制好的乙醇甘草装入单层纱布袋内，将药袋均匀敷盖在红肿的组织上，敷药面积应大于病变面积，厚度约1cm，外以塑料薄膜覆盖，胶布固定。敷药干燥时随时加乙醇，以保持药物湿润。每天换药一次，直至红、肿、痛完全消失为止。治疗期间不用其他药物。②结果：局部红肿消退、疼痛消失为痊愈。20例病人全部治愈，其中敷药1次红肿消退、疼痛消失而痊愈者13例，2次痊愈者6例，3次痊愈者1例。

原按： 笔者用乙醇甘草外敷屡试见效，可能与生甘草的抗炎作用有关，现代研究发现甘草有肾上腺皮质激素样作用（江德胜，甘草酊治疗耳鼻部炎症108例观察《中国中西医结合杂志》1992；6：372），具有稳定生物膜，减少炎性物质释放，提高组织耐受性和非特异抗炎作用，乙醇可扩张血管，二药配伍可增强药物效果。该法给药方式简单、无痛苦、见效快，值得推广。（汪言诚《中国中西医结合杂志》1995；4：249）

11. 老年性阴道炎 邱某某，女，54岁，绝经4年，1997年5月主诉阴中灼痛，白带稍多、色黄，带中有少许血性分泌物。检查：外阴老年型，阴道黏膜菲薄、充血，有少许绿豆大溃疡点，诊为"老年性阴道炎"。处方：生甘草30g煎水，药液热烫时先熏蒸阴部，温度适宜后坐浴，每日2次，连用1周。经此法治疗后，病人阴中不适感消失，白带正常，检查外阴，溃疡面已愈合。

原按： 老年性阴道炎系由妇女卵巢功能减退、性激素水平低下，外阴、阴道皮肤黏膜失去雌激素支持、营养而使其弹性下降，黏膜变薄，上皮细胞糖原减少，局部抵抗力减弱，易受细菌感染引起的病变。甘草提取物有雌激素样作用，且具有抗菌、消炎之功效。据辨证及辨病相结合的原则，笔者于临床常用单味生甘草煎水外洗、坐浴治疗老年性阴道炎，用治数十例，每获效验。（张丽君《中医杂志》2002；5：377）

编者按： 老年性阴道炎由于其特殊的病理机制，处理起来比较棘手，而且很容易反复。单味甘草，煎汤外洗，经济方便，疗效显著，为此病的治疗提供了一种新方法。甘草提取物的雌激素样作用，值得重视，应该深入研究。

附文：炙甘草的不良反应不容忽视

国内有关用炙甘草汤治疗心律失常的报道不少。笔者在临床也喜欢应用此方，效果确实不错，但用之不当会产生一定的不良反应。最主要的不良反应是引起浮肿和血压升高，其不良反应的产生与炙甘草的用量有直接关系。临床经验证明，治疗心律失常的疗效也与炙甘草的用量有关，一般用15~30g，有时可用到30~60g。笔者在临床中发现，上述用量服2周以上就可能出现浮肿或血压升高，有的人可能出现的时间更晚一点。对于炙甘草的不良反应，早已引起了人们的重视。现代药理研究证明，其造成浮肿和血压升高的原因与水钠潴留有关。《中药大辞典》记载："甘草制剂能使多种实验动物的尿量及钠的排出减少，钾排出增加，血钠上升。"笔者在临床应用中曾有3例病人出现了上述不良反应，经配合应用车前草、钩藤后，其不良反应逐步消失。后来一直是炙甘草与车前草、钩藤同用，未再出现过上述不良反应，车前草、钩藤每剂一般各用30g。炙甘草不良反应的出现与个人的体质有关，有的人炙甘草每日服40g，连服月余，也无任何不良反应出现；另有人每日仅服15g，一周就出现头痛、血压升高。这仅是个人的一孔之见，目的是提醒大家超量应用炙甘草治病时，要时刻警惕其不良反应的出现，最好能合理配伍，使其防患于未然。（李伯《湖南中医杂志》1998；9：59）

结　语

甘草性味甘，平。入心、肺、脾、胃经。具有补脾益气、润肺止咳、清热解毒、缓急止痛、缓和药性的功效。甘草首载于《神农本草经》及《名医别录》。仲景善用甘草，相关处方达124首，是仲景使用最广泛的药物。本品蜜炙则性微温，甘温能补脾益气、润肺止咳、强心复脉，以治脾胃虚弱、肺虚咳喘、心悸怔忡之证；生用则性平，能解毒，以治疮疡肿毒、咽喉肿痛；其甘缓之性，又能缓急止痛，以治脘腹、四肢挛急作痛。由于甘草能调和诸药，同热药用之可缓其热，同寒药用之可缓其寒，能使补药持久，使泻药和缓，故其临床应用十分广泛。

现代药理研究证明，甘草有肾上腺皮质激素样作用，也有较明显的盐皮质激素作用和糖皮质激素样的抗炎及抗过敏反应的作用；对药物、食物、体内代谢产物中毒等，都有一定解毒作用；对动物实验性溃疡有明显抑制作用，能降低胃酸、抑制胃液分泌，对胃肠平滑肌有明显解痉作用；有抗肝损坏的作用，能促进实验性动物的胆汁分泌，并能降低胆红素，有镇痛、抗惊厥及中枢性镇咳作用，可用于气管炎、咽喉炎、声嘎、气喘等；有抗肿瘤作用。

总之，甘草可广泛地应用于内、妇、儿、外等多科病证，既可作为君药、臣药，亦可作佐使药。甘草在方中的作用是多向性的，仅用调和诸药来解释甘草的作用过于笼统。其配伍得当，则正如《汤液本草》所说："甘味入中，有升有降，可上可下，可外可内，有和有缓，有补有泻，居中道尽矣。"

久服大剂甘草，可能引发水肿、高血压（水钠潴留），应加以注意。

大　枣

大枣，甘温，补中养营，调营卫，和百药。其甘甜可口，"煮食补肠胃，肥中益气第一"（孟诜）。大枣不仅补中，并且"善补阴阳、气血……一切虚损，无不宜之"（《本草汇言》）。任何一味药都有其功效特长，大枣"味浓而质厚，则长于补血，而短于补气。人参之补土，补气以生血也；大枣之补土，补血以化气也，是以偏补脾精而养肝血"（《长沙药解》）。

1. 虚劳烦闷不得眠　大枣 20 枚，葱白七茎，上二味，以水三升，煮一升，去滓顿服。（《备急千金要方》）

编者按：本证虚劳为本，烦闷不得眠为标。大枣"安中养脾"以"除烦闷"，故可治不得眠。

2. 虚劳病　邑中友人赵某某，身体素羸弱，年届五旬，饮食减少，日益消瘦，询方于愚，俾日食熟大枣数十枚，当点心用之。后年余觌（dí 笛：相见）面貌较前丰腴若干，自言："自闻方后，即日服大枣，至今未尝间断，饮食增于从前三分之一，是以身形较前强壮也。"《医学衷中参西录》）

编者按：张锡纯："大枣味甘微辛，性温。其津液浓厚滑润，最能滋养血脉、润泽肌肉、强健脾胃、固肠止泻、调和百药能缓猛药健悍之性，使不伤脾胃……虽为寻常食品，用之得当能建奇功……《神农本草经》名之为大枣者，别于酸枣仁之小枣也。凡枣之酸者皆小，甘者皆大，而大枣又非一种，约以生食不脆、干食肉多、味极甘者为入药之品。若用为服食之物，而日日食之者，宜先用水将枣煮两三沸，迟一点将枣捞出，再用饭甑上蒸熟，则其味甘美，其性和平，可以多服久服，不至生热。"张氏所论大枣之功用与其煮食法，皆切实经验，应认真记取。

3. 非血小板减少性紫癜　红枣每天吃三次，每次 10 只，至紫斑全部消退为止。一般每人需红枣 500~1000g。用于治疗非血小板减少性紫斑。（《上海中医药》1962；4：22）

编者按：紫斑属中医"肌衄"范畴，多由血热妄行、阴虚火旺、气不摄血等所致。大枣所治紫斑应以气不摄血者为佳。

4. 降低血清谷丙转氨酶　对于急慢性肝炎、肝硬化病人的血清转氨酶活力较高的病人，每晚睡前服红枣花生汤（红枣、花生、冰糖各 1 两，先煎花生，后加红枣、冰糖）1 剂，30 天为一疗程，观察 12 例均有效。但对合并胆道感染、风湿活动合并心肌炎的病人，应再配合清热利胆或祛风湿的药物。（广西医学院《新医药专刊》1972；2：11）

编者按：上述降酶方法简便，药食两用，适合服用者，有益无害。

5. 乳头风（乳头皲裂）　李某某，女，28 岁。产后乳头皲裂，经多种治疗，效果不显。遂用此膏口服，外涂，1 周后见效，2 个月后病愈。经追访，2 胎产后，未见复发。药物组成：红枣 1000g，猪油 500g（香油亦可），蜜 500g。配制方法：

先将枣洗净去核，以适量清水煮沸1小时，装纱袋内挤压，去渣取汁，再将枣汁熬稠，放入猪油、蜂蜜，以文火熬炼，不停搅动，应防止焦化，除泡沫，装入器皿内冷却成膏，备用。服用方法：口服每天3次，每次1羹匙，饮适量温开水，以促其熔化。婴儿每次吮乳后，以此羹涂在乳头皲裂处。（徐铁汉《吉林中医药》1982；4：11）

编者按：乳头皲裂，中医称为"乳头风"。本病多发生在哺乳期妇女，以初产妇为多见和容易发生。《疡科心得集·卷中》载："乳头风，乳头干燥而裂痛如刀刺，或揩之出血，或流黏水，或结黄脂，此由暴怒抑郁，肝经火邪不能施泄所致。胎前产后俱有之。"大枣色红，多肉多汁，有养血润燥之功，又配伍油、蜜之滋润更好。应审证求因，辨证治本，配合治因、治本之方药为宜。

6. 脱发 常吃红枣可防治落发。本人年近五十，各项功能渐渐走下坡路，最明显的是掉头发，脑门一带已掉得稀稀拉拉的。为防止落发，我先后服过不少食疗验方及汤药，均无效。一年前，我回乡下老家探亲，看见年过七旬的舅妈满头黑发，根根粗壮，便问她有何保养头发的秘方？舅妈笑道："我啥秘方也没有，就是每天吃几颗红枣。"回家后，我便停止其他食疗方案，每天晚上煮50g红枣，再冲个鸡蛋，既作"药方"，又可宵夜。吃了半个月，头发掉得少了。一个月后，不再掉发。现在时过一年，原先半秃的前额不但没再"向前挺进"，而且逐渐长出了一些新发，色泽黑亮，发丝粗壮，真让我始料不及。患有落发的女士和先生们，不妨也食枣一试。不过，笔者特别提醒两点：一是应长期食用，持之以恒。二是不宜过量，每天50g即可。（《健康导报》1999年4月21日）

编者按：发为血之余，其根在肾。大枣"助阴补血，入肝走肾"（《药品化义》），对于年事已高，脾肾虚弱或大病久病，气血不足而致脱发者，大枣长期食用，可补虚养血以生发。

结　语

大枣性味甘，温。入脾、胃经。具有补中益气、养血安神、缓和药性等多种功效。仲景用大枣组方者达64首，系统全面地揭示了汉代以前使用大枣的丰富经验。历代医家在临床中对大枣的应用越来越广泛而深入。大枣是补益中焦脾胃的要药，脾胃为后天之本，气血生化之源，"内伤脾胃，百病由生"，大枣对脾胃受损所导致的多脏腑病证均可应用。

现代药理研究认为：大枣能增强机体免疫力；对细菌、真菌有抑制作用；亦有防癌、抗癌、抗过敏，镇静、催眠、降压，保护肝脏，增强肌力等作用。

大枣甘甜，可汤煎，或去核入丸，或蒸熟嚼食，亦可以大枣煎汤送服丸、散剂。

蜂 蜜

蜂蜜，甘平。中药中有两味最甘甜的药，一是甘草，一是蜂蜜。甘草至甘而味特异，口感不好；蜂蜜极甜而气芳香，沁人心脾。蜂蜜"入药之功有五：清热也，补中也，解毒也，润燥也，止痛也。生则性凉，故能清热；熟则性温，故能补中；甘而和平，故能解毒；柔而濡泽，故能润燥；缓可以去急，故能止心腹肌肉疮疡之痛；和可以致中，故能调和百药而与甘草同功"（《本草纲目》）。由于"其气清和，其味纯甘，施之精神气血，虚实寒热，阴阳内外诸病，罔不相宜"（《本草经疏》），故可"除众病，和百药"（《名医别录》），炼蜜和药为丸功用多矣。

（一）内科病

1. 咳嗽

（1）蜂蜜采百花之精，味甘主补，滋养五脏，体滑主利，润泽三焦。如怯弱咳嗽不止，精血枯槁，肺焦叶举，致成肺燥之证，寒热均非，诸药鲜效，用老蜜日服两许，约月未有不应者，是燥者润之之义也。生用通利大肠，老年便结，更宜服之。（《药品化义》）

（2）白蜜一斤，生姜二斤（取汁）。上二味，先秤铜铫，知斤两讫，纳蜜复秤知数，次纳姜汁，以微火煎令姜汁尽，唯有蜜斤两在，止。旦服如枣大，含一丸，日三服。禁一切杂食。（《备急千金要方》）

（3）劳嗽 蜂蜜、姜汁各四两，白萝卜汁、梨汁、人乳各一碗，共熬成膏，早晚滚汤服数匙。（《经验广集》五汁膏）

编者按：以上文献说明，肺燥咳嗽，蜜为润肺止咳良药，或适当配合生姜。

2. 胃痛（胃、十二指肠溃疡）

治疗方法：每日用新鲜蜂蜜100g，早、中、晚饭前分服；服至第10日后，每日增至150~200g。或用蜂蜜60ml，0.5%普鲁卡因40ml，混合为1次量，日服3次。结果：观察20例，治疗后15例壁龛消失，3例进步，平均为32天；18例疼痛完全消失，2例减轻，疼痛消失时间最短6天，平均为22.2天。国外资料报道治疗数百例的痊愈率为82%。（《江苏省医学科学资料汇编》1959；3：152。《中级医刊》1958；7：483-484）

编者按：胃、十二指肠溃疡病人多呈饭前或饭后出现有规律地胃脘疼痛。蜂蜜甘缓，且有缓急止痛功效，故《本草纲目》谓其"止心腹肌肉疮疡之痛"。

《现代实用中药》："治疗胃及十二指肠溃疡：蜂蜜一两八钱，生甘草三钱，陈皮二钱，水适量，先煎甘草、陈皮去渣，冲入蜂蜜。一日三次分服。"上述方法简便，且口感又好，病人乐于服用。

3. 便秘　适用于习惯性便秘、老年和孕妇便秘。每晨内服，或用 20% 蜂蜜水灌肠。(《江苏省医学科学资料汇编》1959；3：152)

4. 贫血　取蜂蜜 80~100g，日分 3 次服，用于低色素性贫血。治疗后红细胞与血红蛋白有显著的增加。(《江苏省医学科学资料汇编》1959；3：152)

编者按：上述二病不同，其病机则一，均系血虚精亏，故取蜂蜜益气补中，滋养五脏。气血充，则病自愈。

（二）外科病

1. 烧烫伤

（1）热油烧伤，以白蜜涂之。(《本草纲目》第三十九卷"蜂蜜"引《梅师方》)

（2）用蜂蜜涂布烧伤创面，能减少渗出液，减轻疼痛，控制感染，促进创面愈合，从而缩短治愈时间。①治疗方法：一般Ⅰ、Ⅱ度中小面积烧伤，创面经清洁处理后，即用棉球蘸蜂蜜均匀涂布（不宜太厚或太薄），早期每日 2~3 次或 4~5次，待形成胶痂后改为每日 1~2 次。采用暴露疗法。如痂下积有脓液，可将胶痂揭去，清创后再行涂布，创面可重新结成胶痂，迅速愈合。对已感染的或面积较大的Ⅲ度烧伤，则可用蜂蜜纱布敷于创面，外用无菌棉垫包扎。冬天不便使用暴露疗法者，亦可采用此法。蜂蜜中也可入 2% 普鲁卡因溶液，配成 2∶1 混合液使用，以减轻涂药开始时给创面带来的疼痛。有主张在蜂蜜涂布后，创面上再撒布一薄层石膏粉，以增强疗效。②结果：据 85 例观察，Ⅰ、Ⅱ度烧伤一般涂布蜂蜜2~3 天后，创面便形成透明胶痂；6~10 天胶痂自行脱落，新生上皮完全生长。晚期入院已有明显感染者，2~3 天后创面亦能形成胶痂，并可见痂下上皮细胞生长。采用蜂蜜纱布包扎疗法者，一般经过 6~9 天肉芽生长良好，2~3 周后即可痊愈。在治疗过程中均未发生感染，已感染之创面，涂蜜后脓性分泌物亦逐渐减少。③注意事项：使用本法时仍应尽力创造无菌条件。对胶痂下的感染情况要留意观察，及时处理。在关节处的胶痂易于破裂，要注意保护。同时，本疗法仅限于创面处理，其他如止痛、抗感染、补充液体及控制休克等，均需按常规配合进行。(《中药大辞典》)

编者按：蜂蜜，性味甘平，生凉熟温，外用有止痛解毒之功。《本草衍义》曰"汤火伤涂之痛止"。《本草经疏》亦说用蜂蜜"涂火灼疮能缓痛"。故蜂蜜是治疗烧烫伤之良方。小儿唇部烫伤，用蜂蜜治疗最为理想，因为蜜既可吃，又有外用治疗作用。

2. 冻伤、冻疮　对于Ⅱ度以上有炎症及有分泌物的冻伤，用熟蜂蜜与黄凡士林等量调成软膏，薄薄地涂于无菌纱布上，敷盖于创面，每次敷 2~3 层。敷盖前先将创面清洗干净，敷盖后用敷料包扎固定。一般用药 2~3 次后，疼痛及炎症渐趋消失，3~7次可望痊愈。对于冻疮，先用温开水洗涤患部，然后涂蜜包扎，间日换药一次。如未破溃的，可不必包扎。(《江苏省医学科学资料汇编》1959；3：152-155。《中华外科杂志》1965；11：780）

编者按： 冻疮（伤）多由寒凝血脉，气血运行受阻所致。《本草纲目》说，蜂蜜"生凉，熟温"。故取其熟蜂蜜外涂，通过温运气血，促进血液循环，改善营养，以达创面收敛愈合之目的。

3. **痘疮** 痘疮痒甚，误搔成疮，及疮痂欲落不落者，白蜜不拘多少，涂于疮上，其痂自落，且无疤斑，亦不臭秽。(《普济方》百花膏)

4. **疔肿恶毒** 生蜜与隔年葱研膏，先刺破涂之，如人行五里许，则疔出，后以热醋汤洗去。(《济急仙方》)

5. **溃疡**

（1）年久不愈的慢性溃疡，可试用10%蜜汁洗涤疮口，然后用纯蜜浸渍的纱布条敷于创面，敷料包扎，间日换药1次。曾试治2例下肢溃疡，1周后即有肉芽新生，约2个月即愈。另试治1例梅毒性溃疡，结果无效。(《江苏省医学科学资料汇编》1959；3：152）

（2）郑某，女，76岁。因股骨颈骨折卧床1月而并发骶部及右臀部压疮各1处，面积3cm×3cm×0.1cm~3cm×2cm×0.3cm，色灰暗，表面有少许稀薄分泌物，用蜂蜜外涂（取市售蜂蜜，用量视溃疡面积的大小、深浅而定。溃疡面积小而表浅者，先用生理盐水清洗创面，待干，取蜂蜜适量直接涂于患处，外用敷料固定，每日更换一次。溃疡面积大、长久不愈、深达肌层者，先用毛白杨树叶煎汁冲洗或湿敷后，取适量蜂蜜加入云南白药0.5~2g，调成糊状，然后填入伤口或外涂创面，用无菌纱布块覆盖固定，隔日换药1次，至愈为止），每日换药，治疗25天，溃疡愈合。(赵传铭《中医杂志》1992；5：58）

6. **外伤** 皮肤与肌肉的外伤，可用10%蜜汁洗涤伤口，然后涂蜜包扎，能防止感染，获得一期愈合。(《中药大辞典》)

编者按： 上述古今资料，足见蜂蜜治疗外科疾病之一斑，局部外用，直达病所。据病情需要可一药独用或数药合用。

（三）五官科病

1. **上颌窦炎** 对上颌窦炎，经穿刺灌洗后注入20%或40%蜂蜜2ml，每周2次。观察29例，治愈20例。发病时间愈短，疗效愈好。鼻窦灌洗出的分泌物属于黏液性者效果最佳，黏液脓性者效果最差。(《中华耳鼻喉科》1965；6：373）

2. **萎缩性鼻炎** 用蜂蜜涂于鼻腔患处（涂蜜前先洗净鼻腔的结痂及分泌物），早晚各1次，治疗萎缩性鼻炎5例，经8~29天后，鼻部痛痒及前额疼痛均消失，鼻腔无分泌物及结痂。4例嗅觉完全恢复，1例好转。除2例鼻黏膜尚有萎缩现象外，余均恢复正常。（《中医杂志》1964；11：404）

3. **角膜溃疡** 用蜂蜜制成5%滴眼液滴眼，治疗角膜溃疡29例，治愈22例，进步4例，无效3例。一般在用药1~2天后，溃疡即由进行性转为静止，基底清洁，透明度增加，浸润边缘消失。奏效的原因可能是增强机体防御能力，或影响病变部位的新陈代谢。（《浙江中医杂志》1960；1：35）

4. **睑缘炎** 用蜂蜜外涂，每日3次，治疗睑缘炎76例，平均3.5天治愈。（《中级医刊》1966；6：383）

5. **口腔溃疡** 漱口后，取蜂蜜15g，敷在溃疡面处，含1~2分钟，再咽下，2次/日，1日后疼痛可减轻，2日后可愈。（房云霞《时珍国药研究》1998；2：110）

编者按： 上述资料表明，蜂蜜治疗五官科病范围较广，且疗效显著，其关键是抓住了蜂蜜解毒、润燥、敛疮之作用而吻合于诸病之病机，故异病同治而取效。

（四）其他疾病

1. **误吞铜钱** 炼蜜服二升，可出矣。（《纲目》第三十九卷"蜂蜜"引葛氏方）

2. **解乙醇中毒、晕车、晕船** 取蜂蜜40g，用温开水冲服，能解乙醇中毒。在乘车、乘船2小时前用40g蜂蜜冲温茶口服，有良好的预防晕车晕船效果。（房云霞《时珍国药研究》1998；2：110）

结 语

蜂蜜性味甘，平。入肺、脾、大肠经。具有补中、润燥、止痛、解毒的功效。经方中有24方用及蜂蜜，仲景除用其治疗津枯便秘、补虚及止痛之外，更多地是用蜂蜜解药物之毒，缓峻药之性，及黏合诸药为丸，治疗多种疾病，即所谓"除众病，合百药"。现代广泛用于治疗肺燥咳嗽、肠燥便秘、胃脘疼痛、鼻渊、口疮、浇伤烫伤、冻伤、解乌头毒、乙醇毒等。

现代药理研究证明，蜂蜜中含有多种生理活性物质，有滋补强壮作用，能提高机体抵抗力；对人体能增加呼吸量及血糖；体外试验有杀菌作用。

本品能助湿生满，且可滑肠，故有湿热痰滞、胸闷不宽及便溏泄泻者忌用。

粳 米

粳米，即常食大米之一种，性味甘平（《本草纲目》："北方气寒，粳性多凉……南方气热，粳性多温"），补益脾胃，充溢周身。经方用之，具有治病辅助护正等作用。

1. 粳米粥可补人 王士雄《随息居饮食谱》："粳米甘平，宜煮粥食，功与籼（按：即籼米）同……粥饭为世间第一补人之物……故贫人患虚证，以浓米饮代参汤，每收奇绩……至病人、产妇，粥养最宜，以其较籼为柔，而较糯不黏也。炒米虽香，性燥助火，非中寒便泻者忌之。"

编者按：《随息居饮食谱·谷食类》首论"籼米"，继论"秔米（亦作粳）"，三论"糯米（一名元米，亦名占米）"。上文乃粳米与前后之籼米、糯米综合论之也。

2. 虚劳不足 糯米入猪肚内蒸干，捣作丸子，日日服之。（《本草纲目》第二十二卷"稻"附方）

编者按：《本草纲目》："粳乃谷稻之总名也……黏者为糯，不黏者为粳。"糯米补中益气；猪肚补虚损，健脾胃。脾胃虚弱致虚劳不足者，宜服之。此为食补之法也。

3. 黄水疮 小儿甜疮，生于面耳。令母频嚼白米，卧时涂之。不过三五次，即愈。（《本草纲目》第二十二卷"粳"附方）

编者按： 母嚼过之白米则含口津唾，《本草纲目》称口津唾"甘、咸、平、无毒，主治疮肿……消肿解毒"。这可能与唾液所含溶菌酶有关。从当今卫生角度，若母亲有病而不健康者，不应"令母频嚼"喂食孩儿。注意，此为"涂之"，则与喂食又有不同。

小 麦

小麦，即家庭常备常食之面粉之原作物——成熟小麦，味甘，性"皮寒，肉热"（《本草拾遗》），补心脾而养诸脏，虽为常食之物，但不宜多食。其用法不同，功效各异，如整个煎汤饮之，止虚汗；烧存性，为末，油调外敷，治诸疮、汤火灼伤。

1. 疔疮、痈疽、肿毒

（1）一切疔肿 面和腊、猪脂封之良。（《本草纲目》第二十二卷"小麦"引《梅师方》）

（2）头疮 用小麦烧存性，为末，油调傅。（《本草纲目》第二十二卷"小麦"引《儒门事亲》）

（3）乳痈 白面半斤炒黄，醋煮为糊，涂之即消。（《本草纲目》第二十二卷"小麦"引《太平圣惠方》）

（4）痈疽发背、无名肿毒 一切痈疽发背、无名肿毒初发，焮热未破者，立效。隔年小粉（即小麦粉），愈久愈佳，以砂锅炒之。初炒如饧（xíng 行：同"糖"），久炒则干成黄黑色，俟冷定研末，陈米醋调糊熬如漆，瓷罐收之。用时摊

纸上，剪孔贴之患处，觉冷，疼痛亦即止。少顷觉微痒，听其干燥弗动，久则毒自消，药力尽自然脱落矣。（《串雅内编》）

编者按：上述文献验方名"乌龙膏"。《本草纲目》有此记载。麦粉气味甘凉无毒，李时珍认为醋熬成膏，可消一切痈肿、烫火伤。

（5）疮疖、丹毒　取陈小麦2斤，加水3斤，浸泡3天后捣烂、过滤、去渣，滤液沉淀后取沉淀物晒干，小火炒至焦黄研细。临用时将药粉加醋适量调成糊状，外敷疮疖、丹毒等患处，日2次，已溃者敷疮口四周。据数千例观察，有效率在90%以上。（《全展选编·外科疾病》1970；32）

2. 火燎成疮　炒面，入栀子仁末，和油调（涂）之。（《备急千金要方》）

3. 泻痢肠胃不固　白面一斤，炒令焦黄，每日空心温水调（服）一匙头。（《饮膳正要》）

4. 泄泻（急性肠炎）　陈某某，女，24岁。因食用生冷食物，复感寒邪，引起腹痛、肠鸣、腹泻，每天6~8次。伴有低热38℃。西医诊断为急性肠炎。用抗生素和止泻药等，因病人当时怀孕，不愿服用抗生素类药而来我处诊治。予服"生熟麦糖汤"，并令其趁热服，使其身有微似汗出之感。服药1剂后，身热退，腹泻止。方药组成：小麦300g，红糖50g。煎服法：将小麦放入铁锅中摊匀不翻身，用文火炒至小麦下半部分变黑色，加水800ml，煎沸，将红糖放入碗内，把煎沸之生熟麦（半面生半面熟而名）水倒入碗内，搅匀，趁热口服。（赵长礼《四川中医》1989；7：24）

编者按：本案泄泻的成因为内伤生冷，又外感风寒。因怀孕而慎于用药，故将甘平养心的小麦以特殊炒法，与温中暖胃的红糖煮成，趁热服取微汗，此桂枝汤之服法。

5. 淋证　老人五淋，身热腹满，小麦一升，通草二两。水三升，煮取一升饮之。（《养老奉亲书》）

编者按：泄泻、淋证属虚者，以上单方取药食两用之功。

6. 虚汗烦热　朱老常以浮小麦与玉米茎心（即玉米茎剥去粗皮）配伍，治疗虚汗烦热，极有功效。单用浮小麦炒焦为末，每服6g，1日2次，连服1周，亦效。如无浮小麦，陈小麦亦可。唯煎煮时以小麦完整不烂为佳。（《朱良春医集》第245页）

7. 糖尿病之盗汗　自汗　尿血　血淋　小麦之麸皮也有敛汗作用，可用治盗汗自汗，近人更用于糖尿病，其法用麦麸与面粉按6：4的比例，加适量食油、鸡蛋、蔬菜拌和蒸熟代饮食，在1~3个月内可使尿糖、血糖下降，体重增加，全身情况显著好转。又，麦麸或浮小麦炒香，研细，每用6~10g，开水冲服，对于尿血、血淋也有一定效果。（《朱良春医集》第245页）

大 麦

"大麦功用与小麦相似，而其性更平凉滑腻，故人以之佐粳米同食，或歉岁（编者按：指收成不好的年景）全食之，而益气补中，实五脏，厚肠胃之功，不亚于粳米矣"（《本草经疏》）。长于"宽胸下气，凉血，消积，进食"（《本草纲目》）。"有人患缠喉风，食不能下，将此大麦面作稀糊，令咽之，即滑腻，容易下咽，以助胃气"（《本草衍义》）。

胶 饴

"胶饴之功，盖似甘草及蜜，故能缓诸急"（《药征续编》）。目前一般药店不备饴糖，临证缓急止痛等需要用之，方中可重用蜜炙甘草，和（或）以蜂蜜代之亦可。

热 粥

热粥，医家们多不注解。桂枝汤方后云"啜热稀粥一升余，以助药力"，不可忽视。凡需解肌发汗的桂枝汤类方，均要求喝粥以助药力。还有，经方中治脾胃虚弱的方子，有的亦强调饮粥以助胃气。粥最益胃养人，有胃气则生也。

羊 肉

羊肉，甘温，益气补虚，温中暖肾。羊肉本为食品，用之得当，又为温补良药。羊肉补虚，可比人参，但人参善补气虚，羊肉则补形益血，功用有别。这正如李东垣所说："羊肉甘热，能补血之虚，有形之物也，能补有形肌肉之气。凡味与羊肉同者，皆可以补之。故曰补可去弱，人参、羊肉之属是也。人参补气，羊肉补形也。"

1. 崩漏　崩中去血，积时不止，肥羊肉三斤，干姜、当归各三两，生地黄二升。上四味细切，以水二斗，煮羊肉，取一斗三升，下地黄汁及诸药，煮取三升，分四服，尤宜羸瘦人服之。（《备急千金要方》）

编者按：以上为大医孙思邈的验方，此为当归生姜羊肉汤的变通应用，如此变通，更切合失血后阴血亏虚而阳气亦虚者，扩大了应用范围。

2. 虚劳病

（1）五劳七伤虚冷　肥羊肉一腿，密盖煮烂，食汤及肉。（《本草纲目》）

（2）胃反　朝食夜吐，夜食朝吐，羊肉，去脂膜，作脯，以好蒜、薤空腹任意多少食之。（孟诜《必效方》）

（3）益肾气，强阳道　白羊肉半斤，去脂膜，切，作生，以蒜薤食之，三日一度。（《食医心镜》）

编者按： 上述"去脂膜（羊肉的膻味主要在脂膜），作脯（肉干）"与"切，作生"，根据前后语义，是否指将羊肉作成熟肉干，再辅以佐料，作冷菜食之。《日用本草》说：羊肉"治腰膝羸弱，壮筋骨，厚肠胃"。联系上述验方可知，羊肉为脾、肾虚寒以及五劳七伤所致诸虚劳损"虚冷"者药食两用之补养佳品。

3. 疟疾

（1）虚寒疟疾　羊肉，作臛饼，饱食之，更饮酒，暖卧取汗。（《姚僧坦集验方》）

（2）三阴疟及久疟　羊肉、甲鱼，寒多倍羊肉，热多倍甲鱼，加糖、盐炖，服一小碗。（《浙江中医杂志》1959年第1期）

编者按： 疟疾在《内经》及仲景书称"疟病"。此病目前在我国已少见，但师其大义，对久病寒热如疟而辨证属于虚寒者，将羊肉如上述食法服之，或可胜过药治之疗效。

当　归

当归，甘辛而温，为和血良药，长于调经止痛、润燥通便。"其味甘而重，故专能补血，其气轻而辛，故又能行血，补中有动，行中有补，诸血中之气药，亦血中之圣药"（《本草正》），总之为和血之良药。先贤总结当归之"用有三：心经本药，一也；和血，二也；治诸病夜甚，三也"（《医学启源》引录《主治秘诀》）。"诸病夜甚者，血病也，宜用之"（《本草汇言》）。

（一）内科病

1. 痛证

（1）手臂疼痛　当归三两，切，酒浸三日，温饮之。饮尽，别以三两再浸，以瘥为度。（《本草纲目》第十四卷"当归"引《事林广记》）

编者按： 当归养血活血以止痛，酒能温通脉络，以酒浸之，则疗效更佳。

（2）当归液穴位注射，治疗腰肌劳损、肌肉风湿、四肢关节挼（liè列：扭转）伤、关节炎，以及各种神经痛（坐骨神经痛、肋间神经痛、枕神经痛等），有较好效果。①治疗方法：用5%~10%当归液循经取穴或痛点、敏感点，或腱鞘内注射。每次选择1~4点，每点注入1~5ml。针刺入肌层，出现酸、胀针感，回抽无血后，推入药液。一般无不良反应，但于腱鞘内注射时，则在注射后数小时出现局部肿胀，疼痛剧烈，影响功能活动，无需特殊处理，在1~3日内即可消退，并显出治疗效果。②注意事项：凡因结核、肿瘤引起的腰背痛或四肢关节痛，局部外伤，化脓性病灶以及皮肤病病人，急性损伤局部瘀血、肿胀严重者皆不宜用。孕妇慎用。③结果：据1000例各种原因引起的肌肉、关节、神经、血管组织病症的治疗结果，有效率达89.1%，其中治愈者381例，好转510例。又据50例枕神经痛的观察，经1~15次治疗后，33例获愈，其余亦均有不同程度的好转。绝大部分病例于首次注射后1~3分钟即基本止痛或明显减轻，止痛效果可维持2~8小时，再注射时仍有效。实践证明，当归穴位注射，不仅止痛效果显著，而且具有松弛肌肉，降低软组织的炎性反应，以及改善末梢神经和血管功能等作用。（湖北医学院《科技资料》1972；3：9。南通医学院附院《医疗教学参考资料》1972；1。浙江宁波市江北医院《中草药临床应用集》1972；30）

2. 便秘

（1）便秘有血虚阴伤，大肠失润之症，此证于年老之人最为多见，其脉细弦略数，舌淡苔薄，治宜养血滋阴，方用四物汤，甚者合二至丸。余于临证之时，对此类病人，常用当归一味50g，浓煎频饮，其补血润燥之功甚捷。（《中医杂志》1985；1：6）

（2）治老年便秘，我常以当归、肉苁蓉二药煎服，为能坚持久服，常嘱病人以上药各20g沏煎代茶饮，疗效显著。（张大宁《中医杂志》1985；1：7）

编者按：《本草正》论当归的功效特点为"其味甘而重，故专能补血；其气轻而辛，故又能行血……唯其气辛而动，故欲其静者当避之；性滑善行，大便不固者当避之。……其要在动、滑两字"。上述当归补血、行血、滑肠之功效特点，正符合老年便秘以及血虚肠燥便秘者。

3. **脱发** 当归、柏子仁各一斤。共研细末，炼蜜为丸。每日3次，每次饭后二至三钱。（《中药大辞典》）

（二）妇科病

1. 月经病

（1）月经过少 一少妇，身体羸弱，月信一次少于一次，浸至只来少许，询问治法，时愚初习医术未敢疏方，俾每日常用当归八钱煮汁饮之，至期所来经水遂如常。由此可知当归生血之效也。（《医学衷中参西录》）

编者按：本案月经过少，其发病年龄为"少妇"，体质乃"羸弱"，必是体虚血少所致月经逐渐减少。当归甘温质润，入心肝经，古有当归为"补血之圣药"的美誉。实则当归既补血，又活血，为调经和血之要药。同样一味药，其功效与剂量有关，如当归用之量少，则补血为主；中量则和血；大量则活血也。治案"常用当归八钱煮汁饮之"，则补血活血兼顾，故"至期所来经水遂如常"。

（2）月经不调、痛经　子宫发育不全　将当归20g，红花10g，分别浸于50%乙醇50ml中，48小时后过滤，混匀，加乙醇至100ml。每日3次饭后服，每次3ml，经期停服。用于治疗月经不调、痛经、子宫发育不全等病54例。服药60~600ml不等，除7例无进步外，其余均有效果。复查的11例痛经病人中有7例妊娠；16例子宫发育不全病人中有8例妊娠（大多与性激素合并治疗）；月经异常的26例中6例妊娠。（《陕西医学情报》1960；4：85）

2. 产后病痉　当归之性虽温，而血虚有热者，亦可用之，因其能生血即能滋阴，能滋阴即能退热也。其表散之力虽微，而颇善祛风，因风着人体恒致血痹，血活痹开，而风自去也。至于女子产后受风发痉，尤宜重用当归，因产后之发痉，半由于受风，半由于血虚（血虚不能荣筋），当归既能活血以祛风，又能生血以补虚，是以愚治此等证，恒重用当归一两，少加散风之品以佐之，即能随手奏效。（《医学衷中参西录》）

（三）外科、五官科病

1. 无名肿毒　当归八钱，黄芪五钱，粉甘草二钱，金银花一两，用水一碗，陈酒一碗，合煎，空心服。（《串雅内编》）

编者按：此方名"四金刚"，即《良朋汇集》治肿毒初起方。中医内治痈疡，不外初起力求消散；中期痈疡不能消散则必须托毒外达；日久疮口难敛则应补养气血，促使疮口早期愈合。四金刚重用当归养血，黄芪补气，意在扶助正气，托毒外出，佐以金银花、甘草清热解毒，用酒活血行瘀，故凡体虚气血不足之人所患痈疡肿毒，难消而不易溃破者，服之未成脓者可消散，已成脓者则可促进破溃和愈合。

2. 缠腰火丹（带状疱疹）　将当归研粉，依年龄大小每服0.5或1g，4~6小时1次。治疗儿童带状疱疹54例，服药后1天止痛的22例；2天止痛的32例。带状疱疹一般在服药后第3天有部分枯萎，未再发生新疹，第4天结痂。又有用0.5g当归浸膏片内服，每次2~4片，4小时1次，治疗成人病人23例，亦取得相似效果。（《中华医学杂志》1961；5：317）

3. 鼻炎　用5%当归液于迎香（双）、印堂穴行穴位注射，每穴0.3~0.5ml。每天1次，5天一疗程。一般一个疗程即可见效，通常做2个疗程。药液注入后，局部有轻度疼痛及酸麻感，无其他不良反应。治疗慢性单纯性、肥厚性、过敏性鼻炎和副鼻窦炎等共120例，治愈73例（60.8%），有效45例（37.5%），无效2例（1.7%）。实践证明，当归液穴位注射具有消炎、消肿、止痛、抗过敏、止血及调节鼻腔自主神经功能等作用，对消除鼻因性头痛有特效。病程越短，疗效越好。（吉林省延边朝鲜族自治州《中西医结合经验资料汇编》1972；1：85）

结　语

当归性味甘、辛，温。入心、肝、脾经。具有补血调经、活血止痛、润肠通便的效果。当归首载于《神农本草经》中品。仲景经方用当归者有 16 方。当归既能补血，又能活血，故有和血的功效，为治血病之要药。因其长于调经，尤为妇科所重视，凡妇女月经不调、血虚经闭、痛经、胎产诸病，均为常用之品。

现代药理研究证明，当归对子宫具有双向调节作用（即兴奋及抑制）；能保护肝脏，防止肝糖原减少；能增强冠状动脉的血流量，预防心肌缺血；有镇静、镇痛和消炎作用，煎剂对多种细菌如痢疾杆菌、溶血性链球菌等有抗菌作用。

当归质润，故湿盛大便溏泄者应忌用。

芍　药

芍药（赤芍、白芍），其性味《神农本草经》曰"苦，平"；《名医别录》曰"酸，微寒"。芍药古无赤白之分，六朝以后始分赤芍与白芍。现代考察结果：二者为同一科属，白芍气平，味微苦而酸；赤芍气微香，味微苦涩。赤白芍功用之别：白芍养血柔肝，缓中止痛，敛阴收汗；赤芍行瘀，止痛，凉血，消肿。近代本草学家张山雷分别赤白，十分透彻，他说："《神农本草经》芍药，虽未分赤白，二者各有所主，然寻绎其主治诸病，一为补血益肝脾真阴，而收摄脾气之散乱，肝气之恣横，则白芍也；一为逐血导瘀，破积泄降，则赤芍也。成无己谓白补而赤泻，白收而赤散，故益阴养血，滋润肝脾，皆用白芍；活血行滞，宣化疡毒，皆用赤芍药。"经方以芍药和营治"时行寒热"病，活用其"止痛"之功治腹痛及身痛。《神农本草经》曰芍药"利小便"，如此功效机制尚待研究。

（一）内科病

1. 痢疾

（1）赤痢腹痛不可忍　赤芍药二两，黄柏二两（以蜜拌合涂炙令尽，锉）。上药，捣筛为散，每服三钱，以淡浆水一中盏，煎至五分，去滓，不计时候稍热服。（《太平圣惠方》赤芍药散）

（2）血痢腹痛　赤芍药、黄柏（去粗皮，炙）、地榆各一两。上三味捣筛，每服五钱匕，以浆水一盏，煎至七分，去滓，不拘时温服。（《圣济总录》芍药汤）

（3）下痢便脓血，里急后重　芍药一两，当归半两，黄连半两，槟榔、木香二钱，甘草二钱（炒），大黄三钱，黄芩半两，官桂二钱半。上细切，每服半两，水二盏，煎至一盏，食后温服。（《素问病机气宜保命集》芍药汤）

编者按： 上述三方都佐证了《神农本草经》曰芍药治"邪气腹痛"之论断。现代药理证实：芍药有抗菌、解热之功，对痢疾杆菌有较强的抑制作用。

《伤寒论》："太阳少阳合病，自下利者，与黄芩汤……"仲景书所说"下利"包括泄泻与痢疾两病。这两种病常常是下利与腹痛并见。黄芩汤是治下痢之祖方，而《保命集》芍药汤之母方即黄芩汤。

2. 出血证

（1）金创血不止，痛　白芍药一两，熬令黄，杵令细为散。酒或米饮下二钱，并得。初三服，渐加。（《广利方》）

（2）衄血不止　赤芍药为末，水服二钱匕。（《事林广记》）

（3）妇人血崩不止，赤白带下　香附子、赤芍药。上等份，为末，盐一捻，水二盏，煎至一盏，去渣服，食前。（《太平圣惠方》如神散）

（4）芍药首载于《神农本草经》，然云白芍有止血作用者，首见于清末名医罗止园的《止园医话》，他在治肺痨咯血验方下说："方中主药是白芍，其止血之效力乃至神妙不可思议""放胆用之，率皆一剂而有奇效"。近代名医岳美中亦云："临床上凡吐血、衄血皆可用之。妇女血崩辨证属脾不统血者，可在归脾汤中加白芍一二两，往往可收到止血效果。"他曾治一胃出血病人，每吐量极大，动辄以升斗计，投以旋覆代赭汤加白芍一两半，肉桂三分，服一剂，血即止。笔者吸取前人经验，将白芍用于咳血、便血等血证，果收良效。临床实践证明，白芍对肝不藏血和脾不统血之血证疗效尤佳，且必用大量。量小则效不显著。至于其止血之机制，岳美中认为："芍药味酸，能敛能泄……肝藏血，酸而敛之收之则可止血。"笔者认为，白芍止血之功除与其养肝敛肝之功有关外，尚与其益脾作用有关，李时珍云："白芍益脾，能于土中泻木。"脾气健则血得统，肝气敛则血得藏，故出血可止。（杨凤常《四川中医》1995；2：14）

编者按： 芍药之功，不论赤芍，还是白芍，都不是止血药。其止血之功，需要辨证用之。

3. 水肿

（1）邻村霍氏妇，周身漫肿，腹胀小便不利，医者治以五皮饮不效。其脉数而有力，心中常觉发热，知其阴分亏损，阳分又偏盛也。为疏方，用生杭芍两半，玄参、滑石、地肤子、甘草各三钱，煎服一剂即见效验，后即方略为加减，连服数剂全愈。

（2）一妇人年三十许，因阴虚小便不利，积成水肿甚剧，大便亦旬日不通。一老医投以八正散不效，友人高某某为出方，用生白芍六两，煎汤两大碗，再用生阿胶二两融化其中，俾病人尽量饮之，老医甚为骇疑，高某某力主服之，尽剂而二便皆通，肿亦顿消。后老医与愚睹面为述其事，且问此等药何以能治此等病？答曰："此必阴虚不能化阳，以致二便闭塞，白芍善利小便，阿胶能滑大便，二药并用又大能滋补真阴，使阴分充足以化其下焦偏盛之阳，则二便自能利也。"

（3）子某某，治一水肿证，其人年六旬，二便皆不通利，心中满闷，进或烦躁，知其阴虚积有内热，又兼气分不舒也。投以生白芍三两，橘红、柴胡各三钱，一剂二便皆通。继服滋阴理气，少加利小便之药痊愈。（《医学衷中参西录》）

编者按：上述医案三则以芍药"利小便"而消水肿之功效机制，张锡纯在"芍药解"中总结说："芍药味苦微酸，性凉多液（单煮之其汁甚浓）。善滋阴养血，退热除烦，能收敛上焦浮越之热下行自小便泻出，为阴虚有热小便不利者之要药。"

（4）白芍善利水消肿。笔者治疗水肿病，师前贤之经验，在辨证的基础上，尤其是经通常利水消肿药无效时，每喜于方中运用白芍，常能收到意想不到的疗效。特别是阴虚有热之水肿，更有显效，屡试不爽。另外，运用白芍治疗水肿，用量需30~100g，"唯力近和缓，必重用之始能建功"，否则功效不宏。（周益新《浙江中医杂志》1996；11：485）

编者按：《神农本草经》明文芍药"利小便"，如此功效及其原理，当今一般医者并不知晓。张锡纯之经验是对《神农本草经》的弘扬。芍药不但利小便，而且通大便，见下文。

4.便秘 便秘有因燥气过胜，津伤便结之证。燥有内外上下之异，老人阴分渐亏，多为内燥，在治疗中除习用麻子仁丸、五仁橘皮汤外，余于此证每用白芍90g，煎汤频饮，多有显效。（赵绍琴《中医杂志》1985；1：6）

编者按：赵绍琴先生，当代名家也。其所论白芍长于养血敛阴，"血主濡之"，津血下润大肠，则便通病除。

（二）妇科病

1.乳痈（急性乳腺炎） 刘某某，女，22岁，初产妇哺乳期。1978年8月16日初诊，左侧乳房跳动2天，发冷发热半天。检查：体温39.8℃，乳房肿胀，内上象限有核桃大的肿块。界限不明显，焮热红肿，并有搏动性疼痛和压痛，无波动感，乳汁排出不畅。舌淡红、苔薄黄，脉弦滑而数。实验室检查：白细胞$18.6 \times 10^9/L$，中性粒细胞0.86，淋巴细胞0.14，诊为"急性乳腺炎"。给予赤甘汤治疗，2剂痊愈。治疗方法：生赤芍90g，生甘草60g，加水500ml，煎取150ml，立即服下。间隔3小时用同样方法煎取第2煎服下。每天1剂。如高热不退，局

部的炎症浸润或已有脓肿形成，本法则不合适。（刘风兰《河北中医》1992；4：29）

编者按： 本案疾病亦称为"外吹乳痈"。赤芍有清热凉血、祛瘀止痛之功，生用则清热祛瘀之力更胜，再取生甘草清热解毒，两药合之，即经方芍药甘草汤也。本案之治，贵在早期辨证治之，重用之，方精力宏为取效的关键。

2.《傅青主女科》用白芍综述 《傅青主女科》善用白芍平肝阳以安阴血，书中用白芍多达40余处。肝藏血，体阴而用阳，阴血充足才能柔润以养肝。若肝阴不足，可致肝阳上亢，临床常见经行眩晕、月经不调、子晕、子痫、绝经前后诸证等。女子一生，月经、妊娠、分娩、哺乳，均以血为用，故机体往往处于阴血不足而气分有余之状态。白芍功能养血敛阴、平肝潜阳、缓急止痛。《傅青主女科》以白芍为主药治妇人病，列举4方如下：①治妇人带下色红、似血非血、淋漓不断之清肝止淋汤，重用白芍30g，意在"用芍药以平肝，则肝气得舒，肝气舒自不克土，脾不受克则脾土自旺，是平肝正所以扶脾耳"。②治妇人血海太热、交接出血如崩的清海丸，重用白芍"补阴而无浮动之虑，缩血而无寒凉之苦……子宫清凉，而血海自固"。③治疗月经先后无定期之定经汤，以白芍与菟丝子相配，"既疏肝肾之郁，又通肝肾之气"，母子同治，经水自调。④治子悬胁痛之解郁汤，重用白芍，"疏肝气之郁，补肝血之燥。"使"郁开则木不克土，肝平则火不妄动"，而胁痛自止。（周念兴《中医杂志》1992；7：57）

结　语

经方用芍药者54方皆不分赤白。临证时应据辨证结果，选用赤芍或白芍，方可提高疗效。赤芍性偏苦寒，功擅通泻，凉血活血，长于散瘀；白芍性偏微寒，功擅养血平肝，长于敛阴。故清热凉血及活血消肿剂中，多用赤芍；补血养血及止痛方中，则多用白芍。以芍药治痢疾、水肿、便秘的经验诚可贵，治出血证经验有待研究。重用赤芍、甘草治急性乳痈，综述《女科》用白芍的宝贵经验很值得学习。

现代药理研究证明，白芍具有较好的解痉（子宫平滑肌、肠平滑肌、支气管平滑肌、骨骼肌）、镇痛、镇静、抗惊厥、降压、解热、抗溃疡、保肝、改善血液流变性（降低血液黏度、抑制血小板聚集、降低红细胞压积及抗凝血酶作用）、抗病毒、抗菌作用强，且抗菌谱广，尚有抗过敏、降低尿素氮、降低自由基及耐缺氧作用。总之，白芍对免疫系统、心血管系统、血液系统、中枢神经系统以及抗炎、抗缺氧等方面具有肯定的药理作用。

白芍应用时，平肝宜生用，养血敛阴宜炒用。

阿 胶

阿胶，甘平，补益阴血，止血安胎，润肺止咳。《本草纲目》："阿胶大要只是补血与液，故能清肺益阴而治诸证。按：陈自明云：补虚用牛皮胶，去风用驴皮胶。""凡造诸胶，自十月至二三月间，用犁牛、水牛、驴皮者为上，猪、马、骡、驼皮者次之……大抵古方所用多是牛皮，后世乃贵驴皮"。《名医别录》曰"煮牛皮作之，出东阿"。《水经注》："东阿县有大井，其巨若轮，深六七丈，岁常煮胶，《本草》所谓阿胶也。故世俗有阿井之名。"综上所述可知，古人所用阿胶并非限于驴皮，而多用牛皮为原料（药源则更广），其特别强调以东阿县专用井之水制作，可知原料与水质都同等重要。驴皮基本上是蛋白质，水解产生多种氨基酸。其他动物皮的成分与驴皮相似，皆可作为制阿胶原料。

（一）内科病

1. 久咳嗽 阿胶（炙燥）一两，人参二两，上二味，捣罗为散，每服三钱匕，豉汤一盏，入葱白少许，同煎三沸，放温，遇嗽时呷三五呷；依前温服，备嗽时再呷之。（《圣济总录》阿胶饮）

编者按：《汤液本草》："阿胶益肺气，肺虚极损，咳嗽唾脓血，非阿胶不补。"朱丹溪亦说"久嗽……宜用阿胶"。上述文献针对久嗽耗伤肺之气阴，药取阿胶滋阴润肺，人参培补肺气，气阴渐复则咳嗽自止。唯久嗽不可操之过急，故本案服药方法可资借鉴。

2. 便秘 阿胶（炒）二钱，连根葱白三片，蜜二匙，新水煎，去葱，入阿胶，蜜溶开，食前温服，用于老人虚人，大便秘涩。（《仁斋直指方》胶蜜汤）

编者按： 此案系血虚津枯之便秘。阿胶、蜜同用，滋阴养血，润燥滑肠治本，葱白"通大小肠"（《日华子本草》）、"利大小便"（《食疗本草》）治标。

3. 大衄，口鼻皆出血不止 阿胶半两（捣碎炒令黄燥），蒲黄一两。上药捣细罗为散，每服二钱，以水一中盏，入生地黄汁二合，煎至六分，不计时候，温服。（《太平圣惠方》）

编者按： 阿胶止血、养血，蒲黄"止血，消瘀血"（《神农本草经》），两药并用，止血之功相得益彰。

4. 尿血（膀胱癌） 某病人，女，82岁。1990年9月22日入院。尿血1年，入院后尿血淋沥不尽，轻则尿色淡红如洗肉水样，重时尿色酱油样，更甚者一次性排出约500ml瘀血块。常因瘀血块堵塞尿道，小便不能自解，而行导尿管引流尿液。实验室检查：小便常规RBC（++++）。CT报告：膀胱癌（已浸润右侧壁、前后壁）；右肾盂扩张积液（考虑侵及右输尿管膀胱入口所致）；右侧盆壁淋巴结转移，膀胱右侧小肠受侵。入院后经中西医治疗，西药予止血（维生素 K_3、安络血、止血敏、止血芳酸）、抗炎（呋喃坦啶、百炎净、氟哌酸、青霉素、氨苄青霉素、链霉素、庆大霉素、先锋霉素Ⅳ），中药施予清热解毒，利尿通淋，益气养阴，升提收敛，活血凉血，涩血止血，并结合局部膀胱冲洗，输血（共 1980ml）、输液等支持疗法。住院治疗已 40 多天，尿血持续不止，病情日趋恶化。病人情绪低落，拒服中西药物及输液等治疗 3 天，亲属亦信心全无，为其准备后事。此时察其面黄体羸，指甲苍白，卧床不起，声低懒言，心烦不寐，不思饮食，下肢浮肿，舌淡嫩、苔少，脉沉细微弱，病危殆矣。几经劝说，作最后一搏，处予单方阿胶 30g，日 1 剂，隔水炖溶化服用。次日病情即有转机，尿血渐减，5 天后小便色清，肉眼血尿消失，小便通畅自解，复查小便常规正常。继续守原单方如法隔日 1 次服用。病人气色日佳，面转红润，纳增食香，夜已安睡，浮肿亦随之消失。再调理数天出院。后继续守原法治疗，1 年后随访病人健在。

原按： 本案系恶性尿血，病程缠绵，病势凶险，阴血大亏，气将随之耗绝。故宗先贤补虚止血之教诲，及时投予阿胶溶服，药虽一味，功专滋阴补血止血，症药相符，立见奇效，痼疾瘳矣。阿胶性味甘平，质润，入肺肝肾经，功能滋阴补血止血，适用于阴血亏损之虚证血证。危重血证投之，确有殊效。（骆子中《新中医》1995；2：17）

编者按： 本案年老恶性尿血，在多种疗效无效之时，重用阿胶 30g 取得奇效！为何？一是辨证用之；二是药精力宏。如此单方治病之功，应倍加重视。

（二）妇科、外科病

1. 崩漏 月水不止。阿胶炒焦为末，酒服二钱。（《本草纲目》第五十卷"阿胶"引《秘韫》）

编者按： 阿胶为血肉有情之品，擅补阴血而止血。《神农本草经》谓阿胶主"女子下血"，《本草纲目》谓阿胶"大要只是补血与液"。本品炒焦增强止血之效，用治经水不止，既止血，又补因出血过多引起的贫血。

2. 胞漏 治损动母（胎），去血腹痛。阿胶二两（炙），艾叶二两。上二味，以水五升，煮取二升半，分三服。（《小品方》胶艾汤）

编者按： 上述证候即《金匮要略》所述"妊娠下血"。所用二味药为《金匮要略》胶艾汤之主药，具有止血安胎之功。

3. 妊娠尿血 阿胶炒黄为末，食前粥饮下二钱。（《本草纲目》第五十四卷"阿胶"引《太平圣惠方》）

编者按： 阿胶具有良好的止血作用，为止血要药。可用治各种出血证。对出血日久而致阴血亏虚者用之尤宜。

4. 产后痉病 一妇人，产后七八日发搐，服发汗之药数剂不效。询方于愚，因思其屡次发汗不效，似不宜再发其汗，以伤其津液。遂单用阿胶一两，水融化，服之而愈。(《医学衷中参西录》)

编者按：产后抽搐属于痉证范畴，其病机多由失血伤津，筋脉失荣所致，亦见邪毒客于筋脉者。本案病人曾屡次服用发汗之剂不效，恐津液再伤。先贤云"治风先治血，血行风自灭"，故以养血滋阴之剂治之，令筋脉得以濡养则抽搐自止。

5. 破溃性颈淋巴结结核 颈淋巴结结核是一种常见病，一旦破溃，久治难愈，给病人带来一定痛苦。《医宗金鉴》曾载用牛皮胶治疗痈疽发背、恶疮、久顽不敛等。在此启迪下，笔者用阿胶粉治疗破溃性颈淋巴结结核计11例，全部治愈，现报告如下。①一般资料：11例均为女性，年龄6~13岁8例，30、47、50岁各1例。10例居住农村山区，1例市郊农村。11例病人中7例有结核病接触史。病程2~3年7例，4~7年4例。全部病例均见颈部前后三角区有干酪样坏死，液化而形成脓肿，继之破溃流出黄色有豆渣样碎屑的稀薄脓液，形成窦道或久治难愈的溃疡。同时伴有低热、盗汗、食欲不振、消瘦等全身中毒症状。11例均做了病理检查，可见淋巴结大片或局灶性干酪样坏死及数量不等的郎罕巨细胞和类上皮细胞增生，另外可见数量不等的纤维组织增生及慢性浆细胞浸润。9例做了OT试验，均阳性反应（++），余2例未做，但病理报告证实，临床症状典型。②药物制作与用法：先将阿胶块200g用捣筒捣成粉剂，倒在较硬纸上摊开，用紫外线治疗灯消毒15~20个生物剂量，如装入瓶内将瓶一起消毒，不装瓶可将消毒好的阿胶粉包好备用。治疗前先将溃疡或窦道清创消毒，可清除坏死组织，疏通管腔，后将阿胶粉敷于创面或填入窦道，用无菌纱条或纱布覆盖创面固定，据情每日或隔日换药一次，治愈为止。③治疗结果：11例病人溃疡完全愈合。换药28次以内10例，34次1例，追访两年未见复发。

原按：颈淋巴结结核，在农村并非少见，一经破溃，久治难愈，给病人带来很大痛苦，往往四处求医，不得安宁。中药阿胶在《神农本草经》中列为上品，《本草纲目》将其视为圣药，其功能有补血、活血、滋阴、养血、止血、润燥等。患部敷药后，能使局部组织代谢旺盛，增强了组织的营养，使细胞再生加快，吞噬能力增强，加速了溃疡的愈合。笔者认为阿胶粉治疗破溃性颈淋巴结结核，有一定的疗效，优于抗痨药链霉素、异烟肼，但例数不多，需在今后的实践中继续总结。(尹洪恕《中医杂志》1990；3：41)

编者按：《本草汇言》曰："如散痈肿，调脓止痛，护膜生肌，则黄明胶又胜于阿胶一筹也。"《神农本草经》所载阿胶多为牛皮胶，现在也称黄明胶，味甘性平，除滋阴润燥、养血止血作用外，尚有活血止痛、消肿解毒之功，可用于打扑损伤、汤火灼疮、痈疽肿毒等病症。

结　语

阿胶性味甘、平。入肝、肾、肺经。具有补血止血、滋阴润肺的功效。《神农本草经》将本药列为上品。仲景有 10 方使用阿胶，取其滋补真阴、养血止血之功。阿胶对各科多种出血证具有良好的止血之功，又治阴血虚所致的久咳、便秘、产后痉病等，阿胶外用对破溃性颈淋巴结结核有良效。

现代药理研究证明：阿胶有加速血液中红细胞和血红蛋白生长的作用，能改善动物体内钙的平衡，促进钙的吸收，有助于血清中钙的存留；阿胶又能预防和治疗进行性肌营养障碍，还能对抗创伤性休克。总之，阿胶甘平，药性滋腻，为血肉有情之品，故补益力佳，临床以养血止血见长。

本品煎汤宜烊化，药性滋腻有碍消化，故脾胃虚弱者慎用。

天门冬

天门冬，味甘微苦而性寒，润燥滋阴，降火清肺。其"统理肺肾火燥为病，如肺热叶焦，发为痿痹，吐血咳嗽，烦渴，传为肾消，骨蒸热劳诸证，在所必需者也……然必以无虚热胜者宜之"（《本草汇言》）。由于天冬"性寒滑湿濡，最败脾胃而泄大肠"（《长沙药解》），故虚寒泄泻及外寒致咳者，皆忌用。天门冬与麦门冬功用似同，实则有异，二冬皆甘寒滋润，入肺清金，而天门冬又走肾滋水，寒凉滑肠，阳虚者切忌；麦门冬又清心养胃，微寒不苦，补益洵良。

1. **燥证**　血虚肺燥，皮肤坼裂，及肺痿咳脓血证，天门冬，新掘者不拘多少，净洗，去心、皮，细捣，绞取汁澄清，以布滤去粗滓，用银锅或砂锅慢火熬成膏，每用一二匙，空心温酒调服。（《医学正传》天门冬膏）

2. **燥结便秘**　天门冬八两，麦门冬、当归、麻子仁、生地黄各四两。熬膏，炼蜜收。每早晚白汤调服十茶匙。（《方氏家珍》）

3. **口疮**　李某某，男，10 岁。平时嗜食香燥之品，胃有积热上熏，以致唇舌腐破，经久不愈，或愈后再发，不胜其苦，舌红口干，小便短赤。因畏服药，嘱采鲜天门冬洗净捣汁服。连服 1 周即愈。（孙浩《上海中医药杂志》1986；3：35）

编者按：口疮一病，多由心脾积热或阴虚火旺，上炎口腔所致。本案属积热上熏之证。天门冬甘苦而寒，可滋阴润燥、清肺降火。鲜天门冬则清热滋阴之力更胜，故而疗效确切。

4. **痈肿**　新掘天门冬三五两，洗净，沙盆擂细，以好酒滤汁，顿服。未效，

再服必愈。此祖传经验方也。(《本草纲目》第十八卷"天门冬"引虞传《医学正传》)

编者按：天门冬甘苦性寒，《备急千金要方》谓之主"恶疮，痈疽肿癞"。《植物名实图考》载"拔疔毒"。上述天冬"以好酒滤汁，顿服"，酒能"助药势"(《名医别录》)，助其治痈肿之功。天门冬之鲜者外用，有清热、消肿之效。

5. **黯黑斑** 面黑令白。天门冬曝干，同蜜捣作丸，日用洗面。(《本草纲目》第十八卷"天门冬"引《圣济总录》)

编者按：天门冬性味甘、苦而寒。《日华子本草》称其"润五脏，益皮肤，悦颜色……"，有滋阴润燥、养肌肤的作用。

6. **催乳** 天冬60g，炖肉服。(《云南中草药》)

编者按：乳汁为精血所化生，天冬肥厚多脂，以柔润养液为功，对气血不足，精津枯涸之乳汁不足者有催乳之功。

7. **乳房肿瘤** 治疗方法：每日取鲜天门冬2两，剥去外皮，隔水蒸熟，3次分服。亦可制成片剂内服，或注射剂供肌内或静脉注射。结果：对一般良性乳房肿瘤，尤其是乳腺小叶增生，不论肿块大小，奏效迅速，大多数可获治愈。52例乳腺小叶增生和纤维腺瘤病人，治疗后30例临床痊愈，16例显效，5例有效，1例无效。对乳腺癌也有一定的近期效果，表现为用药后肿块缩小，质地变软；但远期疗效尚不显著，表现为用药一段时间后，即呈相持状态，不再有明显进展（纤维瘤亦如此），个别病例虽加大剂量，亦未见明显改善。对开始溃烂出血的乳房肿瘤和广泛转移的晚期乳癌，效果不佳。(江苏省肿瘤协作组《肿瘤防治参考资料》1972；79。湖北中医学院《新医药通讯》1971；2：47。江西药科学校《新医药资料》1972；4、5：15)

8. **缠腰火丹（带状疱疹）** 笔者家传秘方，以鲜天门冬捣烂外敷为主并内服治疗带状疱疹，多年来治疗数十例，疗效甚佳。①治疗方法：取鲜天门冬适量（根据病变范围大小而定），剥去外皮，置容器内，另入少量米酒，捣烂成泥状。取捣成泥状的2/3量外敷于患部，外用消毒纱布带包扎固定，另1/3量则以开水冲泡后1次温服。或者捣成泥状后绞汁兑温开水1次顿服，将药渣如前法外敷于患部，若外敷药干燥时则用温开水浸湿即可，一般不需换药。此法简便廉验，且无任何毒性及不良反应或不适感。②结果：轻者3~4天可愈，较重者1周左右可愈。③治例：王某某，男，14岁，学生，1995年9月30日诊。病人发病前有食欲不振，疲倦乏力，轻微发热，次日起于左侧腰胁部发现皮肤发红，继而出现密集成簇的丘疱疹和小水疱，绿豆或黄豆大小，三五成群，聚集排列成带状，长约21cm，自觉局部灼痛，经皮肤科诊为"带状疱疹"。用鲜天门冬10只，按上法加工后，取其中1/3量以开水冲泡后，1次顿服，余2/3量外敷于患部，外用消毒纱布带缠腰

固定。当晚即感局部灼痛明显减轻，5天后皮疹完全消退，1周后食欲、精神恢复正常。(王子福《新中医》1996；11：47)

编者按：天门冬无鲜者，可用干品以水泡软后如上法用之。

结　语

天门冬性味甘、苦，大寒。入肺、肾经。具有清肺降火、滋阴润燥的功效。仲景书主要用其治疗肺热郁闭，热壅肉腐之咽喉不利及唾脓血。

上述以天门冬治燥证、燥结便秘、积热口疮及妇人血枯乳少，并取之治体表痈肿、缠腰火丹及妇人乳房肿瘤，还可外用润肤治面黑斑。

现代药理研究证明，天门冬对多种细菌有不同程度的抑制作用。体外试验对急性淋巴细胞型白血病、慢性粒细胞型白血病及急性单核细胞型白血病病人白细胞的脱氢酶有一定的抑制作用，并能抑制急性淋巴细胞型白血病病人的白细胞而具有抗肿瘤作用。

麦门冬

麦门冬，甘而微寒，养胃润肺，清心除烦。"泻肺中之伏火，清胃中之热邪，补心气之劳伤，止血家之呕吐，益精强阴，解烦止渴，美颜色，悦肌肤，退虚热，解肺燥，定咳嗽，真可持之为君而又可借之为臣使也。但世人未知麦冬之妙用，往往少用之而不能成功为可惜也。不知麦冬必须多用，力量始大，盖火伏于肺中，烁干内液，不用麦冬之多，则火不能制矣；热炽于胃中，熬尽其阴，不用麦冬之多，则火不能息矣。更有膀胱之火，上逆于心胸，小便点滴不能出……"(《本草新编》)，麦冬清中有补，重用之"利尿解热，治小便淋闭"(《福建民间草药》)。又能"生脉保神"(《珍珠囊》)，"治经枯、乳汁不下"(《医学启源》)，"本是甘药补益之上品"。(《本草正义》)

1. 虚劳客热　麦门冬煎汤频饮。(《本草纲目》第十六卷"麦门冬"引《本草衍义》)

编者按：麦门冬甘而微寒，《名医别录》谓其善治"虚劳客热"。凡热病伤阴，病后虚羸，津液未复，体内伏火等所致的症状，皆可以麦冬治之。上述"煎汤频饮"法值得借鉴。

2. 衄血不止　麦门冬、生地黄，每服一两，水煎。(《济生方》麦门冬饮)

编者按：衄血有广义与狭义之分，广义泛指人体皮肤、五官出血；狭义指鼻出血。鼻衄成因多责之肺胃实火或虚火。麦门冬入肺胃经，可"泻肺中之伏火，清胃中之热邪"，长于清热养阴，更伍生地之凉血止血，则衄血不止者宜之。

3. 消渴

（1）患热消渴　黄连一升（去毛），麦门冬五两（去心）。上二味，捣筛，以生地黄汁、栝楼根汁、牛乳各三合和，顿为丸如梧子，一服二十五丸，饮下，日再服，渐渐加至三十丸。（《外台秘要方》）

（2）消渴　喉干不可忍，饮水不止，腹满急胀，麦门冬（去心，焙），乌梅（去核取肉，炒）各二两。上二味粗捣筛，每服三钱匕，水一盏，煎至半盏，去滓，食后温服，日三。（《圣济总录》麦门冬汤）

编者按： 据古代文献综述，麦冬与黄连皆为治消渴常用药。上述丸剂之黏和用了牛乳而非蜂蜜，这与现今治消渴病（糖尿病）低糖饮食不谋而合。

4. 水肿

（1）崔某某，女，5岁。1960年4月2日初诊。平素营养差，悉以瓜菜代粮，患儿麻疹起病之前，久已枵腹，致身形消瘦，面有菜色。初其疹迟迟难透，经多方图治，幸而化险为夷，皮疹依次布齐，继而热降身和。唯于开始落屑后，由颜面而周身，渐次浮肿。但皮肤反干涩皱揭，面容萎黄不泽，小便短少黄赤，唯欢笑不减，知饥能食。舌光红欠润，脉细而甚数。欲治其水，唯加强营养。遂书麦冬15g，嘱日服1剂。1剂后，小便陡增，浮肿显减，2日后肿势退净而康复。（石坚如《中医杂志》1987；7：22）

编者按： 本案舌脉特点与皮肤干涩、体瘦等表现，为典型的阴虚证候。虽然周身浮肿，此为标也。"治病必求于本"，法当养阴为要。据《药性本草》记载：麦冬"下水"，主"面目肢节浮肿"。故以一味麦冬治之，既能甘寒养阴以治本，又能"下水"以治标。如此标本兼治，切合病情，故有立竿见影之良效。唯我中华医学，具有如此独特之理论与专功之特效。岂能不为之自豪而珍惜乎？

（2）1973年，我校刘处长的叔叔在内蒙古乌盟工作，出差路过大同，刘处长带他前来请我给诊治。诊见：口唇干燥，面色青黄无泽，烦躁憋气，体温37℃，全身还有浮肿现象，舌边紫，舌苔黄而干，脉弦大。病人在乌盟时已服过好多药，不效。乌盟医院认为是肝炎近乎肝硬化。《成方切用》云："一身洪肿者，麦门冬汤主之。"此方不是《金匮要略》的麦门冬汤，此方只一味麦门冬。我当时用了二两麦冬、十枚大枣，煎好后一次服下，嘱病人服后第二天看情况。因为我治浮肿，一般常用的方剂是小青龙汤、真武汤、胃苓汤、五苓散、猪苓汤，我不好用阴药。但他这病为阳病，脉弦大，故可用此方。

病人当晚就把药服下，服后到了晚11点左右就睡着了（以前到了晚上烦躁难以入眠）。凌晨四五点晨起后小便了很多。第二天上午来复诊时，把昨晚服药后的情况以及晨起小便的情况告诉了我，并用手按四肢皮肤说，浮肿已明显减轻，还说今天自觉不烦躁了，口干舌燥亦减轻。这时我才按顺序给予治疗，治肝、保护脾肾，整体论治，运用联合方组。

原按： 此例病人的症状表现，是由于肺有燥热，使肺清肃之气失司。这样一味麦门冬，养肺胃之阴而生津，通过生津而又润肺。肺得滋润，清肃之性又恢复。因肺为水之上源，肺的功能得以恢复，则把正常的水液敷布，而口干唇燥自除，把多余不正常的水从小便利出，则浮肿自消。这样既解决了干燥的问题，又解决了浮肿的问题。（《门纯德中医临证要录》第53页）

编者按： 上述治例，体现了中医治病的两大思路：一是专病专方；二是辨证论治。二者结合，确可提高临床疗效。

5.咽喉生疮 麦冬一两，黄连五钱。上为末，蜜丸如梧桐子大。每服三十丸，食前麦门冬汤下。（《普济方》麦门冬丸）

编者按：《安徽药材》载麦门冬善治"咽喉肿痛"。凡虚热上攻，肺脾有热所致的咽痛生疮，皆可取麦冬治之。佐黄连泻火解毒，更增疗效。

6.乳头皲裂 麦冬50g，研末装瓶内备用。治疗时首先用生理盐水将患处洗净，然后取适量麦冬末用食醋调成糊状，均匀地敷于患处，每隔5小时换药1次，3天为1疗程。用药期间忌食辛辣物，暂停哺乳。（宋淑卿《山东中医杂志》1995；1：34）

结　语

麦门冬性味甘、微苦，微寒。入肺、心、胃经。具有润肺养阴、益胃生津、清心除烦的功效。仲景经方取用麦门冬者有5方，主要用其治疗肺胃津亏燥热证及气阴两虚证。上述取麦冬甘寒清补之功治虚劳、消渴，取其清热养阴之效治衄血、咽疮，取其养阴治本之法治水肿，取其滋润之用治乳头皲裂也。

现代药理研究证明，麦门冬对心血管有保护作用，具有降血糖、降血脂、抗炎、抗肿瘤、抗氧化、抗衰老、调节免疫等功效。现代临床广泛应用于糖尿病、心脑血管疾病、呼吸系统疾病、胃肠道疾病、免疫系统疾病及肿瘤防治等方面。

百　合

百合之性味，《神农本草经》曰"味甘，平"，据其功效，应为"味甘微苦、微寒"（《长沙药解》）。功用润肺止咳、清心安神，善"清心肺余热"（《本草求真》），治疗百合病有特殊疗效。有的医家（朱二允）认为百合有"甘敛"之功，说"久嗽之人，肺气必虚，虚则宜敛。百合之甘敛，甚于五味之酸收也"（《本草从新》）。"百合以敛为用，内不足而虚热、虚嗽、虚肿者宜之"（《医林纂要》）。这又强调百合"清痰火，补虚损"（《纲目拾遗》）。总之，百合性柔滑而平和，善清心肺虚热、余邪，乃以清为补良品。

胃痛 于某某，女，29岁，工人，1982年10月19日初诊。胃脘灼热刺痛20年左右，痛无一定规律，大便经常偏稀，嗳气呃逆间有发作，经治疗时效时不效，未能根治。查其舌红无苔，右脉沉软、左脉沉细软微滑，遂按气郁化火、中热阴伤胃痛，以百合汤加味施治。处方：百合60g，台乌12g，白蒺藜15g，川楝子10g，杭芍15g，炙草10g。服两剂灼痛若失，便稀嗳呃亦瘥，病人十分欣喜。继服4剂，至今随访旧恙未作。（唐宗儒《中医杂志》1983；7：79）

编者按：《神农本草经》曰："百合，味甘平，无毒。主邪气腹胀心痛。"本案以百合治胃痛之功著，关键在于百合甘润微寒，兼能清热，乌药辛温行气止痛。两药相配，一凉一温，柔中有刚，润而不滞，再合用芍药甘草汤，加其他两味，协同增效，故取效快捷。

葳 蕤

葳蕤（玉竹），味甘性平，诸家本草或曰"味甘微苦，性平微温"（《滇南本草》），或曰"味甘，性微寒"（《药材学》）。具有养阴、润燥、除烦、止渴之功。其"柔润可食"（《本草纲目》），"则知其性本醇良，气味和缓"（《本草经疏》）。如此"温润甘平中和之品，若蜜制作丸，服之数斤，自有殊功，与服何首乌、地黄者，同一理也……大抵此药性缓，久服方能见功"（《本草备要》）。"主聪明，调气血，令人强壮"（《本草拾遗》）。"考玉竹之性味、功用，与黄精相似……唯玉竹甘平滋润，虽补而不碍邪，故古人立方有取乎此也"（《本草便读》）。

1. **发热口干，小便涩** 葳蕤五两，煮汁饮之。（《外台秘要方》）

2. **男妇虚症，肢体酸软，自汗，盗汗** 葳参五钱，丹参二钱五分。不用引，水煎服。（《滇南本草》）

编者按：葳参是玉竹异名之一。

3. **虚咳** 玉竹五钱至一两。与猪肉同煮服。（《湖南药物志》）

4. **心力衰竭** 以玉竹为主，治疗风心病、冠心病、肺心病等引起的Ⅱ～Ⅲ级心力衰竭5例，服药后分别在5~10天内心力衰竭得到控制。其中3例对洋地黄过敏，服用少量即出现明显的洋地黄过量反应，改用玉竹治疗后，心力衰竭控制，从未发生不良反应。用法：玉竹15g，每日1剂，水煎服。5例均停用洋地黄，仅配合应用氨茶碱及氢氯噻嗪。（河南焦作市《科技通讯·医药卫生》1972；1：26）

编者按："三心病"所致心衰临床较常见，目前用单味玉竹治之不现实，但在辨证论治选取的方药中加入玉竹以增强疗效，这完全可行。据现代药理证实，适量玉竹有"强心"作用（煎剂小量使离体蛙心搏动迅速增强，大剂量则使心跳减弱甚至停止）。

鳖　甲

鳖甲，咸平，养阴清热，平肝息风，软坚散结。为"除阴虚热疟，解劳热骨蒸之药也。魏景山曰，鳖甲虫也，与龟同类而异种，亦禀至阴之性，入肝，统主厥阴血分为病……厥阴血闭邪结，渐至寒热，为癥瘕、为痞胀、为疟疾、为淋沥、为骨蒸者，咸得主之"（《本草汇言》）。"鳖甲善能攻坚，又不损气，阴阳上下有痞滞不除者，皆宜用之。但宜研末调服，世人俱炙片入汤药中煮之，则不得其功矣"（《本草新编》）。

1. 水肿（早期肝硬化）　姜某某，男，78岁。1996年3月23日初诊。症见腹大胀满，胀而不坚，胁下痞胀，脘部隐痛，纳差，食后胀甚，嗳气，小便短少，大便较干，面部晦暗，双足水肿至膝，舌淡红、苔薄白，脉弦细。西医诊断为早期肝硬化、慢性胃炎。曾用护肝、养胃、利水药，利水药一停，水肿复起，故转来中医治疗。病为鼓胀，证属肝郁脾虚、气滞湿阻，治拟柴胡疏肝散合平胃散加味。3剂后脘痛止，腹胀减，纳食增加。再进3剂，腹胀消除，二便正常，水肿略退，但面唇仍晦暗，仿膈下逐瘀汤加减。3剂后面色好转，水肿复起至膝。即嘱病人用单味鳖甲15g，久煎5小时后将鳖甲汤喝下，2天后告水肿全消。考虑病人年高脾气虚弱，食后脘胀，另配补中益气丸，每日3次，每次1丸；鸡内金研粉吞服，每日3次，每次10g。以后身体一直正常。1997年3月8日来诊，见水肿又发，从脚背到膝部均肿胀，单用炙鳖甲20g研粉，早晚分2次开水送服，另配鸡内金100g，服法同上。2天后水肿完全消退，至今未复发。（余锦如《浙江中医杂志》1997；8：353）

编者按：鳖甲治水肿古今记载甚少，此案给人以新的启迪，可资参阅。据此案经验，鳖甲治水肿之功，既可久煎取汁服下，又可研粉冲服。一味鳖甲治痼疾下肢水肿有如此良效，体现了专药治专病之殊功也。

2. 疟病日久

（1）老疟久不断　先炙鳖甲，捣末，方寸匕，至时令三服尽。（《衬缺肘后方》）

（2）刘某某，男，25岁，疟疾久延不愈，面黄肌瘦，食少浮肿，曾用中西药品多次治疗，未曾痊愈，已经卧床不起，用鳖甲研末，每服9g，每日3次，白水送下，服用3周，完全治愈。（《中医验方汇选》）

编者按：鳖甲为治疟要药，以久疟阴伤或疟母为宜。此案与前案互参，可知鳖甲有利水消肿之功。

3. 阴头生疮 人不能治者。鳖甲一枚烧研，鸡子白和傅。(《纲目》第四十五卷"鳖"引《千金翼》)

4. 卒腰痛 卒腰痛不得俯仰，鳖甲一枚（炙，捣筛）。服方寸匕，食后，日服。(《补缺肘后方》)

5. 石淋 鳖甲杵末，以酒服方寸匕，日二三，下石子瘥。(《肘后备急方》)

6. 妇人漏下 妇人漏下五色，羸瘦、骨节间痛，鳖甲烧令黄，为末，酒调服方寸匕，日三。(《肘后备急方》)

7. 小儿痫 鳖甲炙令黄，捣为末，取一钱，乳服，亦可蜜丸如小豆大服。(《子母秘录》)

8. 痈疽 痈疽不敛，不拘发背一切疮，鳖甲烧存性，研掺。(《怪证奇方》)

9. 汤火伤 （鳖甲）煅灰研极细末，疗汤火伤皮绽肉烂者并效，干则麻油调敷，湿则干掺，其痛立止。(《本经逢原》)

编者按：以上七则文献表明，鳖甲不仅为治疟要药，还可内服、外用治疗各科多种病。其单方治病之疗效，为古人经验，尚待验证。

结　语

鳖甲性味咸、寒，入肝经。具有滋阴清热、平肝息风、软坚散结的功效。主治劳热骨蒸、阴虚风动、劳疟疟母、癥瘕痃癖、经闭经漏等证。仲景经方取用鳖甲者有2方，取其软坚散结、凉血滋阴之功。上述单味鳖甲治水肿之良效应当重视及研究，其他治验有待学用。

现代药理研究证明，鳖甲能抑制结缔组织增生，起到软化肝脾的作用，故对肝硬化、肝脾肿大有治疗作用。此外尚可增强机体的免疫功能，临床上对多种慢性虚弱性（特别是阴虚）疾病兼有血瘀癥积者最为相宜。

鳖甲可入煎，熬膏或入丸、散内服。煎汤宜文火先煎。滋阴清热宜生用；软坚散结宜醋炙。外用可研粉干撒或调敷。本品性寒而腻，脾胃虚寒、食少便溏及孕妇忌用。

鸡子黄

鸡子黄，甘平，滋阴润燥，养血息风。"温润淳浓，滋脾胃之精液，泽中脘之枯槁，降浊阴而止呕吐，升清阳而断泄利，补中之良药也"(《长沙药解》)。并能"补阴血，解热毒，治下痢"(《本草纲目》)及止呕逆、助消化、疗烧伤、祛湿疹等。

（一）内科病

1. 干呕 卒干呕不息，破鸡子去白，吞中黄数枚。（《补缺肘后方》）

2. 呃逆 孟英尝治一角妓，患呃累日。此因破身太早，固是虚证，然血去阴伤，岂可反以温燥助热，遂至下焦不摄。妓性畏药，用一味鸡子黄，连进数服而安。（《回春录新诠》）

编者按： 胃气以下降为顺，胃阴不足、胃失润降可致干呕、呃逆。鸡子黄滋阴润燥，补脾精而益胃液，胃液一充，和降如常，乃病安而愈。

《药性论》说鸡子黄"炼之，主呕逆"。鸡子黄直接服食与炼油后再服无大的区别。

（二）儿科病

1. 小儿惊痫 鸡子黄和乳汁，量儿大小服之。（《普济方》）

编者按： 鸡子黄和乳汁具有滋阴润燥、养血息风之功，适用于突受惊恐，气机逆乱，肝肾受损，阴亏风动之惊痫。

2. 小儿消化不良 蛋黄油每天5~10ml，分2次服。一疗程为4~5天。一般服药1~2天后大便次数及性状即明显好转，用药4~5天可痊愈。如用药2~3天后大便仍无好转，即不必继续服用。治疗20例婴儿病人，入院前或入院后均经多种抗生素或中药治疗无效；粪便常规检查均见较多脂肪滴，部分病例发现少量白细胞，16例粪便培养均为阴性。经内服蛋黄油后，15例治愈，3例好转，2例无效。平均疗程为3.4天。以对婴幼儿慢性或迁延性消化不良疗效最为满意。（《中华儿科杂志》1966；1：49）

编者按： 慢性或迁延性消化不良多系脾胃功能低下，鸡子黄含多种营养成分，《长沙药解》云其"温润淳浓……补中之良药也"。

（三）外科病

1. 天疱水疱 鸡子黄熬油搽之，甚效。（《本草纲目》第四十八卷"鸡"引唐瑶《经验方》）

2. 静脉曲张性溃疡 将煮熟的鸡蛋，去白留黄，研碎，置铜锅内加热熬出蛋黄油，贮于无菌瓷器中备用。用时先清理创面，然后用浸有蛋黄油的棉片平敷于上，外加包扎。隔日或隔2日换药1次，至痊愈为止。（《山东医刊》1960；4：15）

3. 皮肤湿疹 将蛋黄油直接涂抹患处，每日一次。一般用药后局部发红、渗液、瘙痒等即见减轻，经治3~5次即可获愈。（《广东医学·祖国医学版》1966；

3：15）

4. 烧伤 将鸡蛋煮熟，去壳取蛋黄，置铜锅内以文火加热，待水分蒸发后再用大火，即熬出蛋黄油，过滤装瓶，高压灭菌备用。同时，将蛋黄油直接涂在经清创处理的烧伤创面上，以暴露疗法为佳。治疗100余例一二度中小面积烧伤，均获良好效果，未发生继发感染。涂药后，创面有清凉感，疼痛减轻，渗出减少，结痂快，痂皮自行脱落，一般不留瘢痕或瘢痕不显。（《中级医刊》1966；6：382）

5. 烫伤 张某某，男，78岁。患胆囊炎住院。因素体虚弱，经常感冒和反复胆道感染，住院期间热敷不慎将小腿烫伤，烫伤处皮肤坏死面积逐渐扩大，形成溃疡。诊见坏死皮肤下有分泌物，周围皮肤呈暗红色，肿胀疼痛，溃疡久不愈合，外敷鸡子黄油，一周后伤口结痂无渗出物，肿胀消退。经治疗3个月痊愈。治疗方法：①将熟的鸡蛋去皮及蛋清，把蛋黄放入勺内，在火上炒至油出装入瓶中备用。②用棉棒蘸蛋黄油涂于溃面上，然后覆盖凡士林细纱，无菌纱布包扎，每天换药1次。（高彩英《山西中医》1987；（5）：8）

结　语

鸡蛋为家庭常备食用之物，需要时可随时取用。上述古今治病用之，治干呕、呃逆，直接服鸡蛋黄，生食、熟食均可；治小儿惊痫，"鸡子黄与乳汁"同服，小儿消化不良则服用适量蛋黄油；治外科五种病证，皆将鸡子黄熬出油而涂搽患处。此外，鸡蛋黄还可用于治疗皮肤溃疡、湿疹、婴幼儿腹泻及耳疮等，均取得良效。如此简便而家庭常备之食物，有如上广泛之治病用途，理应重视用之。

鸡子白

鸡子白，甘微寒，润肺利咽，清热解毒。《名医别录》曰"止'小儿下泄'一语，最宜体会。小儿热泄，只以气清微寒之卵白治之即效，若丈夫则宜于苦寒矣"（《本草思辨录》）。还有，鸡子白尚可治汤火烧灼、体表炎症、过敏性湿疹、中耳炎及妇人阴烂。

1. 汤火烧灼 鸡子清和酒调洗，勤洗即易生肌。忌发物。或生傅之亦可。（《本草纲目》第四十八卷"鸡"引《经验秘方》）

编者按： 鸡子白，性味甘凉，有清热解毒功效。治疗热毒结聚及汤火浇伤者，古今沿用。孟诜曾用鸡子白合白蜜一起服，治疗"热毒发"。时珍谓："和赤小豆末涂一切热毒。"现代临床用于治疗烧烫伤及体表炎症，也取佳效。此法可谓简便效廉，而治疗的关键在于无菌操作，防止感染。据研究，鸡子白中含有溶菌酶及多种优质蛋白质和氨基酸等营养成分。临床用新鲜鸡蛋消毒后，无菌操作取蛋清液，涂布于烧伤创面，第 1 天 2~3 次，后可减少次数，直至完全结痂为止。实践证明，蛋清有收敛作用，能降低毛细血管的通透性，涂布后形成的结痂起了保护作用，能减少体液外渗，防止继发性休克的发生；同时痂膜也能防止不洁物质的污染和外来刺激，有减轻疼痛的作用。

2. 体表炎症　对早期疖肿、外伤性肿胀和严重的局部注射反应，局部敷蛋清，有止痛、消炎、防止化脓的作用；对已开始化脓的也有控制炎症扩展，促进炎症局限化的作用。用法：在患处先铺上厚约 1cm 的脱脂棉片，略大于炎症范围；然后取新鲜蛋清均匀饱满地倾于脱脂棉片上，上面再敷以盖布，胶布或绷带固定。每日换敷 1 次。对皮肤破损的外伤，则敷在破损处的周围，以免蛋白同痂皮黏在一起不易揭脱。（《中级医刊》1966；7：462）

3. 过敏性眼睑湿疹　周某某，男，1956 年 6 月 13 日初诊。主诉：两眼发红已 5 天，眼眵很多，眼内发痒，羞明异物感觉。检查：两眼睑球结膜充血，睑结膜乳头增生，球结膜水肿，角膜无异常，其他各部分亦无病变，当时诊断两眼为"急性结膜炎"，局部以硝酸银外涂，青霉素眼药水每 2 小时滴眼一次，磺胺噻唑软膏涂眼，每天 3 次，病人于第 2 天复诊，告诉眼病加重，眼不能睁开，而且还感觉到眼睑皮肤特别发痒，当时检查，两眼球结膜高度充血水肿，眼睑皮肤红肿，按之粗糙不堪，乃怀疑可能系青霉素过敏，于是局部改用磺胺醋酸眼药水，氧化锌软膏涂眼，3~5 天后病情没有好转，其眼睑皮肤及附近面部都发生粟粒大小疱样湿疹，同时角膜表面亦发现点状浸润，病人感觉眼睛糊涂，眼皮发痒不堪忍受，在这种情况下，仍以氧化锌软膏涂眼，但改用金霉素眼药水，每隔 2 小时滴眼 1 次，同时给予维生素制剂内服，这样连续一个多星期，没有多大好转。8 月 7 日，改用治疗方法：单用鸡蛋白外涂，每天 8~9 次。第 2 天复诊，病人发痒情况减轻，眼睛舒适，以后配合局部治疗，病情迅速消退，如此治疗半月而愈。（姚芳蔚《浙江中医杂志》1957；7：21）

编者按：本案过敏性眼睑湿疹，在多种疗法无效的情况下，以鸡蛋清（白）外涂取得疗效。如此经验，可举一反三用之，即凡是过敏性湿疹之类，皆可试用之。此物取之方便，用之方便，即使用之不效，亦无不良后果。

4. 慢性化脓性中耳炎　用新鲜鸡蛋清和入等量香油，混合后滴耳，治疗慢性化脓性中耳炎有一定近期效果。（《吉林卫生》1960；12：13）

5. 阴烂（宫颈糜烂、阴道炎）　蛋清用法：宫颈部用生理盐水棉签揩拭后涂布新鲜蛋清（糜烂部多涂一些），而后再用饱蘸蛋清的棉球塞于宫颈处，次日取出。连续 3~5 日为一疗程，若无效可继续进行第二疗程。月经来潮时停止治疗。疗效结果：观察 32 例，除 7 例用药一次中断治疗外，其余 18 例治愈，7 例好转。以宫颈糜烂并有出血者疗效最佳。另用于产后宫颈、阴道炎症 7 例，治疗 3 次均愈。（《中华妇产科杂志》1957；4：277）

编者按： 鸡子白具有清热解毒之功，《医宗金鉴》云其能"敛疮"，故有上述效验。

第十三章　收涩药方

收涩药共 6 味，分别为乌梅、五味子、山茱萸、诃子、赤石脂和禹余粮。乌梅、五味子、山茱萸临床常用，皆味酸而性偏温，皆宜于需要收敛之虚证，如涩肠止痢用乌梅最好；敛肺止咳用五味子最好；补肝扶正用山茱萸最好。诃子、赤石脂、禹余粮临床用之皆较少，均味涩，都有涩肠之功，而诃子味兼苦酸又能敛肺下气，赤石脂与禹余粮味兼甘又有一定的补虚固脱及止血功用。

乌　梅

乌梅，气特异，味极酸性平（尚有"气寒"与"暖"不同见解），敛肺、涩肠、生津、安蛔。早在《名医别录》即言其"止下痢"，古今许多文献记述乌梅治痢疾，有的强调其"止痢断疟，每有速效"（《本草新编》），辨证"治久嗽、泻痢"（《本草纲目》）等各科慢性、虚性病证更佳。

（一）内科病

1. 厥证　丁酉中秋夜，牙行张鉴录，年逾花甲，猝仆于地。急延孟英脉之，弦滑而大。曰：痰、气、食相并而逆于上也。先以乌梅擦开牙关，横一竹箸于口，灌以淡盐姜汤，随以鹅翎探之。太息一声而苏，次与调气和中而愈。后数年以他疾终。（《回春录新诠》）

编者按：突然昏厥为主的病证，《内经》有许多名称，《金匮要略》称之为"卒厥"，目前名曰"厥证"。卒厥牙关紧闭，"以乌梅擦开牙关"，为采用吐法创造了条件。一吐而闭开即苏。法虽无奇，而"成如容易却艰辛"，盖在仓卒间救急之良法也。

2. 痢疾

（1）久痢不止，肠垢已出　乌梅肉二十个，水一盏，煎六分，食前，分二服。（《肘后备急方》）

（2）痢兼渴　麦门冬三两（去心），乌梅二大枚。上二味，以水一大升煮取强半，绞去滓，待冷，细细咽之，即定，仍含之。（孟诜《必效方》）

（3）痢血　乌梅一两，去核，烧过为末。每服二钱，米饮下。（《圣济总录》）

《医原》载曾鲁公痢血百余日，国医不能疗，陈应之用盐水梅肉一枚，研烂，合腊茶入醋服之，一啜而安。大丞梁庄肃公亦痢血，应之用乌梅、胡黄连、灶下土等份为末，茶调服亦效。（《本草纲目》）

（4）细菌性痢疾　取乌梅18g压碎，配合香附12g，加水150ml文火煎熬，俟药液浓缩至50ml时过滤，早晚分2次服。治疗50人，治愈48人。服药后大便恢复正常最短1天，最长5天；发热、恶心呕吐、腹痛、里急后重等症都在1~3天内消失；服药最短者2天，最长6天。治疗过程中未发现毒性反应。早期治疗效果较好。对个别病人加大剂量（乌梅、香附各30g）可以缩短疗程。（《中药大辞典》）

编者按：上述诸多古今文献都说明，乌梅对急性、慢性痢疾皆有良好的治疗作用，可谓治痢专药，辨证用之疗效更好。现代药理证实，乌梅对大肠埃希菌、宋内氏痢疾杆菌等多种细菌有抗菌作用。

3. 久痢、消渴、久咳、不寐、瘫痪、胃痛　清代名医刘鸿恩，善用乌梅为主药，治疗内科杂病。在其所著《医门八法》（中医古籍出版社，1986年版）一书中，运用乌梅组方达十七方之多，并引乌梅为知己，自号"知梅学究"，并有颇多研究心得与临床经验。乌梅味酸性平，归肝、脾、肺、大肠经，功能敛肺、涩肠、生津、安蛔。而刘氏认为其主要功能在于敛肝养肝，他说："诸病多生于肝，肝为五脏之贼，故五脏之中唯肝最难调理……盖乌梅最能补肝，且能敛肝，用于阴分药中，功效甚大，凡虚不受补之证，用之尤宜，凡肝经病证，用之皆效。"并说："乌梅毫无邪性，可以多用，或以独用，可以与一切补剂并用。"刘氏对乌梅备加赞赏，在其临证中十分重视肝脏，方多四物、八珍，药则善用乌梅。

（1）久痢　刘氏治疗久痢体虚者，尝用独梅汤（大乌梅五个煎汤，白糖五钱为引冲服）"愈病无数""唯独梅汤能舒胃气于独绝"。治虚泻，主张独梅汤合六君子汤，因"阴血亏损，中气下陷"故也。而用乌梅敛肝的理论依据是"肝敛则脾舒，脾舒则泻止"。

（2）消渴　刘氏治疗消渴，用乌梅四物汤（乌梅、当归、生地、熟地、白芍），上消加天花粉；中消去天花粉加甘草；下消去甘草加麦冬。他认为消渴是"阴虚内热之证，唯乌梅四物汤能续阴气于垂尽，以此滋之补之，使虚者不虚，则热者自不热也，不虚不热而渴止矣"。此方"补阴生血，壮水滋肾而兼止渴，诚滋阴之主剂，亦可为治消渴之主剂也"。不仅如此，他还用该方治疗怔忡、汗证、吐血等，常获捷效。

（3）久咳　刘氏治咳嗽久不得止，凡属虚证者，尝用金水六君子汤加乌梅（当归、熟地、陈皮、半夏、茯苓、甘草、乌梅）或四物汤去川芎，重加乌梅，亦常奏效。治疗虚喘，气虚甚者"宜独参汤合独梅汤，当阴阳将脱之候，得阴阳交济之功"；血虚甚者"宜贞元饮合独梅汤……喘则气散，用乌梅以敛之，正合《内经》散者收之之义"。

（4）不寐　刘氏治虚热不寐，极力推崇三才膏（熟地、党参、麦冬）重加乌梅（四十个），"临睡之先，每服一匙，白糖为引，合目即成寐矣"。并说"盖不寐之证，神气散也，乌梅以敛之；阴血燥也，熟地以滋之；虚火上炎也，麦冬以清之；用党参者，取其以阳济阴"。

（5）瘫痪　刘氏治疗瘫痪系气血两虚者，主张阴阳双补，"宜三分补气，七分补血，尤宜注意于肝。肝主筋，肝藏血，凡瘛疭拘急、抽搐掉眩，皆血不养筋之证，其病皆属于肝也，宜加味两仪膏（当归、熟地、党参、黄芪、乌梅、川木瓜）。如有虚热加麦冬；有微寒则煨姜煎汤为引；有痰涎则陈皮煎汤为引，朝夕常服，日久自愈"。

（6）胃痛　刘氏还用乌梅甘草汤（大乌梅肉五个，甘草五钱）治疗胃气痛，"往往一服即愈"。其功用仍在于敛肝，因"血燥则肝张而肆行克制，胃受制则气阻而痛作。"

综上所述，刘氏运用乌梅的规律是：凡各种慢性疾病见虚损之象，衰脱之征，或由肝经之患引发变证的，皆可用乌梅收敛、滋养，即使急性病期，只要没有积滞夹瘀，亦可酌情投入。（张泽生《中医杂志》1991；1：59）

4. 多汗

（1）笔者于1998年夏治一病人，平素体质稍弱，易感冒，初夏外出受凉，感冒经治愈后仍汗出较多，活动后则汗出尤甚，体倦乏力，脉细弱，舌苔薄白，投以玉屏风散加减：黄芪18g，防风8g，白术12g，浮小麦15g，党参15g。服1剂效果不明显，酌加乌梅30g，服2剂后汗减，再加服5剂后，精神较前爽朗，稍劳累亦仅微汗矣。

（2）1999年5月初遇一肝郁化火而汗出如油的病人，用龙胆泻肝汤（去龙胆草）加乌梅30g，收到较好的止汗作用。乌梅性酸有收敛作用，且乌梅酸以平肝，抑肝气之亢逆，故能获良效。（邹桦《中医杂志》2002；9：650）

5. 慢性胆囊炎、胆系结石、泄泻、痢疾　酸梅汤的主要成分是乌梅，乌梅是由未成熟的青梅加工熏制成的。含有柠檬酸、苹果酸、琥珀酸、碳水化合物、谷固醇及齐墩果酸样物质。酸梅汤作为夏季的清暑饮料，能生津止渴，而为人们称道。应用酸梅汤（每日清晨饮服一杯较浓的乌梅汤）可治疗胆系病症与慢性泄泻、痢疾等。（窦国祥《中医杂志》1991；3：58）

6. 便血　乌梅三两（烧存性，为末，用好醋打米糊丸，如梧桐子大。每服七十丸，空心米饮下。（《济生方》）

7. 慢性结肠炎　孙某某，男，45岁。反复发作性腹泻、腹痛、脓血便已8年余，1983 年首经中西药、针灸治疗效果不佳，1988 年上述症状明显加重，经结肠纤维镜检查确诊为"慢性结肠炎"。症见面色晦暗，四肢不温，左下腹触痛，舌质淡，苔白腻，脉细。予乌梅 15g，煎后加糖成乌梅茶饮，服 2 周后症状明显减轻，1 个疗程痛安而愈。随访 1 年未复发。治疗方法：乌梅 15g，加水 1500ml 煎至 1000ml，加适量糖，每天一次当茶饮，25 天为 1 个疗程。（高治原《黑龙江中医药》1991；4：43）

编者按： 本案慢性结肠炎乃难治之病证，一味乌梅有如此良效，值得效法。

8. 顽固性脱肛 田某某，男，47 岁，1983 年 3 月 21 日就诊。患脱肛 10 余年，每次大便时直肠脱出 6cm 多，兼便血，疼痛难忍。经多方治疗效果不佳。笔者用乌梅粉治疗，10 日愈。3 个月后复发，仍用上药，服 10 天而愈。随访至今未复发。治疗方法：乌梅 60g，火煨，研细末，每服 3g，每天 2 次，饭后白开水冲服。（王涛《四川中医》1986；4：封 3）

编者按： 本案乌梅治疗脱肛的功用，取其酸涩之特性也。乌梅涩肠治脱肛的疗效，有待再验证之。

9. 尿血

（1）**小便尿血** 乌梅烧存性，研末，醋糊丸，梧子大。每服四十丸，酒下。（《本草纲目》）

（2）**慢性肾小球肾炎（血尿、蛋白尿）** 笔者在治疗慢性肾小球肾炎时，常在辨证方中加入乌梅炭 6~10g、蝉蜕，治疗慢性肾小球肾炎之血尿、蛋白尿经久不消者，功效卓著。（王茂泓《中医杂志》2002；7：493）

10. 尿崩症 笔者对于尿崩症的治疗，在辨证处方中加乌梅 30g，能明显提高疗效。《本草经疏》云："乌梅味酸，能敛浮热，能吸气归元，故主下气，除热烦满及安心也。"本品味酸，能生津止渴，还有收敛缩尿的功能，故用于尿崩症有效。（崔玉娟《中医杂志》2002；9：651）

11. 钩虫病

（1）取乌梅五钱至一两（15~30g），加水 500ml，煎成 120ml，早晨空腹 1 次服完；二煎在午餐前 1 次服下。或用乌梅去核，文火焙干研末，水泛为丸，每服 1~2 钱，每日 3 次，食前服。治疗钩虫病 20 例，服药天数最少 5 天，最多 23 天，14 例大便检查钩虫卵阴性，6 例阳性。据临床观察，乌梅煎剂疗效似高于丸剂。（《中药大辞典》）

（2）中医学文献将钩虫病名为"黄胖病"，俗称"脱力黄"。本病的特点为食欲虽好，但萎黄无力，至严重期则发生浮肿。几年来，作者曾不断试用驱虫的中药榧子、槟榔、大蒜头等，从临床上观察治疗钩虫的疗效。又试用（学习上述《中药大辞典》）乌梅治钩虫病，乌梅较以前所用过的各种中药更优。（屠揆先《中

12.**蛔虫病** 取鲜青梅（乌梅）用冷开水洗净，敲碎去核，置石臼内捣烂，用粗白布绞去汁（汁暴晒成膏，另作别用），取其残渣，晒干，研成细末即成。8岁以下小孩，每次5g，早晚各服1次。如治钱某某，男，6岁。患儿肤发黄，消瘦，营养欠佳，腹鼓胀脐凸，腹部扣诊条状硬结漫于全腹，瞳孔增大，治前3天内，每天平均腹痛5次，痛时捧腹颠仆，食欲欠佳，镜检蛔卵（+++）。即以青梅（乌梅）渣10g，早晚2次分服，当晚开始排蛔，3天内共排97条，腹痛消失，腹鼓胀缩小为柔软，20天后，面转红润，食欲改善，镜检蛔卵（+）。（米前云《浙江医学》1960；2：73）

编者按：本案取治蛔厥之专方乌梅丸之君药一味。其治疗方法，另有巧思，其疗效值得推广。

（二）妇科、儿科、外科病

1.**崩漏** 血崩不止。乌梅肉七枚，烧存性，研末。米饮服之，日二。（《本草纲目》第二十九卷"梅"附方）

编者按：《妇人良方》治妇人血崩，则用乌梅烧灰为末，以乌梅汤调下，与此小异，更具巧思，可参。

2.**漏下（功能性子宫出血）、产后恶露不尽**

（1）取净乌梅1.5kg，加水之体积约为乌梅之两倍，用炭火煎熬，俟水分蒸发大半，再加水至原量，煎至极浓，用干净纱布滤去渣即成，玻璃瓶密贮备用。因本品含有高度酸性，可久贮不坏。用时每100ml加香蕉精10滴以调味，再加白糖适量，成人每次服5ml，再多亦无妨，但多则味甚酸。用开水冲服，每天服3次。如治周某某，女，50岁，农民。1954年7月7日初诊。主诉：经来淋漓不断，历时已2个月有余。症状：脉沉弦，苔厚白，颜色苍白，呈贫血状态。诊断：更年期慢性子宫出血。处方：乌梅浓流膏30ml，加开水30ml，稀释为60ml，每服5ml，自加白糖适量，用温开水冲服，每天服3次。3个月后，病者因他症复来就诊，谓前次携回之药，服至次日下午，历时2个月之病，便痊愈矣。

（2）又治柯某某，女，39岁，家庭主妇。1957年3月初诊。主诉：小产后已50天，恶露持续不断，头晕，小腹微胀。症状：脉虚大，苔薄白，质红。诊断：产后恶露不尽。处方：第1天乌梅浓流膏15ml，嘱分3次用开水冲服，第2天复诊，病者自述：下血量减少。处方如昨。第3天复诊，病者自述：下血量已极微。复为原处方。第4天追踪访问，据病者云：已痊愈。治疗方法同上。（毛致中《中医杂志》1957；9：489）

编者按：上述两则治例，一味乌梅浓流膏有如此治漏下而止血之奇效，不禁令人感叹中药单方之价值。诸如此类，促使笔者编著本册《祖药良方治验录》，以弘扬古圣先贤之宝贵经验，以简、便、廉、验之单方服务于苍生也。

（2）笔者近几年在辨证组方中加用或单用炒乌梅30g治疗功能失调性子宫出血，常获良效。

原按： 功能失调性子宫出血常发生于青春期、绝经期、产后或流产后等内分泌平衡发生紊乱时期，也可因全身性疾病、精神因素等而诱发。属中医学"崩漏"范畴，发生的主要机制是由于冲任损伤，不能固摄。乌梅味酸，血得酸即敛，得黑则止，乌梅烧存性，止血尤妙。且其味平和，可大剂量使用。（王存周，吴也平《中医杂志》2002；7：494）

3. 霉菌性阴道炎 笔者于辨证处方中重用乌梅内服外洗治疗20余例霉菌性阴道炎，疗效显著。

原按： 现代药理实验表明，乌梅有抗真菌、收缩子宫的作用。一般内服10~15g，外洗30~50g。（崔保兰《中医杂志》2002；7：494）

4. 子宫脱垂 笔者近几年来用乌梅20g水煎熏洗，治疗子宫脱垂，效果颇佳。因乌梅味酸平，具有收敛固涩作用，故能治疗子宫脱垂。（郑世章《中医杂志》2002；9：652）

5. 小儿头疮，积年不瘥 乌梅肉烧灰细研，以生油调涂之。（《太平圣惠方》）

编者按： 乌梅外用有杀虫敛疮之力。实验研究表明，乌梅有抗菌作用，对葡萄球菌、链球菌、变形杆菌、绿脓杆菌等常见致病菌均有抑制作用。其水煎液在试管内对多种致病真菌有抑制作用，还具有抗过敏作用。

6. 小儿消化不良 小儿消化不良属中医"疳积"的范畴，症见不思饮食，形体消瘦，面色萎黄，手足心热，口中有臭味，头发失泽，呈穗条状分布。笔者认为，小儿消化不良多属胃肾阴虚。临床应用以乌梅为主，配以生地黄、炒麦芽治疗该病，有较好效果。处方：乌梅10g，生地黄15g，炒麦芽20g。水煎取汁200ml，放入白糖适量调至口味适中，作为饮料，患儿每次20~30ml，每2小时服1次，每日1剂，6剂为1个疗程。（叶因朴《中医杂志》2002；9：650）

7. 折伤金疮 干梅（即乌梅）烧存性傅之，一宿瘥。（《本草纲目》第二十九卷"梅"引《备急千金要方》）

8. 诸疮胬肉 乌梅蚀恶疮胬肉，虽是酸收，却有物理之妙，说出《神农本草经》，其法载于《刘涓子鬼遗方》：用乌梅烧存性，研，傅恶肉上，一夜立尽。《圣惠》用乌梅和蜜作饼贴者，其力缓。按：杨起《简便方》云：起臂生一疽，脓溃百日方愈，中有恶肉突起，如蚕豆大，月余不消，医治不效。因阅《本草》得此方，试之，一日夜去其大半，再上一日而平。乃知世有奇方如此，遂留心搜刻诸方，始基于此方也。（《本草纲目》第二十九卷"梅"发明）

编者按:《神农本草经》载乌梅主"死肌,去青黑痣"。现代研究表明,本品浓度较高时具腐蚀之力,临床可用于治疗溃疡创面不易脱落之坏死组织,或过度增生之肉芽组织及腐蚀窦道瘘管之管壁。

9. 化脓性指头炎 乌梅肉加适量的食醋研烂,或用乌梅二份,凡士林一份,制成乌梅软膏外敷,每日上药一次。此方对脉管炎所引起的指(趾)头溃疡也有效。(《草医草药简便验方汇编》)

10. 牛皮癣 取乌梅2.5kg水煎,去核浓缩成膏约0.5kg,每服半汤匙(约9g),每日3次。治疗12例,服药12~37天不等,基本治愈5例,显著好转4例。(《中药大辞典》)

11. 银屑病 笔者根据《神农本草经》"去死肌恶肉"之记载,重用乌梅60g为主药,并辨证选方用药,治疗银屑病多例,取得显著疗效。(张承福《中医杂志》2002;9:651-652)

12. 尖锐湿疣 尖锐湿疣属中医"臊瘊"范畴。尖锐湿疣在治疗上有一定难度,尤其难以控制其复发。我们近几年来用外洗方加入乌梅15g,有时单用乌梅治疗尖锐湿疣或其他病毒性增生性疾病,均取得了较好疗效。(张石平,闫京宁《中医杂志》2002;7:493-494)

13. 瘢痕 乌梅外用善消因手术、烧伤、外伤、疮疡愈合期出现的瘢痕疙瘩。方法:大乌梅润透去核,焙干研细,加硫黄粉约1/4量混匀。取橡皮膏依瘢痕形状大小剪孔贴患处,使瘢痕外露,醋调药粉如软膏状敷上约5mm厚,外以4层纱布盖严包扎,待干时以醋滴纱布上润之,3日换药1次,至平复为止。如治刘某,女,工人,1996年春节被开水烫伤右股、膝、胫、足,面积约60cm²,经县医院治疗好转出院。患处出现不规则瘢痕疙瘩,微疼不适,日益突起,余用此法治疗,2月后欣告平复。该法用于新鲜瘢痕效佳,日久老化者较差。曾治10余例,未发现明显毒性及不良反应。(陈夫佑,陈夫玖《中医杂志》2002;9:651)

编者按:《神农本草经》曰硫黄治"疽痔恶血"。《本草纲目拾遗》云硫黄"灭斑"。故上述治验以乌梅与硫黄合用,乃传承于古训,醋调更加强"酸能软坚"之功效。

14. 毛细血管瘤 王某某,女,28岁,干部。1983年4月2日诊治。半年前发现下唇表面有一红色斑点,后渐凸起如赤豆大,自诉内有血管搏动感,经常破溃流血不止。病人常因惧怕而畏用膳、盥洗。诊断为毛细血管瘤,曾经中西治疗未效,爰求治于余。治疗方法:乌梅数枚,烧炭存性,研细末冷开水调敷患处。外敷2次,血瘤即自行脱落,唇体平复如故,访迄今未发。(杨建平《江苏中医》1993;1:28)

编者按:上述治例,一味乌梅研末外敷,具有如此神效,令人难以置信!但笔者基本相信。记得 40 多年前笔者上大学期间，叔叔来石家庄开会，住在酒店，我去探望，酒店一位五六十岁的老师傅，看见我一侧鼻翼旁与人中旁各长有一个瘊子（突起的痣），他说："我给你的瘊子周围点上药后，不痛不痒，一会儿自然脱掉，不留瘢痕"。我在犹豫之时，叔叔说："又不花钱的专方，治治吧。"听叔叔一说，那就治吧。点药后果然如师傅所言，神效！其专方是否有乌梅，不得而知。

结　语

经方乌梅丸主治蛔厥及久利，被后人所推崇。清代名医刘鸿恩自号"知梅学究"，凡各种慢性病见虚损之象、衰脱之征，或由肝经之患引发病证，只要未有积滞夹瘀，皆可用乌梅收敛、滋养。古今医案、医者以乌梅为主药或单味用之治疗内、妇、儿、外及虫病之良效，详见内文。

现代研究表明，乌梅对多种致病杆菌及真菌皆有抑制作用，并能使胆囊收缩，促进胆汁分泌，还具有抗蛋白过敏及抗组织胺的作用。故临床又可用乌梅治疗过敏性疾病、皮肤科病证。

五味子

五味子，酸而温，敛肺，收汗，滋肾，涩精，生津。所谓五味子者，"皮肉甘酸，核中辛苦，都有咸味"（《唐本草》）。"五味咸备，而酸独胜，收敛肺气，主治虚劳久嗽"（《药品化义》）。"为咳嗽要药，凡风寒咳嗽，伤暑咳嗽，伤燥咳嗽，劳伤咳嗽，肾水虚嗽，肾火虚嗽，久嗽喘促，脉浮虚，按之弱如葱叶者，天水不交也，皆用之。先贤多疑外感用早，恐其收气太骤，不知仲景伤寒咳喘，小青龙汤亦用之，然必合细辛、干姜以升发风寒，用此以敛之，则升降灵而咳嗽自止，从无舍干姜而单取五味以治咳嗽者"（《本草求原》）。古人经验，"黄昏嗽者，是火气浮于肺，不宜用凉药，宜五味子、五倍子敛而降之"（《丹溪心法》）。"阴火上冲激肺之嗽，阳虚火浮，故当黄昏阴盛之时，虚焰发动，乃始作嗽，宜以收摄肺肾为治。然唯脉虚、舌红、无痰者乃合，若舌腻有痰，亦当知所顾忌"（《本草正义》）。五味子不仅善于敛肺止咳以治病，并且用于季节养生以防病，大医孙思邈说："五月常服五味子以补五脏气。遇夏月季夏之间，困乏无力，无气以动，与黄芪、人参、麦门冬，少加黄柏煎汤服，使人精神顿加，两足筋力涌出。"孙氏又说："六月常服五味子，以益肺金之气，在上则滋源，在下则补肾。"上述可知，夏月元虚不足之人，以五味子配伍人参、麦冬（即生脉散），益气养阴以固正气，可防患于未然也。"五味子入补药熟用，入嗽药生用""入滋补药，必用北产者乃良"（《本草纲目》）。

（一）内科病

1. 咳嗽 肺经感寒，咳嗽不已，白茯苓四两，甘草三两，干姜三两，细辛三两，五味子二两半。上为细末。每服二钱，水一盏，煎至七分，去滓，温服，不以时。（《鸡峰普济方》五味细辛汤）

2. 肺虚寒 五味子，方红熟时，采得，蒸烂，研，滤汁，去子，熬成稀膏。量酸甘入蜜，再上火，待蜜熟，俟冷，器中贮，作汤，肺虚寒人，可化为汤，时时服。（《本草衍义》）

3. 肾泄 五味子二两（拣），吴茱萸半两（细粒绿色者）。上二味同炒香熟为度，细末。每服二钱，陈米饮下。（《本事方》五味子散）

4. 梦遗虚脱 北五味子一斤，洗净，水浸一宿，以手按去核，再用温水将核洗取余味，通用布滤过，置砂锅内，入冬蜜二斤，慢火熬之，除砂锅斤两外，煮至二斤四两成膏为度。待数日后，略去火性，每服一二匙，空心白滚汤调服。（《医学入门》五味子膏）

5. 腰脊痛 白浊及肾虚，两腰及背脊穿痛。以五味子一两，炒赤为末，用醋糊为丸，醋汤送下三十丸。泻，用荑艾汤吞下。（《经验良方》五味子丸）

编者按： 以上单方文献表明，五味子对肺病虚寒咳嗽，肾虚梦遗、泄泻、白浊及腰脊痛等病症，皆为专治良药。

6. 消渴 王某，女，20岁。1985年4月20日初诊。症见：烦渴多饮，口干舌燥，尿频，形体消瘦，舌边尖红、苔薄白，脉洪数。嘱用五味子120g，放入250g醋中浸泡12小时，然后取出五味子在适量面粉中拌匀，再放入锅中微火加热焙焦，放入瓶中随时食用。一日3~4次，一次3~5粒。治疗8天后，诸症悉除，一年后随访无复发。（宋超典《河南中医》1987；3：21）

编者按： 消渴病机主要为阴虚燥热。五味子为敛肺滋肾生津之佳品，有较好的生津止渴作用，用醋制后，生津作用更强，故治消渴可取效。

7. 泌尿系感染 慢性肾炎 五味子不仅有收敛之功，我们体会重用本品20~30g更有补养五脏之用。如生脉散中用五味子，不仅敛肺敛汗，而且有调养五脏，益气补虚之功。泌尿系感染以湿热下注证多见，对久治不愈反复发作病例，我们常在八正散基础上重用五味子和柴胡，用柴胡升发清气，疏通三焦，推陈致新；用五味子益气补肾，兼有收敛之功，能减少复发，加快愈程。慢性肾炎和肾功能衰竭，表现以肾阴亏为主者，重用五味子合六味地黄汤加减治疗，效果良好。五味子重用时其滋阴之力类似山萸、枸杞、熟地等药，且无滋腻之过，又对消除尿蛋白有一定作用。（何天有《中医杂志》1990；4：39）

8. 失眠、健忘 我们重用五味子配以他药制成口服液，临床用于治疗失眠、健忘，疗效显著，现介绍如下。五味子功能滋阴和阳，敛阳入阴，协调脏腑，以达安神定志之妙，验之于临床，多获良效。如治刘某，男，50岁，教授。因长期伏案读书，写作，致彻夜不寐，继而健忘。就诊时，自述数年来常服安眠药方能入睡2小时，近日加大数倍剂量，亦不能入睡。神志恍惚，心悸，健忘，饮食欠佳，舌苔薄黄，脉象弦细。综观舌、脉、症，属肝肾不足，痰火上逆，胃气不降所致。投五味安眠汤（李培生教授验方）：五味子50g，茯神50g，合欢花15g，法半夏15g。煎服5剂，即能安然入睡，嘱继服本方口服液2周，顽症悉除。

原按：笔者以五味安眠汤，治疗失眠健忘50余例，随证加减化裁，均疗效卓著，追访近期、远期疗效均佳。盖五味子入肾滋阴填精，敛阳入阴，配半夏苦温化痰降浊，佐茯神健脾宁神，合欢花交合阴阳。诸药相伍，以期达到"阴平阳秘，精神乃治"之目的。其组方严谨，配伍巧妙，值得进一步研究。（王俊槐《中医杂志》1998；6：325）

编者按：李培生先生曾为笔者主编的《仲景方药古今应用》题词。先生验方治失眠值得学以致用。

9. 神经衰弱 取五味子40g，浸入50%的乙醇20ml中，每日振荡一次，10天后过滤；残渣再加同量乙醇浸泡10天过滤。两次滤液合并，再加等量蒸馏水即可服用。成人每日3次，每次2.5ml，一个疗程总量不超过100ml。亦可将五味子浸泡于烧酒中1个月，制成40%酊剂服用，每次2.5ml加水7.5ml，每日2次，连服2周或1个月。病人失眠、头痛、头晕、眼花，及心跳、遗精等症状可消失或改善。（《中药大辞典》）

10. 疲劳综合征、更年期综合征

（1）疲劳综合征 病人王某某，男，21岁，篮球运动员，1990年12月4日就诊。自诉紧张训练后出现体困酸楚、夜梦频多、乏力懒动、疲乏不堪言状，休息半月体力仍不见恢复。5天前因预赛中多名队员负伤，咬紧牙关上场替补。但几分钟就汗出如雨，体力不支。在某医院做全面检查，诊断为过量运动后疲劳综合征。予综合补液，经能量合剂、氨基酸静脉滴注后，自觉疗效不满意，遂来我院服中药治疗。查其脉细数，舌红少苔，饮食、二便正常，双下肢肌肉重按则痛。予以五味子150g，人参须10g，水煎代茶饮。1剂后困乏大减，续用3剂后体力恢复，参加大赛多次均未由人替补。随访近几年中偶有小复发，用本方后很快恢复。

（2）更年期综合征 病人潘某某，女，52岁，店员，1993年7月19日就诊。自诉近几年脾气反常，因小事难以自抑而与人争吵，发泄后方觉心中平静。月事已停3年，健忘严重。曾在某医科大学全面检查，诊断为更年期综合征。服药甚多，自觉无效。查其脉来沉细，舌淡红、苔薄微黄，二便如常，夜睡不宁，乱梦纷烦。予以五味子100g，煎汤代茶饮，每日1剂。服药半月，脾气平和，记忆有增。持续用药月余，随访多次，急躁健忘皆未复发。

原按： 已故老中医刘祯吉先生（四川邻水县人）素以单方治大病闻名。他常用大剂量五味子治疗劳力后体困酸楚乏力日久不复，民间辗转相传。笔者受此启迪，用大剂量五味子治疗疲劳综合征、更年期综合征每获良效。《用药法象》说五味子"补元气不足，收耗散之气"。现代药理研究表明，五味子能改善人的智力，提高工作效率。（夏礼清《中医杂志》1998；6：325）

11. **痞证（萎缩性胃炎）** 笔者在临床实践中，辨证以五味子治疗萎缩性胃炎30例，取得较好疗效，现介绍如下。治疗方法：以五味子研末冲服，每次3g，每日3次，20天为一疗程。

原按： 萎缩性胃炎多为胃黏膜受到各种致病因子的经常性侵袭而发生的一种慢性、非特异性、萎缩性病变。现代药理研究发现，五味子含苹果酸、柠檬酸、酒石酸等有机酸，可做胃酸缺乏的助酸剂。五味子还对部分细菌有抑菌作用。其收敛之功，对病变胃黏膜的恢复亦有良好的作用。（周静《中医杂志》1998；7：390）

12. **排肝胆管泥砂样结石** 笔者在采用五味子内服治疗肝炎后期转氨酶持续不降时，偶尔发现其有促进肝胆管泥砂样结石排出的特效。于是每遇肝内胆管、胆囊或胆总管结石的病人，则有意识地给予五味子粉（每次6g，每日3次，两周为1个疗程），均收到满意的效果。共试治36例，年龄28~65岁，结果排石率达64%。（周元成《中医杂志》1998；6：360）

编者按： 肝与胆相表里，胆汁所以能正常排泄乃依靠肝的疏泄功能，肝的功能旺盛则胆汁分泌、排泄有度。五味子既降酶治肝之疾，又利胆治泥砂样淤积，值得深入探讨。

另有文献报道，五味子降低血清谷丙转氨酶的主要有效成分是木脂素，特别是五味子乙素，而这些成分存在于五味子的核仁内部。正确的用法是将五味子焙干，研细末，每次3g，每日3次冲服，也可炼蜜为丸服。若用水煎服，至少得先粉碎后再入煎剂。一般1个月为一疗程，服至转氨酶正常后不要立即停药，仍要继续服药20~30天，以防复发。（王建国《中医杂志》1998；7：390）

13. **药物性肝病** 陈某某，女，72岁。胆道感染，十二指肠引流液有大肠杆菌生长，血清谷丙转氨酶415单位，麝浊、麝絮正常。先后用土霉素、氯霉素等治疗，2周后临床表现好转，但谷丙转氨酶增高为570单位。经加五味子蜜丸治疗2周，转氨酶降至正常，再2周复查仍正常。此期间病人仍有轻度右上腹痛及压痛。治疗方法：北五味子晒干，研粉，炼蜜为丸（蜂蜜与药物比例约为1：1.5），每丸重9g（约含生药4.5~6g），每次服1丸，每日3次。（中国人民解放军第309医院内科《新医药学杂志》1973；9：20）

编者按：五味子味酸而性温，具有敛肺滋肾、生津敛汗之功。单味五味子蜜丸对"谷丙转氨酶"升高者有如上功效，弥足珍贵，理应效法之。

（二）外科、妇科、眼科病

1. 疮疡

（1）疮疡溃烂，皮肉欲脱　五味子炒焦，研末，敷之，可保全如故。（《本草新编》）

（2）足背部溃疡　鲁某某，女，65 岁，1994 年 3 月 11 日就诊。患右足背部溃疡 1 年 7 个月，经中西药治疗创面不愈合。查创面位于右足背前外侧，如麦粒大小，有少许分泌物，创口周围环覆硬性痂皮，无红肿。经用生肌玉红膏纱条换药，修剪痂皮，次日痂皮又生，如此反复，而无上皮生长迹象。改用五味子粉换药（取五味子，略炒后研为细末，收贮备用。创面换药时常规清洗处理后，撒布少许五味子粉，以无菌纱布覆盖包扎，一般隔日换药 1 次），前后共 3 次，创面愈合，随访 2 年未复发。

原按：五味子内服能敛肺气、滋肾水、涩精止泻，外用则能敛疮。唯临床应用时应待毒邪已尽，腐肉尽脱，肉芽组织及上皮生长迟滞者才适宜本品。小而深的慢性溃疡，一般多具备上述特征。此外，创面有硬痂者应正确剪痂，药粉应用亦不宜太多，太多则结成硬块，覆盖创面，反不利愈合，以撒布药粉后，创面仍依稀可辨为宜。（张玉镇《中医杂志》1998；7：392）

2. 乳泣
侯某，26 岁，农民。妊娠 6 个月，因不时乳汁自流来诊。经检查未见异常，即嘱服五味子，每次 30 粒为粉冲服，日服 3 次。服药 3 日，乳泣停止。为巩固疗效，每晚睡觉前服五味子 30 粒 1 个月，未见复发，足月顺产一健康男婴。（陈致善《中医杂志》1998；6：327）

3. 经前哮喘
汤某某，女，38 岁，农民。1982 年 1 月 25 日就诊。病人自 1979 年 2 月以来，每于月经来潮前 1 至 2 天突然喘促气短，难以入寐，伴腰腿酸软无力，口渴舌燥。经净喘已，月月如此。当地医院诊为"月经期过敏性哮喘"，认为只有绝经哮喘方能休止，病人忧虑悲观。诊其脉细弱，舌苔少而干。基于肺主吸气，肾主纳气，以及肾藏阴精，主司天癸，为月经生成的根本等理论，诊为肺肾虚喘。病人肺肾素虚，经血下而肾益虚，肾虚不能纳气，气不归元而逆于肺，故经期喘作。以滋补肺肾为法，拟用：五味子 300g 加醋拌，蒸后晒干研粉末，每次 5g，水冲服，每天 2 次。进药 2 料，喘作见减，口渴舌干好转，又连服 2 料，经来喘息未作，病人大喜。为巩固疗效，嘱其每月来经前服药 10 天，药量同前，坚持至今，未再复发。（郭旭霞《山东中医杂志》1985；3：44）

编者按：本案之疗效，令病人高兴，医者欣慰！如此疗效与病机分析，彰显了中医理论之独特，中医疗效之奇特！如此单方治病之专长，不应忽视，应传承之，发扬之。

4. 外伤性瞳孔散大、流泪不止

（1）外伤性瞳孔散大　一男青年右眼外伤，经中西医诊疗月余，眼痛出血等症消失，唯瞳孔散大，视物不清。西医诊为"外伤性瞳孔散大"，予缩瞳治疗。3个月后，仍瞳孔散大，视物不清，头晕加重，必戴墨镜方能外出，性情急躁，心烦眠差。求诊于余，见舌瘦少苔，脉象弦细。证属久病伤正，肝阴不足。药用：五味子20g（捣碎），甘草10g。水煎服，日1剂。半月后，瞳孔恢复正常，余症改善，改用杞菊地黄丸调理而愈。

（2）流泪不止　一中年男性不明原因流泪近2年。泪清冷，时作时止，甚至开会作报告也常滴泪，非常苦恼。先后就诊于多家医院，查无异常，诊断不明，服用中西药，收效甚微。观其所服之方，乃左归丸合菊睛丸加减。方药对证，何以少效？疑其方滋养之力虽强，但收敛之品则寡。遂于原方中加五味子20g（捣碎），仅服10剂，流泪明显减少。原方继服30剂，流泪便止。随访3年，未见复发。

原按： 五味子有缩瞳收泪之功，单用或入复方均可。只要用之得当，皆有良效。对五味子的缩瞳功效，《用药法象》指出：五味子"收耗散之气，瞳子散大"。《医学衷中参西录》中明确阐述了缩瞳之机制："其至酸之味，又善入肝，肝开窍于目，故五味子能敛瞳子散大。"而其收泪之功，尚未阅及。但因肝开窍于目，泪为肝液，五味子酸能入肝，故可收敛固涩止泪。但并非所有瞳孔散大、流泪不止之症都可使用本品。因其性温味酸，故只适用于肝肾亏虚，肝气耗散所致者。"凡肝家有动气，肺家有实热者均不宜用。"（陈达夫《眼科六经法要》）脾虚寒湿者，亦不宜服。此外，应用本品时还应注意三点：一是用量可偏大，笔者常用量为10~20g，长期服用，未见有不良反应；二是单用时，应少佐甘草，既可酸甘化阴，增强滋补之功，又可矫正药味，便于久服；三是入汤应捣碎，正如张锡纯所言："凡入煎剂，宜捣碎。以其仁之味辛，与其皮之酸味相济，自不至酸敛过甚，服之作胀满也"。（黄九龄《中医杂志》1998；7：392）

结　语

五味子以五味俱全而得名，尤以酸味为著。归心、肺、肾经。功善敛肺滋肾、生津敛汗、涩精止泻、宁心安神。用药以北五味子为传统使用正品。仲景用五味子者有12方，主治咳逆上气及冲气上冲。今人扩大了该药的应用范围，主治五脏以虚为主的病变，用之得当，单味即有良效，如单味为末内服用于"降酶"有特效。

从现代研究看，五味子能增强中枢神经系统的兴奋与抑制过程，调节神经系统的平衡，改善人的智力，提高工作效率；还能调节心血管运动，对血压双向调节；止咳、祛痰、促胆汁及胃液分泌、改善视听、提高皮肤感受器的分辨力。此外，五味子有类似人参皂苷样作用，能增强机体对非特异性刺激的防御能力。

五味子入煎剂与散剂功效不同，用量有别，应注重区别应用。

山茱萸

山茱萸，又名山萸肉，酸而微温，补肝肾，涩精气，固虚脱。为补肝之圣药，扶正气之良品。

1. 五更泄　人有五更泄泻，用山茱萸二两为末，米饭为丸，临睡之时，一次服尽，即用饭压之，戒饮酒、行房，三日而泄泻自愈。盖五更泄泻，乃肾气之虚，山茱萸补肾水，而性又兼涩，一物二用而成功也。推之而精滑可止也，小便可缩也。（《本草新编》）

2. 脱证

（1）汗脱　邻村李某某，年二十余，素伤烟色，偶感风寒，医者用表散药数剂治愈。间日，忽遍身冷汗，心怔忡异常，自言气息将断，急求为调治。诊其脉浮弱无根，左右皆然。愚曰："此证虽危易治，得萸肉数两，可保无虞。"急取净萸肉四两，人参五钱。先用萸肉二两煎数沸，急服之，心定汗止，气亦接续，又将人参切作小块，用所余萸肉煎浓汤，送下，病若失。（《医学衷中参西录》）

（2）气脱　一妊妇得霍乱证，吐泻约一昼夜，病稍退，胎忽滑下。觉神气顿散，心摇摇似不能支持，迎愚诊视。既至则病势大革（革：气急），殓服在身，将舁诸床，病家欲意不诊视。愚曰："一息犹存，即可挽回。"诊之脉若无，气息奄奄，呼之不应，取药无及。其东邻为愚表兄刘玉珍，家有购药二剂未服，亦系愚方，共有萸肉六钱，急拣出煎汤灌下，气息稍大，呼之能应。又购取净萸肉、生山药各二两，煎汤一大碗，徐徐饮下，精神顿复。（《医学衷中参西录》）

编者按：本案言辞恳切，如临其境。张氏善用山萸肉，谓其"能收敛元气，振作精神"。本案于气脱之际，就地将山萸肉"拣出煎汤灌下"，病有转机，又购大剂萸肉、山药，煎汤少量频服而起死回生。

（3）液脱　陈某某，男，58岁，农民，1989年7月17日初诊。暑天饮冷，呕吐大作，3小时内腹泻10余次，呕吐3次，延余诊治时，呼吸急促，心悸眩晕，面色苍白，四肢冰冷，躯体后挺，脉搏细弱。血压10.5/6.5kPa（80/50mmHg）。病属液脱，急用山萸肉120g，浓煎分服。半日后，上症基本消失，血压升至正常，

唯腹泻仍作，用藿香正气散调理而愈。（安俊义《浙江中医杂志》1992；12：558）

编者按： 本案为脱证之危候，治以补虚固脱为要。山萸肉味酸而性温，能补肝肾，涩精气，固虚脱。本案以大剂量山萸肉敛元固脱，药症相对，转危为安。

（4）精脱　王某，男，27岁，工人，1987年1月3日诊。病人素体虚弱，复加乍病初愈，即行房事，未毕，感心慌气促，头晕目眩、汗出淋漓、被褥皆湿，急邀余诊治。查面色苍白，四肢不温，脉搏疾数，血压11.0/7.1kPa（85/55mmHg）此属精脱。急拟山萸肉100g，武火煎浓汁约300ml，首服150ml，余药分2次间隔1小时饮完。半日许精神好转，汗止脱固，血压恢复正常。（安俊义《浙江中医杂志》1992；12：558）

编者按：《名医别录》曰山茱萸"强阴益精"。以其味酸而主敛，故可"收敛元气，振作精神，固涩滑脱"。此案便是佐证。

3. 产后抽搐　山萸肉之性温，又善息内风。族家嫂，产后十余日，周身汗出不止，且四肢发搐，此因汗出过多而内风动也。急用净萸肉、生山药各2两，俾煎汤服之，两剂愈。（《医学衷中参西录》）

编者按：《金匮要略·产后病》篇曰："新产妇人有三病，一者病痉……新产血虚，多汗出，喜中风，故令病痉……"本案为产后汗出不止而引发"痉病"。汗出伤津，津血同源，津伤血少，筋失所养故而发痉抽搐。

4. 咳血　吐血　山萸肉性酸温，敛正气而不敛邪气，"善治内部血管或肺络破裂"。一妇人，咳血3天，反复发作，夜间汗多，用净萸肉、生龙骨、生牡蛎各50g，1剂汗止，再1剂咳血止。（《医学衷中参西录》）

5. 喘证　一人年四十余，外感痰喘，愚为治愈。但脉浮力微，按之即无。愚曰："脉象无根，当服峻补之剂，以防意外之变。"病家谓病人从来不受补药，服之则发狂疾，峻补之药，实不敢用。愚曰："既畏补药如是，备用亦可。"病家依愚言。迟半日忽发喘逆，又似无气以息，汗出遍体，四肢逆冷，身躯后挺，危在顷刻。急用净萸肉四两，爆火煎一沸，即饮下，汗与喘皆微止。又添火再煎数沸饮下，病又见愈。复添水将原渣煎透饮下，遂汗止喘定，四肢之厥逆亦回。（《医学衷中参西录》）

6. 腹痛　门生万泽东，曾治一壮年男子，因屡经恼怒之余，腹中常常作疼。他医用通气、活血、消食、祛寒之药，皆不效。诊其脉左关微弱，知系怒久伤肝，肝虚不能疏泄也。遂用净萸肉2两，佐以当归、丹参、柏子仁各数钱，连服数剂，腹疼遂愈。后凡遇此等证，投以此方皆效。（《医学衷中参西录》）

编者按： 本案治病求因，平脉辨证，知其腹痛为肝虚不能疏土所致也。治当补肝为要，所用山萸肉味酸入肝，性温如少阳初春之气，因其得木气最厚，收涩之中兼具条畅之性也。用之切中病机，则腹痛遂愈。

7. 遗尿 老人小水不节，或自遗不禁，山茱萸肉二两，益智子一两，人参、白术各八钱，分作十剂，水煎服。(《方龙潭家秘》)

8. 黄疸（传染性肝炎） 金某某，男，28 岁。起始自觉洒寒微热，头痛带眩，腹上部胀闷痛感，消化不良，皮肤、巩膜呈现黄色，神疲肢软，已有 10 余天。脉象濡散，舌苔滑，小溲短黄，大便正常。肝区部压痛，肝肿大肋下 1 横指，质中等硬光滑。化验结果：黄疸指数 15 单位，胆红素弱阳性。诊为传染性肝炎。每天用干山茱萸根 60g 煎服，连服 4 天，症状大有好转，寒热头痛已除，巩膜、皮肤黄色全部退清，精神较振，症状完全消失，继服 11 天巩固疗效，经检查：黄疸指数及肝功均恢复正常，出院后追踪 1 个月，情况良好。(李雨时《浙江中医杂志》1960；3：15)

编者按： 世人皆知山茱萸之果肉补肾涩精，为医家常用。但对山茱萸根则罕见运用。本案以山茱萸根治传染性肝炎取得疗效，令人耳目一新，有待进一步观察及研究。

结　语

经方中仅肾气丸 1 方用及山茱萸，取其酸以养肝而间接补肾。又可取其补肾水而性又兼涩之功，以治肾虚之五更泻、遗尿等。该药为防止元气虚脱之要药，"凡人身阴阳，气血将散者，皆能敛之"。用之得当，可治汗、气、液、精脱及喘逆等。山萸肉还可息风止搐治肝风内动之抽搐，收敛止血治咳血、吐血。亦可补肝体，助肝用，"凡肝气因虚，不能条畅而作疼痛者，服之皆可奏效也"。

古今善用山萸肉者，当数张锡纯，在用药部位讲，张氏力辨用山茱萸"固脱"应当去核用肉。有谓其核善通而肉善补，故核肉并用则通补并行。而弃核用肉，则侧重于补涩之功，尚待进一步研究。

现代药理研究表明，山萸肉具有利尿、降压作用；对痢疾杆菌、金葡菌及堇色毛癣菌均有不同程度抑制作用；体外试验能杀灭小白鼠腹水癌细胞，对于因放疗、化疗所导致的白细胞下降有促其升高作用；有抗组织胺作用等。

诃黎勒

诃黎勒（诃子），苦酸涩而温，敛肺，涩肠，下气。"此物虽涩肠，而又泄气，盖其味苦涩"(《本草衍义》)。"诃子同乌梅、五倍子用，则收敛；同橘皮、厚朴用，则下气；同人参用，则能补肺治咳嗽。东垣云，嗽药不用者，非矣，但咳嗽未久者不可骤用尔"(《本草纲目》)。故诃子"仅可施之于久嗽喘乏，真气未艾者，庶有劫截之能"(《本经逢原》)。以其"苦所以泄，涩所以收，温所以通……无非苦涩收敛，治标之功也"（《本草经疏》）。为了减缓其苦泄之性，宜"缓缓煨熟，少服"（《本草衍义》）。

1. 久咳、失音

（1）久咳语声不出　诃子（去核）一两，杏仁（泡，去皮、尖）一两，通草二钱五分。上细切，每服四钱，水一盏，煨生姜切五片，煎至八分，去滓，食后温服。（《济生方》诃子饮）

（2）气嗽久者　生诃黎一枚，含之咽汁。瘥后口爽不知食味，却煎槟榔汤一碗服之。（《经验方》）

（3）失音　不能言语者，诃子四个（半炮半生），桔梗一两（半炙半生），甘草二两（半炙半生）。上为细末，每服二钱，用童子小便一盏，同水一盏，煎至五七沸，温服。（《黄帝素问宣明论方》诃子汤）

2. 尿频、遗尿　老人气虚不能收摄，小水频行，缓放即自遗下，或涕泪频来，或口涎不收：诃黎勒，不用煨制，取肉，时时干嚼化，徐徐含咽。（《本草汇言》）

3. 久泻　老人久泻不止，诃黎勒三分（煨，用皮），白矾一两（烧灰）。上药捣细罗为散。每服不计时候，以粥饮调下二钱。（《太平圣惠方》诃黎勒散）

4. 脱肛

（1）脱肛日久，服药未验，复下赤白脓痢，作里急后重，白多赤少，不任其苦，御米壳（去蒂萼，蜜炒）、橘皮各五分，干姜（炮）六分，诃子（煨，去核）七分。上为细末，都作一服，水二盏，煎至一盏，和渣空心热服。（《兰室秘藏》诃子皮散）

编者按：御米壳即罂粟壳，功用与诃子相类。方中四味药配合，涩肠固脱，并用温脾理气药，以助脾气之升，肠道蠕动，如此有利于脱肛之回缩。

（2）包某某，男，63岁。患脱肛病已20年之久，每当大便时，肛门直肠便脱出二寸来长，经常便血，疼痛难忍，大便后必须用手绢或用手纸托着直肠慢慢送回去，非常痛苦，多方求治，未获效。嘱取诃子60g，火煨，研末，每服3g，日服二次，饭后开水冲服。7日后，脱肛完全收回，大便时无血无疼痛，功能恢复正常。六个月后，复发，又用药10天而治愈。现在已保持五年未复发。（鄂嫩吉雅泰《新中医》1977；5：41）

编者按：脱肛乃魄门缓纵不收。魄门乃肺与大肠所主。诃子善于敛肺涩肠，故可收到固脱收肛之功效。

5. 口疮日久　诃黎勒五个（酒润，草纸裹煨熟，肉与核共捣细），配好冰片一分。共研匀细，不时掺入少许，口含徐徐咽下。（《本草汇言》）

编者按：上述病症，皆取诃子"治标之功"，只适宜于诸病日久与老人气虚者。根据标本兼治的原则，应辨证配合益气健脾补肾等扶正法为宜。

结　语

诃子味苦、酸、涩而性平，入肺及大肠经。生用善敛肺止咳、下气利咽而治疗肺虚喘咳、久咳失音；煨用涩肠止泻而疗久泻久痢、气陷脱肛之证。

现代研究表明，诃子所含鞣质有收涩、止泻作用，但尚含致泻成分，故先致泻而后收敛。诃子素有解痉之力而止咳、止泻，以疗支气管及肠道平滑肌之痉挛。外用及煎煮内服，诃子抑制多种杆菌、病毒效果显著，治疗白喉及疥癣疮疡效验，尤其是乙醇提取液有更高的抗菌及抑真菌效果。

赤石脂

赤石脂，甘涩性温，涩肠，止血，收湿，生肌。"赤石脂与禹余（粮）、（罂）粟壳皆属收涩固脱之剂。但粟壳体轻微寒，其功止入气分敛肺，此则甘温质重色赤，能入下焦血分固脱，及兼溃疡收口长肉生肌也。禹余甘平性涩，其重过于石脂，此则功专主涩，其曰镇坠，终逊禹余之力耳。是以石脂之温，则能益气生肌；石脂之酸，则能止血固下"（《本草求真》）。以口尝之，石脂有黏性，并无酸味，故言其酸者，因其有收敛之功也。

1. 吐血　邑有吐血久不愈者。有老医于平津先生，重用赤石脂二两，与诸止血药治之，一剂而愈。后其哲嗣锦堂向愚述其事，因诘之曰："重用赤石脂之义何居？"锦堂曰："凡吐血多因虚火上升，然人心中之火，亦犹炉中之火，其下愈空虚，而火上升之力愈大。重用赤石脂，以填补下焦，虚火自不上升矣。"愚曰："兄之论固佳，然犹有剩义。赤石脂重坠之力，近于赭石，故能降冲胃之逆，其黏涩之力，近于龙骨、牡蛎，故能补血管之破。兼此二义，重用赤石脂之奥妙，始能尽悉。"（《医学衷中参西录》）

编者按：吐血一证，多由肝胃之气攻冲上逆所致，亦有气虚不摄者。本案为吐血久不愈者，赤石脂有重镇降逆之力，并有收涩止血之功。另外，现代药理研究表明，赤石脂对于贫血有益处。

2. 小儿脱肛　董某某，男，3 岁。1988 年 8 月 17 日就诊，1 年来经常腹泻，或便脓血，近 10 天来发现肛门外脱，患儿啼哭不止，内服中西药，疗效不佳，笔者应用赤石脂外敷，2 次获愈。治疗方法；用石榴皮（鲜者佳，干者亦可）30~60g，煮水外洗肛门，然后将赤石脂（研为极细面）均匀撒在敷料上，敷托住肛门用胶布固定。（解秀英《吉林中医药》1990；3：32）

编者按：《本草纲目》记载赤石脂"收肛脱"。先用石榴皮洗之，亦有收敛之功。对于小儿来说，本案治疗方法可避免拒药哭闹，切合实用。

禹余粮

　　禹余粮甘涩性平，涩肠止血。主治久泻久痢，妇人崩漏带下，痔漏等。禹余粮"功与石脂相同，而禹余之质重于石脂，石脂之温过于余粮，不可不辨"（《本草求真》）。禹余粮不仅内服有收涩之功，外用还有灭斑之效。"灭斑痕：禹余粮、半夏等份，末之，以鸡子黄和，先以新布拭斑令赤，以涂之勿见风，日二"（《备急千金要方》）。

第十四章　外用药方

本章铅丹、雄黄、矾石、露蜂房、蛇床子等五味药，皆为有毒之品，故多为外用。中药学所谓毒者有二义：一指气味刚烈者（如麻黄之辛温，大黄之苦寒），用之不当，不良反应较大。二是指部分药物确实含有对人体有害的成分（如乌附之乌头碱，细辛之黄樟醚），用之宜慎。中医有"以毒攻毒"之说，是说上述两类药物用之得当，都能攻除病邪而安正气也。

铅　丹

铅丹罕见单方用之，而经方用之者，详见本丛书第 1 册《经方祖药通释》。

雄　黄

雄黄，辛、苦，温，有毒。功用燥湿、祛风、杀虫、解毒。"乃治疮杀毒要药也，而入肝经气分，故肝风，肝气，惊痫，痰涎，头痛眩晕，暑疟泄痢，积聚诸病，用之有殊功。又能化血为水。而方士乃炼治服饵，神异其说，被其毒者多矣"（《本草纲目》）。雄黄具有广泛的外用价值。

（一）外科病

1. 痈疽疔疮

（1）痈疽坏烂及诸疮发毒　雄黄五钱，滑石倍用。上为末，洗后掺疮上，外用绵子覆盖相护。凡洗后破烂者，用此贴之。（《世医得效方》生肉神异膏）

（2）疔肿　针刺四边及中心，涂雄黄末。（《备急千金要方》）

（3）手足甲疽　熏黄（雄黄的一种。苏敬《唐本草》载："恶者名熏黄，止用熏疮疥，故名之。"苏颂《图经本草》曰："有青黑色而坚者名熏黄。"）、蛇皮等份为末。以泔水洗净，割去甲，入肉处傅之，一顷痛定，神效。（《本草纲目》第九卷"雄黄"引《近效方》）

编者按：药理研究表明，雄黄对金黄色葡萄球菌、变形杆菌、绿脓杆菌及皮肤真菌等均有杀灭或抑制作用。故可治疗疮、甲疽等患。

（4）疔疮恶毒　用雄黄、蟾酥各五分，为末，葱蜜捣丸小米大，以针刺破疮顶，插入，甚妙。（《本草纲目》第九卷"雄黄"引《积德堂方》）

编者按：雄黄辛苦温有毒，功能解毒杀虫、燥湿祛风，为外科常用之品。《本草纲目》言其"乃治疮杀毒要药"。蟾酥甘，辛，温，有毒。《医学入门》载其"治发背疔疮，一切恶肿"。两药合用，疗效更佳。

（5）恶疮　雄黄一钱半，杏仁三十粒，去皮，轻粉一钱，为末。洗净，以雄猪胆汁调上，二三日即愈。百发百中，天下第一方。出武定侯府内。（《本草纲目》第九卷"雄黄"引《积德堂方》）

（6）白秃头疮　雄黄、猪胆汁和，傅之。（《圣济总录》）

编者按：雄黄功效如前述。猪胆汁苦寒，有清热、润燥、解毒之功。《本草拾遗》亦曰："主小儿头疮，取胆汁敷之。"

（7）臁疮日久　雄黄二钱，陈皮五钱。青布卷作大捻，烧烟熏之。（《卫生杂兴》）

（8）痔疮并肠红　雄黄一钱五分，五倍子一两，白矾二钱。共研末，乌梅肉为丸。每服一钱，空心白汤下。（《医方易简》）

2. **癣**　雄黄粉，大酢和。先以新布拭之，令癣伤，敷之。（《千金翼方》）

3. **蛇缠疮**　雄黄为末，醋调涂，仍用酒服。凡为蛇伤及蜂螫、蜈蚣、毒虫、颠犬所伤，皆可用。（《世医得效方》）

4. **蛇咬伤**

（1）雄黄一两，生五灵脂一两。共研细末，分成十包，每二小时服一包，每日四至八次，开水送下。另取雄黄二两，研细末，用香油一两调匀，涂于患处，每日更换2~3次。（《山东医刊》1963；4：23）

（2）有人被毒蛇咬伤，良久之间已昏困。有老僧以酒调药二钱灌之，遂苏，及以药滓涂咬处，良久，复灌二钱，其苦皆去。问之，乃五灵脂1两，雄黄半两，同为末，止此耳。后有中毒者，用之无不效验。（《历代无名医家验案》）

编者按：在中华民族的传统节日中，端午节有饮雄黄酒的风俗习惯。更有神话故事白娘子饮雄黄酒而显露蛇形。由此观之，雄黄对蛇虫作用的雏形由来已久。雄黄辛苦而温，有杀虫解毒之功，善于治疗蛇虫螫伤。本案以雄黄配伍五灵脂，解毒杀虫，活血化瘀通经，故而毒气去，络脉通，气血荣，病人得以苏醒矣。

5. **腋臭**　雄黄、石膏各半斤，白矾一斤。石膏研末，放锅内煅成白色，再将雄黄、白矾研细过筛，混合搅匀，密闭保存。用时将手指沾水湿润后，沾适量药粉（约3g），使成浆糊状（勿过稠或过稀），涂于腋窝部，每日一次，连续涂药至愈。（《中药大辞典》）

6. **酒渣鼻**　鼻准赤色，雄黄、硫黄各五钱，水粉（即铅粉）二钱，共研细末，

合一处，用（头生）乳汁调敷，不过三五次愈。(《本草纲目》第九卷"雄黄"引《摄生众妙方》)

编者按：雄黄、硫黄、水粉都有毒，皆为外科常用之药，都有杀虫、祛风、解毒等作用。常外用治疗疥癣、痈疽、赤鼻、瘰疬等病。据报道，雄黄水浸剂（1：2）在试管内对多种皮肤真菌有不同程度的抑制作用。硫黄内含硫化物，局部外用有溶解角质及杀虫作用。

7. 眉毛脱落　雄黄末一两，醋和涂之。(《本草纲目》第九卷"雄黄"引《圣济总录》)

8. 带状疱疹

（1）①取雄黄粉50g，加入75%乙醇100ml混合。每天搽敷2次。如疼痛剧烈，可在雄黄酊中加入2%的普鲁卡因20ml。治疗125例，皆有效。疗程平均为5.8天。无不良反应及后遗症。(《浙江省·杭州医药》1972；2：27）②有用雄黄5g，冰片0.5g，乙醇100ml混合外搽患部，每日4~6次。治疗10例，一般在搽药1~2天后疼痛减轻，水疱萎缩，红肿逐渐消退，以后自行脱皮而愈。(《辽宁医学杂志》1960；11：37）

（2）用雄黄、蜈蚣治疗带状疱疹效果良好。将蜈蚣焙干，研为细末，与等量雄黄粉混合，加水调至糊状，涂于患处，每日5次。用药期间停用其他药物，5天为1个疗程。总有效率可达97%。

原按：蜈蚣与雄黄治疗带状疱疹有特效，外用后疼痛迅速缓解，疱疹一般2~3天结痂。方中蜈蚣通络止痛、解毒；雄黄除有解毒作用外，还能使疱疹溃疡面祛腐、收敛。两药合用，相辅相成，收到止痛、解毒、愈溃之功。（任纪林《山东中医杂志》1997；12：569）

9. 线状皮炎　①症状：皮肤接触隐翅虫体内毒液后，局部出现条索状皮疹，上有密集的小丘疹、水疱、脓疱，灼热疼痛，触之甚剧。②制法：将雄黄、枯矾等份，研细过筛、混匀，装瓶备用。③用法：取药末适量，兑入适量清茶水，调成糊状，以棉签沾药擦涂患处，1日2次，一般3天可治愈。（喻风朗《中医杂志》1991；1：32）

10. 麦粒肿　河北省医科院医学情报研究所办公室主任张某某，原系军医转业至此。1981年9月，余借调该所任职，由于饮水不便，经常夜班，左眼患针眼（麦粒肿）。痛痒不适，且来势凶猛，其苦不堪。张云一夜即愈，不必忧虑。晚饭后，张从家中带来1小瓶黄红色药水，并一支秃笔，亲自为我涂在左眼皮外面，痛痒立止，过1夜，肿势大减，继之痊愈。余询何物，张云将雄黄研粉，溶于75%的乙醇内即可，以备应用。其效甚速。张并云：其侄子患麦粒肿，后天结婚，非常着急。若此症不愈，有失雅观。张予涂之，次日即消。随录之。(《偏方奇效闻见

录》1981；9：21）

编者按：本案乃纪实疗效，其中雄黄粉与乙醇之准确比例不明，用之需自行摸索，应先用较低浓度开始观察，适当增加浓度，达到如案中所述最佳疗效为宜。

11. **湿疹**　我的女儿满百天后就长了湿疹，脸上、身上几乎没有 1 寸皮肤是好的。皮肤烂了，肌肉的红色暴露出来，流出来的是黄色的水。我曾经四处求医，用过市面上出售的各种皮肤膏药，又用过消炎片碾成细粉洒在患处，又曾经遵照医嘱注射过 10 多次青霉素，均不见效，反而觉得小孩的湿疹越来越厉害。这样足足有 1 年多，当时我和我爱人都以为孩子没有希望了，十分悲哀。后来在路上碰见一位老太太，蒙她介绍用雄黄粉治疗湿疹的方法。我按照单方去调配使用，每天涂抹 10 多次，一星期后湿疹便干了，再过一星期，便见烂肉上长出皮肤来了。现在小女儿的湿疹全部好了，脸上没有留下斑痕。现将雄黄治湿疹的方法介绍如下。

治疗方法：准备雄黄粉、香油约 9g，火纸 1 张。用火纸把雄黄包好，灌以香油，使渗透后，用火燃着火纸，即滴下雄黄油来。温热的雄黄油涂抹患处，每天 10 次左右。连续 2 周，便见功效。（谢常青《中医杂志》1957；9：491）

编者按：本案之疗效不禁令人惊叹中医学单方验方之神奇！《神农本草经》曰雄黄"杀百虫毒"。《本草纲目》说"雄黄乃治疮杀毒要药也"。雄黄辛苦而温，具有燥湿杀虫、祛风解毒之功用。上述雄黄之用法，更有奇妙之思想。所用"火纸"即涂着硝的纸，容易燃烧，祭奠逝者时烧的纸钱即"火纸"。

12. **脓疱疮**　先用 75% 乙醇消毒病损及周围皮肤，已成脓疱者剪破疱壁除去脓液；已结痂者，去痂后用生理盐水清洁糜烂面。根据病损多少，取适量 75% 乙醇或饮用白酒加入雄黄末适量，调成稀糊状，用棉杆涂敷于患处，覆盖消毒纱布（亦可不盖纱布），每天 1 次，直至痊愈。注意：因雄黄遇热可分解为剧毒的三氧化二硫，故应存放于阴凉处备用。如治患儿，男，9 岁。双膝以下及双足背散在脓疱疮 10 余个。已部分结痂。其妹 7 岁，双足背亦发生脓疱疮 7 个，外敷消炎油膏等治疗半月多不愈。用本法治疗 7 日，全部脱痂治愈。（孙平周《四川中医》1984；2：45）

编者按：《神农本草经》曰雄黄治"恶疮"，历代以雄黄治疗疮痈、疥、癣，多为外用。本案治例方法，切实可行。

13. **寻常疣**　鲜茄子适量切片，雄黄适量研细末。先将患处用温热水浸泡洗净，用消毒刀将寻常疣蓬松面修平，以不出血为度。用茄片蘸雄黄末外敷 2~3 分钟，每天 1 次。一般外擦 2~5 次，15 天左右即可全部脱落而愈。如治张某某，女，10 岁，学生。1980 年 6 月，左手背及下肢长"瘊子"30 多个，小如黍米，大如黄豆，表面蓬松，形似花蕊，有触痛感。于 1981 年 7 月前来治疗，经用上方法药 2 次，半月后"瘊子"全部脱落而愈，至今未复发。（蒋发谦《四川中医》1984；2：41）

（二）内科病

1. **癫痫卒倒，常愈常发** 雄黄（水飞过）、胆星（俱研细）、蓖麻肉各等份。共研匀，米糊为丸，如绿豆大。每早饭后服一钱，白汤下。（《方脉正宗》）

2. **腹胁痞块** 雄黄一两，白矾一两。为末，面糊调膏摊贴。（《集玄方》）

3. **偏头痛** 雄黄、细辛等份。研令细。每用一字已下，左边疼吹入右鼻，右边疼吹入左鼻。（《博济方》至灵散）

4. **破伤风** 用雄黄粉15g，豆腐250g（为成人1日量），儿童酌减。将豆腐中心挖一孔，雄黄填于孔内，用挖出之豆腐覆盖，水煮1小时。待痉挛停止时将豆腐连汤分3次服下，连服5天，曾治2例，均愈。但由于病例尚少，需继续在实践中验证。（朱云卿《江苏中医》1963；1：39）

编者按： 破伤风必须预先注射破伤风之药。上述以雄黄治之而愈，值得研究。

5. **热带性嗜伊红细胞增多症** 雄黄中含有三硫化二砷，用雄黄治本病1例，结果取得明显效果。用量：每次1.2g，日服2次。服后4天气促、咳嗽均减轻，肺部啰音消失，血检白细胞由 $18.3 \times 10^9/L$ 降为 $8.4 \times 10^9/L$，嗜伊红细胞由0.63降为0.24，X线胸片复查与治疗前对比有明显吸收，自觉症状消失出院。（《福建中医药》1960；3：41）

6. **流行性腮腺炎** 用雄黄45g，明矾50g，冰片3~5g，共研细末，装入有色瓶中密闭备用。每次取3~5g置小杯中，酌加75%乙醇调成糊状，涂于局部，每日2~3次。治疗16例（腮腺高度肿胀，体温在38℃左右），1~2天后即明显消肿，体温恢复正常，第3天症状完全消失。较对症治疗组（计20例，疗程为5~15天）疗程明显缩短。（《江苏中医》1957；3：16）

7. **蛲虫病** 培某，男，2岁。每晚因肛门部奇痒而睡眠不宁，并于肛门周围发现乳白色小虫，诊断为蛲虫病。经涂药1次，能安静入睡，连续涂3天，症状消失，肛门周围未再见有乳白色小虫，临床治愈。治疗方法：雄黄15g，研为细末，与医用凡士林100g混合调匀。每晚临睡前涂适量于肛门内及周围，次日晨用生净布擦去，连用3~7天。（杨启照《赤脚医生杂志》1978；4：38）

编者按： 本案以雄黄治蛲虫方法简便，可以如法治之。但用之宜慎，以免中毒。有相关报告说，雄黄中毒症状为上吐下泻等。中毒后之急救方法，生甘草1份，绿豆2份，煎浓汁频服。

矾　石

矾石（异名白矾、明矾），酸、涩，寒（气微，味微甜而涩），有小毒（量大刺激性大）。功用消痰、燥湿、止泻、止血、解毒、杀虫。古人总结说"矾石之用有四：吐利风热之痰涎，取其酸苦涌泄也；治诸血痛，脱肛，阴挺，疮疡，取其酸涩而收也；治痰饮，泄痢，崩、带、风眼，取其收而燥湿也；治喉痹痈疽，蛇虫伤螫，取其解毒也"（《本草纲目》）。其"善收湿淫，最化瘀浊，黑疸可消，白带能除"。（《长沙药解》）

（一）内科病

1. 癫狂　治癫狂因忧郁而得，痰涎阻塞包络心窍者，白矾三两，川郁金七两。二药共为末，糊丸梧桐子大。每服五六十丸，温汤下。（《本事方》白金丸）

2. 癫痫

（1）风痰痫病　生白矾一两，细茶五钱。为末，炼蜜丸如梧子大。一岁十丸，茶汤下。大人五十丸，久服痰自大便中出。（《卫生杂兴》化痰丸）

（2）癫痫　白矾研粉，每日早晚各服 1 次，每次 3~4.5g。一般发病 1、2 个月者服药 20 天，半年者服药 1 个月，1 年以上者服药 1~3 个月。试治 5 例，均控制发作，分别经 4 个月至 3 年观察，未见复发。（《福建中医药》1962；6：239）

3. 中风

（1）中风痰厥　四肢不收，气闭膈塞者，白矾一两，牙皂角五钱。为末，每服一钱，温水调下，吐痰为度。（《本草纲目》）

（2）初中风　失音不语，昏冒不知人，先宜吐风痰，令省觉，白矾二两（生用），生姜一两（连皮擦碎，水二升，煮取一升二合）。上二味，先细研白矾为末，入浓煎生姜汤研滤。分三服，旋旋灌，须臾吐出痰毒，眼开风退，方可救治。若气衰力弱，不宜用猛性药吐之，设吐得痰毒，别增疾。（《圣济总录》白矾散）

4. 胃肠炎、消化性溃疡

（1）慢性胃炎、胃及十二指肠溃疡　明矾九份，淀粉一份。用冷水做丸，如黄豆粒大小。每日服三次，每次二至三钱。（内蒙古《中草药新医疗法资料选编》）

（2）肠炎　明矾研末，装入胶囊。每天服二次，每次两个胶囊，温开水送下。（辽宁《中草药新医疗法资料选编》）

（3）消化性溃疡　刘某某，男，60 岁。烧心吐酸伴胃脘规律性疼痛 3 年，遇冷加重。诊断：消化性溃疡。予白矾 2g，鸡子 1 枚，加适量热开水使成汤状，顿服，日 2 次，连用 3 天症状悉除。（刘文汉治验）

编者按：白矾既能收敛，又有抗菌、制酸作用，所以对消化系统疾病治疗面广泛，疗效良好。

5. 上消化道出血、外伤出血

（1）刘某某，男，60 岁。吐血、便血一昼夜，神志尚清，面色黄白，脉芤数。

化验血色素 5g。诊断：上消化道出血。予白矾末、鸡蛋温水调服，当日血止。

（2）张某某，女，60岁。因左锁骨上破溃性淋巴结核行扩疮术，术后回病房时，因咳嗽致颈部动脉破裂，血出成柱状，高达耳垂。立即填塞白矾末压迫，血立止。

（3）白某，女，17岁。刀伤中指末节，血流如注，急敷白矾末，局部加压包扎，血立止，一期愈合。

原按：白矾是作用于出血部位的收敛止血药，止血快，数秒钟即可起效，又有抗菌作用，所以用于局部止血既能立即止血，又能防止感染，诚属止血特效药。（刘文汉治验）

6. 妇人遗尿不知　矾石（熬）、牡蛎（熬）各三两。上二味，捣筛为散，酒服方寸匕。亦治丈夫。（《千金翼方》）

7. 传染性肝炎　取明矾研粉装入胶囊，每次 1g，日服 3 次，或每日顿服 3g。亦可用枣泥 850g，加入甘油 500ml，捣成泥膏状，和入明矾粉 500g，制成丸剂，每日顿服 9g，孕妇减半。儿童以 5% 明矾糖浆口服，按年龄酌减。均于空腹时服。疗效结果：一般以 10~30 天为一疗程。初步观察，有使症状很快改善、黄疸及早消退、肝功能迅速恢复等作用。据对 76 例的观察，用药后一般症状和黄疸平均消退日数分别为 4.9 和 12.6 天。住院日数 8~36 天不等，平均 19.6 天。出院时除症状完全消失外，肝肿大及肝功能复查，绝大多数病例均恢复或接近正常。此外，明矾对肝硬化引起的黄疸及阻塞性黄疸亦有疗效。服药后除偶有恶心或便秘外，无其他不良反应。（《浙江中医杂志》1959；8：23。《福建·医学文摘》1962：92。《新中医药》1958；1：28。《湖南科技情报·传染性肝炎专刊》1960：23）

编者按：《金匮要略》黄疸病篇以硝石矾石散之两味药治"黑疸"（肝硬化），张锡纯用此方治慢性肝炎，说明矾石（白矾）治肝病之特殊功用。

8. 腋下狐臭　矾石绢袋盛之，常粉腋下。（《本草纲目》）

（二）外科病

1. 痈疽疔疮

（1）痈疽肿毒　李迅《痈疽方》云：凡人病痈疽发背，不问老少，皆宜服黄矾丸。服至一两以上，无不作效，最止疼痛，不动脏腑，活人不可胜数。用明亮白矾一两生研，以好黄蜡（即蜂蜡，或称蜜蜡，为中华蜜蜂公蜂分泌的蜡质经精制而成）七钱熔化，和丸梧子大。每服十丸，渐加至二十丸，熟水送下。如未破则内消，已破即愈合。如服金石发疮者，引以白矾末一二匙，温酒调下，亦三五服见效。有人遍身生疮，状如蛇头，服此亦效。诸方俱称奇效，但一日中服近百粒，则有力。此药不唯止痛生肌，能防毒气内攻，护膜止泻，托里化脓之功甚大，服至半斤尤佳，不可欺其浅近，要知白矾大能解毒也。今人名为蜡矾丸，用之委有效验。(《本草纲目》第十一卷"矾石"附方)

编者按： 白矾酸寒有毒，有解毒、杀虫、燥湿、消痰之功。《神农本草经》载其治"阴蚀恶疮"。《药性论》谓之"治鼠漏瘰疬"。《本草蒙筌》说："敷脓疮收水。"《医林纂要》说："生用解毒，煅用生肌却水。"蜂蜡，性味甘平，有解毒、生肌、定痛之功，还有缓和白矾毒性及赋形的作用。本方可用治疮痈内攻，久溃不敛等证。

（2）疗肿恶疮　白矾（生用）、黄丹各等份。上各另研，临用时各抄少许和匀，三棱针刺疮见血，待血尽上药，膏药盖之。(《卫生宝鉴》二仙散)

2. 瘙痒（荨麻疹）　白矾 10g，花椒 5g，食盐 10g，以上药味煎 20 分钟后，取汁 250ml，早晚各擦洗 1 次。若复发，原方继治，仍显效。(李志刚《新疆中医药》1998；1：63)

3. 疥疮　马某某，男，15 岁。全身瘙痒 1 月余。查：全身泛起大小不等的小丘疹，以腹部和阴囊部为重。诊断：疥疮。予白矾适量，轻粉少许研极细末，蘸香油在手掌挫擦，然后再用手掌在病处挫擦，日 2 次，4 日愈。(刘文汉治验)

编者按： 中医认为疥疮与潮湿有关，矾石功能燥湿杀虫。现代药理研究证明矾石能杀疥虫。

4. 痔疮　白某某，女，40 岁。肛门突然肿痛 2 日就诊。查：膝胸位 5 点处凸起乳头状紫红色肿块 1 枚。诊断："血栓性外痔"。予白矾末 30g，加温水 1000ml，先熏后坐浴，泡洗肛门 20 分钟左右，每日 3 次，连用 3 天痛止肿消。

又治李某某，男，65 岁。间断便血，便时直肠脱出肛外，便后可自行还纳 1 年，伴肛门坠胀感半年就诊。查肛镜示：肛窦肿胀红赤，直肠有 4 枚紫红色肿块，并有黏膜损害。诊断：内痔Ⅱ期、肛窦炎。予白矾 6g，加温水 100~150ml，行保留灌肠，日 2 次，连用 1 周愈。(刘文汉治验)

编者按： 据《中药大辞典》转载：将明矾制成注射液，对内痔、脱肛、子官脱垂等都有良效。另外，用之（枯矾、冰片）制成混悬液，用于控制烧伤创面绿脓杆菌感染者 254 例，对绿脓杆菌具有明显的抑制作用。

（三）五官科、儿科病

1. 鼻中息肉，不闻香臭　烧矾石末，以面脂和，绵裹着鼻中，数日息肉随药消落。(《备急千金要方》)

2. 鼻痔臭不可近，痛不可摇　白矾（煅枯）二钱，硇砂五分。共为细末，每用少许点上。(《医学心悟》白矾散)

3. 牙齿碎坏 患齿碎坏，欲尽者。常以绵裹矾石含嚼，吐去汁。(《本草纲目》第十一卷"矾石"引《肘后备急方》)

4. 衄血不止

（1）枯矾末吹之。(《圣济总录》)

（2）白某某，女，75 岁。鼻中滴血连珠已半日，曾用肾上腺素棉球堵塞等措施无效。予棉球蘸白矾末堵塞鼻腔出血处，血立止。(刘文汉治验)

（3）周某某，男，12 岁。肝炎病人，凝血机制较差。因食大辛大热之品，引起鼻衄、血流不止，遂用药棉卷成与鼻孔大小的条状，蘸白矾末，病人抬头呈脸斜向上仰位，将棉条塞入鼻孔，维持 1~2 分钟，即止。(柳德学《江西中医》1989；20：49)

编者按： 本案乃热迫血行，鼻络受损所致。《神农本草经》云"白矾，味酸，寒"。酸则能收能敛，寒则清热。热清血宁则鼻衄自止。真乃神奇之用也！

5. 赤目风肿 甘草水磨明矾敷眼胞上效，或用枯矾频擦眉心。(《濒湖集简方》)

6. 中耳炎

（1）急慢性化脓性中耳炎 枯矾二钱，冰片四分，五倍子五分。共研细末。将外耳道脓性分泌物用棉棒擦干后，吹入上药，一日三次。(《中药大辞典》)

（2）用 10% 明矾液滴耳，每日 1 次。治疗 50 例，用药 2~15 次后，痊愈 32 例，显著进步 14 例。少数因感冒、洗浴而复发。初步观察，明矾液有去腐生新和使中耳腔干燥等作用。另有用 10：1 的枯矾、冰片混悬液滴耳，治疗 34 例，结果有 12 例经 6~20 次用药后，耳腔干燥。(沈阳医学院《论文摘要·五官科、皮肤科》1960：14)

7. 小儿脐中汁出不止兼赤肿 白矾烧灰，细研敷之。(《太平圣惠方》)

结 语

矾石首见于《山海经》，云："女床之山，其阳多赤铜，其阴多石涅。"郭璞注云："即矾石也，楚人为涅石，秦人名为羽涅也。"《神农本草经》亦将矾石称"羽涅"。经方用矾石，取其清热、燥湿、降气、止带等功用。古今医家取之内服、外用治疗许多急症、杂病，用之得当，疗效奇特。

矾石主要含硫酸铝钾。本品对多种球菌和杆菌有抑制作用；有明显抗阴道滴虫作用；能和蛋白化合成难溶于水的蛋白化合物而沉淀，用于局部创伤出血。内服刺激胃黏膜而引起反射性呕吐，故用之宜慎重。内服多入丸、散，量不可大。

蜂　窝

蜂窝，《神农本草经》《名医别录》均称露蜂房。性平，味苦咸微甘，有毒。入肝、肾、胃三经。功用祛风定惊、解毒疗疮、散肿定痛、兴阳益肾。内服外用可治疗各科多种难治性病证。

（一）内科病

1. 重舌　重舌口中涎出，蜂房烧灰细研，以好酒和傅之，日三四次。（《太平圣惠方》）

2. 阳痿　蜂房炙存性，研末。每服 6g，睡前服，有兴阳起痿作用。得效即停服。（《虫类药的应用》）

编者按：《虫类药的应用》是已故国医大师朱良春先生的专著。朱老善用虫类药治疗各科疾病。

3. 遗尿　遗尿虽为小恙，但原因较多，部分病例不易根治。考唐《新修本草》记载蜂房能治"遗尿失禁"，可是《子母秘录》却又说它能治二便不通。由此可知，本品治疗遗尿，重在温阳益肾以固本。凡遗尿久治不愈，病情顽缠，体质虚弱者，均可选用。制服法：露蜂房炙存性，研极细末。成人每服 3~6g，年幼者酌减，一日 2 次，黄酒或开水送下。如有其他兼症，宜配合煎剂调治。如治陈某，男，25 岁，工人。自幼即患遗尿，迄今未已，每三五日一作，辛劳时则增剧。求治多年罔效，颇以为苦。顷方新婚，内心尤感苦闷。察其面色不华，询之有怯冷、腰酸之征，结合脉右尺沉弱，乃下元亏虚、命火不振之候。予蜂房散 60g，嘱每服 6g，一日 2 次，开水送下。但病人误以为每服 30g，竟于二日服完。药后宿疾顿愈，未发生任何不良反应。然此过量之剂，终不足为法，仍以小量连服或递加为宜。（《虫类药的应用》）

4. 咳嗽、喘证（慢性支气管炎）

（1）安徽宿县地革会科技小组（《科技情况》1973 年），采用民间验方"蜂房末炒蛋"，经治 203 例慢性支气管炎，其有效率分别为 92.6%、88.6% 及 81.8%，控制主要症状的时间（60% 以上病人）在 3 天内。可知本方不但疗效高，而且见效快。经临床观察，本方除具有止咳化痰及平喘的效能外，还有催眠、增加食欲及止血的作用。用法：露蜂房粉 1.5~3g，鸡蛋一个（去壳），放锅内混和，不用油盐，炒熟，于饭后一次服用，每日 1~2 次。不良反应：只有少数病人服后有头晕、恶心、腹泻、心悸，不需停药。

治例：邱某某，男，50 岁，农民。患慢性支气管炎 6 年。每年冬天加重，平时受凉即犯。这次治疗前咳嗽频繁，咳痰很多，伴气喘而不能平卧。查体：二肺可闻及哮鸣音（＋）。胸透：纹理增加。血检：白细胞 11×10^9/L。诊断为："喘息型慢性支气管炎"。中医辨证：虚寒型。服药第二天，咳嗽明显好转，咳痰减少，食欲增加，由原来一顿1.25两，增至一顿5两。服用一疗程（10天）后，咳嗽消失，咳痰明显减少，喘息也基本控制。（《虫类药的应用》）

编者按： 据朱良春先生介绍，"蜂房末炒蛋"验方，用于小儿慢支，效尤显著。

（2）民间流传一治慢性支气管炎的单方，由露蜂房、钩藤各9g组成，谓连服7日即可奏效。证之临床，凡久咳不已，或时作时辍，时轻时剧，咳时面红气急，涕泪俱出者，用之确有疗效。（《虫类药的应用》）

5. 关节肿痛 去痛酒：蜂房60g，生川、草乌各15g，75% 乙醇300ml浸泡半月。以药棉蘸擦关节肿痛处，或浸纱布湿敷。对关节肿痛而有冷感者最为适合，如为热痹则不宜用。（《虫类药的应用》）

6. 骨结核、骨髓炎、关节炎

（1）以上所述3种疾病均较顽固，但以解毒疗疮、散肿定痛、蠲痹通络之虫类药组成的"四味解毒丸"（炙蜂房、土鳖虫、全蝎、蜈蚣等份，研细末，水泛为丸如绿豆大，每服3g，一日2次）治之，有较好的疗效。南京铁道医学院附院外科使用多年，甚感满意。（《虫类药的应用》）

（2）骨结核乃毒痰凝结为患，治之必须开其腠理，解其寒凝，气血乃行，毒亦随之而消，自无不愈。遂拟定"蜂房散"治之，收到显效。处方：蜂房、血余炭、熟地各60g，蛇蜕、蝉蜕、僵蚕各30g，共为细末，每次服3g，日2次，黄酒为引。本方治骨结核无漏孔者最合，体虚过甚者服之易致呕吐，可减小剂量，配合阳和汤并用为宜。（哈尔滨市中医学术经验继承小组《黑龙江中医药》1966；6）

（二）妇科病

1. 不孕症 崩中漏下，青黄赤白，使人无子，蜂房末，三指撮，酒服之。（《备急千金要方》）

2. 乳痈（急性乳腺炎）

（1）女人妒乳 乳痈汁不出，内结成脓肿，名妒乳（此证因新生儿未能吮乳，或乳胀捏其汁不尽，导致乳汁蓄结，与血气相搏，壮热大渴，全乳胀硬掣痛，迟则为痈）。用蜂房烧灰，研，每服二钱，水一中盏，煎六分，去渣温服。（《本草纲目》第三十九卷"露蜂房"引《简要济众方》）

编者按： 露蜂房味甘、性平，有毒。《日华子本草》谓治"乳痈"，《本草汇言》载"散疗肿恶毒"。药理研究证实，露蜂房有抗炎、镇痛和抗菌作用。

（2）蜂房散　将蜂房拣净撕碎，置锅中，以文火焙至焦黄（忌焦黑），再研细末，瓶贮备用。每服2~3g，每4小时一次，以热黄酒一两冲服。如连服3天有明显进步而未全部消散者，可续服之。倘服后无明显好转而有化脓趋势者，应考虑手术。服药期间，应多饮开水，避风寒，多静息。重症可辅以热敷。已有化脓倾向者，则不宜服用。

原按：蜂房散为民间流传较广的治乳痈的单方，可是医者却很少知道采用，后来在搜集单方运动中，才得以发掘。（杨中学《中医杂志》1963；11：407）

3.**乳癌**　乳癌散：本方出自《验方新编》。临床初步观察，乳癌初起，服本方一月可使坚核趋向缩小；连服2~3个月，轻者即愈；稍重者，则需较长期连续服用。处方：炙蜂房、苦楝子、雄鼠粪各等份，炒研细末（或水泛为丸），每服9g，开水或米酒送下，间日服一次，江苏海门县中医院用本方加山羊角（用量为它药之双倍），制为"乳癌丸"，每服9g，一日2次，开水送下。据称疗效更好，可以试用。（《虫类药的应用》）

编者按：上述治乳癌验方，可用于其他乳腺病"坚核"的治疗。一旦发现乳癌，应早期手术，而"乳癌散"可辅助治之。

4.**清水样带下**　带下多因肝郁脾虚，湿热下注，或肾阳不振，下元亏虚，或感受湿毒而致。一般辨证用药，均可取效。唯偶见一种"清水样带下"，类似"白崩"，殊为顽固；如于常规用药中伍以蜂房，则疗效显著。殆因蜂房具有独特的温阳益肾、解毒散肿之功。（《虫类药的应用》）

（三）儿科病

1.**脐风**　小儿脐风湿肿久不瘥，露蜂房烧末，敷之效。（《子母秘录》）
2.**喉痹**　小儿喉痹肿痛，蜂房烧灰，以乳汁和一钱匕服。（《食医心镜》）
3.**百日咳**　露蜂房一个，先用开水泡4~5次，至无红汤为止，再用清水漂数次，然后用纱布包好，加水两碗，煎数沸。再加冰糖一两，煎取药汁，候温顿服。对百日咳有一定效果。（《虫类药的应用》）

4.**寸白虫、蛔虫**　蜂窠烧存性，酒服一匙，虫即死出。（《生生编》）

（四）外科、口腔科病

1.**蜂螫肿疼**　蜂房为末，猪膏和敷。或煎水洗。（《本草纲目》第三十九卷"露蜂房"引《备急千金要方》）

编者按：蜂房，性味甘平，有毒。有祛风、攻毒等作用。《名医别录》载其"疗蜂毒，毒肿"。《日华子本草》亦曰："蜂叮，恶疮，即煎洗。"《本草汇言》谓其"驱风攻毒，散疗肿恶毒"。故而本方用之以毒攻毒，又以甘凉之猪脂膏赋形，更增其祛风解毒之功。现代临床用于治疗多种疮疡肿毒及感染性疾病，效果满意。据现代研究，露蜂房含有蜂蜡、挥发性蜂房油（有毒，内服可导致急性肾炎）等成分，具有抗菌、消炎、镇痛等药理作用。

2. 风痒 风气瘙痒及瘾疹。蜂房（炙）、蝉蜕等份，为末，酒服一钱，日三服。（《本草纲目》第三十九卷"露蜂房"引《姚僧坦集验方》）

3. 疖 软疖频作，露蜂房二枚，烧存性。以巴豆二十一粒，煎清油二三沸，去豆。用油调傅，甚效。（《本草纲目》第三十九卷"露蜂房"引《唐氏得效方》）

4. 疽、疮痈（化脓性感染） 取蜂房1两，加水1000ml，煮沸15分钟，过滤去渣。用于浸泡或冲洗创面，每日1~2次，每次以洗净创面脓液、污物为度，洗后创面用消毒纱布敷盖。本法对外伤性感染、手术后伤口感染、疖、痈、烫伤、蜂窝织炎、新生儿皮下坏疽等均有一定疗效，特别对于坏疽性（溃烂的）和化脓性的疮面更为有效。药液具有去腐、生肌、消炎、止痛等作用，并能促进创口早期愈合。但对伴有发热及全身中毒症状者，则应酌情配合其他药物治疗。（《山东省·聊城医药技术资料》1972；3：6）

5. 疔疮 潮安县风塘中学红医班科研组用"蜂房散"治疗疔疮60例，有效率为100%。发病部位均在面部，未用任何药物配合，值得推广使用。处方：蜂房1个，三黄（黄芩、黄连、黄柏各等量）末5g。制法：蜂房烧存性（以烧至黑褐色为度，切不可烧成灰烬），研末，与三黄末混合即成。用法：菜油调敷患处。若敷上之药能持续保存，即不必换药。一般在敷药2天内出脓，至第3天就可结痂痊愈。（《虫类药的应用》转录《中医杂志》1972；8：57）

6. 脱疽（闭塞性脉管炎） 手指、足趾色黑内陷，痛不可忍，逐节脱落。用蜂房炙研细末，以醋调搽，每日一换，并内服《石室秘录》之"驱湿保脱汤"（苡仁90g，茯苓60g，桂心3g，白术30g，车前子15g，每日1剂，连服10剂），有一定的疗效。（《虫类药的应用》）

7. 牙龈脓肿、牙痛、走马牙疳 ①牙龈脓肿多由阳明经蕴热，随经熏灼于上，治宜清胃降火、解毒消痈；而肾主骨，齿为骨之余，又宜兼以益肾。处方：炙蜂房、玄参、骨碎补各9g，水煎服，每日1帖，连服3~5帖可愈。②用露蜂房一小块，加水一小碗，煮沸待温，含漱，治牙痛甚效。③对于走马牙疳，牙根腐烂者，用蜂房加冰片少许，研细末，吹数次可效。（《虫类药的应用》）

结　语

历代本草均谓蜂房有毒，但有的医家临床实践观察，虽服大量（内科病治遗尿案之病人误服蜂房散30g），亦未发现毒性反应。故治用一般剂量效果不佳时，只要用之得当，可适当加大用量。既能内服，又可外用。对内、妇、儿、外、口腔等各科许多疾患有疗效。

据现代研究，蜂房有强心、利尿、止血、驱虫等作用。本品含有蜂蜡、树脂、挥发油、钙、铁等成分。

蛇床子

蛇床子，辛、苦，温，有小毒。外用有燥湿杀虫止痒之功，内服有温肾助阳之效。其"功用颇奇，内外俱可施治，而外治尤良。若欲修合丸散，用之于参、芪、归、地、山萸之中，实有利益，然亦宜于阴寒无火之人，倘阴虚火动者，服之非宜"（《本草新编》）。由于蛇床子为"温燥刚烈之品……甄权已谓有毒，濒湖且谓蛇虺喜卧其下，食其子……外疡湿热痛痒，浸淫诸疮，可作汤洗，可为末敷，收效甚捷，不得以贱品而忽之"（《本草正义》）。

（一）内科病

1. **哮喘** 蛇床子是一味温肾壮阳药，笔者从一病例中偶然发现，并经验证，蛇床子具有止咳平喘之功。（马建海《中医杂志》2000；8：456）

2. **心悸（吞咽房速）** 赵某，女，38 岁。1997 年 1 月 9 日初诊。病人无明显诱因心慌 3 个月。初未在意，后因发作频繁，曾就诊某医院，诊为"吞咽房速"。经过普鲁本辛、心得安等药治疗 2 周，未见明显效果。吞咽诱发心慌持续 1~2 秒；进餐后多持续 1~2 分钟。既往无心脏病。心脏听诊：吞咽时，即刻闻及短阵快速心率。心电图：吞咽房性短暂心动过速。心脏彩超检查无异常。食道亦未见其结构及功能异常。现进食心悸，头晕胸闷，气短乏力，睡眠偶被惊醒，腰酸膝软，月经错后，白带多，舌淡、苔白腻，脉沉滑。综观脉证，为脾肾阳虚，痰湿瘀阻。宜温阳健脾、散寒除湿、宣痹通络。独取一味蛇床子 60g，水煎分 2 次服。二诊：药尽 3 剂，自觉心悸痊愈，吞咽时未闻及早搏及心动过速。再进 3 剂巩固疗效。随访月余未见复发。

原按： 本例独用蛇床子，取其下能温肾助阳，中能健脾燥湿，上可宣痹通络。一药多能，标本兼治，既协调心、肾、脾胃脏腑之功能，又宣通经脉之痹阻，故而胃气和降，气行有序，虽无安神之功，但获安神之效。（刘炳乾《中医杂志》2000；8：456-457）

3. **脱疽（脉管炎）** 郝某，男，61 岁，1996 年 4 月 8 日初诊。患脉管炎已 8 年。右下肢麻木，冷痛，前下肢漫肿无边，皮肤呈灰黑色，有多处溃烂，如败絮状，不断有大量清稀物渗出。内外兼治多年，无明显效果。病人形体消瘦，面色萎黄，舌淡、苔白腻，脉沉缓。此为脱疽，属虚瘀型，宜补气、养血、通脉施治。拟方：

鹿茸、黄芪、当归、川芎、地龙、鸡血藤、牛膝。用药1周罔效。联想临床治疗渗出性皮肤病加用蛇床子，每能收到预期效果，随方加入蛇床子40g。4日后病人来诊告知，病情大减，渗出物基本消失。巩固治疗计月余，溃疡愈合，皮色趋于正常，病告痊愈。

原按： 脉管炎属脱疽范畴，由元气不足，脏腑功能失调，痰瘀凝聚，阻滞经脉，旧血不去，新血难至，肢端失养所致。《日华子本草》称蛇床子"治暴冷，暖丈夫阳气，扑损瘀血"。考《神农本草经》又云"除痹气，利关节"。本案重用蛇床子取其温阳燥湿、活血祛瘀，因其切中病因、病机，故收效迅捷。由此可见，蛇床子用于脉管炎之治，不仅在于温阳燥湿之性，更在于其宣痹、托旧生新之能。实乃治脱疽不可多得的一味良药。（刘炳乾《中医杂志》2000；8：456-457）

4. 阳痿 菟丝子、蛇床子、五味子各等份。上三味，末之，蜜丸如梧子。饮服三十丸，日三。（《备急千金要方》）

编者按： 蛇床子具有良好的补肾壮阳功效，目前医者多忽视之，应重视起来。

5. 慢性前列腺炎 笔者近几年在临床治疗慢性前列腺炎150例，取得一定的疗效。处方：蛇床子50g，肉桂50g，大黄30g，共研末，每次口服5g，每日2次，连服30日。

原按： 经笔者临床观察，本病初起多为湿热蕴阻下焦，日久病情由实转虚，多数表现为肾阳不足。而蛇床子温肾壮阳，起到扶正祛邪、强身固本的作用。配伍大黄通便泄热、抗感染，配肉桂疏通血脉、宣导百药，使前列腺组织血流量增加，促进前列腺组织的血液循环。临床应用时，应详审病因，随症相应改变蛇床子、大黄、肉桂等药的用量。（陈树清《中医杂志》2000；8：457）

6. 阴囊肿痛 蛇床子末，鸡子黄调敷之。（《永类钤方》）

（二）妇科病

1. 阴痒（滴虫性阴道炎）

（1）阴痒 蛇床子一两，白矾二钱。煎汤频洗。（《濒湖集简方》）

（2）滴虫性阴道炎 先用10%蛇床子煎液500ml，冲洗阴道，然后将0.5g的蛇床子片剂（由蛇床子提取物制成）2片纳入阴道。连续治疗5~7天为一疗程。经近百例观察，多数用1疗程即可治愈，滴虫转阴，痒感消失，阴道清洁，白带消失或显著减少。此外，试用于非滴虫性阴道炎，也有减少白带分泌物的作用。对有宫颈糜烂者，应用后未见不良反应。（《中医杂志》1956；5：250）

编者按： 滴虫性阴道炎，以带下、阴痒为主症。其病因为湿，"湿生虫"，虫蚀则瘙痒不止。有两篇报道治疗滴虫性阴道炎：①蛇床子五钱，水煎，灌洗阴道。

（江西《草药手册》）②蛇床子一两，黄柏三钱。以甘油明胶为基质做成（2g重）栓剂，每日阴道内置放一枚（内蒙古《中草药新医疗法资料选编》）。上述报道亦可佐证，蛇床子确是一味主治"湿痒"滴虫性阴道炎的良药。

2. 阴挺（子宫脱垂）

（1）妇人子脏挺出　蛇床子一升，酢梅二七枚。水五升，煮取二升半，洗之，日十过。（《僧深集方》蛇床洗方）

（2）产后阴下脱　蛇床子一升，布裹炙熨之，亦治产后阴中痛。（《备急千金要方》）

3. 卵泡发育不良　对卵泡发育不良或无排卵性不孕症的病人，用促排卵药物不效时，在复方中加入蛇床子，疗效颇佳。

原按： 笔者在多年的临床实践中，将蛇床子用于治疗卵泡发育不良的病人300余例，均收到较好的效果。《日华子本草》谓："治暴冷，暖丈夫阳气，助女人阴气。扑损瘀血，腰胯痛，阴汗湿癣，肢顽痹，赤白带下，缩小便。"现代药理研究有类激素作用。一般用10~15g入煎剂或同其他药物研细末入丸散剂，部分病人服用后可有恶心头晕的现象，停药后即可消失，未发现其他不良反应，疗效肯定。（刘丽玲，刘永娜《中医杂志》2000；8：455）

4. 外阴白色病变（外阴白斑）　外阴白色病变，俗称"外阴白斑"，属中医"阴痒"范畴。该病以外阴皮肤黏膜不同程度变白、粗糙、萎缩、弹性下降，同时伴瘙痒为主症。笔者临床采用以蛇床子为主，内服加外洗法治疗，疗效显著。方法：蛇床子40~60g，何首乌30g，胡桃肉30g，白鲜皮30g，山楂30g。肾虚加淫羊藿、鹿衔草；血虚加大熟地黄、当归用量；湿热加苍术、黄柏；阴肿裂疼加白花蛇舌草。每日1剂，水煎内服，药渣以纱布袋包裹入盆煎煮，熏洗坐浴20分钟（可反复加温）每日2~3次。

原按： 中医学认为，该病之发生多与肝肾亏损，外阴失养有关。与西医"外阴营养不良"之说吻合。《内经》云"肾开窍于二阴""肝脉络于阴器"，故外阴白色病变与肝肾二经关系最为密切。"肾藏精""肝藏血"。肾精亏损、肝血不足，外阴失于荣养，复受风邪侵袭或湿浊下注是导致外阴白色病变的主要病因病机。蛇床子辛苦温，入肾经。内服温肾壮阳，外用燥湿杀虫止痒，故为治疗外阴白色病变之良药。《神农本草经》云："主妇人阴中肿痛。"《日华诸家本草》云："去阴汗、湿癣。"《本草疏经》云："除妇人男子一切虚寒湿所生病。"综上诸家之论述，故临床采用蛇床子为君，治疗外阴白色病变获效。配伍"养血益肝，固精益肾，乌髭发"（《本草纲目》）之何首乌；"滋补肝肾，通润血脉"（《食疗本草》）之胡桃肉；除湿祛风止痒之白鲜皮；佐"化瘀血之要药"山楂（《医学衷中参西录》），共奏滋补肝肾、益精润燥、止痒消斑之功。（韩桂茹《中医杂志》2000；8：456）

（三）儿科病

1. 小儿癣　蛇床实，捣末，和猪脂敷之。（《千金要方》）

2. 疮

（1）小儿唇口边肥疮，亦治耳疮、头疮、瘑疮　白矾一两（烧灰），蛇床子一两。为末，干掺疮上。（《小儿卫生总微论方》）

（2）小儿恶疮　腻粉三分，黄连一分（去须），蛇床子三分。上药捣细罗为散，每使时，先以温盐汤洗疮令净，拭干，以生油涂之。（《圣惠方》）

编者按： 腻粉又被称为汞粉、轻粉、水银粉。

3. 湿疹　蛇床子研成细末，用凡士林调成软膏，涂于患处，每日1~2次。观察15例婴儿湿疹（糜烂期），大多在用药第2天开始渗出减少，以后结痂而愈。（《中华皮肤科杂志》1957；2：154）

4. 痱子　应用家传之方蛇床子配苦参，煎汁温洗治疗小儿痱子56例，疗效甚佳，并能有效预防晶状白痱过程中继发的擦烂、红斑、湿疹样皮炎、假性疖痈或脓疱病等。用法：蛇床子60~90g，苦参15~30g，加水1000ml，煎汁温洗患处，日3~4次。一般2~3天即愈。（杨普选《中医函授通讯》1997；4：22）

编者按： 蛇床子与苦参均有良好的燥湿止痒之功效，配合应用，疗效尤佳，不仅小儿，成人瘙痒症亦可应用。

5. 脱肛　笔者近10年来用蛇床子治疗小儿脱肛，常获良效。如治张某，男，3岁9个月，1993年4月6日初诊。泻痢3个月，伴脱肛2个多月，虽经多方治疗未愈。查肛脱呈椭圆形，长约3cm，色淡红，质柔软，表面有淡黄色分泌物，不能自行还纳。以蛇床子适量，水洗淘净砂土及杂质，文火炒黄，研极细末，贮瓶备用。治患儿大便后脱肛，取蛇床子15g，甘草10g，明矾15g，加水300ml煎沸待温熏洗肛门及脱出的直肠黏膜。洗后擦干，将蛇床子粉撒在脱出的直肠黏膜部分，再还纳复位。每次脱出后用上法1次，用上方7天而愈，随访1年未复发。

原按： 蛇床子，辛苦温。长于温肾。《本草纲目》称"温肾助阳，治大肠脱肛"。《诸病源候论》指出"小儿患肛门脱出，多因利久肠虚冷"。小儿气血未旺，先天不足，脾肾阳虚，或过投苦寒，寒邪直中，使阳气虚衰，不能固摄，乃至脱肛。蛇床子温肾助阳，甘草益气和中，明矾收敛固涩，故有温肾收涩固脱之功。此法简易，无毒性及不良反应，宜于小儿应用。（邓泽潭《中医杂志》2000；8：457）

（四）皮肤病

1. 急性渗出性皮肤病　取蛇床子二两，用纱布包好，加水1500ml，煮沸半小时；以棉垫浸透后拧半干，温敷局部，盖以油纸或塑料布包扎，使保持一定温湿度，一般可维持0.5~1小时。每日罨包4~6次。临床观察380例，多数治疗5~10天，渗出物明显减少，炎症消退。未发现任何不良反应。（湖北医学院《科技资料》1972；1：47）

2. 阴囊湿疹 蛇床子五钱，煎水洗阴部。（江西《草药手册》）

编者按：《神农本草经》曰蛇床子"治妇人阴中肿痛，男子阳痿，湿痒"。《药性论》说用蛇床子"浴男子阴，去风冷，大益阳事"。蛇床子用之外用（洗浴、调敷）或内服，可治男子妇人由于寒湿侵于下焦所致的阴痒、阴肿以及阳痿、性欲冷淡。

结　语

蛇床子是一味外用燥湿杀虫止痒的良药，其内服温肾壮阳之功不可忽视。如其治虚寒性脱疽与妇人卵泡发育不良有特效。

现代研究表明，蛇床子在试管内对皮肤真菌有抑制作用，动物实验证明能抑制流感病毒。本品有类似性激素作用。外用治疗皮肤病有收敛、吸湿、抑制渗出等作用。

第十五章　杂疗药方

本类 22 种药涉及《神农本草经》上中下三品之草部、木部、谷部、石部、虫部等各部。这 22 种药，海藻、白蔹、蜀漆、狼牙、紫参属于草部，李根皮、槐枝属于木部，瓜蒂、冬瓜子、大豆黄卷属于谷部，云母、硝石、戎盐属于石部，蜘蛛属于虫部，还有介类文蛤与不便于归类的神曲，再就是与人（人尿）、禽（鸡屎白）、兽（猪胆汁、猪肤、猪膏、马通汁）相关的药物。上述 22 种，有临床常用专治之药，如治外疡之白蔹，疗内痈之冬瓜子，消瘿瘤之海藻，消食之神曲以及善治血证之人尿，而其他则不常用或很少用。

海　藻

海藻，咸苦，寒（气腥，味咸）。功用软坚、消痰、利水、泄热。专"治瘿瘤马刀诸疮坚而不溃者"（张元素）。盖"瘿瘤结核，皆肝胆火炎，灼痰凝络所致。寒能清热，固其专长，而阴寒凝聚之结核，非其治也"（张寿颐）。"按东垣李氏，治瘰疬马刀散肿溃坚汤，海藻、甘草两用之，盖以坚积之病，非平和之药所能取捷，必令反夺，以成其功也"（《本草纲目》）。

瘿瘤

（1）瘿气初起　海藻一两，黄连二两，为末，时时舐咽。先断一切厚味。（《本草纲目》第十九卷"海藻"引丹溪方）

编者按:《神农本草经》谓海藻"治瘿瘤气"。李东垣说"瘿坚如石，非此不除"。瘿瘤多为痰火凝络所致，海藻、黄连并用，苦能泻结，寒能清热泻火，且海藻咸能软坚消痰，火去痰消，则瘿瘤自愈。现代药理研究海藻含碘、褐藻酸、甘露醇等成分。对缺碘引起的地方性甲状腺肿大有治疗作用。

（2）颌下瘰疬如梅李　海藻一斤，酒二升。渍数日，稍稍饮之。（《肘后方》）

白　蔹

白蔹，苦甘辛，微寒（气微，味甘）。功用清热、解毒、散结、生肌。"为疗肿痈疽家要药"（《本草经疏》）。须知"古人所谓痈疽，本外疡之通称，此'疽'

字，非近世之阴疽……又可作疡家外治末药"（《本草正义》）。"涂一切肿毒，敷疔疮"（李东垣）。并"治面上疱疮"（《药性论》）等各种炎性肿块。

1. 痈肿 用白蔹二分，藜芦一分，为末，酒和贴之。日三上。（《本草纲目》第十八卷"白蔹"引《陶隐居方》）

2. 烧烫伤 白蔹末傅之。（《肘后备急方》）

编者按： 白蔹有清热解毒、散结止痛、生肌之功。故用于烫伤，可防止感染溃烂，促进疮面愈合。

3. 外科炎症 将白蔹块根去皮研末，取3两（用量根据炎症面积加减）以沸水搅拌成团后，加75%~95%乙醇调成稠糊状，外敷患处，每日1次，以愈为度。对于疔、痈、蜂窝织炎、淋巴结炎、各种炎性肿块等急性感染的初期，有显著疗效。共观察31例，除个别病情危急、全身反应严重加用抗生素外，一般不用其他药物。用药后疼痛减轻，炎症很快吸收或局限。一般经治2~3天可愈。（安徽·阜阳第一人民医院《新医学》1972；1：38）

蜀　漆

蜀漆（常山），苦辛，温，有毒。功用除痰、截疾、消癥瘕。"其气升散，其性飞腾，能开阴伏之气，能劫蓄结之痰，破血行水，消痞截疟"（《得配本草》）。即常山之幼苗，功效相类，皆截疟专药。

疟疾 民纪六年，愚欲将《衷中参西录》初起付梓，时当仲夏，誊写真本，劳碌过度，兼受暑，遂至病疟。乃于不发疟之日清晨，用常山八钱，煎汤一大碗，徐徐温饮之，一次只饮一大口，饮至日夕而剂尽，心中分毫未觉难受，而疟亦遂愈。后遂变汤剂为丸剂，将常山轧细过罗，水泛为丸，桐子大，每服八分，一日之间自晨至暮服五次，共服药四钱，疟亦可愈。若病发时，热甚剧者，可用生石膏一两煎汤，初两次服药时，可用此汤送服。（《医学衷中参西录》）

编者按： 古有"疟属少阳"之论。本案为疟邪伏于半表半里之间，出入营卫而发作。《神农本草经》云"常山，主伤寒寒热，热发温疟"。本品辛开苦泄，寒能清热，有截疟之功，故行之有效，疗效确切无疑。

狼　牙

狼牙，据《神农本草经》记载其性味苦寒，主治疗癣恶疡。近代人罕用之，《中药大辞典》未载。但有现代名医考证后认为，狼牙即仙鹤草根芽，有的学者用之治阴痒有良效，详见《伤寒杂病论研究大成》之下部"妇人杂病"篇的狼牙汤方。

紫　参

紫参，苦寒，功用泄热，利大小便。唐宋以后很少应用,《中药大辞典》未载。

甘李根白皮

甘李根白皮（李根皮），苦咸，寒。为"下肝气之奔冲，清风木之郁热"(《长沙药解》)专药，主治消渴、奔豚气。

槐　枝

槐枝，"苦，平，无毒"(《本草纲目》)。"主洗疮及阴囊下湿痒"。(《名医别录》)

瓜　蒂

瓜蒂（俗名"甜瓜把"），苦，寒，有毒。功用吐风痰宿食、泻水湿停饮。以瓜蒂散涌吐法治病得当，多显神效。

1. 喘证　信州老兵女，三岁，因食盐虾过多，齁喘之疾，乳食不进，贫无可召医治。一道人过门，见病女喘不止，教使取甜瓜蒂七枚，研为粗末，用冷水半盏许，调澄，取清汁呷一口。如其言，饮竟，即吐痰涎若胶黏状，胸次既宽，齁喘亦定。少日再作，又服之，随手愈。凡三进药，病根如扫。此药味极苦，难吞咽，谓之曰甜瓜蒂苦，诚然。(《名医类案》·卷三·喘)

编者按:《神农本草经》记载瓜蒂"味苦，寒……主咳逆上气，及食诸果不消，病在胸腹中，皆吐、下之"。患儿过食盐虾，伤在中，土不生金，肺失肃降，故齁（hōu：鼻息声）喘也。治之师医圣之法，以病在上焦，居高位，宜"因而越之"，行涌吐之法，良善之治也。注意：治之虽"取甜瓜蒂七枚，研为粗末……"，但仅取"清汁呷一口"而取效，若不知此，过量服用，则有生命之忧矣。

2. 风痰

（1）风涎暴作，气塞倒卧　甜瓜蒂（曝极干），不限多少，为细末。量疾，每用一二钱匕，腻粉一钱匕，以水半合同调匀，灌之。服之良久，涎自出，或涎未出，含砂糖一块，下咽，涎即出。(《本草正义》)

（2）诸风膈痰，诸痫涎涌　瓜蒂炒黄为末，量人以酸齑水一盏调下，取吐。（《活法机要》）

3. 黄疸病

（1）黄疸目黄不除　瓜丁细末如一大豆许，内鼻中，令病人深吸取入，鼻中黄水出。（《千金翼方》瓜丁散）

（2）癥黄黄疸及暴急黄　瓜蒂、丁香各七枚，小豆七粒。为末，吹黑豆少许于鼻中，少时黄水出。（《食疗本草》）

（3）急性黄疸型传染性肝炎　鼻腔吸入法：将在七八月间剪下之瓜蒂把阴干，用文火焙黄，研粉分包，每包 0.1~0.15g。用时取 1 包分成 4~6 等份，于晨起空腹时每隔 20~30 分钟从两鼻孔各吸入一等份，经 40 分钟至 1 小时许鼻腔便流出黄色分泌液。每隔 5~7 天（视体质情况）用 1 包，4 包为一疗程。吸入深度以至中鼻道为宜；如吸得过深，会引起上呼吸道刺激症状，个别还可能产生发热。吸药时宜取俯卧、侧卧或坐位。临床共治 151 例，除年老体弱及小儿单用瓜蒂液或丸口服外，其余均并用鼻腔吸入法；重症病人加用其他中药、静脉输液等。结果：治愈（症状消失，肝脾回缩至正常或稳定，肝功能复查 2 次完全恢复正常）者占93.33%，好转（症状明显减轻，肝功能好转）者占 6.67%。平均治愈日数 34.77天。普遍在吸药 1~2 次后食欲增进，黄疸消退；一般吸药 3~5 次（平均 3.17 次）即可治愈。计：食欲增加平均 6.43 天，肝脾回缩正常 23.29 天，肝功能恢复正常（黄疸指数 11.88 天，转氨酶及其他项目 25.63 天）。不良反应：吸入后鼻黏膜易干燥，有时可引起少量鼻血。（中国人民解放军 201 医院《医学资料汇编》1973；1：7）

4. 发狂欲走　瓜蒂末，井水服一钱，取吐。（《太平圣惠方》）

5. 鼻中息肉　陈瓜蒂一分，捣罗为末，以羊脂和，以少许敷息肉上，日三用之。（《太平圣惠方》瓜蒂膏）

冬瓜子

冬瓜子，甘，凉。功能润肺、化痰、消痈、利水。"主腹内结聚，破溃脓血，肠胃内壅，最为要药"（《本草述钩元》）。善"治肠痈"（《本草纲目》）及肺痈。

产后缺乳　妇女产后缺乳多因气血生化不足，营养失调，或肝郁气滞所致，笔者采用单方南瓜子一味治疗本症多例，均获满意效果。方法：每次用生南瓜子，15~18g，去壳取仁，用布包裹，捣碎成泥状，加开水酌量和服（亦可加入少许豆油或食糖搅拌，则味美可口），早晚空腹各服一次，连服 3~5 天。如将瓜仁炒熟吃或煮粥吃则无效。如治蔡姓，女，34 岁，产后十数日，乳汁极少，调节营养，服药数剂，皆未见效，经用此方，两日后即见乳汁增多，观察至断乳时，奶水依然充足，未曾配合其他疗法。（阮宗武《中医杂志》1966；3：25-26）

编者按：南瓜子与冬瓜子功效有所不同，将之录用于此，以利应用。

大豆黄卷

大豆黄卷，甘，平。功能"除胃中积热，消水病胀满"（《本草纲目》）。

鸡眼 林某某，在手脚上生有鸡眼20多个，请求医治。嘱其每餐用黄豆芽250g佐餐，不吃其他食物，一连吃5天不间断。服食1~2天没有什么感觉；到了第3天，发现鸡眼表皮有一些碎屑剥落；第4天鸡眼本身变得松软；第5日鸡眼开始逐渐脱落；6~7日后全部鸡眼化为乌有，手脚皮肤平滑如常。此法屡试屡验。（候世鸿《中医杂志》1957；5：240）

编者按：本案之临床疗效值得我们进一步的验证和探讨。

云 母

云母，甘温（有泥土气，无味）。功用纳气坠痰、止血敛疮。"阴虚火炎者，慎勿误与"。（《本草逢原》）

硝 石

硝石，与芒硝、朴硝异名同类，性味、功用相近，故"古方有相代之说"（《本草纲目》）。查《神农本草经》正名，有"硝石（一名芒消）""朴消"，而无芒硝。而仲景方书有芒硝、硝石，而无朴硝之名。

1.慢性肝炎、肝硬化 以等量硝石、矾石研粉装胶囊内服。成人每日3次，每次3分。初步观察，本药对慢性肝炎、肝硬化、肝硬化腹水等病黄疸消除、腹水消退、精神改善等有一定效果。一般服药后无不良反应，但食欲不佳的病人开始服药后稍见胸闷，有轻度泛恶，继续服药便逐渐消失。有的初服时有轻度腹泻，但服用2~3天后即恢复正常。（中华人民共和国卫生部《中医临床经验汇编》第二辑，1956：4）

2.急性传染性肝炎 用硝石矾石散加减治疗本病90例，疗效显著。治疗方法：矾石、生山药各10份，硝石3份，共研细末，加蜂蜜适量为丸，每丸重1.5g，每次3丸，1日3次。结果：90例病人，其中黄疸指数异常者75例，10天内恢复正常者36例，其余大部分于22天左右恢复；谷丙转氨酶异常者87例，15

天恢复者29例，其余25天左右恢复；麝浊、麝絮异常90例，30天内几乎完全恢复。（《山西医药杂志》1978；4：47）

3. **钩虫病**　余业医30多年，用硝石矾石散治疗钩虫病20余例，例例皆效。实践证明，本方实为治钩虫病的良方。（《黑龙江中医药》1990；3：183）

编者按：急性肝炎→慢性肝炎→肝硬化，这是一种因果发病过程。黑疸与肝硬化颇类似。据《金匮》黄疸病篇第7条与第14条两条所述症状，黑疸轻证（早期肝硬化）之病机以阴虚夹瘀为主；黑疸重证（晚期肝硬化）之病机以瘀血水臌为主。但不论轻证、重证，总以"虽黑微黄"为证候特点，这说明黑疸是由黄疸转变而来，此种成因条文已经言明。《诸病源候论》总结说："夫黄疸、酒疸、女劳疸，久久多变为黑疸。"可知黑疸是诸疸失治、误治，迁延日久（十几年或几十年）而病情恶化的结果。早期尚可治，晚期则"难治"甚至"不治"。硝石矾石散源于《金匮》，虽药仅三味，却体现了攻（活血消坚、利水排毒）补（健脾扶正）兼施的治则。目前文献报道以本方治阴黄（肝硬化），为师仲景本义，治阳黄（急性肝炎），乃是对本方的发挥应用。此外，本方治钩虫病报道，钩虫病与古人所说的"黄病"相类，本方治之有效与方中矾石含"硫酸亚铁"有关。

4. **失眠**　奉天财政厅科长于允恭夫人，年近五旬。因心热生痰，痰火瘀滞，烦躁不眠，五心潮热，其脉象洪实。遂用朴硝和炒熟麦面炼蜜为丸，三钱重，每丸中约有朴硝一钱，早晚各服一丸，半月痊愈。盖人多思虑则心热气结，其津液亦恒随气结于心下，经心火炼灼而为热痰。朴硝咸且寒，原为心经对宫之药，其咸也属水，力能胜火，而又寒能胜热，且其性善消，又能开结，故以治心热有痰者最宜。至于必同麦面为丸者，以麦为心谷，心脏有病以朴硝泻之，即以麦面补之，补破相济为用，则药性归于和平，而后可久服也。（《医学衷中参西录》）

编者按：本案平脉辩证，治病求因，方药用法及其配伍要点，面面俱到。病人之失眠，是由于心热气结，痰热扰心所致。朴硝辛苦而咸寒，辛开苦泻，咸能软坚，寒能胜热。又以麦面补养心气，精良配伍，真良医良善之治也。

5. **癃闭**　陈某某，男，67岁，退休工人。1988年3月19日初诊。排尿无力，点滴不爽年余，尿潴留时，曾施行过导尿术。昨晚小便又点滴难下，小腹胀急，面色㿠白，神萎，舌淡苔白，脉沉细。病属癃闭，乃由肾阳不足，气化不及州都之故。病人惧怕导尿，遂急取大蒜头100g，朴硝30g，同捣为泥，外敷气海、关元穴，并以热水袋热敷少腹半小时至1小时，3~4小时后腹鸣，小便势如涌泉，腹胀悉除，继则以济生肾气合真武制方，补肾温阳利水而安。（杨玉蚰《山西中医》1991；7：22）

编者按：本案癃闭为肾阳不足，州都之官气化失司所致。大蒜头通阳导气，朴硝咸寒泻下；气海、关元有培补真元、温阳养营之功；热水袋热敷以温经而助其气化。多效和合，共奏温肾阳而助膀胱气化之效。药症相对，效如桴鼓，临证可法也。

6. 乳痈 刘某某，女，27岁，农民。1986年4月7日初诊。两侧乳房肿痛起块3~4天，乳汁不出，发热寒战，口渴，舌红苔薄黄，脉弦数。证属乳汁郁积，乳络闭塞，终成乳痈。治用朴硝50g外敷乳房，每日换药两次，3天后肿块消失，乳汁亦通。（杨玉蛐《山西中医》1991；7：22）

戎 盐

戎盐（食盐），咸，寒。功用涌吐、凉血、解毒、润下。其内服、外用之功效特殊。

1. 阳脱 阳脱虚证，四肢厥冷，不省人事，或小腹紧痛，冷汗气喘，盐炒热，熨脐下气海。（《方脉正宗》）

编者按：《日华子本草》说盐能"暖水脏"。上述以盐炒热熨气海，即温肾补元气之功。如此功用，有待深入研究。

2. 厥头痛 头痛如破，非中冷，又非中风，是胸膈中痰厥气上冲所致，名为厥头痛，吐则瘥。以盐汤吐，不吐撩出。（《肘后方》）

3. 喜笑不止 盐成块者二两，火烧令通赤，放冷研细，以河水一大碗，同煎至三五沸。放温分三次啜之，以钗探喉中。（《儒门事亲》）

编者按：痰迷心窍，则喜笑不止；痰阻胸膈而清阳不升，则头痛。皆以盐汤吐之，痰浊去则病除，此治病求本之法也。吐法目前用之罕矣，故有的顽疾难除。

4. 二便不通 盐和苦酒敷脐中，干即易，仍以盐汁灌肛内，并用纸裹盐投水中饮之。（《杨氏家藏方》）

编者按：《日华子本草》说盐"通大小便"。《本草拾遗》说："卒小便不通，炒盐纳脐中。"

5. 风眼赤烂 戎盐化水，点之。（《本草纲目》第十一卷"戎盐"引《普济方》）

编者按：《本草纲目》谓戎盐"功同食盐"，即日常食用之盐。戎盐功能凉血，明目。《神农本草经》谓："主明目，目痛。"食盐化水洗目可治目赤肿痛，风眼弦烂。

6. 牙龈出血 早晚用盐细末刷牙，连续用。（《吉林中草药》）

编者按：《本草衍义》说："齿缝中多血出，常以盐汤漱，即已，益齿走血之验也。"

7. 溃痛作痒　盐摩其四周。(《外科精义》)

蜘　蛛

蜘蛛,苦而微寒,有毒。功用祛风、消肿、解毒。

1. 疝气

(1)刘某,49岁,商人。患疝10年,屡治不愈,兼感少腹冷痛,时重时轻,甚或冷气上贯于齿,痛连两胁。诊见右侧阴囊肿大如杯,紧若绳缠,舌质晦暗,苔少,脉沉弦。乃属肝经寒闭之证。以"袋蜘蛛"散投治。用药一日,其痛若失;又服二日,疝消七八;再予三日量,顽疾告愈,后未再发。"袋蜘蛛"散使用方法:用时将袋蜘蛛置于瓦器或铜器上微火焙至干脆,以气香色黄为度,研为细末。日服二至三次,每次3g,盐汤下(重症用烧酒下)。

原按:"袋蜘蛛"一物,系《金匮要略》蜘蛛散之蜘蛛正品。其性微温,味辛香,无明显不良反应。用治疝气,无论偏左偏右,肿大疼痛,或大如碗,或大如杯,或上拘而痛,或下坠而痛,或木硬不痛,皆有效验。(王聘贤《中医杂志》1986;9:9)

(2)疝气坠痛　以草蜘蛛20只(放水中洗净,晒干,置瓦上焙存性)研细末,分作3次服,用温肾理疝的胡芦巴9g煎汤送下,收效满意。(《虫类药的应用》)

2. 高热抽搐　《江苏中医》1994年第1期14页刊登"蜘蛛治热搐"一文,笔者按照此法对17例高热抽搐患儿(发热时间最短者3天,最长13天)进行治疗,经临床验证,确有较好疗效。治疗方法:捉蜘蛛7只,罩在碗中,倒入少量开水,将蜘蛛烫死捣烂,乘温将蜘蛛水灌入患儿口中,每日1次。治疗期间不用其他退热药物。结果:17例高热抽搐患儿,经过1次服此方治愈12例,2次服此方治愈5例。

原按:所治17例服此方未见不良反应。此方退热快,缩短了高热的持续时间,对预防各种并发症的发生,提高治愈率均有一定的临床意义。况且药源丰富,到处可寻,值得推广应用。(魏明铎《江苏中医》1995;9:46)

3. 多发与复发性疖肿　用"蜘蛛塞鸡蛋"(将活的大蜘蛛1~2只塞入鸡蛋内,将洞口封好,蒸熟,剥去蛋壳,取掉蜘蛛,服下鸡蛋),每日一只,连服7~10天,对多发和反复发作性疖肿,有良好疗效,无任何不良反应。(《虫类药的应用》)

4. 蜂蝎螫伤　蜘蛛研汁涂之,并以生者按咬处吸其毒。(《本草纲目》第四十卷"蜘蛛"引《广利方》)

编者按:蜘蛛用于治疗各种蛇虫蜂蝎咬伤毒肿之证,而具祛风、解毒、消肿之力。陶弘景曾曰："蜂及蜈蚣螫人，取置肉上，则能吸毒。"《长沙药解》亦称其"破瘀消肿"。本方不仅用生蜘蛛吸出毒液，减轻损伤，并以之研涂伤处，取清热解毒、消肿止痛之功，双管齐下，可知其效速也。

5. 蛇虺咬伤 蜘蛛捣烂敷之，甚效。（《本草纲目》第四十卷"蜘蛛"附方）

编者按：《唐本草》谓蜘蛛"主蛇毒"。《本草图经》亦曰"蛇啮者涂其汁"。

6. 蜈蚣毒蜂螫伤 凡被蜈蚣咬伤或毒蜂刺伤，肿痛不止者，可速捕大黑蜘蛛一枚放于伤处，以伏吮其毒。经 0.5~1 小时，可收肿消痛定之效。（《虫类药的应用》）

结 语

蜘蛛种类甚多。善用虫类药的朱良春先生常用的有两种：一为仲景书"蜘蛛散"中之黑色"草蜘蛛"，即大腹圆网蛛；一则为苏州及浙江山区特产之"花蜘蛛"。二者之形态既殊，功效亦不相同。

草蜘蛛：处处有之。性微寒，有小毒，入肝经。具破结通利作用，善治瘕。仲景书"蜘蛛散"治阴狐疝气甚效。又善化瘀解毒、消肿止痛，凡疔疮或蜂虿、蜈蚣螫人肿痛，急取蜘蛛置肿痛处，能吸取其毒而瘥。以其大者烧存性，配合于拔毒生肌药中，可加强药效。

花蜘蛛：体形较黑蜘蛛略小，有红、绿、黄等色之条状斑纹，外貌甚美，故称之为"花蜘蛛"。性微温，入肾经。功擅兴阳益肾，对于阳痿有显著疗效。一般微焙用之，多入丸、散剂，每日一只即够。

文 蛤

文蛤，咸而微寒（气无，味淡）。功用清热、利水、化痰、软坚。

曲

曲，甘辛，温（有陈腐气，味苦）。功用健脾和胃，消食调中。"古人用曲，即选酒之曲"（《本草经疏》）。故经方所用之"曲"，当为酒曲。后世所用神曲，乃用鲜青蒿、鲜苍耳、鲜辣蓼、赤小豆、杏仁及麦麸、白面等适当配制发酵而成。功能"散气调中，温胃化痰，逐水消滞，小儿补脾，医多用此以为调治，盖取辛不甚散，甘不甚壅，温不见燥也。然必合以补脾等药，并施则佳"（《本草求真》）。从现代药理来说："神曲是借其发酵作用以促进消化功能，但是在胃酸过多、发酵异常的病人，当绝对避免使用"（《国药的药理学》）。

人 尿

人尿（10岁以下健康儿童者为佳），咸凉。功用滋阴降火、止血消瘀。有的医家强调说："童子小便，最是滋阴降火妙品，故为血证要药。必用童子者，尤须淡泊滋味，不食荤膻，去其头尾，但以中间一段清澈如水者，始有功效"（《重庆堂随笔》）。"凡跌打血闷欲死，灌此即苏；新产和酒饮之，可免血晕上攻；血瘀作痛，此皆咸以散瘀，见效甚速者。至于骨蒸劳热，咳嗽吐衄，其效诚有之，然非可专恃，盖降泻之用多，而滋补之力微也"（《医林纂要》）。"人尿咸寒入血……唯系曾经府藏输化之物，与人身阴气相得，非他物咸寒可比，故治产妇血晕，与夫劳嗽血渗入肺，吐血衄血，中暍昏闷，折伤跌扑，至有灵验"（《本草思辨录》）。还有，人尿"揩洒皮肤治皲裂，能润泽人。蛇犬等咬，以热尿淋患处。难产及胞衣不下，即取一升，用姜、葱各一分煎三两沸，乘热饮，便下。吐血，鼻洪（病证名，指鼻衄之甚者），和生姜一分，绞汁，乘热顿饮瘥"（《日华子本草》）。

（一）内科病

1. 厥证 薛己治王进士因劳役失于调养，忽然昏愦，此元气虚，火妄动夹痰而作。急令灌童便，神思渐爽。（《名医类案》）

2. 骨蒸发热 三岁童便五升，煎取一升，以蜜三匙和之，每服二碗，半日更服。（《必效方》）

3. 咳嗽（支气管炎） 张某某，男，48岁，医师。平素嗜酒好烟。患支气管炎已5年。每年霜降后立冬初，易患感冒，咳嗽加重，咯痰不爽，缠绵不愈，剧则胸闷，胸前区隐痛，背部大椎穴下，肺俞区凉感，四肢冷。X线胸透，两肺纹理增粗。辨证属肾阳虚型慢性支气管炎。嘱每日晨起饮自身第1次尿50ml，去头尾热饮。饮一个月，自觉四肢转温，咳嗽减轻。连饮56天，时已冬至，病人咳嗽，胸闷消失。随访八载，宿疾霍然。（章传义《上海中医药杂志》1985；6：31）

4. 消渴（糖尿病） 刘某某，男，64岁。1991年7月7日初诊。自述口干多饮、尿多7年。自7年前诊断为糖尿病以来，曾服多种药物，病情时轻时重。近2个月来，空腹血糖一直在11.8mmol/L左右，尿糖（+++）。服用诸药无效。食少，视力减退，耳鸣，腰酸痛膝软，夜间时有盗汗，手足心热，尿黄便干，舌红有瘀斑，苔黄，脉细数。辨证肾阴亏虚，虚火内扰，病久夹瘀。遂让病人每天饮童尿450ml，分3次空腹服，渐停他药。3个月后，检查空腹血糖为5.1mmol/L，尿糖（-）。遂嘱病人每天晨饮童尿150ml，巩固疗效。至今一切正常，诸症消失。（邹世光《四川中医》1992；10：37）

编者按：糖尿病属于中医消渴范畴。根据病人症状和体征，诊断为肾阴亏虚，证属下消。法当滋其肾，润其肺。童便咸则入肾，寒能胜热，具有滋阴降火、润肺止咳的功用，既可滋肾，又可清肺。本案药证相对，取得良效，有待验证。如法治之，简便可行也。

5. 血证

（1）溃疡病等内出血　童尿每日2次，每次服100ml。共治疗83例，有效率为97.6%，但对肿瘤出血无效。（《四川中草药通讯》1972；2：73）

（2）肺结核病咯血　取12岁以下无病男孩或病者本人的新鲜中段尿，加糖矫味，乘热服。每次150~300ml，日服2次，血止后连服2~3天以巩固疗效。据24例观察，服后有22例血止，平均均为2.8天。（《福州市医药卫生通讯》1962；4：53）

（3）空洞型肺结核吐血　江西老中医姚荷生教授，患空洞型肺结核，1983年夏天，气候闷热，姚老因参加会诊较久，散去后，突然鲜血从口中汹涌而出，半小时吐血1000ml，见者甚为惊骇，学院领导提出急送医院抢救，姚老却镇定自若，到家即命家人收集童便，服3碗，当晚吐血即显著减少，次日黎明血已全止。（《长江医话》）

编者按：吐血危急！"镇定自若"，服童便而安。如此良医，学验俱丰者也。

（4）上部出血　人尿，味咸性寒，无毒。入肝、肺、肾经。功能滋阴降火、止血消瘀，对上部各种出血皆有效。其优点是血止而无留瘀之弊，取之方便，童便更佳。（孟景春《江苏中医》1995；10：22）

（二）其他疾病

1. 伤胎血结心腹痛　童子小便，日服二升瘥。（《产乳集验方》）

2. 外伤

（1）打伤瘀血攻心者，人尿煎服一升，日一服。（《唐本草》）

（2）折伤跌扑，童便入少酒饮之，推陈致新，其功甚大。薛己云：予在居庸，见覆车被伤七人，仆地呻吟，俱令灌此，皆得无事。凡一切伤损，不问壮弱及有无瘀血，俱宜服此。若胁胀，或作痛，或发热，烦躁口渴，唯服此一瓯，胜似他药。他药虽效，恐无瘀血，反致误人。童便不动脏腑，不伤气血，万无一失。军中多用此，屡试有验。（《本草纲目·人部》第五十二卷）

3. 刑伤　饮小便止痛解毒，获效最神。（《历代笔记医事名医别录》）

编者按：刑伤，皮肉之苦也。童便有止血消瘀之功，故可用于外伤疼痛。

4. 流行性腮腺炎　取病人本人尿液10ml煮沸，待冷后每次肌内注射1ml，每日2次，3天为一疗程。若症状未退，可继续一疗程。据39例观察，有32例注射

3 次后痊愈，4 例经 3~6 次注射而愈。（《江西医药》1961；3-4：34）

5. **气瘰** 宁津县徐庄孙某，男，7 岁。颈项两旁生气瘰 3 个，大如鸡子，面黄肌瘦，食欲不振，身体微热。用童便、黄酒各 2 盅，煎取 1 盅温服，每日服 1 剂，服 6 剂瘰病即消。（《中医验方汇选》）

6. **牛皮癣（银屑病）** 以妊娠尿治疗银屑病 168 例，效果良好。妊娠尿制备法：怀孕 2~3 个月的健康妇女，充分洗涤外阴，再以 0.1% 新洁尔灭溶液消毒局部，按无菌操作取中段尿液，培养 24 小时无细菌生长即可，贮于冰箱中备用。成人每次肌内注射 5~10ml，每日 1 次，儿童 5ml。经穴注射每穴每次 0.5~1ml，儿童 0.5ml。结果：观察 168 例病人，有效者 139 例（82.7%），其中治愈 74 例（44%），显效 22 例（13.1%）。妊娠尿对带有过敏性质的急性期病变，效果快而显著。妊娠第 2 个月左右的尿液效果最强，可能是尿中绒毛膜促性腺激素的含量较高之故。（江苏皮肤病防治研究所《皮肤病防治研究通讯》1972；3：209）

结 语

人尿，童便为良，随时随地可以获得之。其治疗危急重症与各种疑难杂病疗效甚速！真神奇之药也。如此人身常备之药，简便易行，理当重视用之。

鸡屎白

鸡屎白（为鸡屎的白色部分），苦咸，凉。功用利水、泄热、祛风、解毒。"能下气消积，通利大小便，故治鼓胀有殊功。此岐伯方也"（《本草纲目》）。又为痉病（破伤风）之专药。

1. 痉病（破伤风）

（1）**角弓反张** 四肢不随，烦乱欲死者，清酒五升，鸡白矢一升（捣、筛）。合和扬之千遍，乃饮之，大人服一升，日三，少小五合。（《补缺肘后方》）

（2）**破伤风** 取鸡矢白晾干，研成细末，成人每次 3 钱，以黄酒 2 两冲服，每日 2 次；如服用此量不能控制病情时，可加倍应用。小儿用量酌减。临床试治数十例，一般服药出汗后，诸症即减。（《中医杂志》1962；10：383）

（3）**治例** 任某某，男，9 岁，因玩耍将左手食指、中指、无名指、小指从第一指节处切断。经包扎后血止，于第 5 日开始发热，牙关紧闭，阵发性全身痉挛，呈角弓反张，苦笑面容，急用鸡矢白为末，每日 3 次，每次 3g，烧酒冲服。连服 2 日，诸症消失，痉愈。（曲垣瑞《中医杂志》1962；10：23）

编者按：《金匮》所述"痉病"与"破伤风"的主症特点有相似之处。中医认为，本病是由于风邪入内，中于筋脉，以筋急拘挛为主要特征。故驱风于外，是为治疗大法。鸡矢白苦咸而凉，入膀胱经，利水泄热祛风解毒，借黄酒发散解毒，使邪从汗而解，故破伤风可愈。

2. 鼓胀（肝硬化腹水）

（1）曾某某，30 余岁，肚腹如抱瓮，一身悉肿，小便不利，脉沉而濡弱，治疗数月不愈。最后不得已，以鸡矢醴酒（用羯鸡矢 1 斤，晒干炒香，再用无灰酒 3 碗，煎至 1 碗半，滤汁，五更空心温服。服后五六小时，行黑水秽物，隔日再服 1 次，如前法）连服 2 剂，便秽物很多，肿消便利，能饮食矣。(《王修善临证笔记》)

（2）李某某，女，43 岁，农民。患肝硬化腹水年余，于 1979 年 8 月来诊。病人形体消，腹部膨大如鼓，按之坚满，青筋外突，腹壁皮肤紧张光亮，食益嗔胀，胸痞嗳气，头晕乏力，动则心悸气急，小便短少，大便秘结，下肢呈凹陷性水肿，脉沉而弦，舌边有紫瘀苔白。此系肝失调达，气血郁滞，经络瘀阻，水气停留，遂成水鼓。予鸡矢白酒饮服之，服后，腹中气大转，作鸣，水泻多次，当日浮肿见退；3 天后，腹部青筋减退，纳食增加，病势大有起色；又服 3 剂，腹水消尽，继用济生肾气丸与六君子汤调理而安。治疗方法：公鸡 1 只，用大麦连喂 4~5 天，取下鸡粪 1 碗，炒黄色，白酒 1 碗浸鸡粪，然后入水煎，沥去渣，饮之。（刘长天《国医论坛》1986；1：48）

编者按： 以上报道所用是"鸡粪"，非仅用鸡屎白。肝硬化腹水属于中医"鼓胀"范畴，其病机为肝脾肾等脏腑正气亏虚，气滞，血瘀，水停腹中所致。以腹部胀大如鼓，皮色苍黄，脉络显露为特征，属于古代"风痨鼓膈"四大疾病之一，治疗颇为棘手。本案之鸡屎白在《金匮要略》中用于治疗"转筋之为病"。二十八星宿中，雄鸡为卯日星辰，五行属木，在脏为肝。本案以鸡屎炒黄，具有利水泻湿，达木舒筋之功用，以白酒行散瘀活血之力。如此验方治疗鼓胀痼疾取得疗效，可谓神奇！有待验证之。

3. 肩关节周围炎、腰肌劳损、腰扭伤

取鸡屎、麦麸各半斤，放锅内用慢火炒热时加入乙醇，混匀后用布包好敷于患处，热散后取下。次日再炒热后加乙醇使用，连用 4~5 次后弃去。每日 1 次，7~10 天为 1 疗程。治疗肩关节周围炎 15 例，有的病程近 3 年，经治 7 次即愈，观察 2 年未再复发。此外，上述外治法亦用于治疗腰肌劳损，急性腰扭伤及其他关节炎。(《山东·潍坊医药》1972；3：28）

编者按：《医林纂要》："打跌伤，酒和鸡屎白饮之，瘀即散而筋骨续也。"可知鸡屎白治外伤，内服、外用皆有疗效。

4. 茎中结石

取鸡屎白半升，暴干，熬之令香，捣筛为散。以酪浆饮方寸匕，日三服，到一二日当下石。(《范汪方》)

猪胆汁

猪胆汁，苦寒，功用清热、润燥、解毒。仲景用"猪胆汁……灌谷道内"，首创了灌肠法。

（一）内科病

1. 高热昏睡 赵某某，男，6岁。发热2天，体温40℃以上，昏睡不醒，但呼之可应。查：面红而唇干裂，呼吸粗，脉洪大。属气血两燔，予以猪胆汁粉2g灌服，每2小时1次，3小时后开始好转，口渴大饮，汗出，10小时后烧退清醒。（刘文汉治验）

编者按： 据药理研究证明，猪胆汁含有与牛黄相同的胆酸、钙盐等成分，所以有似牛黄样作用。《伤寒论》治少阴病危症用"白通加猪胆汁汤主之"，可知古圣先人对猪胆汁的实用价值已有研究。

2. 便秘 李某某，男。患胸椎结核，引起下肢瘫痪。便结5天，腹部胀满，用肥皂水和甘油灌肠未能排便，腹胀更甚，遂改用猪胆汁灌肠，20分钟内即排大便，次日又灌1次，病人痛苦得解。治疗方法：取新鲜猪胆，抽出胆汁备用。灌肠时将胆汁稍加温，用注射器吸汁20ml，用导尿管慢慢注入直肠内。（沈光稳《中医药信息》1987；6：27）

编者按： 本案便秘应用猪胆汁之苦寒降泄，有清热润燥之功，以治便秘，源于《伤寒论》第233条之猪胆汁方："大猪胆一枚，泻汁，和少许法醋，以灌谷道内，如一食顷，当大便出素食恶物。甚效。"有条件取新鲜猪胆者，可效法用之。

3. 急性传染性肝炎

（1）将鲜猪胆汁烘干研粉，装胶囊，治疗黄疸型肝炎10例，用量以黄疸指数为依据，黄疸指数在10~40单位者每日9g，分3次服；40~70单位者，每日12g，分3次服；70~100单位者，每日15g，分3次服。均在服药3天后消化道症状有不同程度改善，7天后食量大增；黄疸指数在1~2周内恢复正常，黄疸消失平均9.9天。疗程11~25天。随访1年均未复发。（《江苏中医》1965；7：14）

（2）有用猪胆汁片（含猪胆汁粉0.2g），每次1~2片，日服3次，治疗传染性肝炎32例（其中黄疸型7例）。治疗后食欲不振、腹胀、乏力、肝区疼痛等自觉症状均有明显改善，7例黄疸型病人1周后黄疸全部消失；肝肿大26例，治疗后恢复正常者13例，不同程度缩小者8例，无改变者5例；肝功能检查，有前后对照者14例，治疗后对麝香草酚絮状及转氨酶等均有较明显的改善。（《福建中医药》1964；2：91）

4. 胃肠炎、细菌性痢疾 小儿单纯性消化不良 泌尿系感染 用新鲜猪胆汁100ml，加入绿豆粉 500g 混合搅拌，制成药丸（绿胆丸）。成人每次 6~9g，儿童每次 1g，日服 3~4 次。治疗急性胃肠炎、细菌性痢疾、慢性肠炎、小儿单纯性消化不良、卡他性肠炎、慢性结肠炎、泌尿系感染等效果显著。（《赤脚医生》1970；4：9）

（二）儿科病

1. 预解胎毒 小儿初生，猪胆入汤浴之，不生疮疥。（《本草纲目》第五十卷"豕"引姚和众）

编者按： 胆汁有清热解毒作用，外用可治疗痈肿疔疮。《本草拾遗》说："小儿头疮，取胆汁敷之。"现代研究猪胆汁有消炎、抗过敏及解毒作用。

2. 预防白喉 取新鲜猪胆汁，或猪、鱼胆汁混合，加等量砂糖，蒸 30~60 分钟。托儿所小孩每次服 1~2ml，幼儿园小孩每次服 2~3ml，每天服 2 次，连服 4 天。咽拭子培养阳性的隔 1 个月再服 4 天。曾先后在流行区的托儿所、幼儿园用上法给药 2046 人，经 1 年以上观察，无 1 例发病。其中 320 人在服药前做过咽液培养，阳性带菌者 34 人，经第 1 次服药后 1~2 周复查，28 例转阴，4 例第 2 次服药后转阴。同时期散居的儿童未经预防服药者有 4 例发病。经 3 次抑菌试验，证明猪胆汁对白喉杆菌有一定的抑菌能力，但无杀灭作用。（《广东中医》1961；2：72）

3. 百日咳

（1）采用猪胆汁粉剂、糖浆和流浸膏等，治疗幼儿至 7 岁百日咳患儿。胆汁粉剂，6 个月以内，每次 0.2g，每天 1~2 次；6 个月至 1 岁，每次 0.3g，每日 2 次；1~4 岁每次 0.4g，每天 2 次；4~7 岁每次 0.5~0.6g，每日 2 次。胆汁流浸膏，1~2 岁每次 1.5~2.0ml，2~4 岁每次 2~3ml，4~6 岁每次 3~4ml，均每日 3 次，食后服。7.7% 猪胆汁糖浆，6 个月以内每次 5ml，6 个月至 1 岁每次 8ml，1~4 岁每次 10ml，4~7 岁每次 13~15ml，日服 2 次，连服 3~5 日。总计 1215 例的治疗结果：一般服后 2~4 天开始生效，疗程为 5~14 天，总有效率在 62%~97% 之间。（《中药大辞典》）

（2）纪某某，男，6 岁，阵发性咳嗽已半个月，于 1959 年 5 月 30 日适值我站搞试点工作而求诊。连续性咳嗽每天 9~10 次，每次 20~30 声，咳后有吼声，伴有呕吐，夜间咳嗽甚重。诊断为百日咳，当即给予猪胆粉 0.75g，1 天 2 次。经 3 天（第 1 疗程）后，症状显著减轻，1 天阵咳 5~6 次，每次 3~4 声，呕吐停止。续治疗 9 天（第 3 个疗程），症状完全消失，停药后 15 天再观察，未见复发。治疗方法：将新鲜猪胆洗净后，刺破放入瓷盆内，置于 85℃之烤箱内烤干，再放入研钵内研细，然后用细筛筛成细粉末，与甘草、淀粉、白糖混合即成。比例：猪胆粉

4 份，甘草 1 份，淀粉 2 份，白糖 1 份。3 岁以下 0.6g，3 岁以上 0.75g。每天 2 次，3 天为 1 个疗程，共服 3 个疗程，9 天。（朱守律《中级医刊》1959；11：49–51）

编者按：百日咳者，为儿科中病程较长而难治之咳嗽。上述治例以"猪胆汁粉"治之，大大缩短了百日咳之疗程。其猪胆粉配制后好保存，便于服用，理应效法之。

（三）外科病

1. 汤火伤疮　猪胆汁调黄柏末涂之。（《外台秘要方》）

2. 环跳疔（化脓性炎症）　梁某，男，40 岁。左环跳穴处肿痛伴发热 1 周。查：局部漫肿如掌大，顶端呈黑色，按之有波动感。诊断："环跳疔"，西医诊断："化脓性蜂窝组织炎"。予切开引流，腔内填塞猪胆粉（鲜猪胆放入烤箱内，以 30℃低温烤干研细末），日换药 1 次，5 日基本愈。（刘文汉治验）

3. 痔疮

（1）侯某某，男，46 岁，工人。自诉患痔疮已 10 年之久，时好时坏，1 周前又发病，在沈阳市求中医治疗未效，于 1985 年 12 月 16 日乘车来齐市出差，经长时间乘车病情加重，肛门疼痛，行走困难，排便疼痛难忍。17 日早 8 时来院求治，查：取胸膝位，见肛门外有 2 个血栓性外痔，5 点处约 3cm×2cm，7 点处约 2cm×1.5cm 大小充血痔，立刻上药按摩 1 次，于当天 19 时 30 分复诊，自述上药后肛门疼痛大减，见血栓明显缩小，又上药 1 次，于 18 日 8 时 30 分复诊，见血栓大部吸收，病人走动轻松基本无痛感，上药按摩共 4 次，21 日检查已基本治愈。治疗方法：取猪苦胆 1 个，用清水洗净后，将胆汁放入干净的玻璃瓶内，加入少量冰片，封好瓶口放在阴冷处备用。令病人侧卧露出病变部位，用干棉球蘸胆汁涂于血栓上并轻轻按摩 3~5 分钟，以帮助血栓内的瘀血吸收或排出，每天上药 2 次，涂药后疼痛大减，血栓明显缩小，轻者 1 次愈，重者 2~3 次治愈。（杨青茂《黑龙江中医药》1989；2：39）

（2）车某某，女，67 岁。便秘 20 余年，间断便血疼痛，坠胀，劳累后病情加重，曾诊为混合痔给予手术治疗。近来病情复发，经肛门镜检肛门齿线以上 3、6、7、11、12 点处，发现 5 个如杏核大小的内外痔，表面红紫，并发肛裂、狭窄。临床诊断：混合痔并肛裂。用下方治疗 5 次而愈，随访 1 年半，未见复发。治疗方法：新鲜猪胆 1 个，用浓白糖水送服，每周 1 次，每晚用温开水熏洗肛门。治疗时间最长 4~5 周，最短 3 周。（陈春仙《陕西中医》1992；3：123）

编者按：以上两则案例，将猪胆汁采取不同用法治痔疮，均取良效。如此疗效，是草木类之药不能替代的，理应取废（不用则猪胆弃之矣）为宝，将医圣张仲景之发明继承下来，传承下去。

4. 急性指头炎 何某某，男 8 岁。左食指头出现红肿烧胀，疼痛难忍，甚至通宵不得眠。用鲜猪胆汁外敷，用至 2 枚，指头肿消痛止而痊愈。治疗方法：取新鲜猪胆囊 1 枚，将患指从胆管处放入胆囊即可（如用线束，注意不要过紧，不束亦可），2 天更换 1 次，直至痊愈。（张明树《四川中医》1991；9：43）

编者按： 本案疗法，有条件者随时可取之应用。如此外用法，古已有之，《本草拾遗》说："猪胆汁可治小儿头疮，取猪胆汁敷之。"

5. 疖肿 郑某，男，14 岁。1956 年 8 月右大腿出现红肿，活动受限，诊为疖肿。贴猪苦胆膏 1 次，2 天内肿消痛止。治疗方法：将猪苦胆若干剪破，胆汁倒入盆内，用温箱干燥，温度保持在 40℃ 左右，2 天后即可成膏糊状。也可在阳光下曝晒。用时将药膏摊在干净布或厚纸上，药膏面积要比疖肿面积稍大，厚如铜钱，贴在患处，以胶布固定。一般二三天即可痊愈。若不见效，可依法再贴。膏药内加入少量姜汁和大葱白汁，疗效更佳。[刑学恭《广西中医药》1984；7（2）：30]

编者按： 本案之猪胆汁制法，易于保存，更切合用之。本案所治疖肿与前述"指头炎"两者病情相类，疗效可互证也。

6. 脚湿气 孙某，女，27 岁，1988 年 6 月初诊。5 年前夏季因外出住而染脚气，自此每于夏季即发，秋凉后好转，轻时痛痒，重时渗出伴糜烂，恶臭，行走困难。曾用多种外敷剂不效。查右足 3、4 趾间湿烂，1、2 趾间脱皮，前足部红肿，痛痒难忍，心烦少寐，口苦，舌红，苔黄腻，脉沉细数。嘱先用温开水清洗患足，然后外敷猪胆汁加冰片药液，每天 3~4 次。3 天后局部变干，部分结痂，10 天获愈。对无渗出或有渗出伴烂者皆效。（习栓戊《中医杂志》1992；31：60）

编者按： 本案之脚湿气为常见病症，上述疗法，有条件者简便可行。猪胆可冷藏储备之。

7. 黄水疮（浸淫疮） 徐某某，男，7 岁，1987 年 7 月 11 日初诊。患儿 3 个月前，始见右臀部起约 2cm×2cm 红色丘疹，水疱，瘙痒，抓破后有黄水流出，渐浸淫成片，至整个臀部及外阴部，痛痒难忍，渗出颇多，湿黏衣褥，曾几度注射抗生素、聚肌胞，口服清热解毒、利湿祛风中药及多种外洗剂月余，偶有痛减渗少，始终未愈。查舌质红，苔黄腻，脉滑数。诊断为浸淫疮。药用新鲜猪胆 1 具，取汁约 30ml，加冰片 3g，溶化后外敷，每天 2 次。敷药 2 次后即无渗出。唯有痒感，1 周后痊愈。治疗方法：以痛痒为主者，加冰片少许，溶于胆汁内，外敷患处；以渗出为主者，先用生理盐水擦洗净患处，而后敷猪胆汁，收效甚佳。[习栓成《中医杂志》1992；33（11）：60]

编者按： 本案如此简便方法，却有如此良效，理应学而用之。

结　语

猪胆汁味苦性寒，可治疗热病、便秘、胃肠炎、痢疾、黄疸、百日咳、汤火烫伤、痈疮肿毒等各科多种病症，并可预防白喉。其用法可入汤与作丸、散、膏剂。

现代药理研究表明：猪胆汁酸具有抗菌、抗炎、抗病毒、抗过敏、利胆、降血脂、镇咳平喘等作用。

猪胆药源丰富，注重应用，可变废物为良药。按照上述报道的数种方法提前制备，以便随时应用。有心于此药者，可治草木介石诸药难治之病也。

猪　肤

猪肤，即猪之肉皮，甘凉多脂，具有催生、解渴、润喉等功用。

1.滞产燥渴、阴虚喘嗽　一少妇，分娩，胞水早破，胎涩不能下。俗谓之"沥浆生"。催生药遍试不应。孟英令买鲜猪肉一二斤，洗净切大块，急火煎汤，吹去浮油，恣饮之，即产，母子皆生。且云：猪为水畜，其肉最腴，大补肾阴而生津液。余尝用治肾水枯涸之消渴，阴虚阳越之喘嗽，并具奇效。仲景治少阴咽痛，用猪肤，亦取其补阴虚而戢浮阳也。后贤不察，反指为有毒之物。汪庵非之，是矣。唯外感初愈，及虚寒滑泻者，湿盛生痰之证，概不可食。以其滋腻更甚于阿胶、熟地、龙眼也。猪以浙产者为良，北猪不堪入用，吾杭之燥肉即猪皮为之，可以致远，入药尤为简当，不必泥于"皮"与"肤"之字面而穿凿以夸考据也。孟英又云：昔老友范君庆簪语雄曰：解渴莫如猪肉汤。凡官炉银匠每当酷暑，正各县倾造奏销银两纳库之际，银炉最高，火光迎面，故非气血充足者，不能习此业。然人受火烁，其渴莫解，必须猪肉，以急火煎清汤，撇去浮油，缸盛待冷，用此代茶。雄闻而悟曰：此渴乃火烁其液，非茶可解。猪为水畜，其肉最腴，功专补水救液，允非瓜果可比，因此推而及虚喘、虚闭、下损、难产诸证之无液者，无不投之辄应，乃知猪肉为滋阴妙品也。（《回春录新诠》）

编者按：以上王孟英反复阐述"猪肉清汤去浮油"补水救液之催生、解渴等功用，颇有巧思。其实此法仲景"猪肤汤"已开先河。王氏学问乃熟诵古圣先贤之书，融会贯通之，并博采广证，旁搜并蓄，经过反复实践而加以总结，诚有功医道也。刘渡舟先生当年为火车上的锅炉工出一止渴良方，即猪肤汤，有可能传承了本案经验。

2.喉痹、喉暗

（1）喉痹　其病因有外感、内伤之别，其证有实、虚之分。倘系病后虚损，余邪未清，肾阴亏耗，虚火上炎而致虚火喉痹，取猪肤汤甘平凉润，每获良效。王某某，女，10岁，学生。患儿素体较弱，屡发扁桃腺炎，20天前患麻疹病，曾发热，昏谵，瘥后精神不振，纳食不佳，干咳少痰，咽部灼热痛痒，似有物阻隔，常作"吭"声，入夜尤甚，时索水饮，饮而不多。扁桃腺Ⅰ度肿大，其色淡红，舌质嫩红少苔，脉细数。此系病后余邪未清，真阴不足，热邪直犯少阴之证。治当滋肾泄热，仿猪肤汤凉润法：猪肤30g，粳米15g，雪梨1个（去皮核），水煎汤饮，每日3~10次，连进7剂，诸恙悉平。

（2）喉暗　李某某，男，36岁，干部。声音低沉，甚或暗哑，已历三载。初因感冒未愈，劳伤过度，音变嘶哑。虽经治好转，但嗣屡发。近一年来，音哑不愈，咽部微痛，灼热喉痒，吭喀少痰。伴虚烦少寐，手足心热，体倦腰酸，耳鸣遗精，舌红干、少苔，脉细数。此属肺肾亏虚，喉失濡养，虚火上炎，声门开合不利之证。法宜滋补肺肾，方取猪肤汤加味：猪肤30g，粳米、党参各15g，麦冬9g，杏仁6g。煎汤去渣，加白蜜一羹匙调服。服药10剂，声音较亮，咽干喉痒已去，夜寐多梦，耳鸣腰酸如故。改拟补肾法以治本。

原按：喉暗原因虽多，治当首辨实虚。实者其病在标，治肺为先；虚者其根在肾，固肾为要。若属肾阴亏虚，虚火上炎而致喉暗者，治当滋肾泄热，取猪肤汤加味治之。猪肤汤以猪肤、白蜜、白粉三味组成。为治疗少阴虚热咽痛疗效较著的方剂。系甘平凉润，滋阴清热的平剂。具有复阴液、退虚热、疗咽痛的作用。用之得当，确有出奇制胜之妙。（戴桂满教授治验，秦军整理）

编者按：戴桂满教授为笔者老师，已病逝多年。上述经验说明，对于喉痹失音属于阴液亏虚者，应用"滋阴妙品"猪肤汤治之。

猪　膏

猪膏，俗称猪油，甘凉，功能补虚，润燥，解毒。王孟英讲了猪膏的贮存经验及禁忌证，他说："猪脂俗称板油……以白厚而不腥臊者良。腊月炼之，瓷器收藏，油一斤，入糖霜一钱于内，经久不坏。暑月生猪脂，以糖霜腌之，亦可久藏，此物性之相制也。外感诸病，大便溏泻者均忌"。（《随息居饮食谱》）

1. 二便不通　猪脂如半鸡子大，碎切。以酒一升微煮沸，投猪脂更煎一二沸，分为二度，食前温服，未通再服。（《圣济总录》猪脂酒）

2. 咳嗽喘息　上气咳嗽，胸膈胀满气喘，猪脂肪四两，煮百沸以来，切，和酱醋食之。（《食医心镜》）

3. 肺热暴暗　猪脂油一斤炼过，入白蜜一斤，再炼少顷，滤净冷定，不时挑服一匙。无疾常服，亦润肺。（《本草纲目》）

4. 胞衣不下、小便不通 并以猪脂一两，水一盏，煎数沸服。（《随息居饮食谱》）

5. 产后体虚 产后体虚，寒热自汗出：猪膏一升，清酒五合，生姜汁一升，白蜜一升。上四味煎令调和，五上五下，膏成，随意以酒服方寸匕，当炭火上熬。（《备急千金要方》猪膏煎）

编者按：产前多热，产后多寒。故产后宜食温补之肉类，如羊肉，《金匮要略》当归生姜羊肉汤即为代表方。《千金要方·食治》曰羊肉"主暖中止痛，利产妇"者，即温补之功也。总之，产后体虚而血气虚寒者，宜羊肉，不宜猪膏（俗称肥肉）。但上述"猪膏煎"用之配合清酒（可用黄酒代之）、生姜之辛热，则佐制了猪膏寒凉滋腻之性，故可用于产后体虚者。中医治病之一部分药物，即人们日常生活常食之谷、肉、果、菜，具备了相关知识，食物可作为药物以治病。故曰"药食同源"也。

6. 手足皲裂 血出疼痛，猪脂着热酒中洗之。（《备急千金要方》）

编者按：陶弘景亦说猪膏"能悦皮肤，作手膏，不皲裂"。

7. 蝼蛄疖（头部毛囊周围炎） 娄某某，男，24岁。头部肿痛流脓3年余。查：头部有多枚脓肿，并且脓肿之间有隧道串通。诊断："毛囊周围炎"。令用鲜猪脂肪（肥肉）切成1cm厚的大片贴患处，日换4次，两日好转，10日愈。

原按：鲜猪脂含有多种生物活性物质，具有较强的抗感染能力，再则脂肪中水分相对偏少，渗透吸附作用强，能将坏死组织和脓液等黏附在脂肪上，起到清洁疮面的作用。（刘文汉治验）

马通汁

据说为马屎汁或马尿，其疗效令人生疑。

第十六章　酒、醋

酒有数种，只有米酒适宜入药，醋亦为以米为主酿成的。

酒

酒，甘苦辛，温。功用通血脉、御寒气、行药势。"酒，能益人，亦能损人。节其分剂而饮之，宣和百脉，消邪却冷也。若升量转久，饮之失度，体气使弱，精神侵昏。宜慎，无失节度"（《养生要集》）。若沉湎无度，过饮致醉，"解烧酒毒，莱菔汁、青蔗浆随灌，绿豆研水灌，或以枳椇子煎浓汤灌"（《随息居饮食谱》）。所述"莱菔汁"，即萝卜绞成汁。"绿豆研水灌"法，可以绿豆煮水饮之。若酒醉急性中毒之重者，陷入昏迷状态，则应采取洗胃或注射咖啡因等，并注意保温。

1. **牙痛**　风虫牙痛，烧酒浸花椒，频频漱之。（《本草纲目》）
2. **身痒**　妇人遍身风疮作痒，蜂蜜少许，和酒服之。（《奇效良方》）
3. **腹泻**　取黄酒 0.5 斤，煮沸后加红糖 4 两，继续煮 2~3 分钟，待凉，顿服或两次分服（间隔 3~4 小时）。共治产后单纯性腹泻 24 例，痊愈 10 例，停药后自愈 11 例，症状减轻 2 例，效果不明显 1 例。有的服药 3 天内自愈。治程中仅 1 例诉轻度头晕，余均正常。（《中华妇产科杂志》1957；4：312）
4. **乳痈**　笔者根据民间验方，拟米酒蜂蜜治疗早期乳痈，疗效颇佳，现介绍如下。①治疗方法：取米酒、蜂蜜 1：1 比例（约 10~15ml），混合调匀口服，每日 2 次。同时用木梳从乳根至乳头自上而下连梳 10 下，早晚各 1 次。②结果：10 例早期乳痈病人，经本法治疗，1 天内治愈（乳房肿胀及硬块消失，乳汁分泌通畅）4 例，2 天内治愈 5 例，3 天内治愈 1 例。③治例：李某某，女，21 岁。产后 20 天，乳房胀痛，伴寒热不适 5 小时来诊。查：乳房肿胀，皮肤微红，局部压痛，触摸乳房有硬块数个，T37.5℃，舌淡红、苔薄黄、脉弦数。嘱病人如上法治疗，第 2 天上午来诊时寒热已除，硬块消失，为巩固疗效，嘱病人续用 1 天。

原按：乳痈多因产后乳汁淤积或肝郁胃热导致气滞血壅，乳络闭塞而成。根据其病机，采用梳法疏通乳络，解除乳积，米酒蜂蜜口服可活血祛瘀、解毒消肿。

两法合用共奏疏肝理气、活血祛瘀、通络除积、消肿散结之功，治疗早期乳痈取效甚捷。（曾凤兰《新中医》1996；8：39）

附文：酒的由来和应用（节录）

有的学者（罗元恺《新中医》1996；1：11）对于酒的由来和应用进行了考究。选录如下：

酒，是用谷麦类、薯类、果类等作原料加工制造出来的一种液体，是医、食同源的典型物品。《说文解字》酒字注释云："古者仪狄作酒醪，禹尝之而美，遂疏仪狄、杜康作酒。"酒与医直接有关。《黄帝内经·汤液醪醴论篇》云："自古圣人之作汤液醪醴者，以为备耳。"说明原始制酒是以备治病之用。

酒的品种很多，有高粱酒、麦酒、米酒、葡萄酒、苹果酒、药酒、啤酒，等等，不胜枚举。

酒在药用方面，古方有以酒煮药者；有以水与酒共同煮药者；有以酒送下丸、散者；有以一种药物或多种药物浸酒者；有以酒洗某药或酒炒某物然后与其他药物煎煮或制成丸、散者，这是酒在治疗方面的运用方法。至于膳食方面用酒作为佐料，厨师颇为普遍使用，目的是为了增进菜式的香味和改变食菜腻滞的一种方法。

苦 酒

苦酒，就是"醋"，酸苦，温。功用散瘀、止血、解毒、杀虫。"大抵醋治诸疮肿积块，心腹疼痛，痰水血病，杀鱼肉菜及诸虫毒气，无非取其酸收之意，而又有散瘀、解毒之功"（《本草纲目》）。"凡诸药宜入肝者，须以醋拌炒制，应病如神"（《本草汇言》）。醋在妇人产科方面还有特殊功用，例如，"产妇房中常得醋气则为佳，醋益血也"（《本草衍义》）。具体来说："以火淬醋入鼻，则治产后血晕"（《本草求真》）。

（一）内科病

1. **预防流行性感冒、预防流行性脑脊髓膜炎** 关闭门窗，取适量醋（每立方米空间用2~10ml）用1~2倍水稀释后加热熏蒸，每次1小时，每日或隔日1次，连续3~6天。如某年初冬，某部队先后有13个连队发生流感，其中12个连队经用此法后第2天即控制了流行；而另一连队未曾应用，结果2天后有60%的人染病，于第3天应用此法后便很快控制了蔓延。此外，在"流脑"流行期间，曾对84名带菌者行食醋熏蒸，每日2次，连续10天，结果带菌者全部转为阴性。

经试验，食醋熏蒸对流感病毒具有良好的杀灭作用；同时食醋对甲型链球菌、卡他球菌、肺炎双球菌、白色葡萄球菌及流感杆菌等 5 种细菌也有杀菌作用。(《全国·防治感冒、慢性气管炎药物新苗头选编》1972；1)

2. 食积　过食鱼腥、生冷水菜果实成积者，生姜捣烂，和米醋调食之。(《日华子本草》)

3. 积聚　一切积聚，不拘远年近日皆治之。京三棱四两(醋煮，切片，晒干)，川芎二两(醋煮，微软，切片)，大黄半两(醋湿纸裹，火煨过)。上三味，同为末，水煮和为丸，如桐子大。每服三十丸，温水送下，不拘时候。病甚者一月效，轻者半月效。(《普济方》醋煮三棱丸)

编者按：上述治积聚之方，妙在三种药皆用醋炮制也。

4. 牙痛　陈醋 120g，花椒 6g。水煎，去椒含漱。(内蒙古《中草药新医疗法资料选编》)

5. 痄腮(流行性腮腺炎)　张某某，男，11 岁。右侧耳垂下腮腺肿痛 1 天，精神差，食欲减退。来诊时体温 37.7℃，右侧腮腺肿胀，有压痛，腮腺管口红肿。即予醋墨涂抹患处，1 天后肿痛减轻，2 天后痊愈。治疗方法：取食用酸醋 10ml，置砚台内，用写字的香墨互相研磨，呈黑浓汁贮瓶备用，或用市售墨汁 10ml，酸醋 10ml，搅匀贮瓶备用。治疗时，用毛笔或鸡翅毛 1 根，蘸瓶内配好的醋墨，搽抹腮腺肿起的部位，并超过边缘 1cm 许，每天搽治 3~4 次，一般连续搽治 2~5 天即愈。如有高热毒血症状，或经搽治未痊愈者，应内服清热解毒汤。如病情严重或出现并发症，尚需配合其他治疗方法。(曹育坤《赤脚医生杂志》1975；2：20)

编者按：痄腮为风温毒邪壅于少阳经脉所致。醋有消肿散结之功；香墨有消肿解毒之效。双药合用，外敷患处，给邪以出路，令风温毒邪透散于外，腮腺肿胀消散于内而获效。

(二)妇科病

1. 乳痈

(1)乳痈坚硬　以罐盛醋，烧热石投之二次，温渍之。冷则更烧石投之，不过三次即愈。(《本草纲目》第二十五卷"醋"引《备急千金要方》)

(2)在临床上对早期乳痈病人采用食醋热敷治疗，收效明显。本组 104 例全部为初诊病人，病程均不超过 10 小时。乳内 1 个硬块者 35 例，2 个以上肿块硬结者 69 例。治疗方法：取食醋 100ml 加水 50~100ml 放入金属器血中，置于火上煮沸后，以小方巾蘸取热醋液，拧半干半湿后趁热敷于肿块部(温度以可以耐受为宜)，同时以盛装热水的热水袋覆于热醋巾上保温。间隔 1 小时用吸奶器吸取乳汁 1 次，吸乳时辅以瓷汤勺把柄从乳根向乳头推刮，促使乳汁外排，如此反复进行。

病人依照本法热敷患乳时间分别为 5~12 小时。1 个肿胀硬结的 35 例与 2~3 个肿块的 42 例病人，均在 8 小时内乳内肿块硬结消失，肿胀疼痛及寒热症状解除。另外 27 例病人患乳内肿块均在 3 个以上，肿胀疼痛及恶寒发热等症状较重，但依照本法均在 12 小时内治愈，其中仅有 18 例病人因肿痛剧烈并高热而加用抗生素配合治愈。

原按："乳痈"为西医学所述的急性乳腺炎，多因乳汁淤积所致乳络不畅，邪热蕴结而成。米醋有"消痈肿，散水气，杀邪毒"（《本草纲目》）的功效，采用食醋热敷以活血化瘀，驱邪消肿。配合吸取乳汁和推刮排乳的方法，达到理气散结、祛瘀除积、活血通络、消肿止痛的作用，故能使初起乳痈很快治愈。（莫测《中医杂志》1996；3：136）

编者按：食醋随时可得，治法简便可行。对乳痈者，应尽早治之，更易消除。此法对乳痈轻者，为主治法；重者可为辅助法。

2. **产后血晕** 用铁器烧红，更迭淬醋中，就病人之鼻以熏之。（《随息居饮食谱》）

（三）外科病、虫病

1. **手指肿痛** 浆水（又名酸浆。陈嘉谟云："浆，酢也。炊粟米热，投冷水中，浸五六日，味酢，生白花，色类浆，故名"）入少盐，热渍之，冷即易之。（《纲目》第五卷"浆水"引孙真人方）

编者按：浆水"味酢"，与食醋相类，皆能活血消肿止痛，故可以醋代替。

2. **烧伤** 孙光宪《北萝消言》云：一婢抱儿落炭失火，烧灼。以醋泥敷之，旋愈无痕。（《本草纲目》）

3. **石灰烧伤** 根据酸碱中和的原理，试用 5% 食醋溶液浸洗患部，获得良好效果。洗后患处的灼热刺痛及颜面潮红等症状能立即解除；如形成腐蚀性溃疡者，亦可自行结痂愈合。（《广华卫生杂志》1965；5：271）

4. **汤火伤** 醋淋洗。（《随息居饮食谱》）

5. **疔、痈、丹毒等外科炎症** 取食醋 250ml，置搪瓷碗中加热，沸后加入乳香、没药末各 6g，边搅拌边加入淀粉（山芋粉亦可）60g，待成糊状后即将其涂于牛皮纸上（面积应大于病变范围，厚约 1~1.5cm），俟温度降至 50℃ 左右时敷于患处，外加三四层纱布包扎。如有伤口，按常规处理，在敷以凡士林纱布后再敷醋膏（勿直接涂于伤口，以免腐蚀扩大）。凡疖、痈、蜂窝织炎、丹毒、脓肿、腮腺炎、乳腺炎等急性炎症皆可应用，对结核性炎症及骨髓炎等则不适宜。（《山东医刊》1960；8：34）

编者按：上述古今文献表明，汤火伤、疮痈肿痛者，以醋为主治之，为简、便、廉、验之良法。食醋、乳没与淀粉等制膏法，值得效法。

6. 癣 用棉签蘸食醋精在癣面上均匀涂搽 1 分钟，涂搽时要不时地蘸醋精，以保持棉签上有湿润的醋精，每天 1 次，一般股癣涂搽 4 天，体癣涂搽 8 天，足癣涂搽 16 次便能脱皮痊愈。注意事项：①搽时勿将醋精误入黏膜部位；②癣面如有抓伤，糜烂者应先用 3% 硼酸水湿敷；③有继发感染时则应以高锰酸钾水浸洗并涂抗生素软膏；④抓伤糜烂结痂，急性炎症消退后方可外涂食用醋精。（翁向前《中原医刊》1991；2：18）

编者按： 人工合成醋俗称"醋精"。其治癣如此之效，可在市场购之。

7. 胆道蛔虫病 1979 年夏末傍晚，西王孝村一老妪携其女来诊，14 岁，首言其父早逝，家境贫穷，在家治病已花去 60 余元，并无效验，恳请先生为之施治。听其言，怜其苦，察其状，乃蛔虫所扰。庸医不识，乱投止痛之品。殊不知，蛔虫不驱，其痛无终日。随慰之，可不住院，亦可不花钱，即可见效。老妪面露喜色，将信将疑。余入厨房取食醋 250g，花椒 10 余粒，借火煮开，候温饮下。1 小时后，其女胃脘痛止，面露笑容。1984 年秋末，陈湾村张峰之子患此症，3 日来腹痛经治未果，邀余一视，听其所述，实为胆道蛔虫，故未去，只告之此法，当夜即愈，未再复发。（《偏方奇效闻见录》）

编者按： 饮醋治疗胆道蛔虫病，早在《三国志·魏书·方技传》"华佗传"中就有记载。

8. 蛲虫病 用食醋灌肠治疗 58 例，经 1~3 次即愈，无不良反应。方法：将食醋用凉开水稀释（每 30ml 醋加凉水至 100ml），于睡眠前用消毒导尿管一根插入肛门内约 20cm，然后以消毒注射器将药液注入肠内，每次 100~140ml（小儿酌减），每日 1 次。（《中级医刊》1965；9：580）

9. 毒蛇咬伤 急饮好醋一二碗，令毒气不随走。或饮香油一二盏，然后用药。需要将绳扎定伤处两头。次用白芷为末，白水调下半两许服之，顷刻咬处黄水出尽，肿消，皮合而愈。（《串雅内编》

编者按： 清·祁坤《外科大成》亦有此记载。醋性味酸收，能散瘀血、消痈肿、杀邪毒。芝麻油有解热毒、消肿痛之力，二药用于蛇咬伤，可以防止毒素的扩散。用白芷治疗蛇伤，古代文献多有记载，如洪迈《夷坚志》载有：服用白芷末，引用麦冬汤，并用白芷末擦伤口，可使腥气黄水从伤口流出。此法目前使用不多，效果怎样，有待研究。

中医病名索引

（按笔画顺序）

八画

西医病名索引

（按笔画顺序）

八画

九画